Heinrich Albers-Schönberg

Die Röntgentechnik

Lehrbuch für Ärzte und Studierende

Verlag
der
Wissenschaften

Heinrich Albers-Schönberg

Die Röntgentechnik

Lehrbuch für Ärzte und Studierende

ISBN/EAN: 9783957007780

Auflage: 1

Erscheinungsjahr: 2016

Erscheinungsort: Norderstedt, Deutschland

Hergestellt in Europa, USA, Kanada, Australien, Japan
Verlag der Wissenschaften in Hansebooks GmbH, Norderstedt

Cover: Foto ©Bernd Kasper / pixelio.de

Die Röntgentechnik

Lehrbuch für Ärzte und Studierende

von

Dr. Albers-Schönberg

Leitender Arzt des Röntgeninstitutes am Allgemeinen Krankenhaus
St. Georg-Hamburg

Mit 164 Abbildungen im Text und 1 Tafel

Zweite umgearbeitete Auflage

Hamburg

Lucas Gräfe & Sillem

(Edmund Sillem)

1906

Herrn Dr. Bernhard Walter

in Erinnerung langjähriger gemeinsamer Arbeiten

ergebenst zugeeignet

vom

Verfasser.

Vorwort zur ersten Auflage.

Das vorliegende Buch, das eine zusammenfassende Darstellung der Untersuchungstechnik, welche ich in meinem Institute ausübe, enthält, bildet die Grundlage zu den praktischen Übungskursen für Ärzte.

Die Röntgentechnik hat sich im Laufe der Jahre derart entwickelt und vervollkommt, daß sie als ein selbständiges Studium zu betrachten ist, und da sie in der chirurgischen und medizinischen Diagnostik eine hervorragende Stelle einnimmt, ist eine gründliche technische Ausbildung des sie ausübenden Arztes zu verlangen. Wer brauchbare diagnostische Resultate erzielen will, muß einerseits über ein ausreichendes Quantum physikalischer und technischer Kenntnisse verfügen, andererseits eine gute medizinische Vorbildung haben. Die Handhabung der Apparate und das Verständnis der Vorgänge in den Röhren sind nicht leicht zu erlernen und erfordern jahrelange Beschäftigung mit diesem Gegenstand. Rein mechanisch läßt sich die Methode nicht anwenden, da auf Schritt und Tritt an den Untersucher Fragen herantreten, welche demjenigen, der aller technischen und physikalischen Kenntnisse bar ist, nicht geringe Schwierigkeiten bereiten. Die neueren Methoden der Untersuchung, welche auf der Benutzung des Wehneltschen elektrolytischen Unterbrechers, der komplizierteren und wertvolleren Röhren, sowie der Blendentechnik basieren, sind erst recht geeignet, den nicht vollständig mit ihnen Vertrauten in Verlegenheit zu setzen. Ich habe in meinen Kursen oft genug Gelegenheit gehabt, Ärzte kennen zu lernen, denen die einfachste Vorstellung von den Vorgängen im Induktionsapparat oder im Unterbrecher vollkommen fehlte. Selbst

solche Röntgenuntersucher sind mir vorgekommen, welchen der
Unterschied zwischen einer harten und weichen Röhre nicht ge-
läufig war.

Wenn so einesteils die technische Seite des Verfahrens Ansprüche
an die Schulung des Arztes stellt, erfordert anderenteils die medizinische
erst recht eine gründliche und vollständige Ausbildung. Besonders
ist die topographische Anatomie auf Schritt und Tritt zu berücksichtigen, da die Lagerung der zu untersuchenden Körperteile nach
anatomischen Gesichtspunkten erfolgt und die Beurteilung der fertigen
Platten normale, pathologisch-anatomische und chirurgische Kenntnisse voraussetzt. Die Fehler, welche speziell in der Plattendiagnose gemacht werden, sind unter Umständen ebenso zahlreich
und schwerwiegend, wie die der Technik. Einen schwachen Nierensteinschatten von einem solchen, der durch Skybala bedingt ist, mit
Sicherheit zu unterscheiden, erfordert immerhin schon einige Übung.
Die Unkenntnis der überzähligen Knochen, Sesambeine usw. hat schon
oft zu höchst unangenehmen Verkennungen geführt. Ganz besonders
wichtig ist die röntgenoskopische Erfahrung bei der Beurteilung
von Kranken, welche auf Aortenaneurysma verdächtig sind. Hier
können leicht falsche Diagnosen, die für den Patienten von schwer-
wiegender Bedeutung sind, gestellt werden.

Ich glaube daher mit der Anforderung, daß der das
Röntgenfach zu diagnostischen Zwecken ausübende Arzt
sowohl in technischer, physikalischer, wie medizinisch-
chirurgischer Beziehung voll ausgebildet sein muß, nicht
zuviel zu verlangen.

Bei der Masse des bereits über die Röntgenmethode publizierten
wissenschaftlichen Materials und bei dem Vorhandensein von guten
Lehrbüchern, welche allerdings aus Jahren stammen, in denen man
von der jetzt üblichen Technik noch nichts wußte, kann es nicht
die Aufgabe dieses Lehrbuches sein, die ersten Anfangsgründe in
den Rahmen der Besprechung hineinzuziehen, es müssen vielmehr
gewisse Vorkenntnisse, die sich aus den Lehrbüchern von Gocht,
Donath, Büttner und Müller ergeben, vorausgesetzt werden.
Vieles ist in den genannten Büchern durch die Zeit überholt worden,
anderes dagegen besteht auch jetzt noch voll zu Recht. Es ließ
sich nicht vermeiden, im Interesse der übersichtlichen Darstellung
manches in diesen Lehrbüchern bereits Auseinandergesetzte in neuer
Form zu wiederholen, trotzdem dürfte es für jeden angehenden
Untersucher von Wichtigkeit sein, sich durch das Studium der
genannten Bücher im Original die nötigen Vorkenntnisse zu eigen
zu machen. Außer diesen Schriften gibt es selbstverständlich

noch sehr viele Publikationen, welche sich ebenfalls mit der Abhandlung der verschiedensten Gebiete der Röntgentechnik befassen. Es würde aber unbedingt zu weit führen, wenn ich alle die Methoden, welche zum Teil ausgezeichnet und praktisch sind, rekapitulieren wollte. Ich muß mich, um den Umfang des Buches nicht zu groß werden zu lassen, auf die Beschreibung der von mir angegebenen oder von mir nachgeprüften und adoptierten Technik beschränken. So ist auch im Interesse der Kürze der Darstellung davon Abstand genommen worden, ein Literaturverzeichnis anzulegen.

Das vorliegende Buch soll in erster Linie eine Richtschnur für die praktische Arbeit sein, und namentlich dem Anfänger dienen. Wer selbständig weiter arbeiten will, muß an das Studium der einschlägigen Originalabhandlung herangehen.

Besonderen Wert habe ich auf die Darstellung meines Kompressionsblendenverfahrens gelegt, da ich hoffe, daß dasselbe dazu beitragen wird, die jetzt noch vielfach recht mangelhafte Qualität der Bilder zu verbessern und sich so eventuell als einheitliche Untersuchungsmethode einführen wird. Ebenso wurde das Kapitel des elektrolytischen Unterbrechers in Verbindung mit der Walterschaltung eingehender besprochen, da gerade dieser Teil der Technik manchen Untersuchern noch als Schmerzenskind erscheint. Trotzdem dieses System so außerordentlich praktisch und leistungsfähig ist, hat es wegen der anfänglichen Schwierigkeiten im Erlernen seiner Handhabung noch nicht so allgemein Eingang gefunden, wie es verdient. Erfreulicherweise mehren sich aber von Jahr zu Jahr die Institute, in denen der Wehnelt über die anderen alten Modelle den Sieg davonträgt. Wiederholungen, namentlich bei Besprechung des Blendenverfahrens und der Walterschaltung waren im Interesse des besseren Verständnisses der einzelnen Kapitel nicht völlig zu vermeiden.

Da dieses Buch selbstverständlich nicht auf alle eventuell auftretenden Fragen Antwort geben kann, stelle ich es dem Leser anheim, sich im Bedarfsfalle direkt an mich zu wenden. Soweit es in meinen Kräften steht, werde ich mich bemühen, durch Rat und Tat auszuhelfen.

Es wäre für die weitere Entwickelung der Röntgenologie von großem Vorteil, wenn ein reger Meinungsaustausch über die gesammelten Erfahrungen unter den Beteiligten stattfände, denn nur so kann diese noch in ihren Anfangsstadien befindliche Wissenschaft höheren Zielen und größerer Vollkommenheit entgegengeführt werden.

Ich übergebe dieses Buch der Öffentlichkeit, indem ich hoffe, daß es den Anfängern als Richtschnur für ihre Arbeiten willkommen sein wird, und daß auch meine engeren Fachkollegen, die der Lehrbücher nicht mehr bedürfen, hier und da einiges für sie Brauchbare und Nützliche darin finden mögen.

Hamburg, Februar 1903.

Dr. Albers-Schönberg.

Vorwort zur zweiten Auflage.

Die zweite Auflage ist vollständig neu bearbeitet und wesentlich vergrößert worden. Wie bei der ersten habe ich an dem Prinzip festgehalten, vorwiegend solche Methoden und Apparate eingehend zu beschreiben, die sich mir und denjenigen Ärzten, welche ihre Anwendung in meinen Ausbildungskursen erlernten, dauernd bewährt haben. Da mir die Aufgabe, fremde und eigene Methoden und Apparate, welche sich speziell für große Betriebe eignen, nachzuprüfen und auszuprobieren, durch die reichen Mittel und das umfangreiche Material des Allgemeinen Krankenhauses St. Georg-Hamburg ermöglicht und wesentlich erleichtert worden ist, habe ich bei der Bearbeitung der zweiten Auflage ganz besonders die Erfordernisse der Röntgeninstitute von Universitätskliniken und Krankenhäusern im Auge gehabt. Aber auch den mir gelegentlich der Ärztekurse bekannt gewordenen Wünschen und Bedürfnissen der nicht an Krankenhäusern arbeitenden Praktiker, ist in jeder Beziehung Rechnung getragen worden. Wie ich schon in der Vorrede zur ersten Auflage betonte, gibt es außer der in diesem Buche beschriebenen Technik noch viele andere sehr leistungsfähige Methoden. Alles persönlich auszuprobieren ist aber heutzutage bei der Menge des Gebotenen nicht mehr möglich, darum ziehe ich eine gewisse, auf persönliche Erfahrung begründete Einseitigkeit der nur auf Literaturkenntnis basierenden Vielseitigkeit vor.

Der Beweis, daß mit den von mir geschilderten Methoden das Beste geleistet werden kann, ist unter anderem durch die Tatsache erbracht worden, daß seit dem Erscheinen der ersten Auflage sich beispielsweise die Walterschaltung und die Kompressionsblendentechnik an einer ausserordentlich großen Anzahl von öffentlichen und privaten Instituten eingebürgert haben. Aus diesem Grunde ist auch die Kompressionsblendentechnik inzwischen nach allen Richtungen hin erweitert und ausgebildet worden, so daß sie jetzt, wenn auch kein abgeschlossenes, so doch ein abgerundetes Ganzes darstellt.

Da ein Instrumentarium, bestehend aus Induktor mit variabeler Selbstinduktion, Wehneltschem elektrolytischen Unterbrecher und geeigneten Widerständen, wie es heute von allen großen Firmen in der besten Ausführung geliefert wird, zu den vorzüglichsten Apparaten, welche uns zur Erzeugung der Röntgenstrahlen zur Verfügung stehen, gehört, so ist ihm eine eingehende Besprechung unter besonderer Betonung des praktischen Standpunktes gewidmet worden. Im speziellen Teil ist indessen auch auf solche Institute, welche mit anderen Instrumentarien als den vorstehend genannten arbeiten, Rücksicht genommen, so daß die dort gegebenen Ratschläge ebenfalls für jedes beliebige andere Instrumentarium volle Gültigkeit haben. Neben der Beschreibung komplizierter Blendenapparate und ihrer Anwendung sind auch ganz einfache Modelle, die sich jeder Untersucher mit Hilfe eines geschickten Handwerkers leicht selbst herstellen kann, besprochen, so daß der Arzt darüber belehrt wird, wie er ohne kostspielige Hilfsapparate sich in leichten und schweren Fällen selbst helfen kann.

Zum besseren Verständnis technischer Handgriffe habe ich lange Beschreibungen derselben nach Möglichkeit vermieden und dafür Bilder und Skizzen in größerer Menge als in der ersten Auflage gebracht.

Herrn Dr. Walter danke ich an dieser Stelle auf das herzlichste für die wertvollen Ratschläge, mit welchen er mich bei der Bearbeitung physikalischer Fragen, unterstützt hat.

Hamburg, September 1905.

Dr. Albers-Schönberg.

Inhalt.

	Seite
Vorwort zur ersten Auflage	III
Vorwort zur zweiten Auflage	VII
1. Kapitel: Unterbrecher, Induktoren, Widerstände . . .	1
Walterschaltung	3
Wechselstrom- und Drehstromanlagen	16
Der Wehneltunterbrecher	17
2. Kapitel: Die Röntgenröhre	25
I. Konstruktion, Eigenschaften und Betrieb der Röhre .	25
II. Härtegrade der Röhre	36
Die Härteskala	36
III. Behandlung der Röhren	43
IV. Die Vakuumregulierung	47
V. Besprechung einzelner Röhrentypen	51
1. Röhren von C. H. F. Müller (Hamburg) . . .	51
a) Die Wasserkühlröhre (Walter)	51
b) Röhren ohne Wasserkühlung	60
2. Röhren von Dr. Max Levy (Berlin)	61
Die Kontraströhre	61
3. Röhren von W. A. Hirschmann (Berlin)	63
4. Röhren von Dr. Rosenthal (München) [Polyphos] .	64
a) Platineisenröhre	64
b) Polyphosspezialröhre	66
5. Röhren von Emil Gundelach (Gehlberg) . . .	67
a) Dauerröhren	67
b) Die einfachen Typen	69
c) Die Ventil- oder Drosselröhre	69
6. Röhren von Queen & Co. (Philadelphia) . . .	71
3. Kapitel. Bleiblendenapparate für die Röntgenographie .	73
Allgemeine Bemerkungen	73
I. Die Tischblende	76
II. Die Schiebeblende	80
III. Die Wandarmblende	81
IV. Die Schirmblende	85
V. Die Holzrahmenblende	87
VI. Die Kompressionsblende	89

Seite

4. Kapitel: Röntgenlaboratorien und Institute. 110
    Allgemeine Bemerkungen 110
    I. Große Privatinstitute. 111
    II. Kleine Privatinstitute 116
    III. Transportable Einrichtungen 118
    IV. Große Röntgeninstitute für Universitätskliniken und
        große Krankenhäuser 123
        a) Allgemeine Bemerkungen 123
        b) Entwurf für die Verwaltung eines Röntgeninstitutes
           an einer Universitätsklinik oder einem großen
           Krankenhaus, sowie Dienstanweisung für das Personal 125
        c) Beispiel einer großen Einrichtung (nebst Situa-
           tionsplan am Schluß des Buches) 127
5. Kapitel: Die Dunkelkammer und das photographische Ver-
        fahren. 137
    Die Quecksilberverstärkung 149
    Die Abschwächung 152
    Das Positivverfahren 153
    Die Behandlung der fertigen Platten 154
    Die Standentwickelung. 156
    Die Herstellung von Diapositiven. 159
6. Kapitel: Die Schutzvorrichtungen 161

Spezielle Technik.

Seite

7. Kapitel: Die Kopfuntersuchungen 186
    I. Stirn- und Highmorshöhle 187
    II. Schädel- und Augenhöhle 188
8. Kapitel: Die Untersuchungen der Mundhöhle und der Zähne 196
    Ober- und Unterkiefer 196
9. Kapitel: Die Hals- und Brustwirbelsäule, die Rippen und
        das Sternum 209
10. Kapitel: Die Lendenwirbelsäule 217
11. Kapitel: Das Becken 225
12. Kapitel: Der Oberschenkelhals 233
13. Kapitel: Das Kreuzbein. 237
14. Kapitel: Die untere Extremität 239
    I. Der Oberschenkel . . . . . . : 239
    II. Das Kniegelenk. 240
    III. Der Unterschenkel. 248
    IV. Die Füße 248
15. Kapitel: Die Schulter und die obere Extremität. 261
    I. Das Schultergelenk 261
    II. Das Schlüsselbein 269
    III. Der Humerus 269
    IV. Das Ellenbogengelenk 270
    V. Der Unterarm 276
    VI. Die Hände 277

Inhalt.

XV

Seite

16. Kapitel: Nierensteine. Ureterensteine. Blasensteine . 280
    I. Nierensteine 280
    II. Ureterensteine 301
    III. Blasensteine 303
17. Kapitel: Gallensteine 306
18. Kapitel: Thoraxaufnahmen 308
    Herz und Lungen 308
19. Kapitel: Ösophagusuntersuchungen 320
20. Kapitel: Die Durchleuchtung 323
    I. Chirurgie 323
    II. Innere Medizin 327
    III. Instrumentarium 329
    Die Bleikistenblende 332
21. Kapitel: Das Trochoskop und seine Technik 341
    I. Konstruktion des Trochoskops 341
    II. Die Anwendung des Trochoskops 348
22. Kapitel: Die Orthoröntgenographie 353
    I. Der Orthoröntgenograph nach Moritz (altes Modell) . 355
    II. Der Orthoröntgenograph nach Levy-Dorn (altes Modell) 359
    III. Der Orthoröntgenograph von Siemens & Halske . . 361
    IV. Der Orthoröntgenograph nach Levy-Dorn (neues Modell) 364
    V. Der Orthoröntgenograph nach Moritz (neues Modell) . 370
    Stativ für Vertikal-Orthoröntgenographie nach Moritz 371
    VI. Der Orthoröntgenograph von W. A. Hirschmann . . 373
    Die Technik der Orthoröntgenographie 375
23. Kapitel: Fremdkörper 392
24. Kapitel: Die Stereoskopie 404
Nachtrag 422
Register 423
Situationsplan zu Kapitel 4.

1. Kapitel.

Unterbrecher, Induktoren, Widerstände.

Der hauptsächlichste Apparat, welcher zur Erzeugung des für die Röhren erforderlichen Stromes benutzt wird, ist der Induktionsapparat, und zwar wird derselbe mit einem Unterbrecher, sowie einem regulierbaren Widerstand derart zusammengestellt, daß man imstande ist, vermittelst des letzteren die Belastung der Röhre in richtiger Weise vorzunehmen.

Die ältesten Unterbrecher sind die Platin- sowie Quecksilbermotorstiftunterbrecher, eine neuere Form die Turbinen (Quecksilberstrahlunterbrecher und der Turbinenunterbrecher mit Schleifkontakt). Alle diese Apparate sind in unzähligen Reproduktionen und Beschreibungen veröffentlicht und durch die Kataloge der verschiedenen Fabrikanten bekannt gemacht worden, so daß ich in diesem Buche, welches sich vorwiegend mit den neuesten technischen und in der Praxis bewährten Errungenschaften beschäftigen soll, auf die Beschreibung derselben verzichten kann.

Es muß indessen der allgemeine Gesichtspunkt hervorgehoben werden, daß in bezug auf die Güte des Bildes, welches mit einer guten Röntgenröhre erzielt worden ist, die Art des dazu benutzten Unterbrechers ziemlich irrelevant ist. Man wird Bilder von der besten Qualität sowohl mit dem einen, wie mit dem anderen Unterbrechermodell herstellen können.

Die Vorzüge des Wehneltschen elektrolytischen Stromunterbrechers liegen nicht in der Verbesserung der röntgenographischen Aufnahmen, sondern in seiner leichteren, bequemeren und sichereren Handhabung. Derjenige, welcher mit einem der verschiedenen Quecksilberunterbrecher zu untersuchen gewohnt ist, hat dann keine Veranlassung, seine erprobte Methode aufzugeben und neuere Instrumentarien anzuschaffen, wenn es sich für ihn nur darum handelt, die Qualität seiner Bilder zu verbessern. Wem indessen daran gelegen ist, leichter, praktischer und schneller zu arbeiten und vor allen Dingen ein Instrumentarium zu besitzen, welches das Vollkommenste ist, was heutzutage die Technik herzustellen vermag, dem ist anzuraten, sich mit dem elektrolytischen Unterbrecher allmählich anzufreunden.

Die Frage der Induktoren läßt sich nicht so leicht wie die der Unterbrecher erledigen, da zurzeit noch um das beste Modell gekämpft wird und die Meinungen hierüber noch sehr geteilt sind. Man ist fast berechtigt, von zwei Parteien zu reden, deren eine das Prinzip vertritt, die Induktoren bezüglich ihrer Funkenlänge so groß als möglich, oder doch wenigstens nicht unter 30 cm Funkenlänge, zu bauen, deren andere der Ansicht ist, daß kleine Apparate mit Funkenlängen von 15—20 cm dasselbe zu leisten vermögen, wie die großen. Die Verhandlungen der Naturforscher- und Ärzteversammlung 1901 in Hamburg, die Ausstellung gelegentlich des Röntgenkongresses 1905 in Berlin, sowie die seitdem gesammelten Erfahrungen haben für die Gegenwart zugunsten der großen Form entschieden. Auch Verfasser, welcher sich viel mit dieser Frage beschäftigt hat, muß sich auf den Standpunkt stellen, daß die großen Induktoren den kleinen bei weitem überlegen sind. Es ist zwar nicht zu bestreiten, daß man leichte Aufnahmen und sehr hübsche Durchleuchtungen mit kleinen Apparaten bewerkstelligen kann, es ist indessen ebenso sicher, daß das Röhrenmaterial bei Benutzung eines kleinen Induktors infolge des in ihm wirksameren Schließungsfunkens mehr leidet, als bei Anwendung eines großen. (Siehe Kapitel „Röhren".) Wie wir sehen werden, ist die Regulierfähigkeit der kleinen Apparate nicht im entferntesten in dem Maßstabe zu gewährleisten, wie die der großen Induktoren. Wenn es sich demnach bei Neuanschaffungen um die Wahl des Induktors handelt, so dürfte, zumal in den Fällen, wo das Instrumentarium viel gebraucht werden soll, der Rat zu geben sein, denselben möglichst groß, zwischen 50 und 60 cm Funkenlänge, zu wählen. Es ist ja allerdings sehr verlockend, ein ganzes Röntgeninstrumentarium für den Preis von wenigen hundert Mark zu kaufen. Es gilt aber gerade hier der Satz, daß das Teuerste das Beste ist, denn es ist ganz ausgeschlossen, einen wertvollen Apparat, der jahrelang funktionieren soll, für einen billigen Preis herzustellen.

Die Art und Weise, wie die Induktoren heutzutage konstruiert werden, ist eine sehr mannigfaltige, und auch hierin sind die Versuche noch nicht zum vollständigen Abschlusse gekommen. Es ist infolgedessen nicht erforderlich, auf technische Einzelheiten bezüglich des Induktorenbaues einzugehen. Ich werde mich vielmehr im folgenden darauf beschränken, dasjenige System zu schildern, welches nach meinem Dafürhalten das vollkommenste auf dem Gebiete der Röntgentechnik ist. Es ist dies die sogenannte Walterschaltung. Das zu beschreibende Instrumentarium besitzt alle Eigenschaften, welche man zu fordern berechtigt ist. Mit der Sicherheit im Betriebe, der Exaktheit seiner Funktion, ist eine außerordentliche Dauerhaftigkeit, ich möchte fast sagen Unzerstörbarkeit, verbunden. Ich selber bediene mich seit Jahren eines solchen Instrumentariums und habe Reparaturen (Kleinigkeiten ausgenommen) bisher nicht gehabt.

Walterschaltung.

Die im folgenden zu besprechende Schaltung in Verbindung mit dem Wehneltschen elektrolytischen Stromunterbrecher ist deshalb Walterschaltung genannt worden, weil es das Verdienst dieses Autors ist, den Wehnelt, welcher ursprünglich für Röntgenzwecke wenig geeignet war, durch die Angabe dieser Schaltung zum brauchbarsten aller Unterbrecher gemacht zu haben. Apparate mit dieser Schaltung sind zurzeit die besten Instrumentarien, welche für Röntgenzwecke zu haben sind. Sämtliche Vorzüge des alten Quecksilberunterbrechers, sowie der Turbinen sind hier mit denen des Wehneltunterbrechers verbunden.

Es ist eine bekannte Tatsache, daß man sehr wohl in der Lage ist, mit den alten Unterbrechern, dem Quecksilberstiftunterbrecher, sowie der Turbine vorzügliche Leistungen zu erzielen, so daß man wohl kaum imstande sein dürfte, einem Bilde anzusehen, mit welcher Art von Unterbrecher es hergestellt worden ist. Während sich also die mechanischen Unterbrecher und der Wehnelt bezüglich ihrer Leistungen in der Röntgenographie wenig unterscheiden, ist der Wehnelt bei der direkten Durchleuchtung durch die größere von ihm gewährleistete Lichtstärke den anderen Modellen weit überlegen. Wenn man trotz der guten Leistungen der alten Typen von ihnen abgegangen ist, so muß dieses seine gewichtigen Gründe haben, um so mehr, als die Handhabung des neuen Unterbrechers keine ganz einfache ist.

Die Nachteile des Quecksilbermotorstiftunterbrechers, sowie der Turbine bestehen im wesentlichen darin, daß es erforderlich ist, sie im Untersuchungszimmer selber aufzustellen und dort unter dauernder Beobachtung zu halten. Der Lärm, der bei dem Arbeiten der Apparate hervorgerufen wird, ist außerordentlich störend, sowohl für den Untersucher, welcher sich stundenlang im Laboratorium aufhalten muß, als besonders auch für den Patienten, namentlich, wenn es sich um Kinder oder ängstliche Personen handelt. Dazu

kommt, daß infolge der Emulsionierung des unter Petroleum oder
Spiritus befindlichen Quecksilbers innerhalb einiger Tage der Unterbrecher derartig verschlackt, daß eine neue Reinigung erforderlich
wird. Besonders die Turbinen zeichnen sich durch schnelle Ver-
schlammung aus. Die Reinigung ist eine zeitraubende und sehr
unerfreuliche Aufgabe, da die Hände von dem Quecksilberschlamm
beschmutzt werden. Das Reinigen der Turbinen ist noch schwieriger
als das der Quecksilberstiftunterbrecher.

Da die beiden genannten Unterbrecher durch einen Elektromotor in Bewegung gesetzt werden, so ist es begreiflich, daß hier
Störungen der verschiedensten Art auftreten können. So werden
nicht selten die Kontaktbürsten defekt, infolgedessen der Motor
stehen bleibt, oder er selbst wird infolge Schadhaftwerden der
Isolierung unbrauchbar. Alsdann kommt es zum Springen der an
diesem Apparat angebrachten Federn. Kurz und gut, Störungen
aller Art werden namentlich dann, wenn es sich um ältere, schon
längere Zeit im Gebrauch befindliche Modelle handelt, nicht zu den
Seltenheiten gehören. Naturgemäß sind hiermit wiederum Reparaturen verbunden, welche meist ziemlich teuer sind und so allmählich
zum Heranwachsen größerer Summen Veranlassung geben.

Die Art der Unterbrechungen pflegt beim Quecksilbermotorstiftunterbrecher im allgemeinen eine recht exakte zu sein, wenngleich auch
hier Unregelmäßigkeiten, wie Aussetzen und anderes mehr, auftreten
können. Weniger sicher funktionieren die Turbinen, namentlich diejenigen, bei denen die Unterbrechung mittels eines Schleifkontaktes
bewerkstelligt wird. Ein weiterer Mangel, welcher diesen beiden
Unterbrechern anhaftet, dürfte der sein, daß eine so genaue Individualisierung der Stromzufuhr zur Röhre, wie wir dieselbe beim
Wehneltunterbrecher erzielen, nicht möglich ist. Die Funkenqualität
ist beim Quecksilberunterbrecher wenig variabel, denn durch Vermehrung der Stromzufuhr ändern wir gleichzeitig mit der Funken-
dicke auch die Funkenlänge. „Die Funkenlänge wächst mit zunehmender Belastung" (Walter).

Einer der Vorzüge, welche dem Wehnelt gegenüber diesen
Unterbrechern zukommen, ist in erster Linie die absolute Sicherheit,
mit welcher derselbe funktioniert. Bei richtiger Schaltung ist ein
Versagen oder ein Defektwerden so gut wie ausgeschlossen. Reparaturen werden kaum jemals nötig werden, weil an dem ganzen
Apparat, dessen nähere Konstruktion wir weiter unten kennen lernen
werden, nichts zu verderben ist. Von Zeit zu Zeit wird eine Auffüllung des Behälters mit Wasser erforderlich sein, da durch Verdunstung die Schwefelsäurelösung an Konzentration zunimmt. Im
übrigen braucht am Unterbrecher, wenn er einmal richtig eingestellt

worden ist, nie etwas verändert oder repariert zu werden. Die Unterbrechungen finden mit der größten Präzision statt. Sie lassen sich sowohl bezüglich ihrer Zahl wie der Qualität der durch sie erzeugten Funken in den weitesten Grenzen variieren, so daß man imstande ist, der Eigentümlichkeit einer jeden Röhre vollständig gerecht zu werden. Der Wehnelt kann seine Aufstellung in einem vom Untersuchungszimmer entfernt liegenden Raum finden, wodurch eine Störung durch Geräusche oder eine Belästigung durch Verdunsten von Säure ausgeschlossen ist. Bei dieser Aufstellung arbeitet der Untersuchende vollständig ungestört von jeglichem Lärm, was auch für den Patienten eine nicht zu unterschätzende Annehmlichkeit ist.

Wenn es trotz dieser verschiedenen Vorzüge eine lange Zeit gedauert hat, bis sich der Wehneltsche Unterbrecher in weiteren Kreisen Anerkennung verschafft hat, so liegt dieses daran, daß man zunächst nicht imstande war, die enormen Wirkungen, welche er entfaltete, in genügender Weise zu regulieren und zu modifizieren. Man hatte sich allerdings im Anfang nicht wenig von diesem neuen Unterbrecher versprochen, da es infolge der imponierenden Energiemengen, welche er zur Verfügung stellte, eine berechtigte Hoffnung zu sein schien, die Expositionen bei den Aufnahmen wesentlich herabzusetzen. Diese Erwartung wurde indessen nicht erfüllt, denn einesteils waren die vorhandenen Röhren nicht imstande, die Kraft der zahllosen Induktionsströme auszuhalten, andernteils vermochte man nicht, wie schon bemerkt, die Regulierung in den nötigen Grenzen vorzunehmen. Man hat versucht, dieser Aufgabe von verschiedenen Gesichtspunkten aus gerecht zu werden. Zunächst nahm man die durch den Wehneltschen Unterbrecher erzeugten Induktionsfunken, deren Länge man wohl regulieren, deren Qualität man aber nur unvollkommen beeinflussen konnte, als etwas Gegebenes, und versuchte Röhren zu konstruieren, welche den erhöhten Ansprüchen gewachsen waren. So entstanden die Röhren mit verstärkter Antikathode und die von Walter herrührenden Wasserkühlröhren. Aber selbst diese letzteren, welche in der Tat ein außerordentliches Röntgenlicht zu erzeugen imstande sind, konnten nur für kurze Zeit den Betrieb mit dem Wehnelt aushalten, da sich ihr Vakuum unter der enormen Gewalt der Ströme des ungezügelten Wehneltunterbrechers sehr schnell veränderte. Überdies erschwerte ihr hoher Preis die allgemeine Einführung. Wenn also auch auf diesem Wege zur Nutzbarmachung des Wehnelt zunächst nicht viel gewonnen war, so hatte doch die Röhrentechnik einen bedeutenden Vorteil erzielt, indem sie durch Konstruktion der Röhren für hohe Beanspruchung ein neues Modell schaffte, welches, wie wir später sehen

werden, mit außerordentlichem Nutzen gebraucht wird.   Man wandte
sich nunmehr dazu, durch Anwendung geeignet dimensionierter
Widerstände in Übereinstimmung mit der Verwendung verschiedener
Stiftlängen im Unterbrecher die Zahl und Länge der durch den
Wehnelt erzeugten Funken herabzusetzen, was auch so weit gelang,
daß man Röhren jeder beliebigen Qualität in Betrieb setzen und
längere Zeit in Betrieb halten konnte.   Leider war aber die Freude
über das Erreichte keine ungetrübte, denn ganz abgesehen davon,
daß mit Einführung des Wehnelt sich die Bilder qualitativ ver-
schlechterten, bemerkte man, daß die Röhren auch ohne Überan-
strengung in kürzester Frist hart und damit für die Röntgenographie
unbrauchbar wurden.   Ich habe wiederholt in jener Zeit Röhren
besessen, die mit *Hg*-Stiftunterbrecher die kontrastreichsten Strahlen
gaben, und die nach einmaliger kurzer Anwendung des Wehnelt
dermaßen in die Höhe gingen, daß sie nicht mehr zu gebrauchen
waren.   Daß an diesem Phänomen, wie in dem Kapitel über die
Röhren näher ausgeführt werden wird, in erster Linie der Schließungsfunken schuld war, hat Walter in seiner ausführlichen Arbeit über
dieses Thema dargelegt.

Eine weitere Verbesserung der Sachlage brachten die Vorschaltwiderstände mit hoher Selbstinduktion, wenngleich auch sie noch
nicht ausreichten, die Übelstände, welche aus dem Auftreten des
Schließungsfunkens resultierten, völlig zu beseitigen.   Annehmbarer
gestalteten sich die Verhältnisse durch Schaltung einer zweiten
Primärrolle mit hoher Selbstinduktion zwischen Wehnelt und Primärrolle des Induktors.   Durch Zuhilfenahme einer ganzen Serie solcher
Rollen, die man je nach der Qualität der zu betreibenden Röhre
zwischenschaltete, konnte man den Schließungsfunken dermaßen
eleminieren, daß die Aufgabe, jede, auch die weichste Röhre mit
Wehnelt beliebig lange, ja sogar stundenlang zu betreiben, gelöst
zu sein schien.   Ich habe damals zu therapeutischen Zwecken
stundenlang mit derselben weichen Röhre gearbeitet, wobei ich zirka
drei Primärrollen von anderen außer Betrieb befindlichen Induktoren
zwischen Wehnelt und Primärrolle schaltete.   Selbstverständlich
änderte sich die Stiftlänge mit jeder zwischengeschalteten Primärspule.   Auch diese Art des Betriebes war, abgesehen von ihrer
Schwerfälligkeit, nicht fehlerfrei, denn es kamen, wenn auch seltener,
die Fälle von raschem Hartwerden der Röhren vor.   Dieser Übelstand wurde erst definitiv durch die Einführung der ver-
änderlichen Selbstinduktion in der Primärspule des Induktors selbst in Verbindung mit der Herabsetzung der
primären Spannung beseitigt.

Durch Konstruktion von Primärrollen mit variabeler Selbst-

induktion läßt sich mühelos jeder früher nur durch Zwischenschaltung besonderer Primärspulen zu erzielende Grad der Selbstinduktion erreichen, wodurch die Möglichkeit gegeben ist, jeder
Röhre die gerade für sie qualitativ und quantitativ passenden
Funken in feinster Abstufung zuzuführen.

Eine solche veränderliche Selbstinduktion erreicht man z. B.
durch eine Konstruktion der Primärrolle, wie sie Figur 1 zeigt.

Um einen Eisenkern, der
je nach dem Induktor eine
bestimmte Größe haben
muß, sind vier gleiche
Lagen Draht spiralförmig
aufgewunden. Jede Lage
ist von der vorigen gut
isoliert. Man kann nun

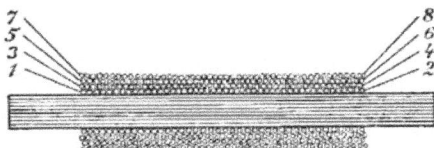

Fig. 1.

den Strom entweder nur durch eine der vier Lagen oder durch
zwei, oder durch drei oder durch alle vier hintereinander
schicken. Läßt man den Strom nur durch eine Lage gehen, so ist
der im Eisenkern erregte Magnetismus schwächer, als wenn der
Strom zwei oder mehrere Lagen hintereinander passiert, da ja in
den letzteren Fällen der Strom resp. zwei-, drei- oder viermal so oft
um den Eisenkern herumgeführt wird.

Wir sind mithin, wenn wir bei dem gegebenen Beispiele bleiben,
imstande, mittels vierfacher Umwickelung des Eisenkerns der Spule
mit dem gleichen Strome in derselben vier verschieden starke magnetische Felder zu erzielen.[1])

In unserem Falle handelt es sich nun aber nicht direkt um
die Größe dieser magnetischen Felder selbst, sondern vielmehr um die
beim Anwachsen und Verschwinden derselben erzeugten
Induktionswirkungen, Wirkungen, die in jeder einzelnen, das
Feld umgebenden Drahtwindung, d. h. demnach nicht bloß in der
sekundären, sondern auch in der primären Spule selbst zustande
kommen. In der letzteren äußern sie sich bekanntlich besonders
auffallend bei der Unterbrechung des Stromes, insofern sie hierbei zur Entstehung des primären Öffnungsfunkens Veranlassung

---

[1]) In der Praxis schickt man freilich im ersteren Falle den Strom nicht
durch eine Lage allein, sondern verteilt ihn vielmehr auf alle vier Lagen,
die dann einander parallel geschaltet werden, so daß also jede dann nur ein
Viertel des gesamten Stromes aufnimmt. Für die magnetische Wirkung
ist nämlich diese Aufteilung des Stromes in vier nahezu gleiche Teile von
keiner wesentlichen Bedeutung, wohl aber für die Wärmeentwicklung in der
Spule, insofern nämlich dadurch der Ohmsche Widerstand derselben und
daher auch die in ihr entwickelte Wärme auf ein Viertel herabgesetzt wird.

geben. Auch die im Wehneltunterbrecher sichtbaren Vorgänge
sind in der Hauptsache nichts anderes als eine große Reihe solcher
schnell auf einander folgender Öffnungsfunken. Da nun aber ferner
alle diese Induktionserscheinungen auch schon von der primären
Spule allein, d. h. also auch dann gezeigt werden, wenn dieselbe
aus der sekundären Spule herausgezogen ist, ja da gerade in diesem
Falle ihre induktiven Eigenschaften am reinsten zutage treten, so
kann man mithin geradezu von einer induktiven Kraft einer
solchen Spule sprechen, und hat denn auch als Maß derselben in
der Physik eine ganz bestimmte Größe eingeführt, die man hier
den „Selbstinduktionskoeffizienten" oder auch kürzer die „Selbstinduktion" der Spule nennt. Dieselbe stellt also eine ganz bestimmte
physikalische Konstante der Spule dar; denn in ähnlicher Weise wie
jedes beliebige Drahtstück einen ganz bestimmten Ohmschen Widerstand hat, so besitzt dasselbe auch eine ganz bestimmte Selbstinduktion. Während nun aber der erstere — außer von dem Materiale —
nur noch von der Länge und dem Querschnitt des Drahtes abhängt, kommt bei der letzteren vor allem auch noch die Form
desselben in Betracht, und zwar ist es in dieser Beziehung besonders
die Spulenform, welche einem Drahte eine sehr große Selbstinduktion verleiht, indem diese Konstante bei gleicher Größe und
Lage der Windungen annähernd proportional mit dem Quadrate
der Windungszahl geht. Ein weiteres Mittel zur erheblichen Vermehrung der Selbstinduktion einer solchen Spule besteht noch darin,
daß man derselben einen Eisenkern verleiht; und zwar muß derselbe, wenn nicht auch in ihm selbst schädliche Induktionswirkungen
(Wirbelströme) entstehen sollen, entweder aus einzelnen dünnen
Drähten oder auch aus voneinander isolierten dünnen Blechen
bestehen. Zur Herstellung einer Spule von veränderlicher
Selbstinduktion macht man natürlich nicht den Eisenkern, sondern
nur die Zahl ihrer Drahtwindungen, in der Weise wie dies oben
beschrieben wurde, veränderlich.

In Verbindung mit dem Wehneltschen Unterbrecher wird nun
die Funkenlänge eines solchen Induktors sehr wesentlich durch die
Größe der Selbstinduktion seiner Primärrolle beeinflußt. Je geringer
dieselbe ist, um so größer wird bei passender Stromstärke die Funkenlänge des sekundären Induktionsstromes ausfallen. Mit zunehmender
Selbstinduktion nimmt die Funkenlänge des Induktors allmählich ab.
Dieselbe wird indessen in diesem Falle bei den geringeren Stufen der
Selbstinduktion außer durch die letztere selbst auch noch durch
den Anodenstift des Wehnelt beeinflußt und zwar in der Weise,
daß, je länger der in die Flüssigkeit hineinragende Platinstift ist,
um so größer die Funkenlänge des Induktors ausfällt und umge-

kehrt, je kürzer der Stift an der Anode des Wehnelt ist, um so kürzer die Funkenlänge sein wird. Mithin wird man zur Erreichung der größtmöglichen Funkenlänge eines Induktors einen geringen Grad der Selbstinduktion in Verbindung mit einer möglichst großen Stiftlänge wählen müssen. Erhöht man die Selbstinduktion, so wird man dementsprechend mit der Länge des Stiftes zurückgehen, so zwar, daß der höchsten Selbstinduktion der kürzeste Stift entspricht. Man kann also beispielsweise einen 60 cm-Induktor durch geeignete Selbstinduktion und Stiftlänge ohne weiteres zu einem 30 cm, 20 cm oder 5 cm-Induktor umwandeln, so daß er alle die Qualitäten, welche diese kleinen Apparate zeigen, in gleicher Weise hat.

Außer der Funkenlänge wird auch die Funkenqualität durch die Selbstinduktion und die Stiftlänge des Unterbrechers wesentlich beeinflußt. Die Dicke der Funken nimmt bei zunehmender Selbstinduktion, desgleichen bei zunehmender Stiftlänge ebenfalls zu. Wenn es also z. B. darauf ankommt, möglichst dicke, kräftige Funken zu erzielen, so wird man die Selbstinduktion hoch und den Stift lang nehmen. Wir haben also zunächst zwei verschiedene Möglichkeiten, um auf die Qualität der sekundären Funken eine Wirkung auszuüben:

1. die Veränderung der Selbstinduktion,
2. die Veränderung der Stiftlänge im Unterbrecher.

Wie wir später sehen werden, kommt es beim richtigen Betriebe der Röntgenröhre sehr wesentlich darauf an, daß es gelingt, den Schließungsfunken möglichst unschädlich zu machen, da derselbe als Ursache des frühen Alterns und Hartwerdens der Röhre anzusehen ist. Dieser sekundäre Schließungsfunken hat seine höchste Spannung dann, wenn der Funkenüberschlag aus dünnen, schmalen, büschelförmig aussehenden Funken besteht, wie solche bei kleineren Induktoren fast stets und bei größeren dann eintreten, wenn wir eine niedrige Selbstinduktion und einen verhältnismäßig kurzen Stift benutzen. Die geringste Spannung hat der Schließungsfunken, wenn wir eine möglichst hohe Selbstinduktion zur Anwendung bringen. Man wird also gezwungen sein, je nach dem Vakuum der zu betreibenden Röhre einen bestimmten Grad der Selbstinduktion und eine bestimmte Stiftlänge zu wählen, und zwar ist für eine harte Röhre eine niedrige Selbstinduktion in Verbindung mit einem langen, für eine weiche Röhre eine hohe Selbstinduktion in Verbindung mit einem kurzen Stift erforderlich. Die Erfahrung lehrt nun, daß zu jeder Selbstinduktion eine bestimmte Stiftlänge besonders gut paßt, so daß sich ganz von selber die Frage des Verhältnisses der Stiftlänge zu der Selbstinduktion entscheidet.

Diese Entscheidung wird in der Regel Sache des Lieferanten der Apparate sein, und zwar hat dieser die letzteren so einzurichten, daß Stift 1 den niedrigen, Stift 2 den mittleren und Stift 3 den hohen Stufen der Selbstinduktion entspricht, so daß demnach der erstere für den Betrieb der harten, der zweite für den der mittelweichen und der dritte für den der ganz weichen Röhren zu dienen hat.

Es ist indessen noch ein Faktor zu berücksichtigen, der besonders dann von Bedeutung ist, wenn die Apparate an eine Starkstromleitung von höherer Spannung z. B. 220 Volt angeschlossen werden sollen. Es besteht nämlich die Tatsache, daß die Spannung des Schließungsfunkens um so bedeutender wird, je höher die primäre Stromspannung ist, daß dagegen jene Spannung um so geringer wird, je niedriger die primäre Stromspannung ist, d. h.: „Es wächst die Spannung des sekundären Schließungsstromes eines Induktors direkt proportional mit der Größe der angewandten Betriebsspannung und ferner in nahezu umgekehrtem Verhältnis mit der Größe der Selbstinduktion der Primärspule" (Walter). Es empfiehlt sich deshalb, wenn man an 220 oder auch schon an 110 Volt Primärspannung anschließt, durch einen geeigneten Nebenschluß diese Spannung auf ca. 60—80 Volt herunterzubringen. Hierzu dient der in Fig. 2 u. 3 angegebene, der Primärrolle parallel geschaltete Widerstand W_2. Derselbe wird ein- für allemal bei den Arbeiten mit dem Wehnelt vorgeschaltet, so daß gar keine Möglichkeit besteht, mit zu hohen Spannungen zu arbeiten. Die dritte Möglichkeit, auf den sekundären Funken einzuwirken, besteht also in der:

3. Veränderung der Primärspannung.

Der Induktor, welcher möglichst groß, von ca. 40 bis 60 cm Funkenlänge zu wählen ist, enthält eine primäre Spule, mit einem Eisenkern von den Dimensionen, wie sie in nebenstehender Tabelle angegeben sind.

Schlagweite des Induktors in cm	30	40	50	60	70
Länge des Eisenkerns in cm	60	75	90	105	120
Durchmesser des Eisenkerns in mm	50	55	60	65	70

Um den Kern werden bei den nach den speziellen Angaben Walters hergestellten Apparaten von R. Seifert & Co. in Hamburg in neuerer Zeit vier Drahtlagen gewickelt, von denen immer je zwei die gleiche Windungszahl haben, während wieder die beiden

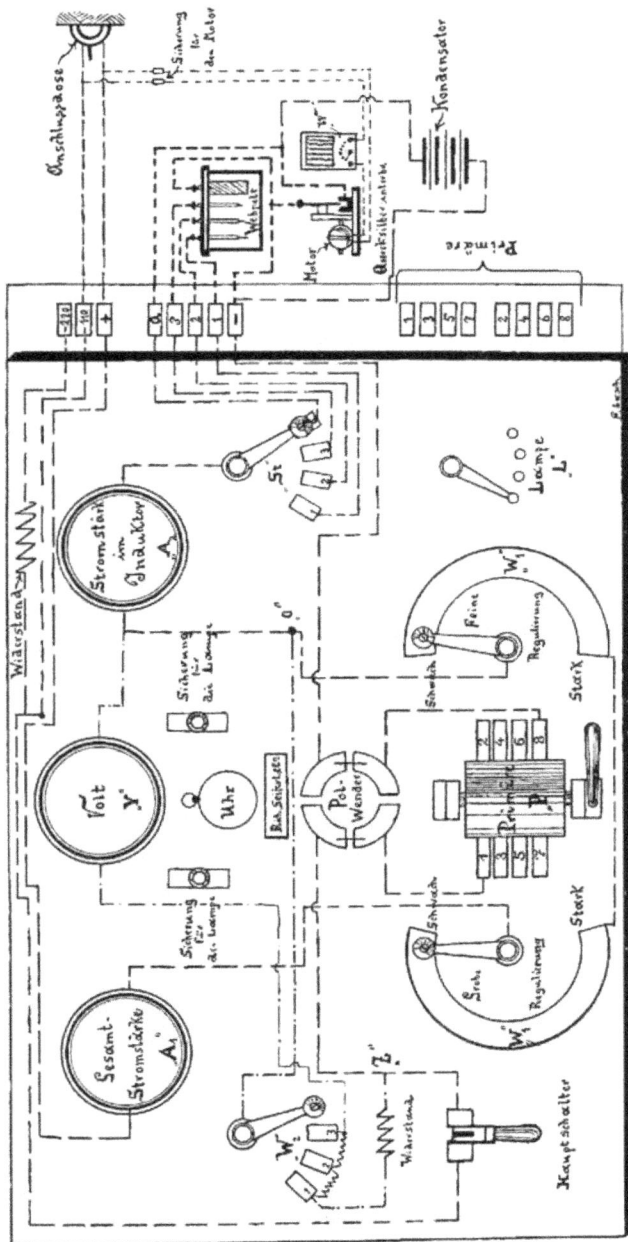

Fig. 2.

Paare an Windungszahl ungleich sind. Dadurch ergibt sich nämlich nicht bloß für alle Stufen der Selbstinduktion ein möglichst günstiger Drahtquerschnitt, sondern ferner auch noch eine Vermehrung der Stufenzahl auf sechs, so daß also auf solche Weise eine ganz außerordentlich feine Abstufung dieser für den Betrieb mit Wehnelt wichtigsten Größe möglich ist.

Die Zahl der Drahtwindungen in den einzelnen Stufen richtet sich zwar ganz nach der Konstruktion der sekundären Spule des Instrumentes; indessen mögen doch für zwei spezielle Apparate von mittlerer sekundärer Windungszahl die primären Windungszahlen hier angegeben werden.

	50 cm-Induktor			60 cm-Induktor	
Selbstinduktion	I	160 Windungen	Selbstinduktion	I	170 Windungen
	II	250		II	340
	III	410		III	510
	IV	570		IV	680
	V	660		V	850
	VI	820		VI	1020

Bei den fertigen Apparaten sind die Enden dieser vier Drahtlagen der primären Spule des Instrumentes wie in der Fig. 1 durch die Zahlen 1—8 bezeichnet, und von jedem dieser Enden führt ein besonderer Draht zum Widerstandstisch und zwar an die acht Klemmen, welche zu beiden Seiten der in Fig. 2 mit P bezeichneten Walze liegen, so daß die von der linken Seite kommenden vier Drähte beispielsweise an den Klemmen der linken, die von der rechten Seite kommenden an denen der rechten Seite angebracht sind. Die Walze hat Metallbelege, welche es gestatten, dass je nach ihrer Stellung der zugeführte Strom so oft um den primären Eisenkern kreist, wie jede der oben angegebenen Stufen der Selbstinduktion Windungen hat. Man ist also imstande, durch Drehung dieser Walze, die man auch wohl als Pachytrop bezeichnet, die Zahl der Umkreisungen des Stromes, d. h. also die Selbstinduktion der primären Spule, zu variieren, und zwar entweder bei gleicher Anzahl der Windungen in vierfacher, oder bei der oben beschriebenen Gestaltung der einzelnen Drahtlagen in sechsfacher Weise. Die Selbstinduktion wird also variiert durch Drehungen des Hebels an der Walze P. Rechts und links von der letzteren finden wir zwei mit W_1 bezeichnete Drehkontakte, welche die Zuführung des Stromes regulieren und zwar in der Weise, daß der linke zur groben, der rechte zur feinen Einstellung dient. Die Abstufungen dieses Widerstandes sind so getroffen, dass eine vollständige Drehung des Hebels der rechten Seite genau so viel Widerstand aus- oder einschaltet, wie die Drehung des Hebels

der linken Seite von einem Knopf zum anderen. Man kann also
mittels dieser sehr subtilen Graduierung des Widerstandes die
Stromzufuhr in den feinsten Grenzen bemessen. Hinter der Walze P
liegt der Polwender, welcher in üblicher Weise zum Stromwenden
dient. Rechts von der Regulierung für die Stromstärke befinden
sich vier Kontakte, gezeichnet St. 1, 2, 3, 4, welche den verschiedenen Stiften des Wehnelt entsprechen. Stellt man also
beispielsweise den Hebel St. auf No. 1, so ist der längste Stift in

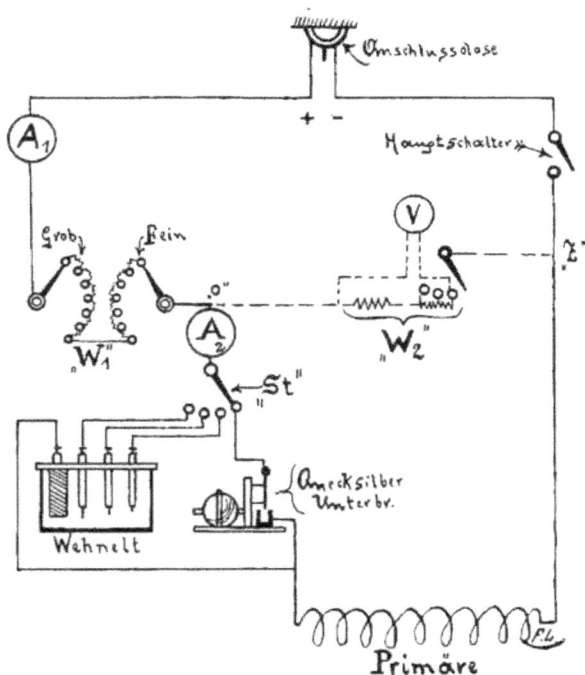

Fig. 3.

den primären Stromkreis eingeschaltet, der bei den hier in Rede
stehenden speziellen Apparaten bei einem 1 mm dicken Platindraht
eine Länge von ca 10 mm hat. Bei No. 2 ist ein solcher von 8 mm
und bei No. 3 der kürzeste von etwa 5 mm angeschlossen. Durch eine
einfache Hebeldrehung ist man also imstande, jede der vorhandenen
Stiftlängen im Wehnelt zu benutzen. Auf der vorliegenden Skizze
ist nun noch der Kontaktpunkt St. No. 4 angegeben, welcher dann,
wenn der Hebel auf ihn gestellt ist, statt des Wehnelt den Quecksilberunterbrecher mitsamt dem Kondensator einschaltet. Dieses
Schaltbrett gewährt also die Möglichkeit, sowohl mit Queck-

silber- wie mit Wehneltunterbrecher arbeiten zu können. Selbstverständlich ist es nicht nötig, den Quecksilberunterbrecher in
dieses ganze System mit hineinzubringen. Ich habe ihn nur der
Vollständigkeit wegen auf der vorliegenden Skizze mit eingetragen,
um zu zeigen, daß dieser Widerstandstisch im wahren Sinne des
Wortes ein Universaltisch ist, welcher jede beliebige Inbetriebsetzung des Induktors erlaubt. Billiger und für die Praxis vollständig ausreichend ist es, wenn nur der Wehnelt zur Anwendung
kommt.[1])

Links vom Polwender ist der Widerstand W_2, welcher dazu

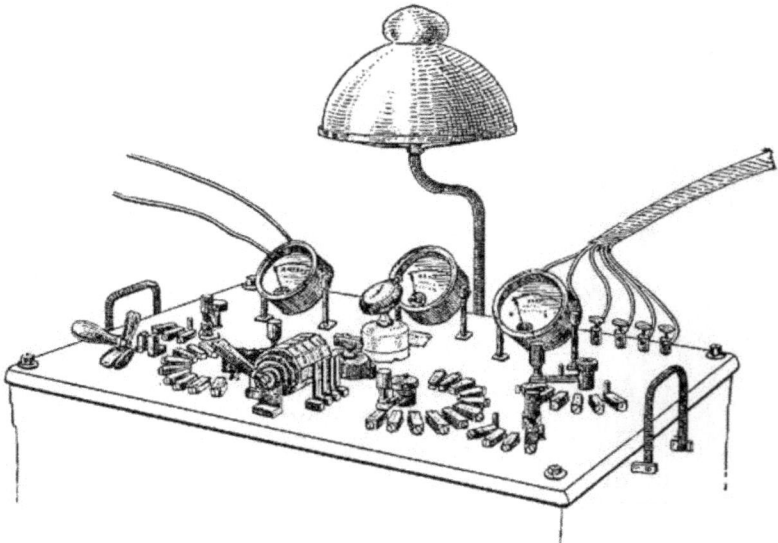

Fig. 4.

dient, die primäre Stromspannung von 110 Volt, resp. 220 Volt,
auf 60 bis 80 Volt herabzudrücken; und zwar stellt man den betreffenden Hebel auf die Kontakte 1, 2, 3, je nachdem man mit
dem Wehneltstift 1, 2 oder 3 arbeitet. Unterhalb W_2, der natürlich
nur dann in Betracht kommt, wenn es sich um Anschlüsse an Stark-
stromleitungen der genannten Art handelt, befindet sich der Haupt-
schalter, durch den der Strom in das ganze System Zutritt findet. Oberhalb des Polwenders ist die Sekundenuhr zur Abmessung der
Expositionszeit angebracht, sowie zwei Amperemeter und ein Volt-

---

[1]) Auch jeder beliebige andere elektromedizinische Starkstromapparat
kann an diesen Rheostaten angeschlossen werden, der dann in allen Fällen
eine äußerst feine Regulierung des Stromes gestattet.

meter. Das Ampèremeter A_1 mißt die gesamte der Hausleitung
entnommene Stromstärke, das Ampèremeter A_2 den durch die
primäre Rolle dem Induktor zugeführte Stromstärke. Die Differenz A_1
minus A_2 zeigt diejenige Strommenge an, welche in W_2 verbraucht
worden ist, um den Strom auf die gewünschte Spannung von
60 bis 80 Volt herabzusetzen.

Dieser Tisch wird in zwei Ausführungen[1]) in den Handel gebracht. Die größere Form ist in Fig. 4, die kleinere in Fig. 5
wiedergegeben. Er reicht für
jede Anforderung im Röntgen-
betriebe und alle Unterbrecher-
typen aus. Soll ein Motorunterbrecher benutzt werden, wie in
der Skizze vorgezeichnet, so
kommt ein kleiner Widerstand
hinzu, welcher die Geschwindigkeit des Motors reguliert. Derselbe ist in Fig. 2 bei W eingezeichnet. Die Schaltung, welche
in Fig. 2 ausführlich wiedergegeben ist, ist in Fig. 3 schematisch erklärt.

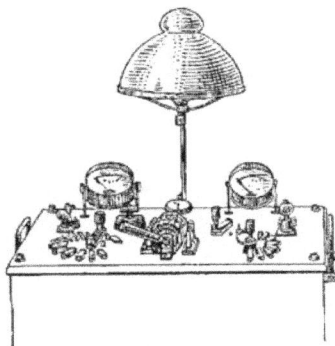

Fig. 5.

Die Handhabung dieses Widerstandes (z. B. große Form) findet
in folgender Weise statt. Nachdem beispielsweise eine mittelweiche
Röhre eingeschaltet ist, wird die Walze auf Selbstinduktion No. 4
gestellt, der Schalter St auf Stift No. 2 und nunmehr der Haupt-
schalter geschlossen. Sodann wird so viel Widerstand von W_1,
grobe Einstellung, ausgeschaltet, daß die Röhre ziemlich vollkommen
belastet ist. Es muß indessen immer noch etwas an der absolut
richtigen Belastung fehlen. Dieser letzte Rest wird durch die feine
Regulierung W_2 hinzugefügt. Die Röhre funktioniert jetzt in der
gewünschten Weise. Soll unterbrochen werden, so wird am Haupt-
schalter ausgeschaltet. Solange man nun mit dieser Röhre oder mit
Röhren ähnlicher Qualität arbeitet, braucht im ganzen System nichts
geändert zu werden und man hat nur nötig, ein- und auszuschalten,
also nur einen einzigen Handgriff zu machen. Soll auf Quecksilbermotorunterbrecher übergegangen werden, so hat man zunächst
den Schalter bei St auf No. 4 einzustellen und dann die für diesen
Unterbrecher günstigste Stufe der Selbstinduktion auszuprobieren.
Alsdann folgt die Regulierung in der gleichen Weise wie beim

---

[1]) Von Richard Seifert & Co., Hamburg und Siemens & Halske,
Berlin (Westend).

Wehnelt. Benutzt man die Turbine, so empfiehlt es sich, eine geringere Stufe der Selbstinduktion zu nehmen, da sonst bei der großen Zahl der Unterbrechungen dieser Apparate der Strom nicht mehr bis zu der nötigen Größe anwachsen kann. Die Beleuchtung des Tisches geschieht durch eine Lampe, deren direktes Licht durch einen grünen Schirm abgeblendet wird, und deren Intensisät außerdem durch einen Schalter L, rechts unten in Fig. 2, auf volle, halbe oder viertel Kraft eingestellt werden kann. Beim schwächsten Licht kann man im Dunkeln die Instrumente noch eben erkennen, so daß die nötigen Handgriffe geleistet werden können, ohne daß dabei das Licht, selbst bei Beobachtungen auf dem Leuchtschirme, störend wirkt.

Der geschilderte Apparatenkomplex läßt sich ohne weiteres an eine Gleichstromanlage von 50 bis 220 Volt anschließen. Die günstigsten Bedingungen sind indessen bei Gleichstrom von 110 Volt gegeben.

Dieses im vorstehenden beschriebene System, genannt „Walterschaltung", ist darauf aufgebaut, durch Veränderung von Stiftlänge, Selbstinduktion und Primärspannung nach bestimmten Prinzipien eine Funkenqualität zu erzielen, welche jeder Art Röhren (weichen, mittelweichen oder harten) auf das genauste angepaßt ist und dabei Unterbrechungen von wenigen Malen bis zu vielen Hunderten in der Sekunde gestattet. Diese Schaltung ermöglicht ferner die denkbar größte Röhrenschonung, wodurch eine außerordentliche Verbilligung des Betriebes gewährleistet wird.

Wechselstrom- und Drehstromanlagen.

Ist Wechselstrom vorhanden, so muß, um den Wehnelt in Verbindung mit der Walterschaltung günstig betreiben zu können, ein Wechselstromgleichstromumformer vorhanden sein, welcher mindestens 25 Ampère und 65 Volt an der Dynamo zu liefern imstande ist. Bei Drehstrom ist ein Drehstromgleichstromumformer von ca. 25 Ampère und 65 Volt an der Gleichstromdynamomaschine erforderlich.

Befindet sich am Orte des Laboratoriums eine Gasanstalt, so wählt man einen Gasmotor von ca. 3 HP Leistung, welcher eine Gleichstromdynamo von 65—90 Volt betreibt. Letztere dient zum Laden einer Akkumulatorenbatterie von 30—40 Zellen, welche eine Kapazität von 65 Ampèrestunden bei dreistündiger Entladung haben

muß. Hierbei ist man in der Lage, auch im Hause Glühlicht-
beleuchtung zu installieren und alle anderen eventuell vorhandenen
medizinischen Anschlußapparate zu speisen. Die Akkumulatorenbatterie ermöglicht es, zu jeder Zeit röntgenographische Arbeiten
zu machen.

Ist keine Gasanstalt am Platze, so tritt an Stelle des Gas-
motors ein Benzin-, Spiritus- oder Petroleummotor. Für die Anlage
von Röntgeninstrumentarien, welche mittels Quecksilbermotorunterbrecher betrieben werden sollen, genügt eine erheblich geringere
Anzahl von Akkumulatorenzellen und dementsprechend auch eine
Kraftmaschine von geringerer Leistung.

Die von Walter und Grisson gemeinschaftlich ausgearbeiteten
Gleichrichterzellen für Wechselstrom scheinen sich in den letzten
Jahren vereinzelt eingeführt zu haben. Von neueren Apparaten,
welche den Wechselstrom direkt für den Röntgenbetrieb zu benutzen gestatten, sind die von Walter, sowie die von Koch und
Sterzel konstruierten Instrumentarien zu erwähnen. Da indessen
die Konstruktionen der letzteren noch nicht vollständig feststehen
und eine Einführung in die Praxis in großem Maßstabe bisher
noch nicht erfolgt ist, kann über die Technik der Röntgenographie und Röntgenoskopie mit diesen Wechselstromapparaten
zur Zeit noch nichts positives ausgesagt werden. Solche Einrichtungen, welche jedenfalls sehr viel billiger als Installationen mit
Umformern sind, dürften voraussichtlich in Zukunft häufiger zur
Ausführung kommen. Genaue Beschreibungen beider Systeme
finden sich in den *Fortschritten auf dem Gebiete der Röntgenstrahlen
Band 8 und 9*.

Der Wehneltunterbrecher.

Die einfachste Form des Wehneltunterbrechers bestand im Anfang darin, daß man in einer Akkumulatorenzelle, welche verdünnte
Schwefelsäure enthielt, eine mit einem angelöteten Kupferdraht versehene Bleiplatte und ihr gegenüber einen in einer Glasröhre verschiebbaren Platindraht anbrachte. Durch Hinausschieben und
Zurückziehen des letzteren konnte seine in die Lösung hineinragende Oberfläche vermehrt oder vermindert werden. Dieses einfache Modell reichte für experimentelle Zwecke vollständig aus. Es
zeigten sich indessen bald Mängel, welche vorwiegend darin bestanden,
daß die den Platinstift umgebende Glasröhre im Gebrauch zersprang
oder an ihrer Mündung angefressen wurde, wodurch Störungen entstanden, welche den Betrieb wesentlich hinderten. Namentlich dann pflegte

das Zerspringen der Glasröhre mit Vorliebe aufzutreten, wenn mit
höheren Selbstinduktionen gearbeitet wurde. Zurzeit sind praktische
Unterbrecher im Handel, welche in verschiedenen Formen hergestellt sind und bei welchen die Isolierung des Anodenstiftes nicht
durch ein Glasrohr, sondern durch ein dickes Porzellanrohr bewerkstelligt ist. Ein Ausbrechen oder Zerplatzen des letzteren ist so

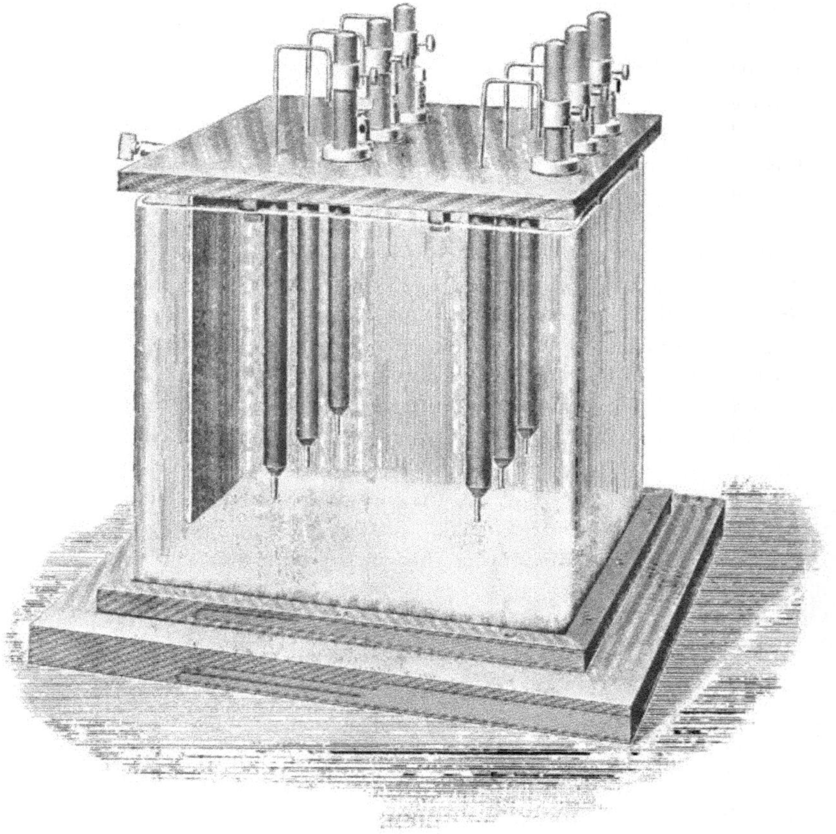

Fig. 6.

gut wie ausgeschlossen, wenngleich zu bemerken ist, daß im Laufe
der Jahre auch dieses außerordentlich widerstandsfähige Material
angefressen wird. Ist aber dieser Zustand so weit fortgeschritten,
daß dadurch die Unterbrechungen unregelmäßig werden, so muß
natürlich die betreffende Porzellanröhre durch eine neue ersetzt
werden. Die Vorrichtung für die Verstellung des Platinstiftes war

anfangs mit einigen Schwierigkeiten verbunden, da infolge der aufsteigenden Säuredämpfe Klemmschrauben oder andere Schrauben sehr bald oxydierten und nicht mehr drehbar waren. Diesem hat Walter durch eine sehr einfache Konstruktion abgeholfen, welche ich in Fig. 6 bringe. Die Vorzüge seines Unterbrechers schildert er mit folgenden Worten:

„Der Deckel des Unterbrechers besteht aus einer massiven Hartgummiplatte, in welche die sechs Porzellanrohre, welche die Metallzuleitungen zu den einzelnen Wehneltstiften gegen die Säure des Unterbrechers isolieren, von unten her eingekittet sind. Jene Zuleitungen ferner bestehen aus massiven Bleistangen, deren unteres, in der Figur nicht sichtbares Ende direkt um die Platinstifte herum geschmolzen ist, während das obere Ende, wie die Abbildung zeigt, zweimal rechtwinkelig umgebogen und zuletzt an einen Messingring angelötet ist, der sich an einer fest auf den Deckel aufgeschraubten Messingstange auf und ab schieben und auch mittels einer Klemmschraube in jeder beliebigen Stellung daran festhalten läßt. Der Hartgummideckel enthält nur die sechs kleinen runden Durchbohrungen, welche zum knappen Durchtritt der beschriebenen Bleistangen erforderlich sind, und der Abzug der sich im Unterbrecher entwickelnden Gase geschieht daher nur durch die Luftspalte, welche zwischen dem oberen Rand des Glasgefäßes und dem seitlichen des Hartgummideckels dadurch hergestellt ist, daß der letztere an seiner Unterseite mit entsprechend geformten kleinen Lagerböcken versehen ist, von denen ja auch einige in der Abbildung sichtbar sind. Durch diese Luftspalte schiebt sich ferner auch die negative Bleiplatte, die mit ihrem oberen Ende einfach über den Rand des Glasgefäßes gehängt wird, und an welche dann außerhalb des letzteren die aus Messing bestehende Zuführungsklemme angelötet ist.

Die Vorteile dieser Anordnung sind die folgenden:

1. Die für die Anschlußklemmen notwendigen Messingteile des Unterbrechers sind nicht bloß vor der Berührung mit der stehenden Säure desselben, sondern auch vor der Benetzung mit den während des Betriebes umherspritzenden Säureteilchen geschützt. Die Flüssigkeit kommt eben nur mit säurefesten Materialien in Berührung.

2. Die Länge jedes in die Flüssigkeit hineinragenden Platinstiftes läßt sich in einfacher Weise verändern; ja man kann sogar, wenn man sich auf den oben auf dem Deckel sitzenden Messingstäben eine Millimeterteilung anbringt, diese Länge direkt von außen her in exakter Weise bestimmen. Auf Wunsch wird eine solche Teilung auch gleich von vornherein vorgesehen.

3. Die einzelnen Platinstifte lassen sich mitsamt den sie tragenden Bleistäben und Messingringen direkt nach oben zu aus dem Unterbrecher herausziehen, so daß man also an jedem einzelnen

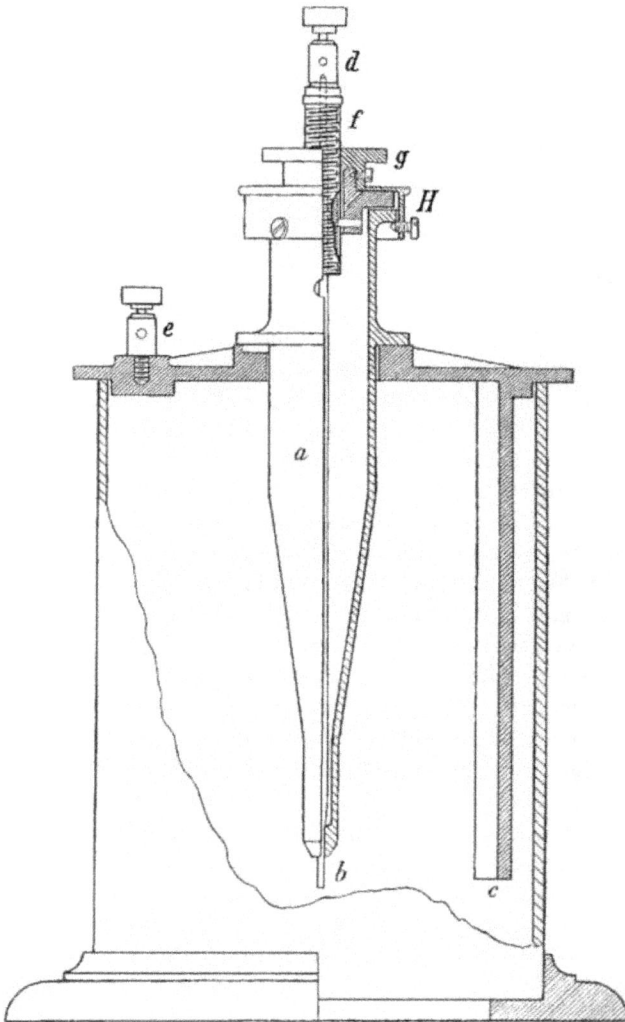

Fig. 7.

Stifte eine Reparatur vornehmen kann, ohne deswegen die übrigen anrühren zu müssen."

Viel gebraucht wird das Modell der Firma Siemens & Halske, welches in Fig. 7 gebracht ist.

Der Hauptvorteil dieser neuen Form, welche mit 1—6 Stiften zur Ausführung gelangt, besteht darin, dass die Hoch- und Niedrigstellung nur in Hartgummiteilen geschieht, wodurch ein Oxydieren oder Verschmutzen und das damit verbundene Unbrauchbarwerden ein- für allemal vermieden ist. Zu diesem Zweck hat die Verlängerung des Platinstiftes (b) eine mit Gewinde versehene Verstärkung (f) aus Hartgummi, welche ihrerseits die Ableitungsklemme (d) trägt, erhalten. Vermittelst der Mutter g, ebenfalls aus Hartgummi, ist es möglich, den Stift höher oder niedriger einzustellen. Beide Teile f und g, sind auf einem Hartgummisockel montiert, welcher durch einen Messingring H mit drei Schrauben an das Porzellandiaphragma gepreßt ist. Ein weiterer Vorteil, der durch die Anwendung der hohen Porzellanröhre bedingt ist, besteht darin, daß jede Explosionsgefahr absolut ausgeschlossen und die Säure vor Verunreinigung geschützt ist. Die Klemme (e) dient für die Zuführung des negativen Pols.

Wünscht man den Wehnelt möglichst weit entfernt aufzustellen, so ist diese und die Waltersche Konstruktion entschieden zu empfehlen. Letztere ist in neuester Zeit verbessert und hat den Vorzug der Billigkeit, zumal man neuerdings niemals mehr als drei Wehneltstifte anwendet. Die Konzentration des Säuregrades der Lösung ist ziemlich irrelevant, 15—20° B. genügt für alle Fälle. Man kontrolliert von Zeit zu Zeit mittels Areometers. Vorkehrungen für Kühlung der sich erhitzenden Säurelösungen sind ebenfalls getroffen worden, dieselben sind aber bei Wahl von genügend großen Gefäßen vollständig überflüssig.

Die Schaltung des Stromes ergibt sich aus der einer Walterschen Arbeit entnommenen Skizze, Fig. 8, in welcher E die Elektrizitätsquelle, Z die Wehneltsche Zelle, U den Stromumschalter, P die primäre Rolle des Induktionsapparates, W den Regulierwiderstand und A das Ampèremeter bedeutet. Nimmt man die Betriebsspannung der Straßenleitung von 110 Volt, so wird der positive Pol derselben an die Anode der Wehneltzelle, um eine verkehrte Einschaltung der letzteren so weit als möglich zu vermeiden, unmittelbar angeschlossen, denn bei falscher Einschaltung würde eine Zerstäubung des Platindrahtes binnen kürzester Zeit erfolgen. Man erkennt dieselbe übrigens sofort an dem blendend weißen Aussehen der Funken im Unterbrecher, während bei richtiger Einschaltung des letzteren diese Funken eine gelbliche oder rötliche Farbe haben. Die Drahtleitung vom negativen Pol der Betriebskraft wird über das Ampèremeter A und den Regulierwiderstand W zu dem Umschalter U hingeführt, mit welchem der von der Kathode der Zelle Z kommende Draht verbunden ist. Die

beiden übrigen Klemmen des Umschalters stehen wieder mit der
primären Rolle P in Verbindung, so daß, wenn in U umgeschaltet
wird, der Strom seine Richtung nur in der primären Rolle, nicht
aber in den übrigen Teilen des Stromkreises, vor allem nicht in
der Wehneltschen Zelle umkehrt. Über die Größe der Widerstände sowie der Drahtquerschnitte, welche in diesem System zur
Anwendung kommen, sind die einschlägigen Publikationen nachzulesen, da die Besprechung nicht in den Rahmen dieses Buches fällt.

Zur Erleichterung des Verständnisses der Vorgänge im Wehnelt
füge ich die Angaben von Walter über die Theorie des Unterbrechers im Wortlaut hier an:

„Sobald der Strom des in Fig. 8 dargestellten Kreises geschlossen ist, entsteht an der Oberfläche des Anodendrahtes des

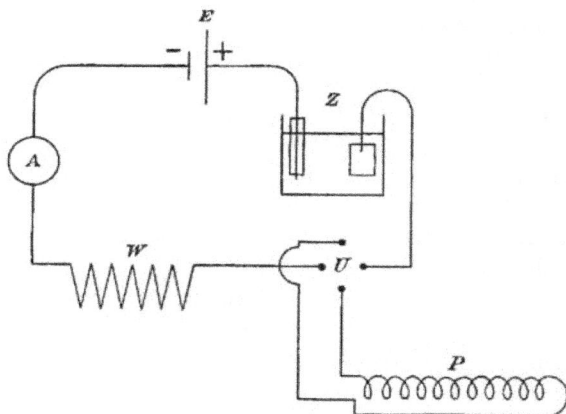

Fig. 8.

Unterbrechers Z wegen des großen Widerstandes des kleinen, daselbst zu seiner Leitung zur Verfügung stehenden Querschnittes
der Flüssigkeit eine ganz außerordentlich hohe Temperatur in der
letzteren, so daß dieselbe an dieser Stelle ins Sieden gerät und der
Draht selbst also fast momentan von einer Wasserdampfhülle
umgeben wird. Mit diesem Zeitpunkte ist der Maximalwert des
Schließungsstromes, d. h. also die „Öffnungsstromstärke", erreicht,
denn von jetzt ab wird der Strom wegen des außerordentlich großen
Widerstandes jener Dampfhülle, deren Volumen überdies noch durch
den sich hier elektrolytisch abscheidenden Sauerstoff vermehrt wird,
sehr rasch abnehmen.

Falls nun, wie dies bei den früheren zahlreichen Untersuchungen über derartige Zellen mit kleinen Elektroden stets der

Fall war, keine Rolle mit Selbstinduktion im Stromkreise vorhanden ist, so sinkt die Stromstärke, nachdem sie einmal jene Dampfhülle erzeugt hat, ohne besondere Nebenerscheinungen gerade bis auf denjenigen Wert herab, welcher eben nötig ist, um diese Schicht kontinuierlich um den Draht herum aufrecht zu erhalten, ein Wert, der, wie wir durch besondere Versuche festgestellt haben, mit der Länge des Drahtes proportional geht, und welcher dann auch nahezu konstant beibehalten wird.

In unserem Falle dagegen, wo wir es im Stromkreise mit einer Rolle mit Selbstinduktion zu tun haben, wird bei jenem plötzlichen Abfall des Stromes an derjenigen Stelle des Stromkreises, von welcher die Unterbrechung ausgeht, d. h. also an der Anode der Wehneltschen Zelle, eine sehr hohe Spannung, eben die schon erwähnte „primäre Öffnungsspannung" erzeugt, die dann den Wasserdampf, welcher den Platindraht der Anode umgibt, in seine Bestandteile Wasserstoff und Sauerstoff zersetzt, zwei Gase, die sich zunächst getrennt voneinander an den beiden Grenzschichten der Dampfhülle entwickeln, sich aber durch Diffusion schnell untereinander mischen und dann als Knallgas unter Einwirkung der sich unausgesetzt weiter entwickelnden Öffnungsspannung eine explosionsartige Verbindung eingehen, wodurch die gesamte, den Anodendraht umgebende Gashülle von demselben fortgeschleudert wird, und der Strom also dann in sehr kurzer Zeit vollständig auf Null herabsinkt, ein Abfall, dem wohl hauptsächlich die Induktionswirkung zuzuschreiben ist. Nach Verlauf desselben tritt dann die Flüssigkeit aufs neue an den Draht heran, und das Spiel kann von neuem beginnen.

Diese im ersten Augenblick etwas kompliziert erscheinende Erklärung der Vorgänge im Wehneltschen Unterbrecher wird kaum noch befremden, wenn man folgende kürzlich von uns festgestellte Tatsachen berücksichtigt.

1. An der Kathode der in Tätigkeit befindlichen Wehneltschen Zelle entwickelt sich genau die normale Wasserstoffmenge, wie sie der vom Ampèremeter angezeigten mittleren Stromstärke nach dem Faradayschen Gesetze der Elektrolyse entspricht. Dieses widerlegt die anfangs auch von Herrn Wehnelt selbst ausgesprochene Vermutung, wonach wir es bei seinem Unterbrecher mit einer Resonanzerscheinung, d. h. mit einem Wechselstrom zu tun haben sollen; denn der Strom kann nach der erwähnten Tatsache seine Richtung in der Zelle niemals geändert haben. Er wird vielmehr wie bei jedem anderen Unterbrecher so auch hier allmählich bis zu seinem maximalen Werte ansteigen und von diesem dann wieder schnell auf Null herabfallen. Wir haben es also auch

bei dem neuen Unterbrecher lediglich mit einem periodisch pul-
sierenden Gleichstrom zu tun.

2. Es entwickelt sich an der Anode, also dort, wo bei normaler Elektrolyse nur Sauerstoff entsteht, in dem Wehneltschen
Unterbrecher nicht bloß Sauerstoff, sondern auch Wasserstoff,
eine Tatsache, die mir zuerst dadurch angedeutet wurde, daß ich
das Spektrum des rötlichen Lichtes des Unterbrechungsfunkens der
Zelle untersuchte und dasselbe fast nur aus den bekannten Wasser-
stofflinien bestehend fand. Diese Tatsachen beweisen, daß an
der Anode der Wehneltschen Zelle eine lokale Wasser-,
oder richtiger Wasserdampfzersetzung stattfinden muß, die eben
durch die sich hier entwickelnde hohe Öffnungsspannung bewirkt
wird.

3. Durch ganz allmähliche Ausschaltung des Regulierwider-
standes W kann man es dahin bringen, daß der Unterbrecher
ganz langsam — etwa einmal in der Sekunde unterbricht. Bestimmt man unter diesen Umständen die betreffende Stromstärke
für verschiedene Drahtlängen der Anode, so findet man, daß beide
Größen einander proportional gehen. Dies läßt darauf schließen,
daß die erste Ursache der Unterbrechung von einer den ganzen
Draht einhüllenden Schicht ausgehen muß, und dies kann schwerlich etwas anderes sein als eine Wasserdampfschicht. Das durch
die normale Elektrolyse des Schließungsstromes entwickelte Sauer-
stoffgas nämlich, an welches man ebenfalls noch denken könnte,
steigt auch bei diesen Grenzstromstärken stets noch in Form kleiner,
voneinander getrennter Bläschen von dem Draht empor, wie man
am besten sieht, wenn man demselben eine wagrechte Lage in der
Flüssigkeit gibt; und es dürfte daher dieses Gas für sich allein
schwerlich eine zusammenhängende Hülle um den Draht herum zu
bilden imstande sein. Daß andererseits die lokale Temperatur-
erhöhung der Flüssigkeit in der Umgebung der Anode eine ganz
außerordentlich große sein muß, erkennt man leicht aus der starken
Schlierenbildung, welche die Flüssigkeit in jener Gegend zeigt, wie
sich denn auch die letztere im ganzen schon nach verhältnismäßig
kurzem Gebrauch nicht unerheblich erwärmt.

4. Daß die Stromunterbrechung in dem neuen Unterbrecher
nicht ein ganz einfacher Vorgang sein kann, ergibt sich auch schon
daraus, daß der Unterbrecher zur Erzeugung der gleichen sekundären Funkenlänge viel größere primäre Öffnungsstromstärken gebraucht als beispielsweise der Quecksilberunterbrecher. Diese Tatsache läßt eben darauf schließen, daß die Stromunterbrechung in
dem neuen Apparat weit langsamer vor sich gehen muß, als in den
alten, ein Schluß, den ich übrigens auch durch die photographische

Analyse der Vorgänge in den mit den betreffenden Unterbrechern erzeugten sekundären Funken bestätigt gefunden habe.

5. Die beiden Tatsachen, daß einerseits der Unterbrecher auch ohne Kondensator arbeitet, sowie daß andererseits die Größe des Selbstinduktionskoeffizienten der primären Rolle bei ihm von weit größerer Bedeutung ist als bei den älteren Unterbrechern, deuten darauf hin, daß zur richtigen Funktion desselben eine gewisse Stärke des Unterbrechungsfunkens sogar notwendig ist, ein Umstand, der nach der oben vorgetragenen Auffassung der hier stattfindenden Vorgänge jedenfalls nicht ganz unverständlich sein dürfte.

Es möge schließlich noch erwähnt werden, daß die eigenartigen Vorgänge in solchen Zellen mit kleinen Elektroden auch bereits lange vor der von Herrn Wehnelt eingeführten Verbindung derselben mit Induktionsrollen zu vielfachen Untersuchungen Veranlassung gegeben hatten, und daß auch schon damals von den Herren Colley, Richarz und anderen an der Ansicht festgehalten wurde, daß eine den Draht umgebende Wasserdampfhülle die Ursache derselben sei.“

---

2. Kapitel.

Die Röntgenröhre.

I. Konstruktion, Eigenschaften und Betrieb der Röhre.

Bei weitem die größte Bedeutung für das Gelingen röntgenographischer Untersuchungen kommt der Röntgenröhre zu. Je hervorragender ihre Qualität ist, um so besser werden die Resultate sein, und mit um so größerer Sicherheit können dieselben vom Untersucher erzielt werden. Man kann sagen, daß zwei Drittel der ganzen Röntgentechnik eine Röhrenfrage ist, womit selbstverständlich nicht zum Ausdruck gebracht werden soll, daß die Güte des Induktors, sowie des Unterbrechers und der übrigen Apparate nicht in Betracht käme. Es ist indessen nicht zu leugnen, daß man sehr viel leichter mit einer guten Röhre und einem

schlechten Induktor ein brauchbares Bild erzielen kann, als mit
einer schlechten Röhre und einem guten Induktor.[1]

Die Grundform der Röntgenröhren ist jetzt bei allen Fabrikaten die gleiche. Während man anfangs die verschiedensten
birnenförmigen und anders geformten Röhren anfertigte, ist man
jetzt allgemein zur Kugelform übergegangen.

Der Grund dafür ist darin zu suchen, daß man diejenige Stelle
der Röhre, welche sich beim Gebrauche derselben am meisten erhitzt, d. i. die Antikathode, möglichst weit von der Glaswand derselben zu entfernen sucht, um so eine Wärmeübertragung auf die
letztere nach Möglichkeit zu verhindern. Die Antikathode, die
übrigens stets mit dem positiven Pole des Induktors zu verbinden
ist und also auch zugleich die „Anode" der Röhre darstellt, ist
nämlich diejenige Vorrichtung, welche das von der „Kathode" derselben ausgehende Kathodenstrahlenbündel auffängt, unter dessen
gewaltigem Anstoß sie sich ganz außerordentlich stark erhitzt.
Die Kathode ferner, die mit dem negativen Pole des Induktors
verbunden wird, besteht aus Aluminium, ist stets in einem besonderen Ansatzrohr der Kugel untergebracht und hat die Form eines
Hohlspiegels, wodurch eine Konzentration des Kathodenstrahlen-
bündels bewirkt wird. Der Brennpunkt desselben, der allerdings
niemals ein mathematischer Punkt ist, liegt auf dem Platinanti-
kathodenblech und von ihm wiederum gehen die Röntgenstrahlen
kegelförmig nach allen Seiten hin aus. Bei vielen Röhren markiert
sich der Brennpunkt auf der Antikathode durch einen kleinen
hellleuchtenden Fleck, bei älteren Röhren ist der Platinspiegel
an dieser Stelle infolge der hohen Hitzegrade, welche durch den
Anprall der Kathodenstrahlen entstehen, oft rauh, uneben oder auch
durchgeschmolzen.

Außer den von der Antikathode ausgehenden „direkten" oder
„Fokusstrahlen" sendet aber auch die Röhrenwand sogenannte
Sekundärstrahlen aus, und zwar sind es hauptsächlich die über dem
Horizonte der Antikathodenebene liegenden Teile der Glaswand,

---

[1] In dieser Tatsache liegt auch das ganze Geheimnis der kleinen, mit
so viel Reklame auf den Markt gebrachten Induktoren. Die letzteren werden
meist unter Zuhilfenahme ausgezeichneter Röhren vorgeführt. Die hervorragenden Durchleuchtungsbilder, welche mit denselben namentlich dann, wenn
die Röhre ad maximum angestrengt wird, erzielt werden, imponieren dem
Käufer meistens außerordentlich und bringen ihn zu der Ansicht, daß dieses
glänzende Resultat ein Vorzug des kleinen Induktionsapparates sei, während
in Wirklichkeit der letztere nur eine nebensächliche Rolle bei dem Zustandekommen des Durchleuchtungsbildes gespielt hat. Nach der Lebensdauer derartig mitgenommener und überanstrengter Röhren wird meistens aus Unkenntnis der Verhältnisse beim Ankauf der Apparate nicht gefragt.

die diese Strahlung („Glasstrahlung") aussenden und die übrigens sehr
einfach daran erkannt werden, daß sie bei der in Tätigkeit befindlichen
Röhre in dem bekannten grünlichgelben Lichte phosphoreszieren.

Außer der Kathode und der Antikathode befindet sich in den
meisten Röntgenröhren ferner noch eine dritte Elektrode, die in der
Regel aus einem Stift oder einer Scheibe von Aluminium besteht,
zumeist hinter oder seitwärts von der Antikathode liegt und auch
beim Gebrauche der Röhre in der Regel mit dieser metallisch verbunden wird. Sie stellt daher ebenfalls eine Anode der Röhre dar
und wird daher auch gewöhnlich als „Hilfsanode" bezeichnet. Dieselbe hat im Grunde genommen in der fertigen Röhre keinen Zweck
mehr, da sie nur beim Leerpumpen benutzt wird, in welchem Falle
sie nämlich allein als Anode dient, um hierbei ein Zerstäuben des
Platins der Antikathode zu verhindern und die Röhre in möglichst
sauberem Zustande von der Pumpe abschmelzen zu können. Manche
Fabrikanten bringen daher diese Hilfsanode in einem besonderen
Ansatz ihrer Pumpe an, so daß sie beim Abschmelzen der Röhre
nicht mit in diese übergeht.

Die Evakuation der Röntgenröhren geschieht unter kontinuier-
lichem Durchgang eines sekundären Stromes bei gleichzeitiger starker
Erhitzung der ganzen Röhre von außen her.

Wenn eine Röhre hoch evakuiert ist, d. h. wenn der Grad der
Luftleere ein außerordentlich hoher ist, so haben wir eine sogenannte
harte Röhre, d. h. es gehört eine große Spannung (Funkenlänge)
des Induktors dazu, die Röhre zum Ansprechen zu bringen. Ist
die Evakuierung dagegen weniger hoch vorgenommen, d. h. befindet sich noch eine relativ reichliche Luftmenge in der Röhre, so
spricht man von einer niedrig evakuierten oder weichen Röhre
und diese wird schon durch eine kleine Spannung zum Ansprechen
gebracht. Die Röntgenstrahlen, welche eine hoch evakuierte harte
Röhre ausstrahlt, haben ein außerordentlich starkes Penetrationsvermögen, sie durchdringen selbst Metalle mit Leichtigkeit. Die
niedrig evakuierte oder weiche Röhre dagegen hat eine geringe
Penetrationskraft.[1) Schon verhältnismäßig dünne Gegenstände

---

[1) Die Größe der Penetrationskraft steht nicht im gleichen Verhältnis
zur Wirkung der Röntgenstrahlen auf die photographische Platte, d. h. die
Strahlen einer harten Röhre, welche eine außerordentliche Penetrationskraft
haben, wirken weniger auf die Platte als die einer etwas weicheren Röhre.
Die wirksamsten Strahlen sind solche, welche einer Evakuierung von 5—30 cm
Funkenlänge entsprechen. Wenn wir also, wie aus dem vorstehenden hervorgeht, für die Zwecke der Röntgenographie eigentlich nicht über 30 cm Funkenlänge hinausgehen, so fragt es sich, weshalb wir dann große Induktoren
brauchen und nicht dasselbe mit kleinen Apparaten leisten können, die als
Maximum etwa 30 cm geben. Es hat dieses seinen Grund darin, daß die

sind imstande, ihre Strahlen vollständig zu absorbieren. Werden
die Röhren zu hoch evakuiert, so findet überhaupt kein Strom-
durchgang durch dieselben statt, da ihr Widerstand ein zu großer
geworden ist. Der Funkenüberschlag nimmt seinen Weg nicht
durch die Röhre, sondern um dieselbe herum. Ist eine Röhre zu
niedrig evakuiert, so sendet sie keine Röntgenstrahlen aus, sondern
zeigt nur ein je nach dem Grad des Luftinhaltes verschiedenartiges
Leuchten ihres Gasinhaltes.

Eine im Gebrauch befindliche Röhre wird bei zu starker Belastung weicher, da infolge der Erwärmung durch den Stromdurch-
gang die der Glaswand adhärenten Luftpartikelchen losgelöst werden,
namentlich dann, wenn zur Erwärmung noch Rotglut des Anti-
kathodenblechs beiträgt. Kühlt diese Röhre ab, so wird sie wieder
härter und zwar deshalb, weil die Glaswand und die Elektroden
im Erkalten die Luftpartikelchen aus dem Innern der Röhre wieder
binden.

Außer dieser, nur bei einer fehlerhaften Behandlung der Röhre
auftretenden Selbstevakuation der letzteren findet nun aber ferner
auch noch beim regulären Gebrauche der Röhre eine fortwährende
Selbstevakuation derselben statt, deren Ursache wohl hauptsächlich
darin zu suchen ist, daß eben zur Bildung der Kathodenstrahlen

---

kleinen Apparate wohl Funken von 30 cm Länge geben, daß indessen die
Energie der letzteren nicht die gleiche ist, wie bei den großen Induktoren.
Daher muß man bei den kleinen Apparaten die Zahl der Unterbrechungen
erheblich größer machen, was aber wieder den Nachteil hat, daß auch die
Zahl der Schließungen des primären Stromes entsprechend vermehrt wird,
und hierauf dürfte auch das schnellere Altern der Röhren bei Anwendung
kleinerer Induktoren zurückzuführen sein. Die Regulierfähigkeit eines kleinen
Apparates ist eine außerordentlich viel geringere als diejenige eines großen.
Mithin ist es zu empfehlen, den Induktor möglichst groß, bis zu 60 cm
Funkenlänge, zu nehmen, da man sehr viele feinere Abstufungen bei der
Zumessung der Funken für die Röhre erzielen kann als mit kleinen.
Überdies wird ein großer Apparat, welcher beispielsweise für eine Funkenlänge von 60 cm gebaut ist, bei Benutzung von nur 30 cm nicht überan-
strengt, während ein kleiner Apparat von der maximalen Funkenlänge von
30 cm bei Anwendung dieser 30 cm bereits ad maximum ausgenutzt wird.
Was dieses für die Dauerhaftigkeit der Isolierung sagen will, ergibt sich von
selbst. Es ist indessen unbedingt zu verlangen, daß jeder Apparat, welcher
mit Wehneltunterbrecher betrieben werden soll, eine abstufbare Selbstinduktion besitzt, so daß man imstande ist, einen Funkenüberschlag zu erzielen,
welcher, was die Art der Funken betrifft, für die Röntgenröhre ideal zu
nennen ist. Der Wehneltunterbrecher in Verbindung mit der variablen
Selbstinduktion und Spannung ist dem Quecksilberunterbrecher erheblich
überlegen, ohne diese beiden letzten Bedingungen aber weit unterlegen.
Warum wir dem Wehneltunterbrecher den Vorzug vor dem Quecksilberstiftunterbrecher geben, ist an anderer Stelle bereits auseinandergesetzt worden.

eine kontinuierliche Zersetzung des Gasinhaltes der Röhre notwendig ist, so daß daher auch diese „normale" Selbstevakuation der Röhre, die übrigens in um so stärkerem Grade auftritt, je größer die Leistung derselben ist, in keiner Weise vermieden werden kann.

Ein dritter Grund für die Selbstevakuation einer Röntgenröhre ist noch darin zu suchen, daß das Platinmetall der Antikathode derselben mit der Zeit gegen die Glaswand der Röhre hin zerstäubt wird und hier ebenfalls einen Teil des Luftinhaltes der Röhre bindet. Diese Zerstäubung findet hauptsächlich bei negativ geladenen Elektroden (Kathoden), welche aus Platin oder verwandten Metallen bestehen, statt; sie zeigt sich aber in unserem Falle auch bei der mit dem positiven Pole verbundenen Antikathode, und zwar einesteils, weil die letztere durch das Bombardement mit den negativ geladenen Kathodenstrahlenteilchen selbst kathodische Eigenschaften erhält — zumal wenn man sie nicht direkt mit dem positiven Pole verbunden hat — und andernteils auch deswegen, weil die Antikathode beim Betriebe mit dem Induktionsapparat für die Schließungsspannung des Induktors jedesmal zur Kathode der Röhre wird.

Es ist daher beim Betriebe der Röhre stets darauf zu achten, daß dieselbe kein „Schließungslicht" zeigt, ein Licht, über dessen Aussehen man sich am besten dadurch unterrichtet, daß man für einige Augenblicke den Strom in verkehrter Richtung durch die Röhre schickt. Je nach der Konstruktion der Röhre und je nach der Größe ihrer Glaskugel wird dieser Vorgang ihrer allmählichen Selbstevakuation schneller oder langsamer vor sich gehen, und zwar werden die Röhren mit kleinen Kugeln schneller leer werden als solche mit großen, da in letzteren das relative Luftquantum ein größeres ist als in ersteren.

Schon äußerlich markiert sich das Altern der Röhre durch eine allmählich immer stärker werdende Verfärbung ihrer Glaswand und zwar wird hierbei die im Betriebe grün fluoreszierende Hemisphäre violett, die gegenüberliegende dagegen gelblichbraun. Nach den Untersuchungen von Walter[1]) ist die violette Farbe eine das Glas vollständig durchsetzende. Sie entsteht lediglich infolge der dauernden Bestrahlung des Glases mit Röntgenstrahlen in derselben Weise, wie auch andere Körper durch derartige längere Bestrahlungen gefärbt werden. Jene Glasfarbe geht nun aber nicht, wie dies vielfach bei anderen Substanzen der Fall ist, mit der Zeit von selbst wieder zurück, sondern sie wird um so tiefer, je länger die Röhre funktioniert hat. Ja man kann sie geradezu als ein Maß

[1]) Siehe Fortschritte auf dem Geb. d. R. Str. Bd. VII.

der gesamten bisherigen Leistung der Röhre ansehen. Die
gelblichbraune Farbe entsteht dagegen durch Verstäubung der Metall-
teilchen der Röhrenelektroden und zwar vor allem der Antikathode
derselben. Dieser Metallniederschlag findet auch auf der vor der
Antikathode gelegenen Halbkugel statt, jedoch ist er hier nicht
sichtbar, da ihn die violette Färbung völlig überdeckt.

Der Härtegrad einer Röhre ist der Länge des durch dieselbe
hindurchschlagenden Induktionsfunkens proportional. Geht z. B.
ein solcher von 5 cm Länge derart durch eine Röntgenröhre hindurch, daß sie in normaler Weise fluoresziert, ein
Funken von 4 cm Länge dagegen nicht, so hat diese Röhre
eine Funkenlänge von 5 cm. Geht der gleichlange Induktionsfunken von 5 cm Länge durch eine andere Röhre nicht hindurch, d. h. ist derselbe nicht imstande, ihr Vakuum zu durchschlagen, so hat diese Röhre eine Funkenlänge von mehr als
5 cm, so daß beispielsweise ein 10 cm langer Funken sie zur
richtigen Funktion bringen würde. Um nun auszuprobieren, wie
groß die Funkenlänge einer Röhre ist, wird derselben eine Funkenstrecke am Induktor parallel geschaltet. Platte und Spitze
der Funkenstrecke werden so weit auseinandergezogen, bis der
Funkenüberschlag statt zwischen ihnen, durch die Röntgenröhre
hindurchgeht. Die Entfernung von Platte und Spitze gibt dann,
in Zentimetern ausgedrückt, die Funkenlänge der Röhre an.

Wir haben also, wie aus dem Vorstehenden hervorgeht, je nach
dem Grade der Evakuierung Röhren von mehr oder minder großer
Funkenlänge. Je höher die Röhren evakuiert sind, um so größer
ist die beanspruchte Funkenlänge und um so härter sind dieselben. Je niedriger sie evakuiert sind, um so kürzer ist die
Funkenlänge und um so weicher sind die Röhren. Die Grenzen
für die maximale und minimale brauchbare Funkenlänge
werden etwa durch 30 cm einerseits und 2—3 cm andererseits
dargestellt. Röhren, welche bei einem Funkenüberschlag von 30 cm
Länge nicht ansprechen, sind zu röntgenographischen Zwecken zu
hart. Die Bilder, welche mit ihnen gemacht werden, zeigen einen
hohen Grad von Verschleierung. Diese außerordentlich harten
Röhren erzeugen im durchstrahlten Gegenstand Sekundärstrahlen
und senden solche, die, wie wir später sehen werden, die Haupt-
ursache für die Verschleierung der Platten sind, in großer Menge aus.
Röhren unter 2 cm Funkenlänge wiederum geben ein zu schwach
durchdringendes Röntgenlicht, um noch durch einen Körperteil
hindurch photographisch wirksam sein zu können.

Eine Röntgenröhre wird in der Weise eingeschaltet, daß die
Kathode mit der Kathode (Platte), die Anode mit der Anode

(Spitze) des Induktors verbunden wird. Läßt man in dieser Richtung den Strom durch die Röhre hindurchgehen, so funktioniert dieselbe bei richtiger Schaltung des Induktors in gleichmäßiger, regelmäßiger und guter Weise. Sie zeigt dabei eine scharfe Teilung ihrer beiden Halbkugeln, von denen die vor der Antikathode befindliche hellgrün fluoresziert, während die hinter derselben gelegene nur einen mattgrünen Schimmer zeigt. Man sieht weder Flecke noch sonstige Zeichnungen auf der Glaswand der Röhre, auch findet kein Geräusch wie Knistern und dergleichen im Betriebe statt. Dieses gleichmäßige und gute Funktionieren ist ein Anzeichen der fehlerlosen Konstruktion und des richtigen Härtegrades der Röhre und beweist, daß die Spannung des Öffnungsfunkens die des Schließungsfunkens bei weitem überwiegt, so daß letzterer fast wirkungslos ist.

Bei Abhandlung der Induktoren haben wir von der Bedeutung des Öffnungs- und des Schließungsfunkens bereits gesprochen, auch bei Besprechung der Röhren muß hiervon die Rede sein. Schalten wir die Röhre in umgekehrter Richtung ein, so daß die Anode mit der Kathode und die Kathode mit der Anode des Induktors verbunden wird, so funktioniert die Röhre vollständig anders. Wir sehen zunächst keine Halbteilung, auch keine grüne Fluoreszenz des Glases, sondern die Röhre leuchtet bläulich und zeigt zahlreiche Kreislinien-, sowie Fleckenbildungen auf der Glaswand. Diese eigentümlichen Figuren sind ein charakteristisches Merkmal dafür, daß der Strom in falscher Richtung durch die Röhre geht. Wenn dieselben nun auch bei richtigem Einschalten in der Röhre auftreten, so beweist dieses, daß außer dem Öffnungsstrom auch der Schließungsstrom durch die Röhre hindurchgeht, ein Strom, der nach den obigen Ausführungen ein frühzeitiges Altern der Röhre bewirkt. Haben wir also in einer Röhre, welche richtig funktioniert, d. h. welche scharfe Halbteilung und gute Fluoreszenz zeigt, trotzdem eine Ringbildung konzentrisch zur Anode, sowie Kreis- und Linienbildung, so hat für diese Röhre der Schließungsfunken eine zu hohe Spannung. Es liegt mithin ein Fehler in der Art der Stromzufuhr vor. Wie derselbe zu beseitigen ist, und worauf er basiert, werden wir weiter unten sehen.

Der Schließungsfunken ist deswegen ein unerwünschtes Phänomen, weil ihm die Eigenschaft zukommt, das Platin der Antikathode zu zerstäuben, wodurch Luft gebunden und die Röhre schnell härter wird. Also mit anderen Worten: der Schließungsfunken ist eine der Ursachen des Hartwerdens der Röhre im Gebrauch. Je kräftiger derselbe ist, um so schneller wird die

Röhre hart und damit unbrauchbar. Je mehr man die Spannung
des letzteren herabsetzt, um so länger wird sie ihren anfänglichen
Härtegrad halten.

Sehen wir uns den Funkenüberschlag, welcher zum Betriebe
der Röhre gebraucht werden soll, an der Funkenstrecke an, so
konstatieren wir folgendes. Bei Benutzung eines Quecksilberstift-
unterbrechers oder einer Turbine geht bei richtiger Schaltung der
Apparate der Funkenüberschlag in Gestalt eines oder mehrerer
Strahlen von der Spitze zur Platte über. Die Funken selbst sind
blendend weiss und kräftig (dick). Das Geräusch ist ein scharfes
Knallen. Nehmen wir einen Wehneltunterbrecher in Verbindung
mit einer mittleren Selbstinduktion, so bemerken wir, daß der
Funkenüberschlag qualitativ dem des Quecksilberunterbrecher außerordentlich ähnlich ist. Benutzen wir indessen eine geringe Selbstinduktion, so ändert sich das Bild der Funken sofort. Zunächst
erkennt man, daß sie nicht mehr das massige, glänzende Aussehen haben, sondern daß dieselben dünner werden und weniger
leuchten. Der Übergang findet nicht in einem oder mehreren
dicken Funkenstrahlen statt, sondern ein ganzes Büschel dieser
kleinen, manchmal nur schwach angedeuteten Funken geht mit
einem „spritzenden" und nicht mit einem kallenden Geräusch zwischen
den Funkenständern über. Bei dieser Art des Stromüberganges
kommt die Spannung des Schließungsfunkens besonders zur Geltung,
während in der vorhin geschilderten die des Öffnungsfunkens erheblich prävaliert. Mithin müssen wir darauf halten, daß wir für
die Röhre einen Funken zur Verfügung haben, welcher, einerlei ob
durch den Quecksilbermotorunterbrecher oder durch den Wehnelt
erzeugt, kräftig leuchtet, massig ist und in gutem Strahl
übergeht. Alle anderen Arten des Funkenüberschlages sind für
die Röhre schädlich, ganz besonders auch die bandförmigen und
raupenartigen, rötlich leuchtenden Entladungen, welche zu Reklame-
zwecken so oft abgebildet werden. Man kann also schon von
vornherein aus der einfachen Betrachtung des Funkenüberschlages
erkennen, ob die Qualität desselben für die Röntgenröhre geeignet
ist oder nicht.

Somit wären die beiden ersten Hauptpunkte für den
richtigen Betrieb einer Röntgenröhre dahin zu formulieren,
daß wir erstens eine dem Vakuum der Röhre entsprechende
Funkenlänge, zweitens eine vom Schließungsfunken möglichst freie Funkenqualität haben müssen.

Ich komme nunmehr zur dritten Bedingung, welche für das
gute Funktionieren einer Röhre erfüllt sein muß. Es ist dieses die
richtige Spannung des primären Stromes.

Wir wissen, daß bei Anwendung einer hohen primären Spannung der Schließungsfunke eine höhere Spannung im sekundären Stromübergang hat als bei Anwendung einer niedrigen primären Spannung. Daher leuchtet es ein, daß mit möglichst niedriger primärer Spannung gearbeitet werden muß. Man überzeugt sich von der Richtigkeit dieser Tatsache durch folgendes Experiment. Schaltet man eine Röhre von großem Kaliber, beispielsweise eine der Gundelachschen Dauerröhren, bei hoher primärer Spannung (110 oder 220 Volt) ein, so treten Ringbildungen und Unregelmäßigkeiten in der Teilung der Röhre auf. Setzt man nun die Spannung durch einen der Primärrolle parallel geschalteten Widerstand herab, etwa auf 50 oder 60 Volt, so verschwindet die Ringbildung in der Röhre vollkommen, und dieselbe funktioniert normal. Dieses Phänomen erklärt die bereits im ersten Kapitel auseinandergesetzte Notwendigkeit durch einen Nebenschluß die Spannung von 110 auf 40 bis 80 Volt herabbringen zu können.

Wir formulieren also als drittes Moment für den richtigen Betrieb einer Röhre das Vorhandensein einer bestimmten niedrigen Primärspannung.

Zum Nachweis des Schließungsfunkens kann man sich auch folgenden Experimentes bedienen. — Bei niedrigster Selbstinduktion eines größeren Induktors wird der Quecksilbermotorunterbrecher so eingestellt, daß der Stift vollständig in das Quecksilber eintaucht. Nachdem der Strom eingeschaltet ist, zieht man den Stift mit der Hand aus dem *Hg* heraus. Falls eine mittelweiche Röhre mit dem Induktor verbunden ist, sieht man beim Unterbrechen des Stromes ein durch den Öffnungsfunken bedingtes helles Aufleuchten der Röhre. Beim Herabdrücken des Stiftes in das Quecksilber, also beim Stromschluß bemerkt man abermals ein durch den Schließungsfunken verursachtes, etwas schwächeres Aufleuchten der Röhre. Erhöht man nun die Selbstinduktion, so kann man konstatieren, daß mit jedem höheren Grade die Intensität des Schließungsphänomens zurückgeht, während das Aufleuchten der Röhre bei der Stromöffnung stärker wird. Bei Benutzung des höchsten Grades der Selbstinduktion ist bei außerordentlich starkem Aufleuchten der Röhre während der Stromöffnung, beim Stromschluß nur noch eine leichte Lichterscheinung wahrzunehmen. Die letztere verschwindet vollständig, wenn man auch noch die Spannung des Primärstromes herabsetzt. Macht man denselben Versuch mit einem kleinen Apparat (etwa 20—25 cm Funkenlänge), so leuchtet die Röhre beim Einschalten ebenso hell, bisweilen sogar heller auf, als beim Ausschalten. Herabsetzen der Spannung oder Zwischenschalten einer Drosselröhre ändert an diesem Verhalten nichts.

Aus diesem Versuch geht hervor, daß man mit einem großen Induktor, Walterschaltung und niedriger Primärspannung den Schließungsfunken völlig ausschalten kann. Mit einem kleinen Apparat ist die Beseitigung desselben dagegen nicht zu erzielen. Wie wir gesehen haben, ist das Altern der Röhren zum Teil durch Platinzerstäubung infolge der zu starken Schließungsspannung bedingt. Es erklärt sich daher die kürzere Lebensdauer der mit kleinem Apparat benutzten Röhren. Schon äußerlich unterscheiden sich diese Röhren von solchen, welche mit großen Apparaten betrieben wurden durch die viel tiefere Braunfärbung (Metallbelag) der hinteren Glashalbkugel. Nach meinen Versuchen sind Röhren, welche ca. 30000 Sekunden am kleinen Apparat gearbeitet haben, tiefer braun gefärbt, als solche, welche ca. 100000 Sekunden an einem großen Apparat funktionierten.

Über die Lebensdauer derartig verschieden betriebener Röhren, geben die unten beschriebenen Versuche Aufschluß.

Die Funkenqualität und die Funkenlänge reguliert man durch den Grad der Selbstinduktion und durch die Anodenstiftlänge im Wehneltunterbrecher. Je kürzer der Stift ist, um so schneller folgen einesteils die Unterbrechungen einander, und um so schwächer und kürzer werden die Funken. Je länger er genommen wird, um so langsamer folgen die Unterbrechungen und um so kräftiger, leuchtender und länger werden die Funken. Man ist also imstande, schon allein durch den Stift auf die Qualität der Funken einzuwirken. Diese Einwirkung genügt aber nicht, sondern sie muß in zweckmäßiger Weise mit der Regulierung der Selbstinduktion Hand in Hand gehen. Nach einigen Versuchen wird man sehr bald herausgefunden haben, welche Stiftlänge zu jedem Grad der Selbstinduktion am besten paßt, und, da man im ganzen in der Praxis mit drei bis vier Abstufungen auskommt, so genügen zwei, höchstens drei Stiftlängen im Unterbrecher vollkommen.

Die höchste bei der Röntgenographie benutzte Selbstinduktion, bei welcher wir z. B. bei einem 60 cm-Apparat eine Windungszahl von 1020 Windungen haben, wird eine Stiftlänge von 5 mm bei 1 mm Dicke verlangen. Der nächste Grad der Selbstinduktion von 850 Windungen erfordert die gleiche Stiftlänge, der dritte Grad mit einer Windungszahl von 680 eine solche von 9—10 mm, und ist schließlich eine vierte Abstufung möglich, so käme wieder die Stiftlänge von 9—10 mm bei 510 Windungen in Betracht. Da wir nun von vornherein nicht wissen können, wie hoch der Grad der Selbstinduktion ist, welchen die Röntgenröhre verlangt, so schalten wir dieselbe probeweise mit der höchsten Selbstinduktion und dem dazugehörigen Stift ein. Funktioniert dieselbe sofort tadellos, so

ist der richtige Grad für sie gefunden. Spricht sie indessen nicht
an, d. h. geht der Funkenüberschlag überhaupt nicht hindurch
oder setzt er beim Durchgang aus, so wird ein Grad der Selbstinduktion mit der dazugehörigen Stiftlänge weniger genommen.
Sollte die Röhre auch bei dieser Belastung noch nicht richtig
arbeiten, so geht man schließlich auf die niedrigste Selbstinduktion
und die dazugehörige Stiftlänge zurück. Es läßt sich also experimentell leicht und schnell das Optimum der Selbstinduktion herausfinden. Die Funkenlänge reguliert sich automatisch entsprechend
dem Grade der Selbstinduktion, so zwar, daß bei Anwendung des
höchsten Grades der Funken am kürzesten ist und umgekehrt.

Diese individualisierende Art der Röhrenbehandlung erscheint
auf den ersten Blick schwierig und umständlich, aber für denjenigen, der mit seinem Apparat umzugehen gelernt hat, ist sie die
denkbar einfachste, da es mit wenig Handgriffen gelingt, die Röhre
unter den für sie günstigsten Umständen zu betreiben.

Man merke sich also im allgemeinen die Regel, daß
die weichen Röhren eine kurze Funkenlänge, hohe Selbstinduktion und kleine Stiftlänge, die harten Röhren eine
große Funkenlänge, niedrige Selbstinduktion und große
Stiftlänge brauchen.

Unter Berücksichtigung dieser Tatsache wird man imstande
sein, sich sehr bald die nötige Übung im Individualisieren anzu-
eignen. Für die große Zahl der mittelweichen Röhren, welche wir
für die weitaus größte Anzahl aller Röntgenaufnahmen brauchen,
genügt es also, sich einmal dieses Verhältnis klarzumachen und
den Grad der Selbstinduktion und Stiftlänge festzustellen, um
dann ein für allemal mit der ganzen Frage nichts weiter zu tun zu
haben.

Für die weichen Röhren *W* 6 *B W* 5 benutze ich bei Anwendung des
oben abgebildeten Widerstandstisches und eines 60 cm-Induktors die Selbstinduktion No. 4, d. h. 680 Windungen und den Stift von 9 mm Länge,
bei 1 mm Dicke. Für die sehr weiche Handröhre, Zahnröhre usw. Selbstinduktion No. 5, d. h. 850 Windungen und eventuell einen kürzeren Stift
von 5 mm Länge. Der letztere ist indessen nicht unbedingt erforderlich, da
auch der erstgenannte Stift unter Umständen mit Vorteil, namentlich bei
kürzer dauernden Expositionen benutzt werden kann. Bei härteren Röhren
W 7 *B W* 6 würde ich die Selbstinduktion No. 3, 510 Windungen mit dem
längsten Stift 10 mm, empfehlen. Bei Benutzung der gebräuchlichsten Schaltung No. 4, 680 Windungen und Stift 9—10 mm, beträgt die dem Induktor
zugeführte Stromstärke im Mittel 8—10 Ampère. Es ist indessen nicht möglich, über die Amperezahl etwas Genaues auszusagen, da man bisweilen etwas
mehr, bisweilen etwas weniger belasten wird, je nachdem man die Expositionszeit abzukürzen gedenkt.

3*

Fassen wir nach dem Gesagten noch einmal alles das zusammen, was von einer guten Röhre und ihrer richtigen Behandlung zu verlangen ist:

Die Röhre muß einen annähernd punktförmigen, auf der Antikathode liegenden Brennpunkt haben. Sie muß bei richtiger Dosierung von Strom, Selbstinduktion und Stiftlänge gleichmäßig geteilt sein, so daß sie keine Flecken oder Ringbildung zeigt. Die Unterbrechungen müssen regelmäßig und gleichmäßig aufeinander folgen. Keine Unterbrechung darf aussetzen. Geräusch darf mit Ausnahme eines schwachen Knisterns bei mittelweichen Röhren überhaupt nicht entstehen, vor allen Dingen kein lautes Knistern oder flatterndes Geräusch, wie man es häufig bei sehr harten Röhren findet. Es darf zwischen Kathodenhohlspiegel und Glas nicht zu Lichterscheinungen kommen. Ein gewisses Stehvermögen während des Betriebes, d. h. die Innehaltung des ursprünglichen Vakuum für möglichst lange Zeit ist erforderlich. Die Röhre muß sich durch Dauerhaftigkeit auszeichnen. Der braune Belag darf nur in Spuren und erst nach längerem Gebrauch auftreten.

II. Härtegrade der Röhre.

Um die Qualität einer Röhre, d. h. ihren Härtegrad festzustellen, hat man bislang meist die menschliche Hand benutzt. Es ist indessen, wie wir später bei der Abhandlung der Schutzvorrichtungen hören werden, hiervor außerordentlich zu warnen, da die Schädigungen der Haut dauernde und große sind. Neuerdings ist von Walter ein Apparat angegeben worden, welcher es ermöglicht, ohne Kontrolle mittels der Handknochen über den Härtegrad der Röhre genaue Informationen zu bekommen.

Die Härteskala.

Man bediente sich bereits seit langer Zeit der sogenannten Skiameter, um die Durchdringungsfähigkeit der Röntgenstrahlen zu bestimmen. Diese Instrumente bestanden im wesentlichen aus einer schachbrettartig angeordneten Reihe von Stanniolfolien, deren Dicke von Feld zu Feld um denselben Betrag zunahm. Je nachdem man auf dem über diesen Stanniolfeldern befindlichen Barium-Platinschirm eine mehr oder weniger große Anzahl durchstrahlter Stanniol-

quadrate erblickte, bestimmte man den Härtegrad der Röhre. Durch
Numerierung, welche ebenfalls auf dem Leuchtschirm erkennbar
war, ließ sich die Nummer des letzten noch gerade durchstrahlten
Stanniolfeldes feststellen und man sprach dann von einem Härtegrad, welcher der Nummer des Feldes entsprach. Es hat sich indessen diese Art der Härtebestimmung der Röhren in der Praxis
nicht eingeführt, da sie einesteils nicht genau genug, andernteils zu
sehr von der Belastung der Röhren abhängig ist. So blieb man
denn nach wie vor dabei, die Hand zur Bestimmung der Röhrenqualität
zu benutzen, und erst in neuester Zeit ist durch das Waltersche

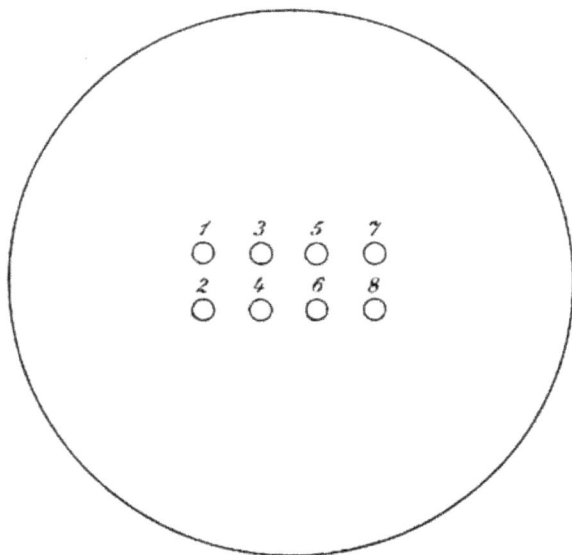

Fig. 9.

Instrument Abhülfe geschaffen worden. Bei Annahme dieser
Skala ist die Möglichkeit gegeben, ein internationales
Verständigungsmittel zur Angabe der Röhrenqualitäten
zu schaffen, was von außerordentlicher Bedeutung ist, wenn man
bedenkt, daß über den Begriff der Härte und Weichheit einer
Röhre bis dahin noch die Ansichten der Untersucher vollständig
auseinander giengen.

Das Prinzip, nach welchem die Härteskala konstruiert ist,
unterscheidet sich wesentlich von dem der alten Skiameter. Die
Metallbelege bestehen nicht aus Stanniol, sondern aus Platin,
und zwar wächst die Dicke desselben nicht in arithmetischer,
sondern in geometrischer Progression. Hierdurch ist der Vor-

teil gegeben, daß man einerseits mit einer kleineren Anzahl von
Feldern auskommt, so daß eine Numerierung überflüssig ist, andernteils die Bestimmung des Härtegrades von der Belastung der
Röhre so gut wie unabhängig ist. Der Hauptteil der Härteskala ist in Figur 9 in halber Größe dargestellt; und zwar besteht
derselbe aus einer 2 mm dicken Bleischeibe, in welche acht runde
Löcher eingeschlagen sind, wie dies die Figur zeigt. Diese Löcher
sind mit Platinscheiben belegt, deren Dicke für die Nummern 1—8
resp. 0,005, 0,01, 0,02, 0,04, 0,08, 0,16, 0,32, 0,64 mm beträgt. Das
Fortschreiten der Nummern ist ferner zickzackförmig angeordnet,

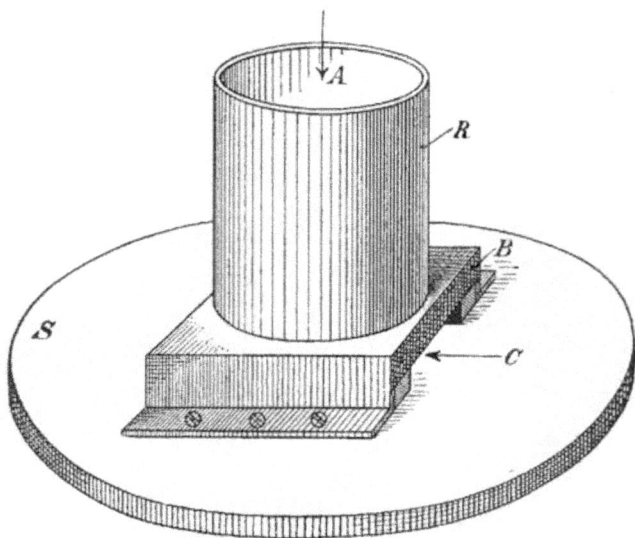

Fig. 10.

wodurch vermieden wird, daß ein stark erhellter Kreis neben einen
nur schwach erleuchteten zu liegen kommt, was die Beobachtung des letzteren erschweren würde. Die Härte einer Röhre
bestimmt man nun nach der Zahl der auf dem Leuchtschirm erscheinenden Felder, so daß beispielsweise bei der Härte 1 nur ein
Feld, bei der Härte 2 zwei Felder usw. aufleuchten würden. Der
weichsten Röhre entspricht also das Aufleuchten nur eines Feldes,
während der härtesten Qualität das Erscheinen aller acht Felder
entsprechen würde. Diese Skala ist, wie Figur 10 zeigt, zunächst
allseitig mit dünnem Holze (S) umkleidet und trägt unter einem
zylinderförmigen Ansatz (A), welcher zum Abblenden etwaigen
störenden Lichtes und zugleich zum Anfassen des Apparates dienen

soll, die Skala. Das in der Scheibe S liegende Blei gestattet die
Benutzung des Instrumentes, ohne daß die Hand des Untersuchers
den Strahlen ausgesetzt wird. Der Leuchtschirm wird bei C über
die Platinskala geschoben, derselbe ist beweglich, so daß eine Auswechselung oder ein verschiedenartiges Hineinschieben möglich ist,
wodurch vermieden wird, daß infolge langen Gebrauchs eine An-
ästhesierung der bestrahlten Partien des Schirmes stattfindet. Der
Kasten B in der Figur enthält eine dicke Bleiglasplatte, durch
welche hindurch man sehr wohl das Aufleuchten des Schirmes
überwachen kann, ohne durch die Strahlen, welche durch die Löcher
der Skala hindurchdringen, getroffen zu werden. Eine derartige
Bleiglasplatte verhält sich den Röntgenstrahlen gegenüber vollständig wie Metall, d. h. sie läßt absolut keine Strahlen durch, erscheint also auf dem Leuchtschirm schwarz wie Blei. Ohne diese
Bleiglasplatte würde man Gefahr laufen, bei häufiger Anwendung
der Skala, infolge Bestrahlung der eigenen Augen Schädigungen
an diesen davonzutragen, ein Vorkommnis, das bei Anwendung
von Bleiglas völlig ausgeschlossen erscheint.[1]

Die Skala wird nun in der Weise angewendet, daß sie einige
Zentimeter seitlich von der Röhrenwand gehalten wird, so daß die
volle Strahlung gegen sie fällt. Nach der Zahl der aufleuchtenden
Felder bestimmt sich ohne weiteres die Härte der Röhre.

Will man die Röhrenqualität aus größerer Entfernung bestimmen, wie dieses im Kapitel „Schutzvorrichtungen" näher beschrieben ist, so empfiehlt es sich, die Skala aus Platinscheiben von
geringeren Dicken und auch etwas geringeren Dickenunterschieden
herstellen zu lassen. Hat der Untersucher seinen Standort 1,50 m
hinter dem Antikathodenspiegel der Röhre, so werden bei dieser,
von mir benutzten Meßmethode die sekundären Glasstrahlen,
welche dieselbe Härte wie die Fokusstrahlen haben, zur Messung
benutzt.

Ich habe die Dicken der Platinscheiben der aus größerer
Entfernung zu benutzenden Skala so gewählt, daß die Härtenummer
der Röhre bei dieser Beobachtungsweise mit derjenigen Nummer
übereinstimmt, welche man bei Benutzung der Walterschen Skala
aus der Nähe erhält, und zwar sind folgende Dicken gewählt worden:

0,005	0,01	0,015	0,02
0,03	0,04	0,06	0,08

---

[1] Diese Skala D. R. P. wird unter Kontrolle von Walter von Rich.
Seifert & Comp., Hamburg, hergestellt.
Jede in den Handel kommende Härteskala nach Walter wird
im physikalischen Staatslaboratorium in Hamburg geprüft und
erhält einen amtlichen Prüfungsschein.

Schon vor Walter ist von Benoist eine Skala publiziert
worden, welche zumal in der Verbesserung des ersteren ebenfalls
eine sehr feine Bestimmung des Härtegrades zuläßt. Da indessen
bei diesem Apparat photometrische Bestimmungen, welche die Aufmerksamkeit allzusehr in Anspruch nehmen, erforderlich sind, und
daher bei ihrer häufig notwendigen Wiederholung außerordentlich
ermüdend wirken, so halte ich ihn für den Gebrauch im Röntgenlaboratorium, welches vorwiegend praktischen Zwecken dient,
nicht für so empfehlenswert wie die Waltersche Skala. Es ist
indessen nicht zu bestreiten, daß dem Benoist-Walterschen Härtemesser, der große Vorteil zukommt, daß er eine von der Belastung
der Röhre vollkommen unabhängige Härtemessung gibt, so daß
er deswegen für exakt wissenschaftliche Beobachtungen am Platze
sein dürfte.

Bei den Bestimmungen des Härtegrades der Röhre habe ich
stets die Skala nach Walter mit „W" bezeichnet, um aber auch
solchen Untersuchern, welche im Besitz der Benoist-Walter-
Skala sind, Vergleichspunkte zu geben, auch die Grade dieses
Härtemessers hinzugefügt, mit der Bezeichnung „BW". Die
Tabelle auf Seite 41 enthält nun für die drei bei der Röntgenographie in Betracht kommenden Röhrenqualitäten einige nähere
Bestimmungen bezüglich ihrer Härtegrade. Die Zahl in der ersten
Rubrik gibt den Grad nach Walter, in der zweiten den nach
Benoist-Walter an. Die Zahl in der Rubrik Funkenlänge entspricht der Funkenlänge einer „neuen" Röhre. Alsdann ist ausschließlich unter Berücksichtigung der Verhältnisse, wie
sie ein 60 cm-Induktor gewährt, derjenige Grad der Selbstinduktion hinzugefügt, welcher für eine Röhre von der in Betracht
kommenden Funkenlänge und Härte der beste ist, d. h. bei welcher
die Röhre bei voller Belastung am gleichmäßigsten, ohne über-
anstrengt zu werden, funktioniert. Die Zahlen, welche unter der
den Grad der Selbstinduktion angebenden Nummer (in Klammern)
stehen, bedeuten die Windungszahlen der Primärrolle dieses Induktors. In der letzten Rubrik ist schließlich die Stiftlänge, welche
zu der jeweiligen Selbstinduktion gehört, angeführt, wobei zu bemerken ist, daß sehr wohl mittelweiche und weiche Röhren mit
einem Stift von ca. 8—10 mm betrieben werden können. Will
man jedoch sehr feine Individualisierung, so empfiehlt es sich, die
angegebene Stiftlänge einzuhalten. In der letzten Rubrik schließlich sind die Indikationen für die verschiedenen Röhren mitgeteilt.

Für röntgenograph. Arbeiten passende Qualitäten d. Röhre	Skala		Funkenlänge einer neuen Röhre cm	Grad der Selbstinduktion eines 60 cm-Ind. mit Walterschalt.	Stiftlänge des Wehnelt bei 1 mm Dicke	Indikation		
	Walter	Benoist Walter						
Mittelweich	7	6	25	3 (510 Windungen d. Primärr.)	10 mm	Becken Hüftgelenk Wirbelsäule Nierensteine } von korpulenten Person. mit Bl.		Durchleuchtung u. Moritzsche Messung kräft. Pers. nie ohne Blenden
Weich	6	5	12—15	4 (680 Windungen d. Primärrolle)	9—10 mm	Becken Hüftgelenk Wirbelsäule Nierensteine } v. Durchschnittspers. mit Blende	Schädel Hals Obere u. U. Extr. Schultern h. Backzähne } Durchleuchtung dünner Pers. und Kinder. Thoraxübersichtsaufnahme ohne Blenden	
Sehr weich	4—5	4	11—6	5 (850 Windungen) 6 (1020 Windungen d. Primärr.)	5 mm	Zähne Hände Kindliche Extremitäten Luxat. cox. von Säuglingen Thoraxübersicht von kleinen Kindern		

Ich weiß sehr wohl, daß es nicht angezeigt ist, die in dieser Tabelle angegebene Qualitätsbestimmung als etwas Abgeschlossenes zu betrachten, nach welchen nun jeder Untersucher sofort arbeiten kann. Es ist vielmehr nur ein Versuch, allgemeine Gesichtspunkte für die Röhrenbeurteilung zu gewinnen. Der weitere Ausbau wird der Praxis in den kommenden Jahren überlassen bleiben.

Im allgemeinen möchte ich den Rat geben, die für die Röntgenographie in Betracht kommenden Härtegrade nicht um weitere zu vermehren, sondern auf die Zahl 3 zu beschränken, denn es lassen sich in der Tat alle röntgenographischen und röntgenoskopischen Arbeiten mit diesen drei Qualitäten in vorzüglichster Weise erledigen.

Schließlich sei noch erwähnt, daß selbstverständlich Übergänge zwischen den Graden bestehen, welche außerordentlich fein und durch Meßinstrumente vorderhand nicht bestimmbar sind. Dem aufmerksamen Untersucher werden aber diese Schwankungen in der Röhre, selbst in ihren geringen Graden, dann nicht entgehen, wenn er unausgesetzt das Verhalten der Skala, den Grad der Selbstinduktion und die Vorgänge zwischen Spitze und Platte des Funkenständers beobachtet. Sehr wesentlich ist auch das Geräusch der funktionierenden Röhre. Lautes Knistern zeigt fast regelmäßig einen zu hohen Härtegrad an.

Ich werde im folgenden die Art und die Methode, wie man das Vakuum beurteilt, so beschreiben, daß ich unter anderem zunächst das Handbild auf dem Leuchtschirm für jede Röhrenqualität

und daneben die entsprechende Nummer der Härteskalen angebe.
Ich unterscheide vier Grade des Röhrenvakuum:

1. hart,
2. mittelweich,
3. weich,
4. sehr weich.

Die harte Röhre. Bei dem Gebrauch einer harten Röhre
finden an den zuleitenden Drähten lebhafte, nur im Dunkeln
sichtbare Büschelentladungen unter erheblicher Ozonenentwicklung
statt. Der Funken schlägt bisweilen um die Röhre herum
oder über dieselbe hinweg. An der Anode bilden sich wan-
dernde Flecke, die heller als die übrige Röhrenwandung
fluoreszieren. Die Fluoreszenz der Röhre ist relativ matt. Auf
dem Barium-Platinschirm erscheinen die Knochen der Hand hellgrau, transparent, Handwurzelknochen sind deutlich voneinander zu
differenzieren; am Radius und an der Ulna, welche klar erscheinen,
erkennt man Kortikalis und Markhöhle. Skala W 8. Eine solche
Röhre ist für röntgenographische Zwecke überhaupt unbrauchbar.[1]
Die mittelweiche Röhre. Man konstatiert keine oder sehr
geringe büschelförmige Entladungen der zuführenden Drähte. Die
Röhre erglänzt scharf geteilt in stetigem, ruhigem Fluoreszenzlicht,
keine fluoreszierenden Flecken treten auf. Im Durchleuchtungsbild erscheinen die Knochen grauschwarz, die Handwurzelknochen
lassen sich deutlich voneinander differenzieren. An den Mittelhandknochen und Phalangen erkennt man Markhöhle und Kortikalis.
Skala W 7. B W 6.
Die weiche Röhre. Auf dem Durchleuchtungsbild erscheinen
die Phalangen und Mittelhandknochen schwarz, die Weichteile der
Finger dunkel und kontrastieren scharf gegen die übrigen Teile
des Schirmes. Dieses Kontrastes wegen erscheint das Fluoreszenz-

---

[1] Es ist nicht zu leugnen, daß man mit einer derartigen Röhre etwa in
15 Sekunden ein Becken, eine Hand, sogar als Momentaufnahme, machen
kann, indessen sind die Bilder meines Erachtens wegen Fehlens jeglichen
Kontrastes für die Diagnose unbrauchbar. Es sind eben im wahren Sinne
des Wortes nur Schattenbilder, denen die Plastik mangelt. Eine mit dieser
Röhre gemachte Handaufnahme zeigt nur Andeutungen von Struktur, ist
im übrigen aber grau und verschleiert. Solche Röhren sollte man lediglich
dann brauchen, wenn man beispielsweise einen metallischen Fremdkörper
innerhalb eines sehr starken Körperteiles suchen will, wobei es auf Knochen-
darstellungen nicht ankommt. Der Fehler dieser Röhren besteht, wie schon
besprochen, in ihrer Eigenschaft außerordentliche Mengen von Sekundärstrahlen auszusenden und im Körper zu erzeugen.

licht des letzteren besonders leuchtend. Die Handwurzelknochen sind gar nicht, Radius und Ulna gut voneinander zu differenzieren. Skala W 6. B W 5.

Die sehr weiche Röhre. Im Durchleuchtungsbild erscheinen die Handknochen tintenschwarz. Das Fluoreszenzlicht hat einen Stich ins Blaue, oft stellt sich Anodenlicht ein. Skala W 4—5. B W 4—3.

III. Behandlung der Röhren.

Für den Anfänger ist die richtige Behandlung der Röhren ein Gegenstand manchen Kopfzerbrechens, da vornehmlich zwei Fehler, welche die Erzielung guter Resultate verhindern, gemacht werden. Entweder die Röhre erhält nicht die erforderliche genügende Belastung oder dieselbe wird überlastet.

Im ersteren Falle sendet sie, um innerhalb einer gegebenen Expositionszeit die erforderliche Schwärzung der Platten zu gewährleisten, zu wenige und zu schwache Röntgenstrahlen aus. Man erkennt dieses sofort am Anblick der Röhre. Ihr Glas fluoresziert schwach grünlich, die kräftige grüne Farbe einer richtig belasteten Röhre, sowie die exakte Teilung fehlen, außerdem stellen sich häufig Unregelmäßigkeiten in der Unterbrechung ein. Die Korrektur dieses Fehlers ist, wenn man weiß, worauf er beruht, eine sehr einfache. Erstens kann es sich darum handeln, daß die Stromzufuhr eine zu geringe, zweitens darum, daß die Selbstinduktion falsch gewählt ist. Ist die Selbstinduktion zu hoch, so werden wir zwar eine gute Teilung und Fluoreszenz des Glases, indessen ein häufiges Aussetzen der einzelnen Induktionsstöße konstatieren. Die Erklärung hierfür liegt darin, daß die Funkenlänge der Röhre eine größere ist, als die durch die gegebene Selbstinduktion des Induktors bedingte Funkenlänge. Durch Ausschalten eines Grades der Selbstinduktion wird dieser Fehler meist sofort beseitigt sein. Funktioniert die Röhre zu schwach aber regelmäßig, so genügt die Zufuhr von etwas mehr Strom zum primären Kreislauf, um eine richtige Tätigkeit zu veranlassen. Funktioniert sie regelmäßig aber sehr schwach oder zeigt sie sonstige Erscheinungen der Unterbelastung und reagiert sie nicht auf vermehrte Stromzufuhr, so ist die Selbstinduktion resp. die Stiftlänge eine zu geringe. Man wird also einen erhöhten Grad der ersteren wählen, eventuell unter Verlängerung des Stiftes.

Die Überlastung der Röhre erkennt man daran, daß schon bei verhältnismäßig kurzem Betrieb die Antikathode in lebhafte Rot-

glut gerät, welche zunächst zur Folge hat, daß durch die gesteigerte
Erwärmung des Röhreninnern der Härtegrad so erheblich heruntergeht, daß die Röhre für die Aufnahme unbrauchbar wird. Setzt
man die Stromzufuhr bei einer derart überlasteten Röhre weiter
fort, so stellt sich sehr bald Weißglut des Antikathodenbleches ein
und bei noch länger andauernder Belastung schmilzt das letztere
durch. In demselben Moment, in welchem dies geschieht, flackert
die Röhre erheblich, Ringbildungen und Knistern treten auf, Röntgenstrahlen werden fast gar nicht oder solche von großer Penetrationskraft ausgesandt. Eine derartig zugerichtete Röhre ist meist
verloren, wenngleich es immerhin möglich sein wird, dieselbe später
nach dem Erkalten noch bei einer Anzahl von Aufnahmen zu benutzen. Diese Überlastung hat ihren Grund darin, daß wir entweder eine zu große primäre Stromstärke benutzt haben oder daß
der Stift zu lang und infolgedessen die Funken zu dick und massig
waren, denn ebenso wie zu dünne Funken für die Röhre nach-
teilig sind, schadet das Übermaß an Dicke und Massigkeit, da das
Antikathodenblech infolge der großen Erhitzung dieser Inanspruch-
nahme nicht gewachsen ist. Eine überlastete Röhre, welche man im
Stadium der Rotglut, in welchem gewöhnlich blaues Licht, bisweilen
auch Kathodenstrahlen aufzutreten pflegen, rechtzeitig, bevor der
Platinspiegel durchbrennt, absetzt und abkühlen läßt, kann nach
einiger Ruhe, ohne daß man wesentliche Schädigungen an ihr bemerken wird, wieder von neuem in Betrieb genommen werden.

Da wir bei schwierigen Untersuchungen, wie z. B. bei Nierensteinen,
genötigt sind, mehrere Aufnahmen hintereinander zu machen, ist es,
wenn man nicht über Wasserkühlröhren verfügt, durchaus anzuraten,
sich eine größere Anzahl von Röhren vorrätig zu halten. Wenn
auch die Anschaffungskosten ziemlich beträchtliche sind, so lohnt es
sich doch sehr, da wir dann für jede Aufnahme eine frische Röhre
zur Verfügung haben, so daß man stets mit dem richtigen Härte-
resp. Weichheitsgrad arbeiten kann. Es ist dieses dann nicht möglich, wenn wir nur eine Röhre für mehrere Aufnahmen haben, da
dieselbe unter allen Umständen immer etwas im Vakuum heruntergeht.

Man tut gut, für Nierensteinaufnahmen etwa drei Exemplare
dauernd auf Lager zu halten. Selbstverständlich können diese auch
zu Becken-, Wirbelsäulen-, event. zu Knieaufnahmen benutzt werden,
ebenso empfiehlt es sich für andere leichte Aufnahmen, wie Hände,
Zähne, Füße, richtige Röhren bereit zu haben, so daß man möglichst
wechseln kann. Je mehr Ruhe den Röhren gegönnt wird, um so
schöner funktionieren sie und um so länger halten sie sich brauchbar. Das Gelingen der Untersuchungen auf der Leistungsfähigkeit
einer Röhre aufbauen zu wollen, ist ein schlechter Plan.

Die Art und Weise, wie die Röhren in den Stativen eingeklemmt werden, ergibt sich im allgemeinen aus ihrer Konstruktion. Die Mehrzahl ist mit einem extra für diesen Zweck angefertigten Glasansatzstück versehen. Letzteres ist der schwächste Punkt der Röhre. Bei Benutzung von Bleikistenblenden, deren Wände nicht den genügenden Abstand von der Röhre haben, durchschlägt der Funke häufig an der Spitze das Ansatzstück. Um alte hartgewordene Röhren, ohne dieselben zu zerschlagen, was mit einer erheblichen Detonation und Glaszersplitterung verbunden ist, unschädlich zu machen, verbindet man den einen Pol des Induktors mit der Anode, den anderen mit der Spitze des Glasansatzstücks der Röhre, wodurch das letztere sofort durchschlagen wird und Luft in die Röhre eintritt. Beim Einspannen der Röhre in die Stative muß natürlich mit Vorsicht verfahren werden, da durch ein übermäßig festes Anziehen der Klemme unter Umständen das Glas zum Springen gebracht werden kann. Beim Einklemmen der Röhre in die Klammern des Kompressionsblendenbrettes können diese seitlichen Ansatzstücke nicht gebraucht werden, da die Röhre mit ihrem oberen und unteren Ende festgestellt werden muß. Zu beachten ist, daß Bleiblenden stets ungefähr zwei Querfinger breit von der Glaswand der Röhre entfernt sein müssen, damit nicht von hier aus Funkenüberschlag nach der Antikathode stattfindet. Auch die zuführenden Drähte müssen möglichst steil nach der Seite oder nach oben abgeleitet werden, um zu vermeiden, daß aus ihnen Funken in die Bleiblende hinüberschlagen, und hierdurch die Röhren gefährden.

Bisweilen passiert es, daß trotz aller Vorsicht die Röhre durchschlagen wird; gewöhnlich trifft dieses Schicksal harte Exemplare, bei welchen infolge ihres hohen Evakuierungsgrades sehr oft außen herum ein Funkenüberschlag stattfindet. Das Durchschlagen der Röhre markiert sich sofort dadurch, daß das Vakuum rapide heruntergeht und in wenigen Sekunden blaues Licht auftritt. Einige Minuten darauf geht dieses blaue Licht in eine intensiv rote Lichtaureole, welche um die Antikathode herumgelagert ist, über. In diesem Stadium bleiben die Röhren manchmal außerordentlich lange. Ich habe solche gesehen, welche dieses Verhalten ein Jahr lang unverändert zeigten. In weitaus der Mehrzahl der Fälle dagegen tritt schon nach kurzer Zeit durch das Durchschlagsloch, das dadurch entstanden ist, daß der elektrische Funken direkt durch die Glaswand geschlagen ist, so viel Luft in die Röhre hinein, daß der Strom nicht mehr unter Lichterscheinungen, sondern wie zwischen Stift und Platte des Induktors als Funken übergeht. Sind solche Röhren noch nicht zu alt, und ist das Antikathodenblech noch vollständig erhalten, so können sie repariert und von neuem

evakuiert werden. Handelt es sich um alte Exemplare, welche
schon einen beträchtlichen bräunlichen Niederschlag im Innern
zeigen, so lohnt sich ein abermaliges Auspumpen nicht, da die Röhre
nicht wieder tadellos funktionieren würde.

Auch durch Unvorsichtigkeit, Stoß oder Schlag kann eine
Röntgenröhre außerordentlich leicht zertrümmert werden. Das
Zerschlagen, namentlich großer Formate, findet mit lautem Knall
unter Zerstäuben von außerordentlich feinen Glasteilen nach allen
Richtungen statt. Selbstverständlich können die unter der Röhre
liegenden Patienten geschädigt werden (vgl. das Kapitel „Schutzvorrichtungen"). Man muß daher, besonders wenn man mit den großen
Formaten arbeitet, außerordentlich vorsichtig verfahren, um derartigen Unfällen vorzubeugen. [1])

Es ist eine feststehende Tatsache, daß jede Röntgenröhre im
Gebrauch allmählich altert, d. h., daß infolge der Zerstäubung ihrer
Metallteile sich ein Belag im Innern der Glaskugel bildet, welcher
die geringen Quantitäten Luft, die in der Röhre enthalten sind,
bindet. Hierdurch nimmt der Grad der Luftleere sukzessive zu,
bis er schließlich so hoch wird, daß der Widerstand für den Funkenüberschlag zu groß ist und der letztere nicht mehr durch die Röhre,
sondern um dieselbe herum stattfindet. Mit einem solchen Exemplar ist nicht mehr viel anzufangen, besonders dann nicht, wenn
das Antikathodenblech Defekte zeigt. Röhren ohne Vakuumregulierung, welche nach längerem Gebrauch diesen genannten Härtegrad erreicht haben, werden im allgemeinen als unbrauchbar beiseite gelegt werden müssen.

Lagern indessen solche Röhren einige Monate, dann geben sie
für eine gewisse Zeit oft wieder ein recht gutes Licht, was dadurch
zu erklären ist, daß sich das Vakuum durch die lange Ruhezeit bis
zu einem gewissen Grade erniedrigt hat. Die Röhren werden aber
schnell wieder hart und können zum zweiten Male nicht durch
Lagern brauchbar gemacht werden. Ein sehr einfaches Mittel, eine
derartige Röhre, und wäre sie noch so hart geworden, auf jeden
beliebigen Grad der Weichheit zurückzubringen, besteht in der
langsamen Erwärmung auf 190° bis 200° C. Ich benutze einen
der üblichen Trockensterilisieröfen, in welchen man Petrischalen usw.
zu sterilisieren pflegt. Derselbe kann mit einem Bunsenbrenner in
einer Viertelstunde auf die gewünschte Temperatur gebracht werden.
Nach Entfernung der Gummiteile wird die Röhre in den Ofen ge-

---

[1]) Bei den mancherlei unvorhergesehenen Ereignissen, welche im Röntgen-
betriebe vorkommen und zu event. Schädigungen von Personen führen können,
sollte von den Ärzten eine ärztliche Haftpflichtversicherung eingegangen
werden. Die Police ist genau zu spezifizieren.

legt und derselbe angeheizt. Je nach dem Härtegrad bleibt dieselbe nach Erreichung der Temperatur von 190° eine viertel bis eine halbe Stunde in dem Ofen. Nach Ablauf dieser Zeit läßt man sie langsam erkalten. Der Erfolg ist überraschend. Röhren, welche so hart sind, daß der Funken außen herumschlägt, geben tiefschwarze Handknochenbilder. Läßt man sie etwas zu lange im Ofen, so treten Kathodenstrahlen auf. Leider ist der Erfolg meist ein sehr kurzer, indem die Röhren im Gebrauch schnell wieder hart werden, immerhin lassen sich einige Aufnahmen während der Dauer des weichen Stadium machen. Ist die Röhre wieder unbrauchbar geworden, dann kann man noch mehrere Male mit dem gleichen Ergebnis die Erwärmung wiederholen. Es gelingt oft mittels dieser einfachen Regenerierung mit der Röhre noch eine Reihe von Aufnahmen zu machen. Derartig regenerierte Exemplare wird man besser zu leichten Aufnahmen wie Hand oder Fuß benutzen. Einen ähnlichen Effekt erzielt man zweifelsohne durch direkte Erwärmung mittels Bunsenbrenner, doch ist dieses technisch schwieriger und nicht so sicher auszuführen, auch findet die Erwärmung nicht so gleichmäßig wie im Trockenschrank statt.

IV. Die Vakuumregulierung.

Man ist, so lange überhaupt Röntgenröhren hergestellt werden, darauf bedacht gewesen, Röhren zu konstruieren, welche eine Regulierung ihres Vakuum erlauben. Die älteste Vorrichtung besteht darin, daß an der Röhre ein kleines Glasrohr angeschmolzen wird, welches im Innern etwas Phosphor oder Ätzkali enthält. Diese beiden Chemikalien haben die Eigenschaft, bei Erhitzung Gase abzugeben. Mittels einer Spiritusflamme oder eines Streichholzes erwärmte man dieses Röhrchen etwas, so daß die Gasabgabe stattfindet. Fast unmittelbar, wenn die Erwärmung den erforderlichen Grad erreicht hat, tritt eine Erniedrigung des Vakuum in der Röhre ein. Während vorher die Funken noch teilweise um die Wandung herumschlugen, fluoresziert die Röhre nunmehr in so tadellosem Licht, als sei sie frisch evakuiert worden. Diese Art der Regulierung ist verhältnismäßig einfach, hat aber den Nachteil, daß es recht schwer ist, mit der Flamme den Grad der Erwärmung richtig zu treffen. Nur zu leicht wird das Röhrchen überhitzt und dadurch das Vakuum der Röhre so niedrig, daß mit derselben nichts anzufangen ist. Verbessert wird die Sachlage durch die Regulierung mittels des elektrischen Stromes in der Weise, daß das mit den erforderlichen Chemikalien gefüllte Glasröhrchen in einem kleinen evakuierten

Glaszylinder, welcher ebenfalls eine Anode und Kathode besitzt, an
der eigentlichen Röntgenröhre angebracht wird. Läßt man nun den
elektrischen Strom durch diesen Zylinder gehen, so erwärmen die
dort entstehenden Kathodenstrahlen die Substanz, so daß die
Regulierung der Röhre erfolgt. Dieses Hindurchgehen des Stromes
kann man dadurch graduieren, daß man denselben außerhalb der
Röhre zwischen zwei Metallspitzen bei gewissem Abstand der letzteren überschlagen läßt. Ist nun das Vakuum genügend erniedrigt
und gestattet es infolgedessen dem Strom wieder den Durchgang
durch das Innere der Röhre, so wird damit der außerhalb befindliche Funkenüberschlag unterbrochen, wodurch die Wirkung auf
die Substanz aufgehoben wird und keine Gasmengen mehr in das
Innere der Röhre treten. Die Art dieser Regulierung bedeutet
einen Fortschritt gegenüber derjenigen mit dem Streichholz oder der
Spiritusflamme. Indessen hat sie auf die Dauer nicht genügt. weil
die abgeschiedenen Gasmengen wieder durch die erkaltenden Chemikalien resorbiert werden.

Unter Beibehaltung des Prinzips, durch Funkenüberschlag in
einem kleinen Nebenzylinder Kathodenstrahlen zu erzielen, und

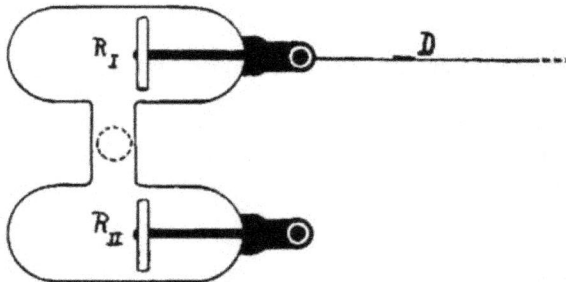

Fig. 11.

dadurch eine Substanz, welche Gas abgibt, zu erwärmen, wurde
dann von C. H. F. Müller (Hamburg) eine Regulierung ersonnen,
welche darin besteht, daß an Stelle des Phosphor oder des Ätzkali eine kleine Marienglasplatte gesetzt wird (vergl. Fig. 11 u. 13).
Die auf die letztere treffenden Strahlen bewirken durch Erhitzung eine Abscheidung von Gasen, welche das Vakuum erniedrigen. Der Vorteil gegenüber den genannten Chemikalien ist
der, daß die Gase dauernd ausgeschieden bleiben und nicht nach
kurzer Zeit wieder durch das Marienglas gebunden werden. Man
kann also das Vakuum einer solchen Röhre erniedrigen und hat
die Sicherheit, daß dasselbe konstant bleibt. Mit der Zeit versagt
diese Regulierung, indem das Marienglas scheinbar kein Gas mehr

abgibt. Um die Lebensdauer der Röhren zu verlängern, laß ich sie neuerdings mit zwei solchen Regulicrvorrichtungen R_1 und R_{II} versehen, die dann nacheinander benutzt werden. Ist R_1 erschöpft, so wird der Regulierdraht D an R_{II} befestigt (vgl. Fig. 11). An Stelle des Marienglases sind dann im Laufe der Zeit verschiedene Substanzen getreten, welche unter der Einwirkung der Kathodenstrahlen zuverlässig Luft abscheiden.

Eine andere Art der Regulierung, die zuerst in Frankreich angewendet und später durch Gundelach in Deutschland eingeführt worden ist, ist die Regulierung durch Osmose. In einen zylindrischen Ansatz der Röhre ist ein kleines Platinrohr eingeschmolzen, welches sich in das Innere der Röhre öffnet, nach außen aber hermetisch gegen die Luft durch Verlötung abgeschlossen ist (vgl. Figg. 22 bis 25). Dieses Platinrohr ist zum Schutz gegen mechanische Insulte durch eine Glaskapsel geschützt. Erwärmt man nach Entfernung der letzteren mittels einer Spiritus- oder Gasflamme das Platinröhrchen, so diffundiert aus der Flamme Wasserstoffgas in das Innere desselben, und somit in die Röntgenröhre hinein, wodurch sich das Vakuum erniedrigt. Es gilt als Regel bei dieser Art der Regulierung, im Gegensatz zu den beiden vorher erwähnten Methoden, dieselbe nicht während des Betriebes vorzunehmen, sondern bei ausgeschaltetem Strom. Ferner soll die Röhre nicht sofort wieder in Benutzung genommen werden, sondern sich erst vollkommen während einiger Stunden ausruhen.

Durch Osmoregulierung regenerierte Röhren zeigen manchmal auch nach mehrtägigem Liegen noch blaues Licht und sind trotzdem so hart, daß der Funkenüberschlag zwischen dem Funkenständer stattfindet. Eine solche Röhre ist dann meist nicht in Gang zu bringen. Gewöhnlich genügen indessen einige Einschaltversuche, um sie wieder in Betrieb zu setzen und nach einer abermaligen Ruhepause von mehreren Stunden wieder gutes Licht zu erhalten. Es empfiehlt sich hierbei mit dem Motorunterbrecher und dem Wehneltunterbrecher abzuwechseln.

Auch diese Regulierung versagt schliesslich, denn die Anodenlicht zeigenden Röhren bleiben hart.

Als vierte Art der Regulierung kommt die Methode der Polyphos-Elektrizitätsgesellschaft durch Erwärmen der Antikathode in Betracht. Die letztere besteht aus einem dicken Kupferklotz, welcher infolge des Stromdurchganges allmählich rotglühend wird (vgl. Fig. 19). Die Rotglut bewirkt eine Abgabe von Gas, wodurch sich das Vakuum für längere Zeit wieder herstellt. Es gehört Geschicklichkeit dazu, den richtigen Moment für die Regulierung abzupassen, denn wenn die Röhre erst so hart ist, daß der

Strom kaum noch hindurchgeht, gelingt es auch nicht mehr, den Kupferklotz zum Glühen zu bringen.

Man kann von allen diesen Regulierungen sagen, daß sie unter gewissen Umständen recht gute Dienste leisten, vor allen Dingen dann, wenn es sich um Röhren handelt, welche noch verhältnismäßig jung sind. Bei älteren Exemplaren, die schon lange Zeit gedient haben, und bei welchen die Regulierung zu verschiedenen Malen mit Erfolg vorgenommen worden ist, versagen sämtliche Arten, und es bleibt eben nichts weiter übrig, als die Röhren definitiv beiseite zu legen.

Der Vorteil, welchen die Vakuumregulierung bietet, ist ein so außerordentlicher, daß eigentlich keine Röhre ohne solche konstruiert werden sollte, denn es gibt viele Röhren, welche die Eigentümlichkeit haben, unter Umständen schon bei der erstmaligen Benutzung hart zu werden. Solche Exemplare würde man nicht mehr gebrauchen können, wenn man nicht imstande wäre, die Regulierung mit Erfolg anzuwenden. Das anfängliche Härtestadium ist die eigentliche Domäne der Regulierung. Anpreisungen, welche den Glauben erwecken, als könne man mit einem Reguliersystem eine Röhre so lange benutzen, bis sie durch Zufall zugrunde geht, sind natürlich mit berechtigtem Mißtrauen zu betrachten.

In früheren Jahren wurde von Gocht empfohlen, eine Röhre, welche zu weich geworden war, durch Wenden des Stromes zu härten. Die Härtung geht dadurch vor sich, daß infolge Überwiegens des Schließungsfunkens bei umgekehrter Stromrichtung Platin zerstäubt und dadurch Luft gebunden wird. Man ahmt also das Phänomen des Schließungsfunkens, der die Röhre spontan zu härten pflegt, durch Umschalten des Stromes nach.[1]) Es läßt sich nicht leugnen, daß in der Tat die Röhre hierauf sehr schnell an Härte zunimmt. Diese Art der Regulierung geht indessen auf Kosten der Lebensdauer der Röhre, so daß man nur im äußersten Notfall hiervon Gebrauch machen sollte.

Es sind auch besondere Vorkehrungen für das Härtermachen weicher Röhren empfohlen worden, welche indessen alle darauf basieren, daß in irgend einer Form Platin zerstäubt wird. Ich halte

---

[1]) „Die Zerstäubung des Platins der Antikathode findet in erhöhtem Maße dann statt, wenn wir durch eine fehlerhafte Schaltung unserer Apparate dem sekundären Schließungsstrom des Induktors eine so hohe Spannung geben, daß er das Vakuum der Röhre zu durchschlagen vermag. Für diesen Strom wird nämlich die Antikathode der Röhre direkt zur primären Kathode, und Umstand, mit dem bekanntlich stets eine sehr lebhafte Zerstäubung des Platins infalls derselben verbunden ist." (Walter.)

es im Allgemeinen nicht für nötig, sich derartiger Vorrichtungen zu
bedienen, denn die Röhre, welche zu weich ist, wird schon bald im
Gebrauch die nötigen Härtegrade erreichen. Man benutze solche
Exemplare für leichte Aufnahmen von Händen, Zähnen usw. und
warte ruhig den Moment ab, in welchem die Röhre infolge normalen
Gebrauchs diejenigen Härtegrade erreicht hat, die sie befähigen,
auch für schwierigere Aufnahmen, wie Becken, Wirbelsäule usw. zu
dienen.

V. Besprechung einzelner Röhrentypen.

Im folgenden sollen diejenigen Röhren besprochen werden,
welche, in ihrer Konstruktion in wesentlichen Punkten von einander
abweichend, bestimmte Typen darstellen. Meine persönlichen in
zehn Jahren gewonnenen Erfahrungen erstrecken sich vorwiegend
auf die Röhren der Firmen: Müller, Levy, Hirschmann, Polyphos (Voltohm) Gundelach, Queen.

Ich bezweifle nicht, daß auch die Fabrikate hier nicht genannter
deutscher und ausländischer Firmen vorzüglich sind. Meinem
Prinzip getreu nur solche Instrumente, Apparate usw. zu besprechen,
welche ich auf Grund eigener Erfahrung empfehlen kann, muß
ich mich auf die Beschreibung der Röhren obengenannter Firmen
beschränken.

1. Röhren von C. H. F. Müller (Hamburg).

a) Die Wasserkühlröhre (Walter).

Nach langem Probieren der verschiedensten Modelle bin ich
schließlich dahin gekommen, den Wasserkühlröhren vor allen anderen
den Vorzug einräumen zu müssen. Eine jahrelange Erfahrung mit
diesen Röhren hat mich ihre Eigenarten so genau kennen und
schätzen gelehrt, daß man mir gestatten möge diesen Röhren die
weitaus eingehendste Schilderung zu widmen. Ich betone indessen
nochmals, daß auch die Fabrikate anderer Firmen von mir erprobt
und absolut erstklassig befunden worden sind. Was die Müllerröhren
so außerordentlich wertvoll macht, ist die direkte Wasserkühlung.
Es ist nicht allein die Qualität der Glasbläserarbeit, welche ich
bei ihnen in erster Linie schätze, sondern das von Walter angegebene Wasserkühlverfahren, ferner die Einführung meiner auf
Grund eigener Erfahrungen gemachten allgemeinen Verbesserungs-
vorschläge.

Als solche kommen in Betracht 1. die Vergrößerung des
Wasserreservoirs bis zu einer Kapazität, die bei voller Belastung
nicht vor Ablauf von $3^1/_4$—4 Minuten kocht. 2. Die Erweiterung
des unteren Teiles des gläsernen Wasserrohres zum Zweck des
bequemen Absaugens des heißen Wassers. 3. Die Abschaffung des
scharfen und die Einführung eines etwas abgestumpften Brennpunktes
im Interesse der Lebensdauer der Röhre.[1]   4. Die Verdoppelung
der Reguliervorrichtung mit auswechselbarem Metallhebel.

Weil durch das Glühen der Antikathode nicht gekühlte
Röhren sich erwärmen und infolgedessen so weich werden, dass sie
für längere Beanspruchung nicht mehr geeignet sind, ist die Wasserkühlung der Antikathode eingeführt worden.

Die Röhren tragen an Stelle der flächenhaften Antikathode
einen kleinen Platinbehälter (Fig. 12) (4), der nach oben mit einem

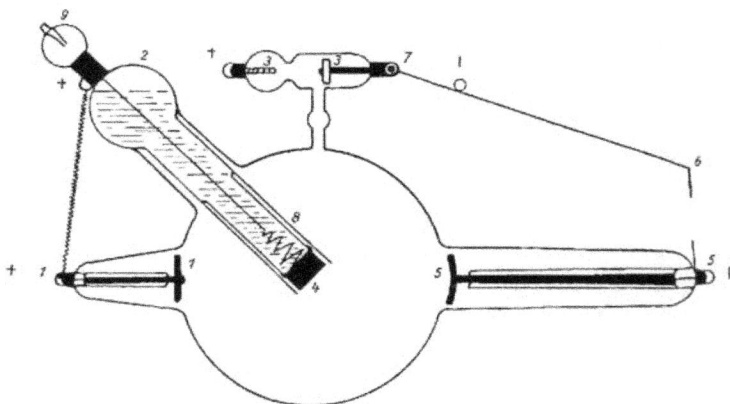

Fig. 12.

größeren von einem Glasmantel (8) umgebenen Glasgefäß (2) ausserhalb der Röhre kommuniziert. In dem Gefäß befindet sich Wasser,
welches bei voller Belastung der Röhre etwa nach 3—4 Minuten
Siedehitze erreicht.

Das Gefäß ist außerhalb der Röhre durch eine mit Dampf-
abzugsloch versehene Glaskugel (9), welche eventuell überkochendes
Wasser aufnehmen kann, abgeschlossen.

Es ist ohne weiteres klar, daß das Antikathodenblech keine
wesentlich höheren Temperaturen annehmen kann als das kochende
Wasser, so daß es mithin nicht rotglühend werden wird. Der Vorteil

---

[1] Für therapeutisch zu verwendende Röhren hat auch Holzknecht
unscharfe Röhren empfohlen.

dieses Verhaltens der Antikathode liegt auf der Hand, denn erstens kann sich das Vakuum infolge der geringeren Hitze der Antikathode nicht erniedrigen, und zweitens wird äußerst wenig Platin verstäubt und tritt infolgedessen die Erhöhung des Vakuum beim Erkalten der Röhre erst sehr spät ein. Das sogenannte Leidenfrostsche Phänomen, welches darin besteht, daß sich eine Dampfschicht zwischen dem Kühlwasser und dem Antikathodenplatinblech, wodurch ein Durchschmelzen der Antikathode veranlaßt werden könnte, bildet, habe ich bisher niemals beobachtet. Dieses Prinzip der Wasserkühlung ist im Laufe der Jahre immer mehr vervollkommt worden, so daß wir jetzt Röhren haben, welche bei großem Kaliber (200 mm Kugeldurchmesser) ein weites Glasrohr von ca. 2 cm Durchmesser tragen. Die nebenstehende Fig. 12 illustriert eine solche Röhre, bei welcher außerdem noch die erwähnte Marienglasregulierung (3) angebracht worden ist.

Es ist eine große Kunst, solche Röhren zu konstruieren, und nur bei jahrelanger technischer Erfahrung wird es einem guten Glasbläser möglich sein, derartige Exemplare herzustellen. Der Schwerpunkt liegt darin, daß das Platingefäß, welches einerseits als Antikathode dient, andererseits den Boden des Glasgefäßes bildet, exakt in das letztere eingeschmolzen wird, weil es unbedingt erforderlich ist, daß das Wasser direkt die Rückseite des Antikathodenbleches berührt, um so die Hitze, welche sich auf ihm entwickelt, abzuschwächen.

In sich abgeschlossene Glasgefässe, über welche, mit oder ohne metallische Zwischenlagen, Metallgefässe, welche als Antikathode dienen, übergeschoben sind, stellen mehr oder weniger wertlose Nachahmungen der Wasserkühlröhre dar. Bei ihnen findet keine direkte, sondern nur eine indirekte durchaus unzureichende Kühlung statt.

Bislang war es nicht möglich, die Wasserkühlröhren für die Orthoröntgenographie oder für die Trochoskopaufnahmen (siehe unten) zu benutzen, da bei der erforderlichen umgekehrten Einstellung das Kühlwasser auslaufen würde. Neuerdings macht die Fabrik auf meine Veranlassung die nachstehend (Fig. 13) abgebildete Röhre, welche beliebig lange Benutzung in der Richtung von unten nach oben gestattet.

Die in der Figur eingezeichnete Horizontalebene zeigt, welchen Grad der Schrägstellung man der Röhre geben muß, um eine richtige Stellung der Wassersäule im Kühlgefäss zu erzielen.

Ich kann der Ansicht von Gocht (Handbuch S. 63), daß in den letzten Jahren bezüglich Erhöhung der Röhrenwirksamkeit ein

absoluter Stillstand eingetreten sei, nicht beistimmen, denn durch
die Ausgestaltung und Verbesserung der Wasserkühlröhren ist der
Fortschritt der Röntgentechnik in den letzten Jahren zum Teil mit
bedingt gewesen.

Wir erreichen mit den Wasserkühlröhren folgende, mit keinem
anderen Modell zu erzielende Vorteile:

1. Unverwüstliche Röhrenhaltbarkeit in günstigen Fällen bis
über 100 000 Expositionssekunden.

2. Durchleuchtungen bei voller Belastung bis zu 20 Minuten
Dauer.

3. Möglichkeit mit derselben Röhre ohne längere Zwischen-
pausen beliebig viele Aufnahmen machen zu können.

4. Konstanz des Vakuum.

5. Möglichkeit die Röhre sofort, ohne durch Stromwenden ihre
Lebensdauer abzukürzen, durch Wasserwechsel härter machen zu
können.

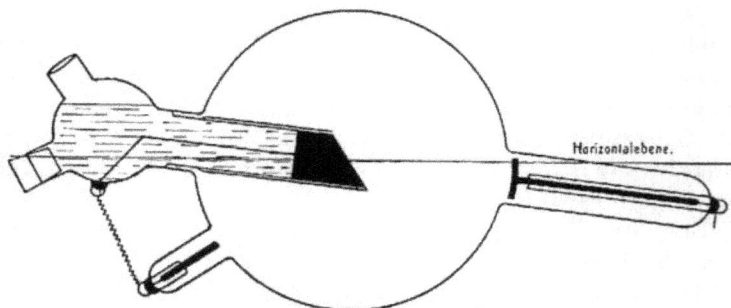

Fig. 13.

Die vorstehend genannten fünf Punkte sollen im folgenden
näher begründet werden.

Ad. 1. Für die Haltbarkeit ist außer der beschriebenen Wasserkühlung die Größe der Röhre von Wichtigkeit, denn da das Hartwerden vorwiegend von der Luftabsorption abhängt, so leuchtet es
ein, daß mit der Menge der in der Röhre enthaltenen Luft auch
ihre Lebensdauer steigen muß. Als Optimum der Röhrengröße habe
ich einen Kugeldurchmesser von 200 mm gefunden.[1]

Sehr wesentlich für die Lebensdauer der Röhre ist die Größe
des Brennpunktes. Ist der erstere außerordentlich scharf, so wird
das Platinblech auch trotz der Wasserkühlung im Fokus bald oberflächlich angeschmolzen, was eine Rauhigkeit der Antikathode, die
zur Platinzerstäubung Anlaß gibt, bedingt. Ich lasse zurzeit die

---

[1] Die Regulierfähigkeit scheint bei großen Formaten weitere Grenzen
als bei kleinen zu haben.

Röhren mit abgestumpftem Brennpunkt konstruieren, wodurch das Platinblech für die ganze Lebensdauer der Röhre glatt und spiegelnd bleibt. Wenn auch vom mathematischen Standpunkt beurteilt die Bildschärfe hierdurch beeinträchtigt wird, so kommt dieses für medizinische Untersuchungen absolut nicht in Betracht. Selbst die feinste Knochenstruktur ist ein so verhältnismäßig grobes Objekt, daß die eventuelle minimale Unschärfe durch das Auge überhaupt nicht wahrgenommen werden kann.

Bezüglich der Lebensdauer der Wasserkühlröhren ist bekannt, daß Walter zehnstündige ununterbrochene Tätigkeit von ihnen verlangte, wobei fast ein halbes Liter Wasser durch Kathodenstrahlen in Dampf verwandelt wurde.

Ich gebe im folgenden zwei statistische Tabellen, welche über die protokollarisch festgelegte gesamte Leistungsfähigkeit von drei in den letzten zwei Jahren im allgemeinen Krankenhaus St. Georg, Hamburg, benutzten Röhren, sowie über den hiermit eng verbundenen Kostenpunkt Aufschluß geben. Die Röhren wurden mit 80 cm-Induktor mit Walterschaltung bei herabgesetzter Primärspannung und Wehnelt betrieben.

Tabelle 1.

Gesamtleistung von drei Wasserkühlröhren v o r der ersten Neuevakuierung.

Nr. der Röhre	Preis der Röhre in Mark	Gesamtzahl der Einzel-expositionen	Gesamt-expositions-dauer in Sekunden	Kosten der Expositions-minute in Mark	Kosten der Einzelexposition in Mark
17	85	409	60 083	0,0852	0,21
18	100	618	61 608	0,0972	0,16
4	100	377	53 096	0,1134	0,27
Durch-schnitt	285	1404	174 787	0,0978	0,20

Tabelle 2.

Gesamtleistung von zwei Wasserkühlröhren n a c h zweimaliger Neu-evakuierung (à M. 15).

Nr. der Röhre	Preis der Röhre in Mark	Gesamtzahl der Einzel-expositionen	Gesamt-expositions-dauer in Sekunden	Kosten der Expositions-minute in Mark	Kosten der Einzelexposition in Mark
17	130	578	81 203	0,10	0,19
18	130	792	101 213	0,08	0,16

Wir ersehen aus dieser Zusammenstellung, daß die Durchschnittslebensdauer der Röhren etwa 58,262 Sekunden beträgt.

Die Neuevakuierung erhöht zwar die Betriebsfähigkeit der Röhre wesentlich, da aber die Kosten für jede neue Auspumpung

15 M. betragen, so ist kein Vorteil mit der Reevakuierung verbunden, denn in Tabelle 1 und 2 stellt sich der Preis auf 0,09—0,10 M. pro Expositionsminute. Für die Einzelleistung (Aufnahme, Durchleuchtung) ist ein Betrag von etwa 0,20 M. für Röhrenabnutzungsunkosten anzusetzen. 1404 Einzelleistungen entsprechen ungefähr der Jahresarbeit eines mittelgroßen Krankenhauses, eine Arbeit, welche sich mit drei Röhren bei einem Kostenaufwand von 285 M. leisten läßt. Hierbei ist zu bedenken, daß nicht nur leichte, sondern auch schwierige Aufnahmen und Durchleuchtungen zu bewältigen sind.

Auf Grund vorstehender Zahlen wird jeder leicht, je nach dem ihm zur Verfügung stehenden Krankenmaterial, seine Kostenberechnung anstellen können. Das vielfach gegen die Wasserkühlröhren ins Feld geführte Bedenken betreffs des Kostenpunktes besteht jedenfalls nicht zu Recht.

Bei Benutzung eines kleinen Induktors von z. B. 20—25 cm Funkenlänge schrumpft die Lebensdauer der Wasserkühlröhren genau wie die anderer Röhrenmodelle erheblich zusammen.

Um diese längst bekannte Tatsache durch ein Experiment zu erhärten, arbeitete ich acht Monate mit einem 20 cm Dessauer „Spezialtyp", welcher von Hans Boas in Berlin hergestellt und von Dessauer bezogen worden war.

Zur Verwendung kamen drei neue Müllersche Wasserkühlröhren von 200 mm Kugeldurchmesser zum Preis von 100 M. das Stück. Bei zwei Röhren wurde je eine Ventilröhre vorgeschaltet bei der dritten dieselbe fortgelassen. Die Röhren wurden bis zur völligen Unbrauchbarkeit benutzt. Das Resultat ergibt sich aus folgender Tabelle.

Tabelle 8.

Nr. der Röhre	Preis der Röhre in Mark	Gesamtzahl der Einzelexpositionen	Gesamtexpositionsdauer in Sekunden	Kosten der Expositionsminute in Mark	Kosten der Einzelexposition in Mark
14 ohne Ventilröhre	100	301	31 985	0,18	0,33
9 mit Ventilröhre	100	73	8 070	0,72	0,37
8 mit Ventilröhre	100	117	11 915	0,48	0,85
	300	491	51 970	0,36	0,61

Der kleine Induktor arbeitet also in diesem Falle, was den Röhrenverbrauch angeht, 3,6 mal so teuer als der große 80 cm-Apparat, wobei der Preis für Ventilröhren noch nicht einmal mit in Berechnung gezogen ist.

Während die Röhren mit großem Induktor andauernd absolut gleichmäßig und ruhig funktionierten, war dieses am kleinen Apparat nur so lange der Fall als sie neu und weich waren. Mit zunehmendem Alter wurden die Röhren immer unruhiger, d. h. sie flackerten, setzten aus usw.

Eine weitere nicht uninteressante Beobachtung war die, daß die Wasserröhren nach ihrer Reevakuierung am großen Apparat gut funktionierten, am kleinen dagegen nicht in Tätigkeit zu bringen waren. An letzterem zeigten sie Ring-, Fleckenbildung usw., welche durch Vorschaltung einer Ventilröhre nicht beseitigt werden konnten. Ich habe mich von der Wirksamkeit der Ventilröhre (s. weiter unten) in diesem Falle überhaupt nicht völlig überzeugen können. Ganz abgesehen davon, daß es sehr schwer ist den Härtegrad der Ventilröhre mit demjenigen der Röhre in Einklang zu bringen, funktionierte, wie aus dem obigen Experiment hervorgeht, die ohne Ventilröhre am kleinen Apparat betriebene Wasserkühlröhre länger als die mit Ventilröhren betriebenen beiden anderen Exemplare.

Ad. 2. Bei Durchleuchtungen, namentlich zu internen diagnostischen Zwecken, kommt es besonders darauf an, andauernd ein ruhiges, gutes Licht zu haben. Alle Röhrenmodelle mit verstärkten Antikathoden gehen unter dem Einfluß der Erhitzung bei voller Belastung im Härtegrad herunter. Dieses ist bei der Wasserkühlröhre nur in geringem Maße der Fall. Sie steht in ihrem Vakuum auch bei kochendem Wasser annähernd unverändert. Die kurzen Ruhepausen während Stellungsveränderungen des Patienten genügen vollständig zur Erholung der Röhre. Ich habe wiederholt bis zu 20 Minuten durchleuchtet ohne eine nennenswerte Änderung der Lichtqualität zu bemerken.

Selbstverständlich gilt dieses nicht für neue weiche Röhren, wie solche im übrigen für Durchleuchtungen oder schwierigere Aufnahmen überhaupt nicht in Betracht kommen. Diese Qualität geht selbstredend bei längerem Betriebe im Vakuum herunter.

Ad. 3. 4. 5. Das sogenannte „Stehvermögen" der Wasserkühlröhren bedingt in der röntgenographischen Praxis wesentliche Vorteile. Man ist nämlich nicht auf Röhrenwechsel angewiesen, eine Tatsache, die namentlich bei der Nierensteinuntersuchung schwer ins Gewicht fällt. Für eine doppelseitige Steinuntersuchung sind mindestens fünf Aufnahmen à 120″ bis 150″ Exposition hinterein-

ander zu machen (etwaige Wiederholungen infolge Mißlingens nicht
mitgerechnet vgl. Kapitel „Nierensteine".) Jede dieser Aufnahmen
muß möglichst mit der idealen Röhrenqualität (W 6) gemacht werden. Ein geringes Heruntergehen in der Härte, wie dieses bei der
Durchleuchtung kaum bemerkt wird, kann bei Nierensteinaufnahmen
einen Mißerfolg bewirken. Um das Vakuum konstant zu erhalten,
wechsele ich daher zwischen jeder Aufnahme das Wasser der Kühl-
vorrichtung. Die Wirkung ist eine sofortige, so daß man nach dem
Wasserwechsel die Röhre als noch nicht gebraucht betrachten kann.
Die folgende Tabelle gibt einige Aufnahmeserien, welche ohne
längere Pausen als zum Platten- und Wasserwechsel erforderlich
waren, mit derselben Röhre gemacht wurden.

Tabelle 4.

Röhrenprotokoll vom 7. VIII. 04.		Röhrenprotokoll vom 1. IX. 04.		Röhrenprotokoll vom 26. X. 04.	
Nierenstein	90″	Nierenstein	150″	Becken	130″
	120″		120″		160″
	90″		150″		180″
	120″		150″	„	180″
	90″	„	180″	Nierenstein	150″
	120″	Becken	150″		150″
	105″		150″		150″
	120″		165″		150″
	120″		180″	„	150″
	60″		1395″	Gallenstein	150″
	60″				150″
„ Knie	60″				150″
	60″				1850″
	60″				
	60″				
	1335″				

Es gibt einzelne Röhren, welche die Eigentümlichkeit haben,
in hohem Alter, wenn andere Exemplare bereits an übergroßer Härte
leiden, schon nach 60—80 Expositionssekunden derart im Vakuum
herunterzugehen, daß sich Kathodenlicht zeigt. In diesem Stadium
verharren sie dann, wenn kein Wasserwechsel vorgenommen wird,
längere Zeit.

Der Ersatz des im Betrieb heiß gewordenen Kühlwassers durch kaltes Wasser ist die einzige sichere und
für die Lebensdauer der Röhre unschädliche Art und
Weise, eine im Betrieb weich gewordene Röhre schnell
härter zu machen.

Es ist durchaus falsch, die Röhre, wie dieses vorgeschlagen wurde, mit konstanter Spülung zu versehen, denn wir begeben uns hierdurch des Vorteils, des heißen Kühlwassers. Manche Röhren geben die beste und kontrastreichste Strahlung bei kochendem Wasser. Bei der konstanten Wasserspülung würden wir aber andauernd Röhren härteren Charakters haben, die wohl für dickere Körperteile vorzüglich sind, für dünnere Partien dagegen, sowie für Durchleuchtung und Therapie nicht das Optimum darstellen. Man wechselt das Wasser, ohne die Röhre aus dem Stativ zu nehmen, indem man es mit einer ca. 100 ccm fassenden Pipette absaugt. Die Auffüllung geschieht mittels eines Trichters, wobei sorgfältig darauf zu achten ist, daß keine Wassertropfen an der Röhre herunterlaufen.

Mittels des Kühlwassers kann man sehr fein, je nach dem Zustand der Röhre, individualisieren. So wird man unter Umständen nur einen Teil des heißen Wassers durch kaltes ersetzen, was eine geringere Härtung hervorruft, als wenn man das gesamte Kühlwasser erneuert. Feste Regeln lassen sich für diese Wasserregulierung nicht aufstellen. Da eigentlich keine Röhre der andern in ihren Eigenschaften vollkommen gleicht, so muß man je nach den Umständen verfahren.

Wir müssen unter Berücksichtigung des Vorstehenden die Wasserkühlröhre als den höchstentwickelten Röhrentypus anerkennen. Ihr hoher Preis bedeutet keine Verteuerung des Betriebes, da infolge ihrer Lebensdauer, wie wir gesehen haben, der Einzelexpositionspreis ein außerordentlich niedriger ist. Teuer wird der Gebrauch der Wasserröhren erst in der Hand des Unkundigen, der im Vertrauen auf die Kühlwirkung des Wassers die Röhre überlastet und zugrunde richtet. Der Anfänger tut gut, ehe er an die Wasserröhre herantritt, zunächst an billigen Röhren seine Erfahrungen zu sammeln.

Bei dem Ankauf einer Wasserkühlröhre ist folgendes vom Lieferanten zu verlangen:

1. Die neue Röhre soll weich sein. Anfangs ist dieselbe nur für Hände, Füße u. dgl. zu brauchen. (W. 3—4.) Erst durch den Gebrauch soll sie allmählich härter werden, so daß sie alle Stadien von der Handröhre bis zur Beckenröhre durchläuft. Es ist unzweckmäßig, beim Fabrikanten z. B. eine „Beckenröhre" zu bestellen, denn man verliert bei einer solchen, von Anfang an hochevakuierten Röhre, die verschiedenen Stadien der Weichheit, welche sie für Hand-, Fuß-, Zahnaufnahmen u. dgl. qualifiziert. Die wahre Röhrenökonomie besteht in dem dauernden Besitz von mehreren Exemplaren, welche alle als weiche Röhren beginnend,

allmählich zur höheren Härte emporrücken. Sobald eine zu hart
gewordene Röhre aus dem Betriebe ausscheidet, sollte man eine
neue weiche in die Serie einstellen.

2. Die neue Röhre soll auch bei Anwendung hoher Selbstinduktion regelmäßig und gleichmäßig, ohne erheblich auszusetzen,
funktionieren. Ein geringes Aussetzen würde ich nicht für einen
Fehler halten.

3. Die Halbteilung muß eine scharfe sein, Flecken- und Ringbildung dürfen nicht auftreten.

4. Das Geräusch muß ein gleichmäßig dumpfrollendes sein.
Knistern darf eine neue Röhre nicht oder jedenfalls nur sehr wenig.

Es ist angezeigt, über jede Röhre und ihre Leistungen ein
genaues Protokoll zu führen. Dasselbe muß folgende Punkte umfassen:

Zahl der Aufnahmen   und Gegenstand derselben ⎫ Die Einzel-
     Durchleuchtungen   „   ⎬ expositionen
  „ therap. Bestrahlung „   ⎭ in Sekunden.

Notizen über die Reevakuierungen, sowie über den Apparat
(Selbstinduktion, Stiftlänge).

Auf Grund solcher genau geführter Protokolle wird man sehr
bald zur kritischen Beurteilung der Röhren und ihrer Eigentüm-
lichkeiten kommen. Das Röhrenstudium ist einer der interessantesten
Teile der Röntgentechnik, da es dem aufmerksamen Beobachter
immer neue Überraschungen und neue Probleme bietet.

b) Röhren ohne Wasserkühlung.

Auch die billigeren Ausführungen der Müllerschen Röhren (Fig. 14)
repräsentieren in ihrer Art sehr vollkommene Typen. Für geringe

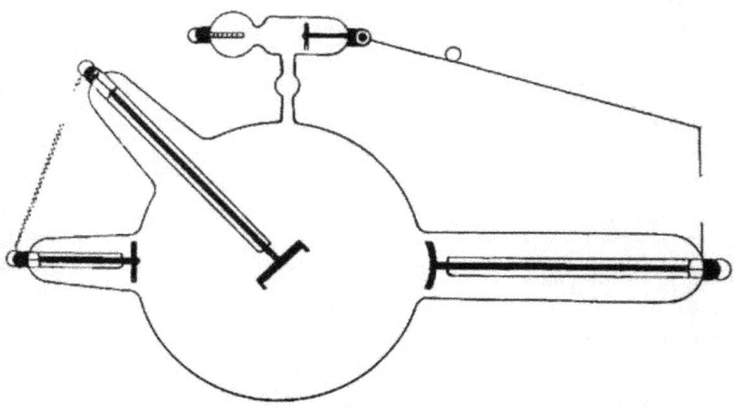

Fig. 14.

Beanspruchung, namentlich auch für therapeutische Bestrahlungen kommen diese Röhren in Betracht, starke Belastungen, wie solche für schwierige Skelettaufnahmen erforderlich sind, vertragen sie nicht, dagegen sind sie für Zahnuntersuchungen wegen des Kontrastreichtums ihrer Strahlung sehr zu empfehlen.

Die einzelnen Teile dieser Typen sind aus der Zeichnung deutlich zu erkennen. Zu bemerken ist, daß bei ihnen wie bei sämt-

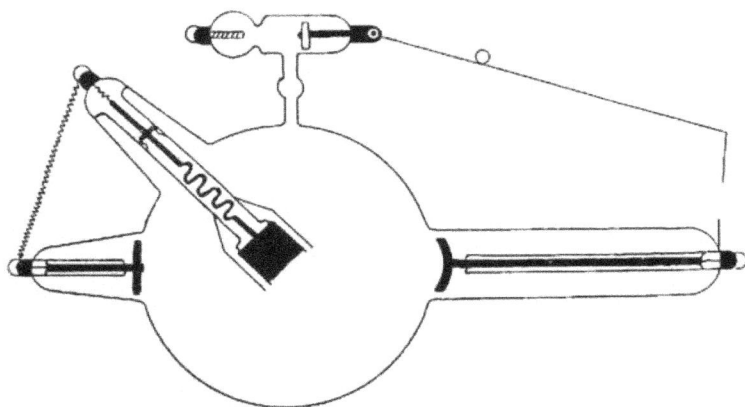

Fig. 15.

lichen Müllerschen Röhren die Antikathode mit einem Metallrande umgeben ist, wodurch eine vorzügliche Halbteilung der Röhre erreicht wird.

Zum Zwecke einer möglichst guten Ableitung der auf der Antikathode erzeugten Hitze werden von Müller Röhren hergestellt, welche als Antikathode einen dicken Metallklotz, auf welchem das Platinblech ruht, tragen (Fig. 15). Um ein ruhiges Licht zu erzielen und ein Zerstäuben dieses Metallklotzes möglichst zu vermeiden, ist die Antikathode mit einem Glasmantel, umgeben. Diese Röhren eignen sich besonders auch für die Orthoröntgenographie in horizontaler Lage, sowie für solche Aufnahmen, bei welchen die Röhre unter dem Untersuchungstisch sich befindet. (Trochoskop.)

2. Röhren von Dr. Max Levy (Berlin).

Die Kontraströhre.

Die Kontraströhre (Fig. 16) ist im wesentlichen dadurch gekennzeichnet, daß die eigentliche Antikathode aus einem metallischen und einem nichtmetallischen isolierenden Material zusammengesetzt ist. Letzteres hat zweierlei Bestimmung. Es hält zunächst auf dem

Antikathodenblech die dort entstehende Wärme zurück, so daß der
Spiegel ins Glühen kommt, in welchem Zustande diese Röntgenröhren die kontrastreichste und zugleich durchdringendste Strahlung
abgeben. Diese Beanspruchung stieß früher auf Schwierigkeiten, da
die Erhitzung der Antikathode sich den hinter derselben belegenen

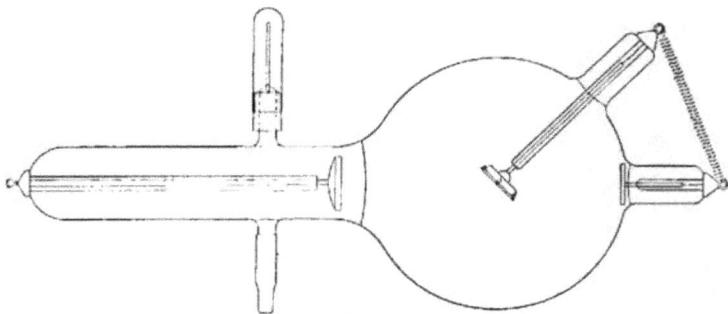

Fig. 16.

Metallteilen mitteilte und aus diesen die bei der Evakuierung nicht
entfernten Gase ausschied. Das Isoliermaterial, welches sehr hohe
Temperaturen auszuhalten in der Lage ist, gibt diese Gase in weit
geringerem Maße ab, so daß die Belastung bei der Kontraströhre
bis zur Rotglut zulässig ist. Ein weiterer Zweck des Isolier-
materials ist der, einen großen Teil der auf der Antikathode ent-

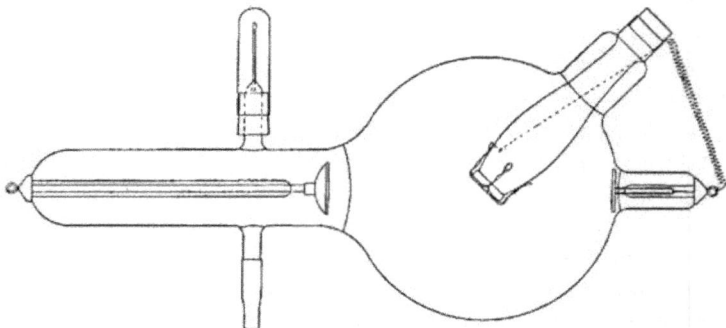

Fig. 17.

wickelten Energiemenge dank seiner hohen Wärmekapazität in sich
aufzunehmen.

Diese Kontraströhren werden ohne und mit Wasserkühlung hergestellt. Bei der letzten Konstruktion (Fig. 17) erfüllt das Isoliermaterial den weiteren Zweck der langsamen Übertragung der Wärme
zu dem Wassergefäß. Ein Springen des Glases ist also ausgeschlossen

und diese Kontraströhre mit Wasserkühlung ebenso betriebssicher
wie gewöhnliche Röntgenröhren. Dank der großen Wärmeabsorption
durch das Isoliermaterial und dem großen Wassergefäß ist es weder
erforderlich, fließendes Wasser anzuwenden, noch überhaupt eine
Auswechselung des Wassers vorzunehmen. Die einmalige Wasser-
füllung gehört gleichsam konstruktiv zur Röhre.

3. Röhren von W. A. Hirschmann (Berlin).

Diese geradezu genial konstruierte Röntgenröhre (Fig. 18) besteht aus den üblichen Elektroden und der Antikathode 1. Letztere
wird, je nach der Größe und Form der Röntgenröhre, verschieden
stark gearbeitet und bei den größeren Formen derartig angeordnet,
daß sie eine günstige Abkühlung möglich macht. Neben diesen

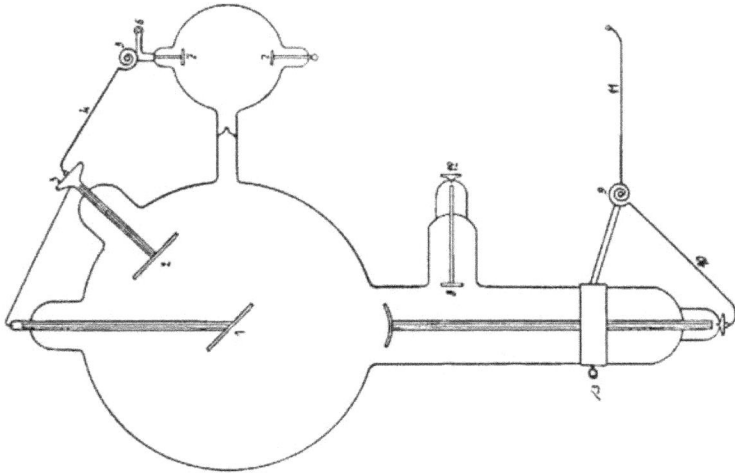

Fig. 18.

Elektroden sind die Hilfselektroden 7 und 8 angebracht, von denen
die Elektrode 7 in einem besonderen kugelförmigen Ansatz angeordnet ist, dessen Innenraum in direkter Verbindung mit der Kugel
der Röntgenröhre steht. Die Verbindung der Elektrode mit der
Antikathode 1 und Hilfsanode 2 wird durch einen Hebel 4 erzielt.
Außerdem befindet sich an der Elektrode 7 die Stromzuleitungs-
stelle 6. Die Hilfselektrode 8 ist in der Nähe der Kathode angebracht. Ein doppelarmiger Hebel 10, 11 und die Stromzuleitungs-
öse 13 werden durch einen, von beiden Elektroden isolierten Halter
getragen. Bei der Benutzung der Röntgenröhre verbindet der
Hebel 4 sämtliche an der Anode liegende Elektroden, während der

Hebel 10 von der Zuleitung 13 aus den Strom zur Kathode führt.
Beide Hebel 4 und 10 werden durch eine Spiralfeder so gehalten,
daß sie ihre beschriebene Stellung selbsttätig nicht verändern können.
Soll das Vakuum der Röntgenröhre während des Arbeitens beeinflußt
werden, so geschieht das, im Sinne die Röhre weicher zu machen,
durch Umlegen des Hebels 10 nach der Hilfskathode 8. Mittels eines
isolierenden Stabes wird der Hebel 11 durch Anheben des Hebels 10
so weit gedreht, bis er die Platte 12 und so mitleitend die Hilfskathode 8 berührt. Es scheidet sich durch diese Änderung in der
Verbindung, indem jetzt die Kathode nur mit der Hilfselektrode 8
verbunden ist, ein geringes Luftquantum ab, wodurch das Vakuum
herabgesetzt wird, wozu einige Sekunden genügen. Um die Röhre
härter zu machen, wird der Hebel 4 von seiner Auflagefläche 3 entfernt, dadurch ist die Leitung zur Antikathode 1 unterbrochen und
der Strom findet, seinen Weg nur durch die Hilfselektrode 7 zur
Kathode. Bei dieser Stromunterbrechung wird in wenigen Augen-
blicken das Vakuum erhöht. Die Hebel 10 und 4 fallen sofort in
ihre normale Stellung zurück, wenn der sie anhebende isolierende
Stab zurückgezogen wird. Es wird demnach bei der Änderung
des Vakuums, mittels leicht beweglicher Hebel, der Stromweg innerhalb der Röntgenröhre verändert, ohne daß dabei die Hauptzu-
leitung von der Röhre entfernt, oder umgelegt werden müßte. Die
Manipulation ist sehr einfach und während jeder Aufnahme und
auch während jeder Durchleuchtung vorzunehmen. — Die früher
von Hirschmann gebrauchte Methode, das Vakuum dadurch zu
regulieren, daß ein Ventil geöffnet wurde, ist durch die Möglichkeit Substanzen zu schaffen, die unter Einwirkung der Kathode
Luft abschneiden, überflüssig geworden. Andererseits ist die Benutzung des Ventils in vielen Fällen schwierig gewesen, weil die
Art der Öffnung von geringerer oder größerer Geschicklichkeit
abhängig war und es leicht vorkommen konnte, daß durch zu
langsames Bewegen des Ventilverschlusses, die zugeführte Luftmenge eine zu große wurde.

4. Röhren von Dr. Rosenthal (München) [Polyphos].

a) Platineisenröhre.

Die von Dr. Rosenthal, dem wissenschaftlichen Beirat der
Polyphosgesellschaft München, angegebene Platineisenröhre (siehe
Fig. 19) unterscheidet sich von anderen Röhrenkonstruktionen dadurch, daß die Antikathode A aus einem massiven Eisenklotz besteht, der an der Auftreffstelle der Kathodenstrahlen mit Platin
überzogen ist. Infolge der bedeutenden Masse der Antikathode

kann diese Röhre bei nicht allzuschnellen Unterbrechungen mit sehr
starken Strömen lange Zeit eingeschaltet werden, ohne daß sich ihr
Vakuum wesentlich ändert. Die Doppelkugel I und II, wie sie die
von Rosenthal früher angegebenen Alpha-, Beta-, Gamma- (siehe

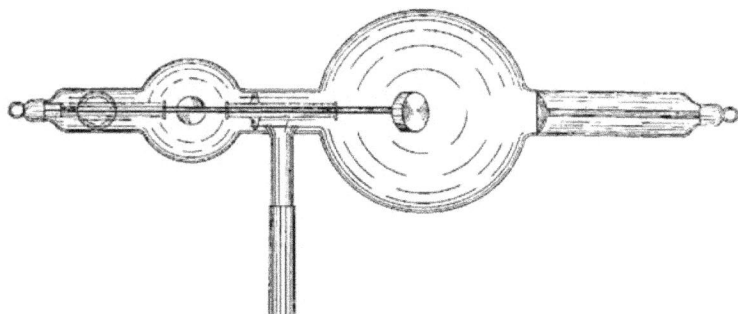

Fig. 19.

Fig. 19) und Epsilonröhren besitzen, ist auch bei der Platineisenröhre beibehalten und trägt gleichfalls zur Konstanterhaltung des
Vakuums der Röhre bei.

Das bei G einzuhängende Kabel führt zum negativen, das bei
J einzuhängende zum positiven Pol.

Zur Regulierung des Vakuums ist ein Ansatz B mit Hilfs-

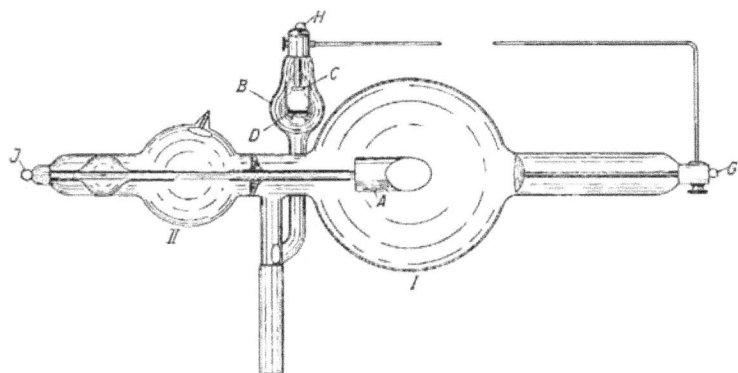

Fig. 20.

kathode C und Hilfsantikathode D vorgesehen. Ist das Vakuum
der Röhre zu hoch, so springen zwischen den auf eine bestimmte
Entfernung einstellbaren Spitzen Funken über, welche automatisch
solange aus der Reguliervorrichtung Luft austreiben, bis das gewünschte Vakuum wieder erreicht ist. Sollte dieses Funkenüber-
springen längere Zeit dauern, so kann man entweder durch Umhängen

des Kabels von *G* nach *H* oder, nach Gocht, während des Betriebes
der Röntgenröhre, durch Auflegen eines an einem Glasstabe befestigten Drahtes die Spitzen leitend miteinander verbinden und dadurch die Regulierung beschleunigen.

b) Polyphosspezialröhre.

Die von Dr. Rosenthal angegebene Polyphosspezialröhre soll
für besondere Zwecke Anwendung finden. Sie dient einerseits zur
Einführung in Körperhöhlen z. B. bei Bestrahlung des Rachens, des
Uterus usw., andererseits auch für photographische Aufnahmen

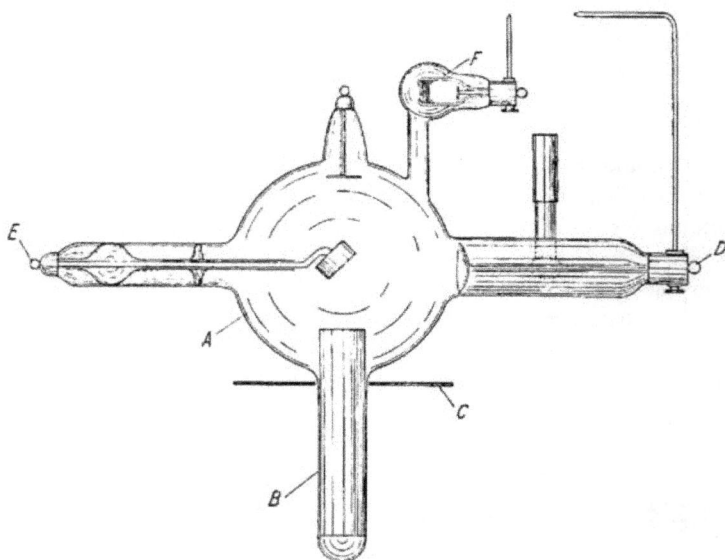

Fig. 21.

kleiner Flächen, wenn man Röntgenstrahlen verwenden will, die
möglichst wenig durch die Glaswand absorbiert worden sind. Letzteres wird bei der Spezial-Röntgenröhre dadurch erreicht, daß die
Stelle der Glaswand, durch welche die Röntgenstrahlen austreten,
aus viel dünnerem Glase besteht, als bei den gewöhnlich verwendeten Röntgenröhren. Wie aus der Fig. 21 ersichtlich, ist an
der Glaskugel *A* ein röhrenförmiger Ansatz *B* angeblasen, in
welchem sich ein Metallzylinder befindet, der nur ein beschränktes
Strahlenbüschel austreten läßt. Das Ende des Glasrohres ist durch
eine möglichst dünne Glashaube abgeschlossen.

Damit die seitlich vom Metallzylinder auftreffenden Röntgenstrahlen unwirksam werden, kann, wie dieses in der Figur angedeutet, der röhrenförmige Ansatz mit einer Bleischeibe *C* versehen
werden, oder auch mit einer der bekannten Bleiglasschutzhauben.
Diese Röhre besitzt gleichfalls die bereits bei der Platineisenröhre
beschriebene Reguliervorrichtung *F*. — Der Anschluß des negativen
Pols erfolgt bei *D*, der des positiven bei *E*.

5. Röhren von Emil Gundelach (Gehlberg).

a) Dauerröhren.

Die Gundelachschen Röhren haben unzweifelhaft in Deutschland die größte Verbreitung gefunden, und mit Recht, denn jedes
aus dieser Fabrik hervorgehende Exemplar ist als ein Meisterstück
zu bezeichnen.

Eine wegen ihrer vorzüglichen Qualitäten weitverbreitete Röhre
ist die Gundelachsche Patenteisenröhre, welche hauptsächlich für

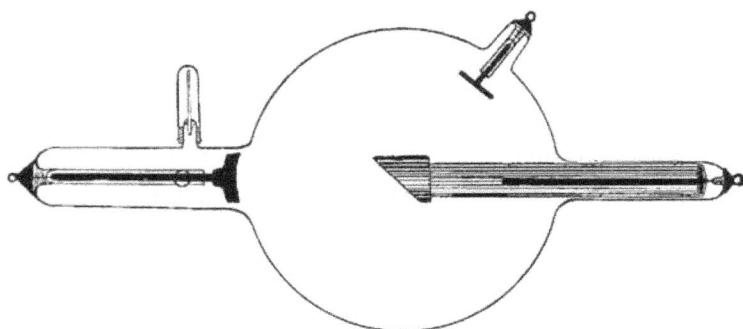

Fig. 22.

Arbeiten mit dem Wehneltunterbrecher bestimmt ist. Das Antikathodenplatinblech befindet sich auf einem massiven, auf ein Eisenrohr aufgesetzten Eisenklotz. Durch diese Konstruktion wird eine
vorzügliche Ableitung der auf der Antikathode entwickelten Wärme
gewährleistet.

Die Eisenröhren (Fig. 22) sind mit einer, in heller Rotglühhitze
eingebrannten Emaille überzogen. Dieser aufgeschmolzene Überzug
verhütet das Zerstäuben der Eisenmassen und verhindert auch zum
größten Teil die Entladung von den verhältnismäßig großen Ober-
flächen der röhrenförmigen Kathode, da sie, wie eine Glasschicht,
diese isolierend überzieht. Würde man bei den Patentröhren die
Antikathode nur aus blankem Metall herstellen, so würden sich die

bekannten Wechselstromentladungen in viel höherem Maße einstellen
(d. h. der Schließungsfunke würde mehr zur Geltung kommen) und
außerdem würden auch die Röhren sehr bald einen Innenbelag von
fein zerstäubten Eisen erhalten. Die großen Metallmassen selbst
enthalten noch viel okkludierte Gase, welche aber vermöge des
Emailleüberzuges nur langsam während des Betriebes frei werden.
Aus diesem Grunde halten sich die Röhren lange gebrauchsfähig.
Es werden also die Gase, welche durch den Betrieb der Röhre
verloren gehen, lange Zeit hindurch von den aus den Metallen
entweichenden Gasen ersetzt. Erst wenn nach längerem Gebrauch
keine Gase aus den Metallen mehr austreten, muß man zur Regenerier-

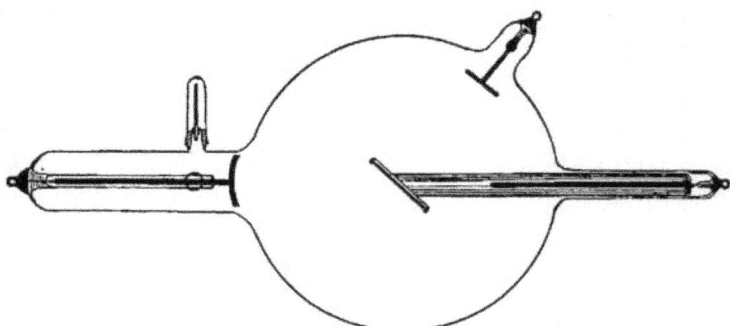

Fig. 23.

vorrichtung seine Zuflucht nehmen. Es ist bei diesen Röhren wie
bei allen anderen für die lange Gebrauchsfähigkeit von größter
Bedeutung, daß man sie durch anfangs mäßige Benutzung gewissermaßen dem Induktor anpaßt. Es ist ebenso falsch, eine neue Röhre
übermäßig zu belasten, als eine solche regelmäßig mit viel zu
schwachen Strömen zu betreiben. Im ersteren Falle wird die Röhre
zu weich, im anderen Falle wird sie bis zur Unbrauchbarkeit hart.

Ich muß der großen Gundelachschen Dauerröhre (Fig. 23),
welche ich für langdauernde Durchleuchtungen zum Zwecke der
Schirmuntersuchungen ferner für therapeutische Bestrahlungen für
besonders geeignet halte, gedenken. Dieselbe hat ein sehr grosses
Kaliber, und gerade in der Größe ihrer Glaskugel liegt die Gewähr
dafür, daß das Vakuum sich lange unverändert hält. Diese Röhre,
welche keine verstärkte, sondern eine große tellerförmige, flache
Antikathode hat, arbeitet sowohl mit den verschiedenen Quecksilber-
motorunterbrechern wie mit Wehneltunterbrecher vorzüglich. Sie hat
indessen die Eigentümlichkeit, daß ihr eine sogenannte Ventil- oder

Drosselröhre vorgeschaltet werden muß. Nach Ansicht des Kon-
strukteurs der Röhre bilden sich im Innern Wechselströme, welche
den Brennpunkt unruhig machen und infolgedessen zu unscharfen
Bildern Anlaß geben können. Dieses Auftreten von Wechselströmen
soll durch die Größe der Glaskugel bedingt sein. Schaltet man nun,
wie in Fig. 26 abgebildet ist, eine Ventilröhre (s. unten) vor, so
wird dem Strom nur in einer Richtung der Durchtritt durch die
Röhre gestattet. Es ist in der Tat richtig, daß das Licht ein sehr
viel schöneres und stetigeres wird, sobald diese Drosselröhre benutzt wird.

b) Die einfachen Typen

sind bis auf einige Kleinigkeiten dieselben geblieben wie früher.
Die inzwischen eingeführte Abänderung bezieht sich darauf, daß
der Nickelteller außer dem Platinspiegel, welcher als reflektierende

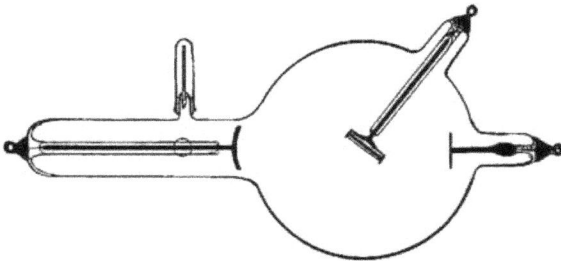

Fig. 24.

Fläche oben aufzuliegen kommt, auch noch eine starke Nickelplatte
als Unterlage erhält. Diese nimmt noch eine beträchtliche Wärme-
menge auf, so daß also die gewöhnlichen Röhren immerhin eine
etwas größere Belastung vertragen, als dies früher der Fall war.

c) Die Ventil- oder Drosselröhre.

Hittorf hat nachgewiesen, daß die statische Ladung einer
Glaswand die Entladung vollständig verhindern kann, wenn die
Glaswand sich nahe genug an der Metallelektrode befindet. Die
einfachste Form der Ventilröhren, welche früher angegeben worden
ist, bestand aus einer Kugel mit Hals und zwei drahtförmigen
Elektroden, von denen die eine im Hals angeordnet, die andere
in der Kugel war. Während der hochgespannte Strom eines
Induktors sehr leicht durch das Rohr hindurchgeht, wenn die
in der Kugel angebrachte Elektrode Kathode ist, geht fast kein
Strom durch das Rohr hindurch, wenn man die in dem Hals be-

findliche Elektrode zur Kathode macht. Die Anwendung der Ventilröhre zur Unterdrückung des Schließungsfunkens in einer Röntgenröhre ergibt sich daraus ohne weiteres, nur ist bei der primitiven
früheren Anordnung die Ventilwirkung keine exakte gewesen.
Auch bei den älteren von Gundelach eingeführten Drosselröhren

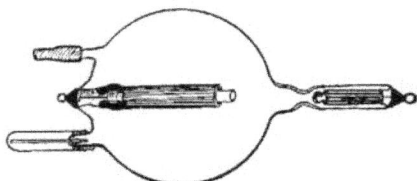

Fig. 25.

war dies nicht ganz der Fall, erst die neuere Form (Fig. 25), bei
welcher der Hals mit den eingeschlossenen röhrenförmigen Elektroden noch mehr verengt ist, und die röhrenförmige Elektrode
noch einen kugelförmigen Abschluß aus Glas erhalten hat, verbessert die Ventilwirkung. Der Schließungsstrom ist nunmehr ziemlich unterdrückt, auch die schädliche Erwärmung des Glashalses,

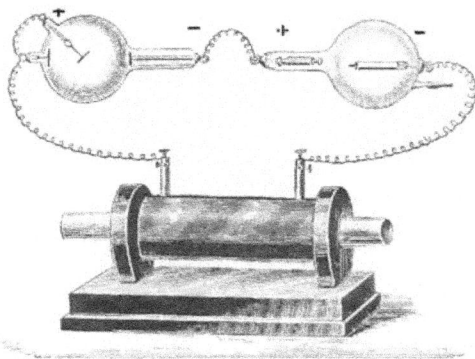

Fig. 26.

welche sich bei den früheren Ventilröhren unangenehm bemerkbar
machte, ist vermieden.

Die Ventilröhre wird, wie Fig. 26 zeigt, zwischen die Kathode des Induktors und die Kathode der Röntgenröhre eingeschaltet. Um das störende Nebenlicht, welches die Drosselröhre
ausstrahlt, unschädlich zu machen, wickelt man sie zweckmäßig in
ein schwarzes Tuch. Die Ventilröhren sind auch mit Osmoregulierung ausgestattet worden, so daß man dieselben, wenn sie nach

langem Gebrauch hart werden sollten, wieder auf den Vakuumgrad
der zu betreibenden Röhre bringen kann.

6. Röhren von Queen & Co. (Philadelphia)
(nach Lyman H. Sayen).

Beifolgend soll eine amerikanische Röhre abgebildet (Fig. 27)
und beschrieben werden, welche den Vorzug einer außerordentlichen
Haltbarkeit mit exaktester Regulierfähigkeit vereinigt. Die Röhre
erfreut sich in Amerika einer grossen Beliebtheit. Charles Lester
Leonard, der bekannte Röntgenologe in Philadelphia, benutzt dieses
Modell fast ausschließlich und rühmt dasselbe wegen seiner vorzüglichen Qualität. Das Prinzip der Röhre ist kein neues, sondern
deckt sich mit dem schon vor 10 Jahren von Queen und dann von
Müller angewandten, das in der Regulierung durch Erwärmung
einer mit Chemikalien gefüllten Glaskugel vermittels des elektrischen
Stromes besteht. In einigen Punkten weicht indessen diese Röhre
von dem alten Konstruktionsprinzip ab und kann infolgedessen in
gewisser Beziehung als neu bezeichnet werden.

Die Reguliervorrichtung besteht aus einer, an die Hauptröhre
mittels eines Glashalses angeschmolzenen Kugel D, welche in ihrem
Innern einen Glasbehälter X, der mit der regulierenden Substanz
gefüllt ist, trägt. Der Behälter X, auf dessen Spitze sich eine feine
Platinkappe befindet, steht mit dem Lumen der Röhre B in Verbindung. Die Glaskugel dagegen ist gegen das Vakuum der eigentlichen
Röntgenröhre luftdicht abgeschlossen, so daß der Regulierstrom nicht
durch das Innere der Röhre, sondern nur durch die der Regulierung
dienende Kugel D geht. Gegenüber dem mit einer Platinkappe versehenen Glasbehälter befindet sich eine metallene Kathode, welche
leitend mit dem Hebel P verbunden ist. Die Röntgenröhre selber
ist so hoch evakuiert, daß beim Einschalten kein Strom durch
dieselbe hindurchgeht. Hierdurch und durch die Anbringung der
Platinkappe auf den Behälter X weicht die Röhre von den alten
Fabrikaten ab. Letztere waren so niedrig evakuiert, daß sie ohne
weiteres zur Aufnahme benutzt werden konnten. Steigerte sich im
Gebrauch der Härtegrad so weit, daß die Röhre keine kontrast-
reiche Zeichnung mehr gab, so trat in derselben Weise wie bei den
modernen Röhren der Regulierapparat in Tätigkeit und setzte das
Vakuum so weit wie erforderlich herunter. Bei der Queenschen
Röhre wird, je nachdem man mit weichen oder mit mehr harten
Strahlen arbeiten will, der Hebel P näher oder entfernter von dem
Punkt K eingestellt. Wird die Röhre eingeschaltet, so geht der
Strom von K durch den Hebel P, durch die Röhre D zur Anode.

Hierbei wird die Platinkappe auf X bis zur schwachen Rotglut
erwärmt, wodurch sich Gas aus der Substanz im Innern abscheidet,
welche das Vakuum in der eigentlichen Röhre B so weit herunter-
setzt, bis erstere eine der Entfernung von K bis zum Ende des
Hebels P entsprechende Funkenlänge hat. Ist dieser Zustand er-

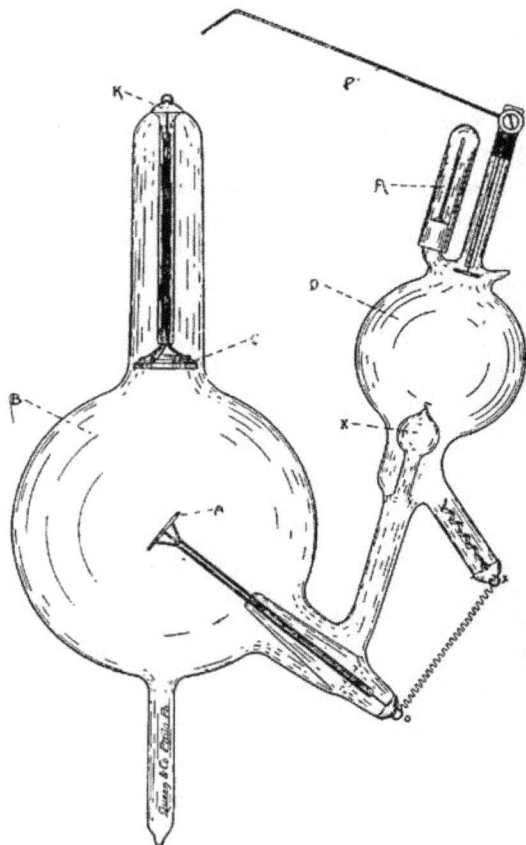

Fig. 27.

reicht, so hört automatisch der Funkenüberschlag zwischen K und P
auf und die Röhre funktioniert in ruhigem, gleichmässigem Licht.
Geht das Vakuum im Betriebe allmählich wieder in die Höhe, so
erfolgt automatisch die Einregulierung durch Übergang des Stromes
zwischen K und P bis zur Wiederherstellung des ursprünglichen
Härtegrades. Gelegentlich des Röntgenkongresses in Berlin 1905
führte mir Charles Lester Leonard diese Röhre persönlich vor,
so daß ich mich von der vorzüglichen Wirksamkeit der Regulierung,

sowie von dem schönen und gleichmäßigen Licht, welches die Röhre ausstrahlte, überzeugen konnte. Es ist selbstverständlich, daß diese Röhre mit großer Vorsicht behandelt werden muß, denn eine übermäßige Erhitzung der Platinkappe auf X setzt das Vakuum derartig herunter, daß auch eine lange Ruhepause nicht ausreicht, um den erforderlichen Härtegrad in der Röhre wieder herzustellen.

3. Kapitel.

Bleiblendenapparate für die Röntgenographie.[1]

Allgemeine Bemerkungen.

Schon im Anfang der Röntgenära wurde von Walter auf die außerordentliche Wirkung der Sekundärstrahlung hingewiesen. Er stellte experimentell fest, daß es ganz besonders die letztere war, welche in einer großen Zahl von Aufnahmen für Mißerfolge resp. für mangelhaft ausgefallene Bilder verantwortlich gemacht werden mußte. Diese Sekundärstrahlung, welche teils von der Röntgenröhre selbst ausgeht, teils im Körper des Untersuchten entsteht,[2] muß durch Hilfsmittel der Technik möglichst unschädlich gemacht werden. Es ist sehr wunderbar, daß trotz mancher Publikationen in dieser Richtung noch immer nicht in genügend sachverständiger Weise mit Blenden gearbeitet wird, daß es sogar noch Untersucher gibt, welche überhaupt die Anwendung derselben gar nicht oder nur von Hörensagen kennen.

Da nun in der Tat durch eine sachgemäße Abblendung außerordentlich viel zu erreichen ist, indem wir imstande sind, Bilder von der größten Schärfe und Schönheit durch dieses Verfahren zu erzielen, so kann nicht oft genug darauf hingewiesen werden, daß

---

[1] Die in der Röntgenoskopie zur Anwendung kommenden Blendenapparate werden im Kapitel „Durchleuchtung" geschildert werden.

[2] Die von der Glaswand der Röhre ausgehenden Sekundärstrahlen („ektogene", Holzknecht) haben nach den Untersuchungen von Walter stets dieselbe Härte wie die Fokusstrahlen. Die im Körper des Patienten entstehenden Sekundärstrahlen („entogene", Holzknecht) sind härter als die Fokusstrahlen.

es gerade das Blendenverfahren ist, welches eigentlich erst die
Röntgenuntersuchung zu einer wirklich brauchbaren, d. h. exakten
Methode gemacht hat. Bisher hatten wir in sehr vielen Fällen
lediglich Schattenbilder vor uns, welche nur bei leicht zu
durchdringenden Körperteilen, besonders den Extremitäten, Struktur
zeigten. Seit Einführung des Blendenverfahrens sind wir imstande,
auch von den schwieriger darzustellenden Skelettpartien scharfe
Strukturbilder zu erhalten. Die letzteren muß der Chirurg unbedingt verlangen, denn fast zwei Drittel aller Diagnosen wird unter
Berücksichtigung dieser Verhältnisse gestellt. Ich möchte an die
schwer zu erkennenden Frakturen erinnern, welche sich häufig nur
dadurch zeigen, daß ein feiner Sprung den Knochen durchzieht, oder
eine minimale Auflagerung von Callus auf demselben sichtbar ist.
Solche Feinheiten sind nur dann wahrzunehmen, wenn wirklich
absolut scharfe Bilder vorliegen, von denen man sagen kann, daß
sie technisch fast nicht mehr zu vervollkommnen sind. Trotzdem
man dieses eingesehen hat, ist es noch immer nicht gelungen, das
Blendenverfahren so allgemein zu machen, wie es, seinem Werte
entsprechend, verdient. Es liegt dieses hauptsächlich daran, daß die
meisten der heute in Gebrauch befindlichen Blenden unhandlich und
schwer zu dirigieren sind, so daß der Untersucher es vorzieht, lieber
die Aufnahme in alt hergebrachter Weise schnell zu vollenden, als
sich lange mit der Anbringung von Bleiblenden zu quälen.

Es ist indessen unbedingt zu verlangen, daß dieses anders wird,
denn nur durch Kenntnis der Blendentechnik und durch richtige
Anwendung derselben wird es möglich sein, den Röntgenuntersuchungen diejenige allgemeine Wertschätzung zu verschaffen,
welche sie in der Tat verdienen.

Nächst der Unschärfe der Bilder, welche durch Bewegung des
zu untersuchenden Körperteils entstehen, sind es vor allen Dingen
Fehler der Aufnahme und zwar vorwiegend solche, die auf Wirkung
der Sekundärstrahlen beruhen, welche die Erzielung tadelloser
Resultate verhindern. Man erkennt beispielsweise auf den Platten
sehr häufig nur deswegen keine Strukturverhältnisse, weil die
Negative einen leichten Grad von Verschleierung zeigen. Diese
wiederum ist dadurch bedingt, daß mit zu harten Röhren und ohne
Blenden gearbeitet worden ist. Weitere Fehler, welche außerordentlich störend zutage treten, sind Projektionsfehler, hervorgerufen durch falsche Einstellung der Röhre. Hierdurch kommen
perspektivische Verzeichnungen zustande, welche das Gesamtbild zu
einem unrichtigen machen. Auch diese Projektionsfehler hätten vermieden werden können, wenn eine exakte Blendentechnik bei der
Aufnahme zur Anwendung gekommen wäre.

Die Bekämpfung der schädlichen Einwirkung der Sekundärstrahlen kann auf verschiedene Weise in Angriff genommen werden.

Die Benutzung ganz weicher Röhren, die am wenigsten Sekundärstrahlen aussenden und erzeugen, würde die einfachste Lösung sein, indessen dringen bekanntlich diese nicht genügend durch den menschlichen Körper hindurch, um noch eine Wirkung auf die photographische Platte ausüben zu können. Aus diesem Grunde sind wir darauf angewiesen, härtere Röhren zu nehmen und die von ihnen erzeugten Sekundärstrahlen durch das Zwischenschalten geeigneter Bleiblenden zu vermindern.

Nehmen wir beispielsweise eine Blende, deren Diaphragma einen Durchmesser von 3 cm hat und zentrieren oberhalb derselben, wie Fig. 28 erläutert, eine Röntgenröhre, so sehen wir, daß außer dem fokalen Strahlenbündel a, b, welches, vom Fokus der Röhre ausgehend, die Blende passiert, auch noch die von der Glaswand kommenden Strahlen c, d durch das Diaphragma hindurchtreten. Letztere tragen nun ihrerseits durch Erregung von Sekundärstrahlen im Körper dazu bei, die Platten zu verschleiern, so daß wir selbst bei Anwendung einer Bleiblende immer noch ein gewisses Quantum störender Strahlen haben, welche durch die letztere nicht zurückgehalten werden können. Allerdings ist ihre Quantität schon sehr wesentlich vermindert.

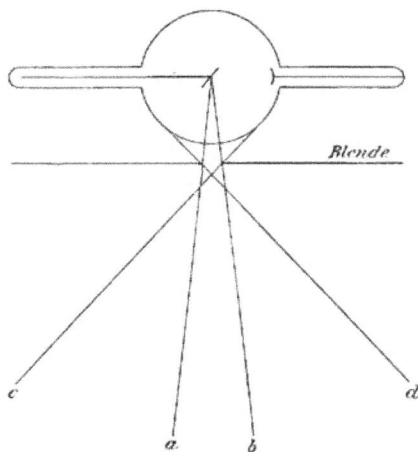

Fig. 28.

Um nun aber die Verhältnisse so günstig wie möglich zu gestalten, muß unser Bestreben dahin gehen, nur das fokale Strahlenbündel den Körper passieren zu lassen unter Ausschließung der von der Röhrenwand kommenden Sekundärstrahlen. Diesen Zweck erreicht man annähernd durch Benutzung einer röhrenförmigen, auf der eigentlichen Bleiblende aufgestellten Blende, wie dieses Fig. 29 veranschaulicht. Die Durchmesser der Öffnungen der oberen und der unteren Rohrapertur betragen 5 cm. Wir sehen nun, wie das fokale Strahlenbündel a, b die untere und die obere Rohrapertur passiert, während die Strahlen c, d, welche von der Glas-

wand kommen, zwar die obere Rohrapertur passieren, dann aber
im Innern des Zylinders stecken bleiben und hiermit unschädlich
gemacht werden. Die von den Glasstrahlen getroffene Innenwand
des Zylinders sendet theoretisch ihrerseits wieder Sekundärstrahlen
aus. Diese kommen selbstredend praktisch nicht mehr in Betracht,
da sie von zu geringem Penetrationsvermögen sind, als daß sie durch
einen Körperteil hindurch noch auf die photographische Platte wirken
könnten (siehe unten). Läßt man nun dieses von der Nebenstrahlung
der Röhre annähernd freie fokale Bündel, welches aus der unteren
Rohröffnung austritt, den menschlichen Körper durchdringen, so ergibt sich ohne weiteres, daß diese Strahlen auf der photographischen
Platte ein wesentlich schärferes Bild zeichnen werden, als wenn die
Fokusstrahlen mit gleich-
zeitig eindringenden Neben-
strahlen der Röhrenwand
vermischt worden wären.
Aber auch in letzterm Falle
werden die durch den Körper
dringenden Fokusstrahlen
durch die Erregung von
entogenen Sekundärstrahlen
störend auf die Platten
wirken und zwar um so
mehr, je dicker der zu
untersuchende Körperteil,
und je weiter die Strahlen-
quelle von der photographischen Platte entfernt ist.

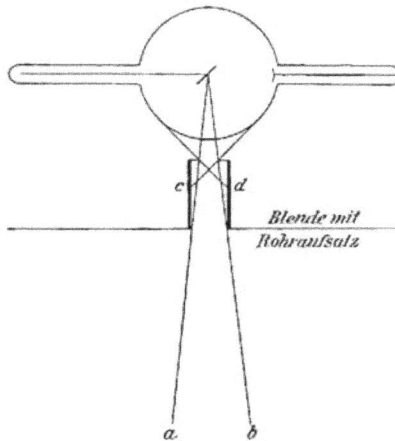

Blende mit
Rohranfsatz

Fig. 29.

Die von mir als prak-
tisch befundenen Apparate,
welche für Abblendungszwecke zur Anwendung kommen, sollen im
folgenden einer kurzen Besprechung unterzogen werden. Wir haben
einfache billige und komplizierte teure Blenden, welche je nach den
vorhandenen Mitteln zur Anschaffung empfohlen werden könne.
    Die einfachste Blende ist die

I. Die Tischblende,

die aus einem hoch und niedrig stellbaren Tisch (Fig. 30) besteht,
welcher als Platte ein $1/_2$ m über die äußere Kante vorragendes
Brett trägt. Letzteres enthält einen kreisrunden Ausschnitt von
15 cm Durchmesser. Über diesen können Bleiplatten gelegt werden,

welche ihrerseits Diaphragmen von verschiedenem Durchmesser enthalten. Diese Tischblende wird nun derart über den zu untersuchenden Körperteil hinübergeschoben, daß ein durch das Diaphragma gefälltes Lot genau auf den zu untersuchenden Körperteil trifft. Die Röhre wird zwei Querfinger breit oberhalb des
Diaphragma eingestellt, so daß der Fokus wieder senkrecht über
dem Mittelpunkt des Blendenloches steht. Diese Einstellung kann
man in der Weise leicht vornehmen, daß man einen rechten
Winkel genau entsprechend dem Mittelpunkte des Diaphragma
aufstellt und beim Visieren die Röhre so einstellt, daß ihr Fokus
genau auf dem vertikalen Schenkel des rechten Winkels zu stehen
kommt. Die Einstellung in der Längsachse wird mittels zweier

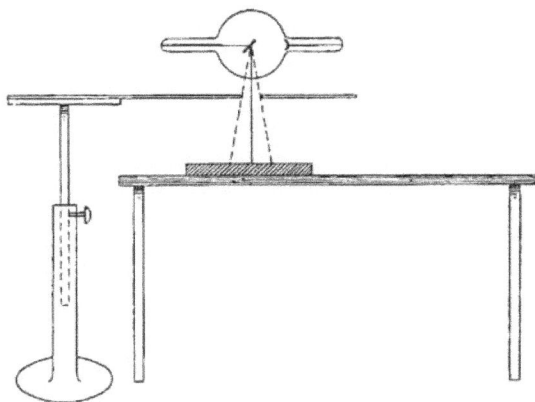

Fig. 30.

Richtungsstäbe, in deren Verbindungslinie das Röhrenansatzstück
liegen muß, gemacht.

Nach dem Vorgange von Gocht werden wir im folgenden die
Verbindungslinie des Fokus mit dem Mittelpunkt des Blenden-
diaphragma und dem Mittelpunkt des Belichtungskreises auf der
Platte oder dem Leuchtschirm die „Lichtachse" nennen.

Folgende einfache Überlegung zeigt sofort, in welcher Weise
die Röhre über der Blende stehen soll. Eine richtig eingestellte
Röhre wirft auf einen unterhalb der Blende liegenden Leuchtschirm einen Kreis, dessen Zentrum senkrecht unter dem Mittelpunkt des Diaphragma und dem Fokus der Röhre liegt. Bei einer
falschen Einstellung ist dieser Kreis auf dem Leuchtschirm entweder seitlich oder in der Längsrichtung der Röhre verschoben.
Ein einfaches Hilfsmittel, um die letztere zu zentrieren, besteht des
weiteren darin, daß man in der Mitte eines Korkes von der Größe

des Diaphragma der Bleiblende einen Faden anbringt, welcher ein
metallenes Lot trägt. Dieser Kork wird in das obere Blendenloch
eingesetzt und nunmehr die Röhre eingeschaltet. Erscheint das
metallene Lot genau in der Mitte des auf dem Leuchtschirm entworfenen Kreises, so ist man sicher, daß die Röhre richtig zentriert
steht, man braucht jetzt nur vorsichtig den Kork zu entfernen und
an die Stelle des Leuchtschirms die Platte mit dem zu untersuchenden Körperteil zu situieren.

Dieser Blendentisch hat den Vorteil, daß er leicht überall hin
transportiert werden kann. Wir können denselben ebensowohl
über einer Schulter,
einem Kopf, wie
über einem Hüft-
gelenk anbringen,
desgleichen ist er
brauchbar bei Hand-,
Knieuntersuchungen
usw. Die Einstellung
ist für den Anfänger
etwas schwierig, da
das Visieren erst
durch Übung erlernt
werden kann. Ferner
ist dieser Tisch an
das Vorhandensein
eines Wandarm-
statifs, resp. eines
beweglichen, auf dem
Fußboden stehenden

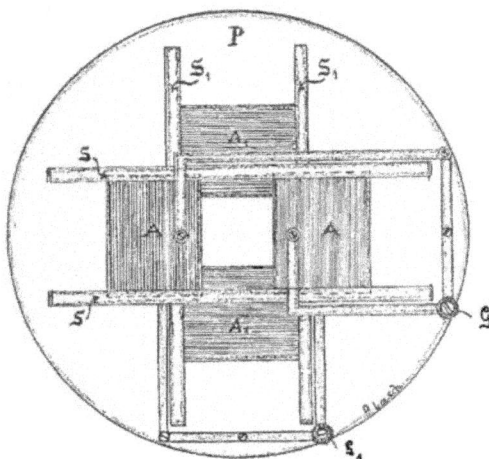

Fig. 31.

Röhrenhalters gebunden. Ein Nachteil, welcher diesem Apparat
anhaftet, ist der, daß die Aufstellung desselben, die Einstellung
der Röhre, das Visieren usw. immerhin eine gewisse Zeit in Anspruch nimmt, was namentlich dann, wenn es sich um Kinder
oder nervöse Personen handelt, störend wirken kann. Ferner daß,
wenn auch ein großer Teil der Sekundärstrahlen abgeblendet ist,
dennoch ein Teil derselben, wie schon oben erwähnt (Fig. 28), in
den Körper eindringt und unter Umständen doch noch zu Verschleierungen Anlaß gibt. Diese Tischblende ist eigentlich mehr ein
Instrument, welches dazu dienen kann, dem angehenden Untersucher
überhaupt die Wirkung der Bleiblende klarzumachen, denn mit ihm
läßt sich sehr schön demonstrieren, wie beim Heranrücken der Blende
an die photographische Platte, resp. an den Leuchtschirm der Belichtungskreis ein kleinerer wird, wie bei weiterer Entfernung vom

zu untersuchenden Objekt oder beim näheren Heranrücken der
Röntgenröhre an die Blende der Kreis wieder größer wird. Man
kommt sehr bald dazu, sich einen bestimmten Abstand der Tischblende vom Objekt
zu merken, welcher
bei einem Abstand
von 2 cm zwischen
Röhrenwand und
Bleidiaphragma
einen Lichtkreis von
gewünschter Größe
gibt. Auch für
Untersuchungen
ausserhalb des Labo-
ratorium, im Hause
des Patienten, ist
diese Blende, ihres
leichten Gewichtes
wegen zu empfehlen.

Für Platten
vom Format 18/24
genügt bei einem
Diaphragma von
$2^{1}/_{2}$ cm Durchmesser
ein Abstand von
24 cm zwischen Dia-
phragma und Platte,
um die letztere voll-
ständig auszuzeich-
nen. Selbstverständ-
lich bleiben die
Ecken der Platte,
da es sich um ein
kreisförmiges Dia-
phragma handelt,
unbelichtet. Für
Platten vom Format
13/18 ist bei einer
Blendenweite von
$1^{1}/_{2}$ cm ein Abstand

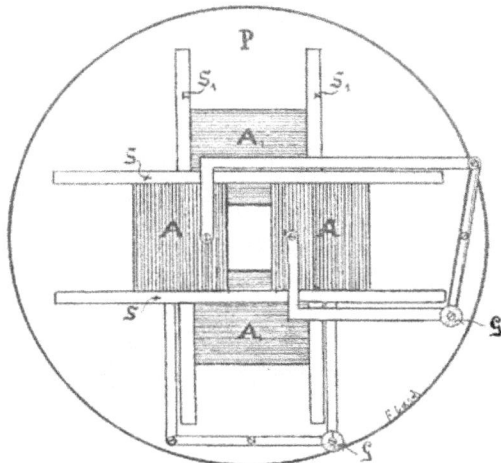

Fig. 32.

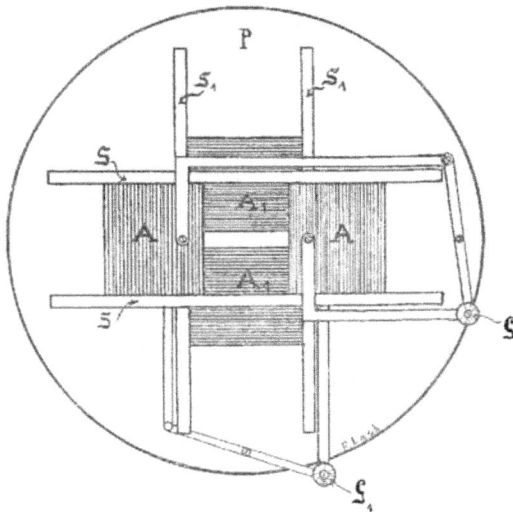

Fig. 33.

von 21 cm erforderlich, um eine Platte 13/18 vollständig zu
decken. Will man noch größere Belichtungskreise erzielen, so wird
man das Diaphragma, desgleichen auch den Abstand der Blende

von der Platte vergrößern müssen. Es läßt sich diese Tischblende
nun in der Weise verbessern, daß man sie mit der Schiebeblende
kombiniert (Fig. 31, 32, 33).

Die Blendentische können von jedem Tischler in einfacher
Weise nach dem beistehenden Muster hergestellt werden. Etwaige
kleine Vervollkommnungen kann der Untersucher nach seinem Ge-
schmack im Laufe der Zeit anbringen. Es läßt sich nicht leugnen,
daß recht hübsche Strukturbilder mit diesem Apparat erzielt werden,
wenngleich wir weit davon entfernt sind, stets ideale Bilder zu
erreichen. Der größte Nachteil ist der, daß die Bilder nicht mit
absoluter Sicherheit in idealer Ausführung gewonnen werden, und
das ferner, wenn die Blende auch noch so genau eingestellt und die
Röhre zentriert worden ist, eine einzige Bewegung des Patienten
die ganze Mühe umsonst machen kann. Wir werden weiter unten
sehen, daß es andere Blendenmodelle gibt, welche sowohl Störungen
der genannten Art, als auch die Sekundärstrahlung in noch voll-
kommenerer Weise auszuschalten imstande sind.

II. Die Schiebeblende.

Diese Blende ist nach dem Prinzip der Irisblende konstruiert.
Auf der Grundplatte P sind die Gleitschienen S und S_1, in welchen
die Bleischieber A, bezw. A_1, verschiebbar eingesetzt sind, kreuzweise übereinander montiert. Die Schieber A sind mit dem Griff G
durch geeignet geformte Hebel so verbunden, daß sie sich bei einer
Linksbewegung des Griffes einander nähern, und so die Blendenöffnung verkleinern; und umgekehrt, bei einer Rechtsbewegung des
Griffes die Blendenöffnung vergrößern. In gleicher Weise sind
die Bleischieber A_1 mit dem Griff G_1 verbunden, so daß man die
Stellung der Schieber A und A_1 unabhängig voneinander bewerkstelligt. Man kann somit aus dem zu durchleuchtenden Körperteil
ein Quadrat (Fig. 31), oder ein Rechteck mit kleiner Basis und
großer Höhe (Fig. 32), oder ein Rechteck mit großer Basis und
geringer Höhe (Fig. 33) herausblenden. Solche Bleidiaphragmen,
welche Öffnungen von jeder beliebigen Größe hervorzubringen imstande sind, erleichtern die Einstellung sehr wesentlich, da man
schnell diejenige Blendenweite ausprobieren kann, welche erforderlich ist, um bei einem gewissen Abstand eine gewisse Plattengröße vollständig auszuzeichnen. Dazu kommt, daß diese Diaphragmen, welche viereckige Blendenlöcher enthalten, gleichgeformte
Belichtungsfelder ergeben und sich somit den Plattenformaten an-
bequemen. Auch für Längsaufnahmen sind dieselben brauchbar,

da man rechteckige Diaphragmen, welche erstere vollständig auszeichnen, herzustellen imstande ist.

Wir werden bei Besprechung der Durchleuchtungstechnik noch auf diese Blenden zurückkommen. An dieser Stelle sei noch erwähnt, daß mit Benutzung der Schiebeblende eine außerordentliche Zeitersparnis bei der Einstellung verbunden ist, da sie eine große Variabilität besitzt, welche schon bei geringer Übung ein sicheres Treffen der Blendenweite gestattet.

III. Die Wandarmblende.

Das bisher am meisten benutzte Wandarmstatif ist das seinerzeit von Gocht angegebene. Dasselbe hat sich im allgemeinen sehr gut bewährt, jedoch lassen sich gewisse Mängel nicht bestreiten. Die Stabilität ist eine verhältnismäßig geringe, so daß man nicht selten mit Schwankungen der Röhre, welche durch ein Federn des langen Armes entstehen, zu rechnen hat. Sodann bedingt die Benutzung dieses Wandarms, wenn man das Blendenverfahren verwerten will, noch einen zweiten Apparat, nämlich die Blende.

Ich habe versucht, diesen Röhrenhalter zu verbessern und eine Vereinigung desselben mit einer Blende herbeizuführen. Bei der Konstruktion des in Fig. 34 gezeichneten Apparates wurde in erster Linie darauf Rücksicht genommen, denselben aus so stabilem Material herzustellen, daß federnde Bewegungen möglichst ausgeschlossen werden. Sodann ist die Art der Röhrenbefestigung eine solche, daß gleichzeitig mit der Röhre auch die Blende verschoben wird, so daß eine besondere Einstellung der letzteren nicht erforderlich ist.

Der Wandarm besteht aus zwei festen Armen, welche die Stange F tragen und durch Kugelgelenke in allen Richtungen drehbar sind. Das Rad G dient zum Verstellen des Armes. Der Arm F trägt eine Graduierung und an seinem unteren Ende eine Drehscheibe h, welche mit den das Röhrenbrett und die Blende tragenden Armen c verbunden ist. Der Blendenapparat besteht aus einem Brett d, auf welchem schlittenförmig, ähnlich wie bei der Kompressionsblende (siehe unten), zwei Klammern angeordnet sind, welche die Röntgenröhre tragen. In der Mitte dieses Brettes befindet sich ein Ausschnitt von 10 cm im Quadrat. Unter demselben ist die Seite 80 beschriebene Schiebeblende b befestigt, so daß man durch Verstellen der letzteren mittels des Handgriffes a das unter der Röhre befindliche viereckige Loch in jeder Dimension zu verengern imstande ist. Das die Röhre tragende Brett hängt an dem Wand-

arm in dreieckigen Metallarmen derart, daß es, wie aus Fig. 35 hervorgeht, um seine Querachse gedreht werden kann. Man kann also
die Blende entweder horizontal über dem Tisch anordnen oder dieselbe in vertikale Stellung bringen. Die erste Anordnung dient

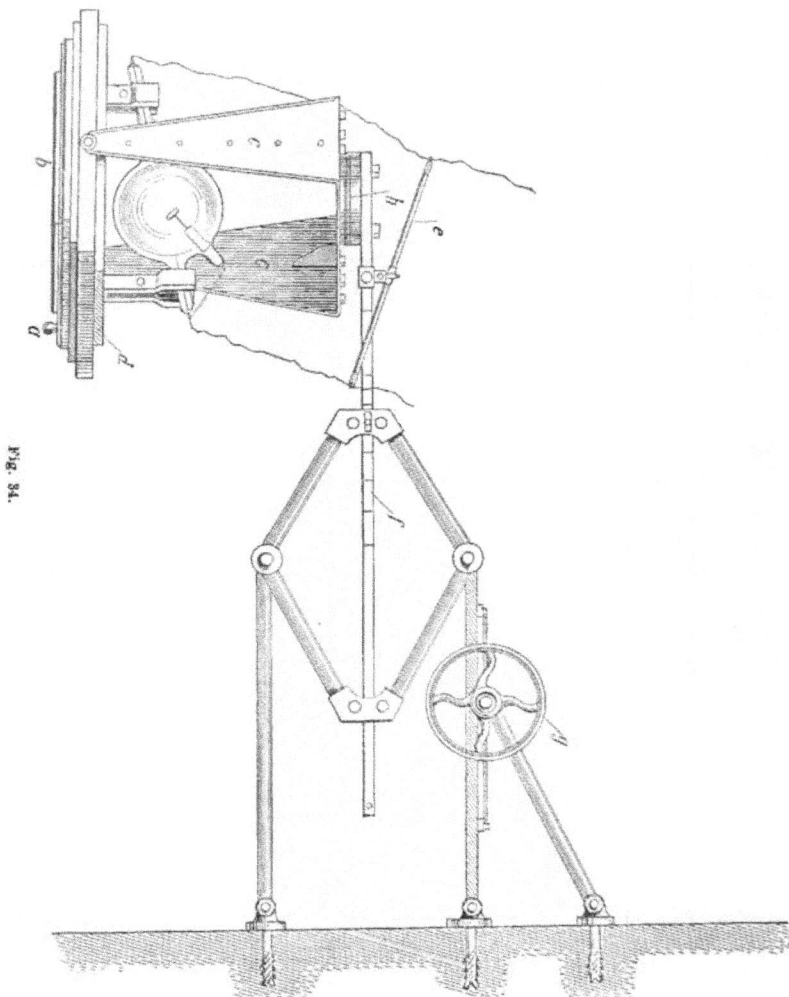

Fig. 34.

für röntgenographische Zwecke, die zweite für Durchleuchtungen.
Dadurch, daß das Blendenbrett in dem Bügel drehbar ist, kann
jede beliebige Stellung der Röhre erreicht werden. Da die dreieckigen, das Röhrenbrett tragenden Metallarme mittels einer Dreh-

scheibe mit der Stange verbunden sind, so erhellt, daß man die
Röntgenröhre auch in schräge Stellungen bringen kann, so daß
man beispielsweise den Apparat sehr gut bei Durchleuchtungen
in der Richtung von hinten oben nach vorn unten oder umgekehrt,
sowie für die schrägen Durchmesser benutzen wird. Es ist dieses,
wie wir in dem Kapitel „Durchleuchtung" sehen werden, dann
von Wichtigkeit, wenn es sich darum handelt, die hinteren oder
vorderen unteren Lungen- oder Pleurabezirke abzuleuchten.

   Die Zuführung der Kabel erfolgt von oben durch Vermittelung
eines drehbaren Hartgummistabes (e). Die Graduierung des
Armes St ist für die Zwecke der Stereoskopie
angebracht, so daß man mit Leichtigkeit eine
Verschiebung der Röhre um die erforderlichen
7 cm bewerkstelligen kann. Da der Arm (f)
hohl ist, kann, nachdem die das Blendenbrett
tragende Vorrichtung heruntergenommen ist,
in dieses Rohr der bewegliche Teil des Gochtschen Wandarmes hineingeschoben werden,
so daß diejenigen, welche im Besitz des letzteren sind, Teile desselben benutzen können.
Wer den Gochtschen Wandarm indessen nicht
hat, kann sich ein solches Ersatzstück sehr
leicht anfertigen lassen. Diese Wandarmblende gestattet:

   1. Aufnahmen mit Blenden jeder
Weite. Durch Unterlegen eines Leuchtschirmes kann man leicht den Grad der Weite,

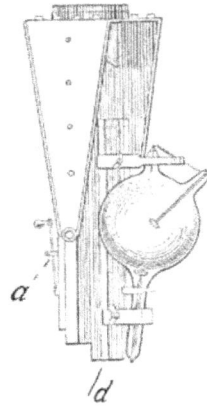

Fig. 35.

welche man der Schiebeblende geben muß, um eine bestimmte
Plattengröße auszuzeichnen, feststellen. Wünscht man die Schiebeblende indessen nicht zu benutzen, so kann, wodurch der Apparat
verbilligt wird, an Stelle des quadratischen ein rundes Loch vom
Durchmesser 8 cm eingeschnitten werden, und man braucht alsdann
auf diesen Ausschnitt nur Bleidiaphragmen aufzulegen, deren Größen
für die Belichtung eines bestimmten Plattenformates sich aus der
untenstehenden Tabelle ergeben. Man wird im allgemeinen mit
zwei, höchstens drei Bleidiaphragmen auskommen. Es läßt sich
indessen nicht bestreiten, daß die Schiebeblende ein schnelleres und
bequemeres Arbeiten gestattet.

   2. Aufnahmen zu stereoskopischen Zwecken unter Benutzung von Blenden.

   3. Nach Einschieben des beweglichen Teiles des Gochtschen
Wandarmes Übersichtsaufnahmen ohne Blende in der bisher
üblichen Weise.

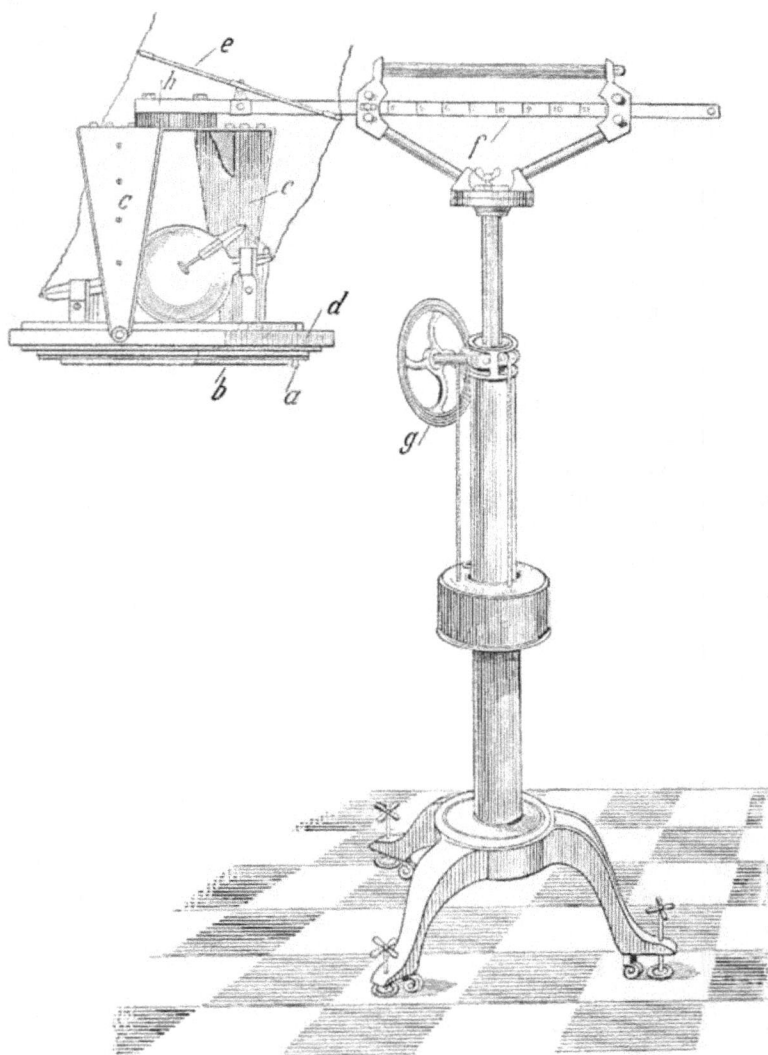

Fig. 36.

4. Durch Vertikalrichten des Blendenbrettes, Durchleuchtungen in jedem beliebigen Durchmesser zu internen und chirurgischen Zwecken.

Der Wandarm repräsentiert ein ziemlich bedeutendes Gewicht und muß daher von sachkundiger Hand angebracht werden.[1]) Für

---

[1]) Die Herstellung dieser Wandarmblende übernimmt die Firma Richard Seifert & Co., Hamburg nach meinen Angaben.

gewisse Zwecke empfiehlt es sich, den Arm nicht an der Wand zu befestigen, sondern denselben wie Fig. 36 zeigt, auf ein fahrbares Stativ zu setzen.

In folgender Tabelle sind für die verschiedenen Blendenweiten und Blendenabstände die Durchmesser der erhaltenen Belichtungskreise angegeben.

Abstand bedeutet: Abstand der oberen Blendenfläche von der photographischen Platte.

Die Zentimeterangabe der Blende ist gleich dem Durchmesser der letzteren.

Die Entfernung der Antikathode von der Blende beträgt in allen Fällen $8^{1}/_{2}$ cm.

Für Platten 30/40

41 cm Abstand 8 cm Blende = 34 cm Durchmesser
36   8   = 31
33   8   = 27

Für Platten 18/24

27 cm Abstand $4^{1}/_{2}$ cm Blende = 16 cm Durchmesser
27   4   = 14

Für Platten 13/18

23 cm Abstand 4 cm Blende = 13 cm Durchmesser

IV. Die Schirmblende.

Bei einer Reihe von Aufnahmen und Durchleuchtungen, welche man zweckmäßig in aufrechter Stellung, entweder beim sitzenden oder stehenden Patienten, vornimmt, empfiehlt es sich, eine vertikal stehende Blende zu benutzen. In Figur 37 ist eine solche dargestellt, welche gleichzeitig als Schutzvorrichtung für den Untersuchenden dient. Auf ihre letztere Funktion werde ich später ausführlich zu sprechen kommen. Die vordere große Wand des Schirmes ist 187 cm hoch und 60 cm breit, die kürzere, welche lediglich den Zweck hat, der großen Halt zu geben, ist 106 cm hoch und 60 cm breit. Die beiden Wände sind rechtwinklig zusammengesetzt und auf Rollen gebracht, so daß man den ganzen Apparat ohne Schwierigkeiten hin und her fahren kann. Es ist indessen Bedacht darauf zu nehmen, daß die Rollen von vorzüglicher Qualität sein müssen, da andernfalls infolge des großen Gewichtes, welches diese Schirmblende besitzt, ein leichtes Hin- und Herfahren auf dem Fußboden nicht möglich ist. Beide Wände sind auf ihrer äußeren Seite mit

1 mm dichten Bleiplatten benagelt. Die kleinere Wand ist durch
ein Gewicht (Sandsack *f*), um ein Überkippen nach vorn zu verhindern, beschwert. In der Höhe von 145 cm ist ein mit Bleiglas
versehenes Fenster *a* angebracht. Letzteres kann durch eine Blei-

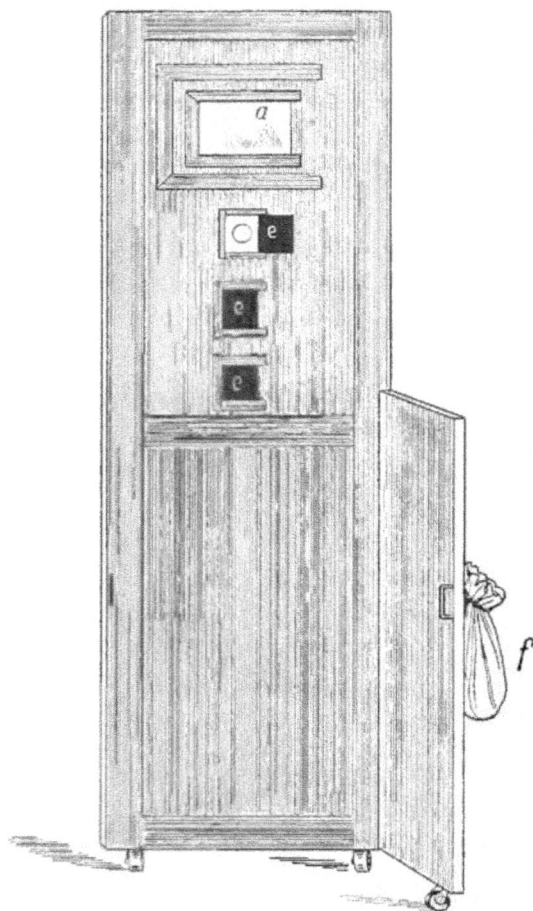

Fig. 37.

platte, welche in dem Rahmen hin und her zuschieben ist, überdeckt werden. Das Fenster hat seine Bedeutung, wenn der Apparat
als Schutzvorrichtung dienen soll, als Blende kommt dasselbe
nicht in Betracht. In der Höhe von 104 cm oberhalb des Fußbodens sind drei je 11 cm auseinanderstehende Löcher eingesägt,

welche einen Durchmesser von 4 cm haben und an der Innenseite
der Schirmblende durch Bleiplatten e geschlossen werden können.
Die Röntgenröhre wird mittels Wandarm oder Statif an der Außen-
wand der Schirmblende zentriert angebracht und, um das Fluoreszenzlicht abzublenden, mit einem schwarzen Tuche verhängt. Der zu
untersuchende Patient wird an der Innenseite der Blendenwand
aufgestellt. Setzt man die Röhre in Betrieb, so kommen ausschließlich die durch das Blendenloch tretenden Röntgenstrahlen zur Anwendung, da alle übrigen durch die Bleiwand zurückgehalten
werden. Man kann nun den Kranken mit dem zu untersuchenden
Körperteil hoch oder niedrig, gerade oder schräg vor das Diaphragma
stellen und in jeder beliebigen Richtung durchleuchten. Besonders
für die schräge Durchstrahlung nach Holzknecht, sowie für
Sternum - und Aortenbogenaufnahmen, ist dieser Schirm von
Nutzen.

V. Die Holzrahmenblende.

Auf einem Brett von 60 cm im Quadrat sind an den vier
Ecken hölzerne Streben errichtet, über welche ein zweites gleich
großes Brett geschoben und in jeder Lage festgestellt werden kann.
Auf dem unteren befinden sich 5 kreisförmige Ausschnitte von
$2^1/_2$ cm Durchmesser. Genau die gleich großen Löcher sind auf
dem darüberliegenden Brett angebracht, so daß die Zentra dieser
5 Löcher senkrecht übereinander stehen. In der Platte des Untersuchungstisches muß sich ebenfalls ein Loch von der gleichen Größe
befinden. Man stellt den Blendenapparat derart auf den Tisch,
daß sich eines der in der unteren Platte befindlichen Löcher mit
dem Loch im Tisch deckt und befestigt ihn durch eine Schraube.
Nun markiert man auf der Haut des Patienten mittels Dermatographen die zu untersuchende Stelle und legt den Kranken so auf
das untere Blendenbrett, daß die Hautmarke genau auf dem betreffenden Loche zu liegen kommt. Die Richtigkeit der Einstellung
wird dadurch kontrolliert, daß man sich unter den Tisch bemüht und
die Hautmarke durch das Loch in demselben konstatiert. Schiebt
man nun über den so gelagerten Patienten das obere Brett, so befindet sich, wie ohne weiteres ersichtlich ist, das Loch im letzteren,
der zu röntgenographierende Körperteil und das Loch im unteren
Brett und dasjenige im Tisch in einer senkrechten Linie d. h. in der
Lichtachse. Auf das obere Brett legt man alsdann die Bleiblende,
deren Diaphragma ebenfalls $2^1/_2$ cm im Durchmesser beträgt.
Oberhalb derselben wird die Röhre senkrecht eingestellt. Damit

diese Einstellung in allen Richtungen exakt vorgenommen werden
kann, sind Richtungsstäbe an allen vier Seiten des oberen Brettes
angebracht. Die Quereinstellung wird dadurch bewerkstelligt, daß
man den Fokus der Antikathode in die Verbindungslinie der betreffenden Richtungsstäbe bringt. Bei der Längeneinstellung wird
die Längsachse der Röhre in die Verbindungslinie der entsprechen-

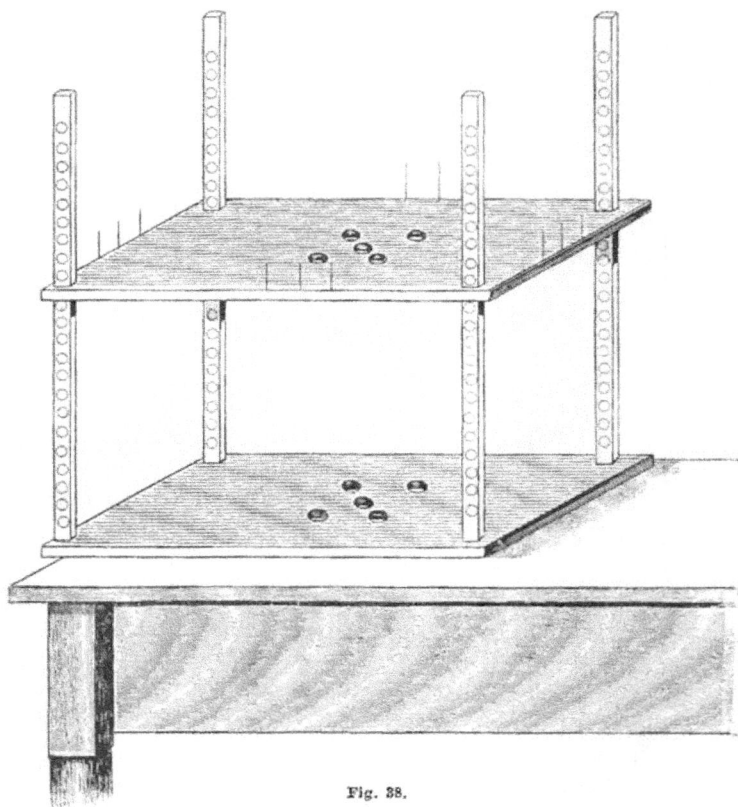

Fig. 38.

den Stäbe gebracht. Wenn man durch ein der Untersuchung voran-
gegangenes Experiment mit dem Leuchtschirm festgestellt hat,
wie weit das obere und das untere Brett voneinander entfernt sein
müssen, um einen gewissen Belichtungskreis auf der Platte zu ergeben, so genügt es, das die Bleiblende tragende obere Brett in
der gefundenen Höhe festzustellen. Man wird mit Sicherheit auf
der Platte später den zu untersuchenden Körperteil innerhalb des
gewünschten Belichtungskreises finden.

Diese Art der Blende vereinigt die Vorteile der Tischblende mit einer größeren Bequemlichkeit der Einstellung, da man unter allen Umständen immer sicher ist, den zu untersuchenden Körperteil auch wirklich senkrecht unterhalb des Fokus der Röhre zu haben. Der Apparat ist außerordentlich einfach und billig und kann von jedem Tischler ohne weiteres nach der vorstehenden Angabe hergestellt werden. Will man noch einige Verbesserungen anbringen, so kann man das bei der Kompressionsblende zu schildernde Brett, welches die Röhrenklammern trägt, auch hier verwenden, wodurch die Mühe der Einstellung etwas geringer wird. Die Nachteile, welche dieser Blende anhaften, sind die gleichen, wie die der Tisch- und der Wandarmblende, nämlich, daß die Ruhelage des zu untersuchenden Körperteils nicht garantiert ist, und daß ferner die Vorteile, welche die Abblendung mittels eines Bleizylinders darbietet, hier in Fortfall kommen. Immerhin ist der Apparat für manche Aufnahmen mit Erfolg zu benutzen und da er sich leicht improvisieren läßt, zu empfehlen.

VI. Die Kompressionsblende.

Bei den vorstehend beschriebenen Blendenapparaten handelt es sich durchweg um solche Einrichtungen, welche zwar eine größere Masse der Sekundärstrahlen abzublenden imstande sind, aber dennoch, wie aus Fig. 28 ersichtlich ist, einem Teil der von der Glaswand ausgehenden Strahlen Eintritt in den Körper gestatten. Bei den sämtlichen Apparaten ist als Blende nur eine einfache Bleitafel mit einem Diaphragma zur Anwendung gekommen. Daß schon die Zwischenschaltung einer solchen einen außerordentlichen Einfluß auf den Kontrastreichtum der Röntgenogramme auszuüben vermag, haben wir bereits gesehen, indessen die theoretischen Erwägungen und vor allen die praktischen Versuche haben dahin geführt, von dem einfachen Modell der tafelförmigen Bleiblende abzugehen und eine Rohrblende zu konstruieren. Wie Fig. 29 zeigt, ist die Zylinderblende weit mehr noch als die Plattenblenden imstande, Sekundärstrahlungen unschädlich zu machen. Es ist gewiß nicht zu leugnen, daß ein Bruchteil der schädlichen Strahlen, wenn auch nur ein kleiner, selbst eine röhrenförmige Blende zu durchsetzen vermag, er ist indessen so unbedeutend, daß wir ihn in der Praxis ruhig vernachlässigen können, ebensowenig spielen die in dem Rohr etwa entstehenden Sekundärstrahlen eine Rolle. Die Behauptung, daß die letzteren eine Wirkung auf die photographische Platte ausüben könnten (Dessauer) ist völlig haltlos, da die Sekundärstrahlen

um so weniger durchdringungsfähig sind, je größer das Atomgewicht
des dieselben erzeugenden Mediums ist. Die Sekundärstrahlen des
Blei vermögen kaum durch ein dünnes Blatt Papier hindurch zu
dringen (Walter). Ein weiterer Nachteil, welcher den platten-
förmigen Blenden anhaftet, ist der, daß die Röntgenstrahlen, nachdem sie das Bleidiaphragma passiert haben und bevor sie in den
menschlichen Körper eindringen, nochmals die Luft durchsetzen
müssen. Es unterliegt keinem Zweifel, daß sie hier schon, wenn
auch sehr viel weniger als im Körper, zur Sekundärstrahlenbildung
Anlaß geben.

Es muß an dieser Stelle der gelegentlich in der Literatur
geäußerten Ansicht, daß es überflüssig sei, einen Tubus als Blende
zu benutzen, entgegengetreten werden. Als Grund wird meistens
angeführt, daß die sogenannten Glasstrahlen, welche von der
Röhrenwand ausgehen, keine Verschleierung der Platten hervor-
zurufen imstande seien, da sie bei einigermaßen dicken Körperteilen
überhaupt nicht durch die letzteren hindurchgingen und die Platte
erreichten. Eine einfache Bleiblende würde demnach denselben
Nutzen schaffen wie eine Zylinderblende. Der Einwand ist nicht
stichhaltig, da die Wirkung der Glasstrahlen entschieden unter-
schätzt wird. Im Kapitel „Schutzvorrichtungen" werden wir sehen,
daß selbst auf 1,50 m Distanz die Glasstrahlen sämtliche Felder
einer Härteskala vollständig zum Aufleuchten bringen können,
woraus hervorgeht, daß ihnen eine verhältnismässig bedeutende
Penetrationskraft innewohnt, so daß von einem „Aufbrauchen"
dieser Strahlen beim Passieren des zu untersuchenden Okjektes
nicht die Rede sein kann. Wenn man wirklich ideale Bilder erzielen
will, soll man jeden auch nur unbedeutend schädigenden Faktor
aus der Technik eliminieren. Außerdem werden wir im folgenden
sehen, daß die Unschädlichmachung der Glasstrahlen nicht der einzige, nicht einmal der wichtigste Grund für die Empfehlung von
Zylinderblenden ist.

Nächst der möglichsten Abblendung ist nämlich die absolute
Festlagerung des zu untersuchenden Körperteils eine der Hauptaufgaben der Konpressionsblende. Bei der Tisch- und der Wandarmblende wird die Ruhigstellung des zu untersuchenden Körperteils derart bewerkstelligt, daß derselbe entweder auf die photographische Platte aufbandagiert, mittels Sandsäcken festgelegt oder
nach Cowl, Hirschmann und Robinsohn mittels Binden, Schlitzbinden usw. durch Zug fixiert wird. Die Lagerung und Fest-
legung ist also unabhängig von dem zur Anwendung kommenden
Blendenapparat. Daß auch trotz dieser Binden bei sorgfältigster
Placierung des Patienten und bei bequemster Lagerung des zu unter-

suchenden Körperteils namentlich bei Schulter- und Schädelaufnahmen eine Verschiebung sehr leicht möglich ist, wird jeder aus Erfahrung bestätigen können. Selbst dann, wenn der Kranke den besten Willen hat, absolut ruhig zu liegen oder zu sitzen, werden doch in vielen Fällen ein leichtes Zittern oder selbst gröbere Bewegungen kaum zu vermeiden sein. Ich erinnere nur an die störenden Atembewegungen, welche die Schulteraufnahmen erschweren, und auch bei Wirbelsäulenröntgenogrammen unter Umständen die Klarheit der Bilder beeinträchtigen.

Es lag nun bei der Konstruktion der Kompressionsblende nahe, besonders auf die Feststellung Rücksicht zu nehmen und nach Möglichkeit den zu untersuchenden Körperteil derart zu fixieren, daß eine Bewegung gar nicht oder doch fast gar nicht möglich war. Daß dieses für alle in Betracht kommenden Aufnahmen vollständig gelungen ist, wird die Beschreibung des Apparates, sowie die Schilderung der Technik seiner Anwendung zeigen.

Die Kompressionsblende (Fig. 39) setzt sich folgendermaßen zusammen: Auf einem Brett a von ca. 72 cm Länge und 85 cm Breite erheben sich, wie die Figur zeigt, drei säulenartige Stative, b, b_1, b_2, welche hohl sind, und in denen sich drei blank polierte Metallstangen c, c_1, c_2, welche auf und nieder verstellbar und mit einer Graduierung versehen sind, befinden. Zwei der Stative stehen auf der einen, das dritte auf der gegenüberliegenden Längsseite des Brettes. Die polierten, verstellbaren Metallstangen c und c_2 sind mit einem um seine Längsachse rotierenden Querstück d verbunden. An diesem befindet sich ein rechteckiger Rahmen e, welcher die Entfernung zwischen den beiden nebeneinander und dem gegenüberstehenden Stativ überbrückt. Der Rahmen ist so eingerichtet, daß er vermöge des um seine Längsachse rotierenden Stückes d auch in die Höhe geklappt, sogar vollkommen nach der entgegengesetzten Seite hinübergelegt werden kann. Außerdem befindet sich zwischen Stück d und dem rechteckigen Rahmen eine Vorrichtung, welche es ermöglicht, den ersteren um seine eigene Längsachse drehen zu können. Ist der eiserne Rahmen nach dem Stativ b_1 hinübergeklappt, so läßt er sich daselbst mit einer Flügelschraube fixieren, so daß dieser, gewissermaßen eine Brücke bildende Rahmen, als absolut fest und unbeweglich zu betrachten ist. Er trägt das Hauptstück des Apparates, nämlich das eigentliche Kompressionsrohr. Letzteres ist auf einem breiten Metallring, der auf einem rechteckigen schmalen Metallrahmen m aufgeschroben ist, montiert. Durch den Ring hindurch ist ein 22 cm

langes, glattpoliertes Metallrohr von 13 resp. 10 cm Durchmesser,
welches an seinem unteren Ende einen Hartgummiring trägt, gesteckt. Es läßt sich in dem breiten Ring bequem auf und nieder
schieben, so zwar, daß es im ganzen 9 cm herunter resp. herauf

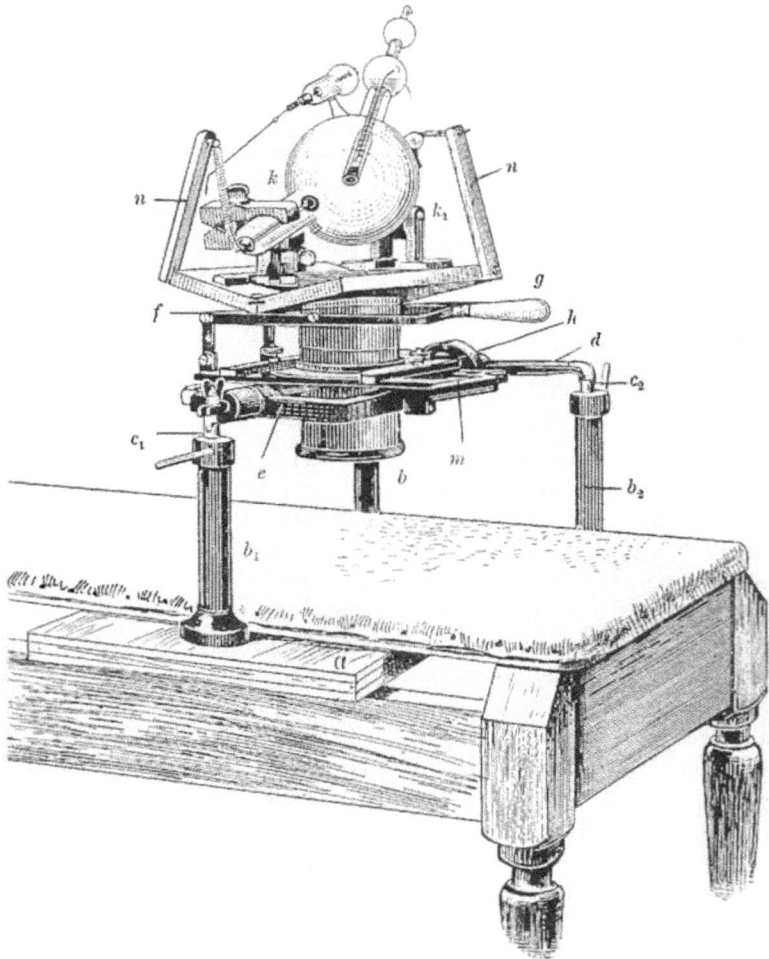

Fig. 39.

gerückt werden kann. Dieses bewegliche, im Innern mit Blei
ausgekleidete Rohr steht mit einer Hebelkonstruktion f, welche aus
dem Bilde ohne weiteres verständlich ist, in Verbindung und kann,
vermöge des Holzgriffes g, welcher an der langen Seite des Hebels
befestigt ist, in dem metallenen Ringe herauf und herunter gedrückt

werden. Eine Schraube an der Außenseite des letzteren ermöglicht ein Feststellen des beweglichen Rohres in jeder beliebigen Stellung.

Dieser ganze Teil des Apparates, welcher den Metallring mitsamt dem verschieblichen Rohr trägt, steht lose auf dem anfangs beschriebenen rechteckigen eisernen Rahmen e. Er kann an einer beliebigen Stelle des letzteren Aufstellung finden, und auch auf ihm hin und her geschoben werden, so daß er an jeden Platz dieses Rahmens mit Leichtigkeit zu bringen ist. Zwei metallene Schienen h ermöglichen es, die verschiebliche, das Rohr tragende Hebelkonstruktion festzustellen. Ist ihre Fixierung vorgenommen, so steht sie mit dem ganzen Apparat in so inniger und fester Verbindung, daß das Ganze als ein einheitlicher Körper betrachtet werden kann. Die Schwere, welche naturgemäß allen diesen Teilen anhaftet, ist erwünscht und dient dazu, dem Apparat Stabilität und Festigkeit zu gewähren.

Es ergibt sich also aus der Beschreibung, daß die Kompressionsblende aus zwei Hauptteilen besteht, aus dem Grundstativ mit dem drehbaren und aufklappbaren rahmenartigen Blendenträger und aus dem, auf diesen Träger zu setzenden, mit Hebelkonstruktion verbundenen Blendenrohr. Auf letzteres kommt es in erster Linie bei der Benutzung des Apparates an. Von seiner Weite hängt die Größe der herzustellenden Bilder ab. Es ist daher unter spezieller Berücksichtigung der Nierensteinaufnahmen außer einem größeren Zylinder von 18 cm Durchmesser ein kleinerer von 10 cm Durchmesser konstruiert worden. Der große Zylinder, ist für alle in der Röntgentechnik überhaupt vorkommenden Aufnahmen bestimmt. Er zeichnet eine Platte 18/24 fast vollständig aus.

Das Anbringen der Röntgenröhre findet bei dieser Blende im Gegensatz zu den bisher beschriebenen so statt, daß das Röhrenstativ zu einem Teil des Gesamtapparates gemacht wird. Ein viereckiges Brett (Fig. 40), welches an seiner Unterseite mit Blei beschlagen ist, hat an beiden Seiten Ausschnitte, über welche Bleikappen gesetzt sind. Erstere dienen dazu, die Hebelarme der Zylinder aufzunehmen. Wären sie nicht vorhanden, so würde man beim Emporheben des Zylinders mit den diese Bewegung ausführenden Hebelarmen das Röhrenbrett mit in die Höhe heben.

In der Mitte des Brettes befindet sich ein kreisförmiger Ausschnitt von der Weite, daß er auf die Ansatzstücke der Zylinder und der noch zu beschreibenden kastenförmigen Blende (Fig. 44) paßt. Auf dieses Loch können kreisförmige Bleiblenden

von verschiedenen Durchmessern gelegt werden. Es kommt nun
darauf an, die Röntgenröhre derart über dem Blendendiaphragma
zu zentrieren, daß der Fokus senkrecht über dem Zentrum des
Diaphragma steht. Ist letzteres der Fall, so steht der Brennpunkt
auch senkrecht über der Längsachse des Zylinders, mit anderen
Worten, die Röhre ist genau zentriert, die Zylinderlängsachse deckt
sich mit der Lichtachse. Man erkennt die richtige Stellung am

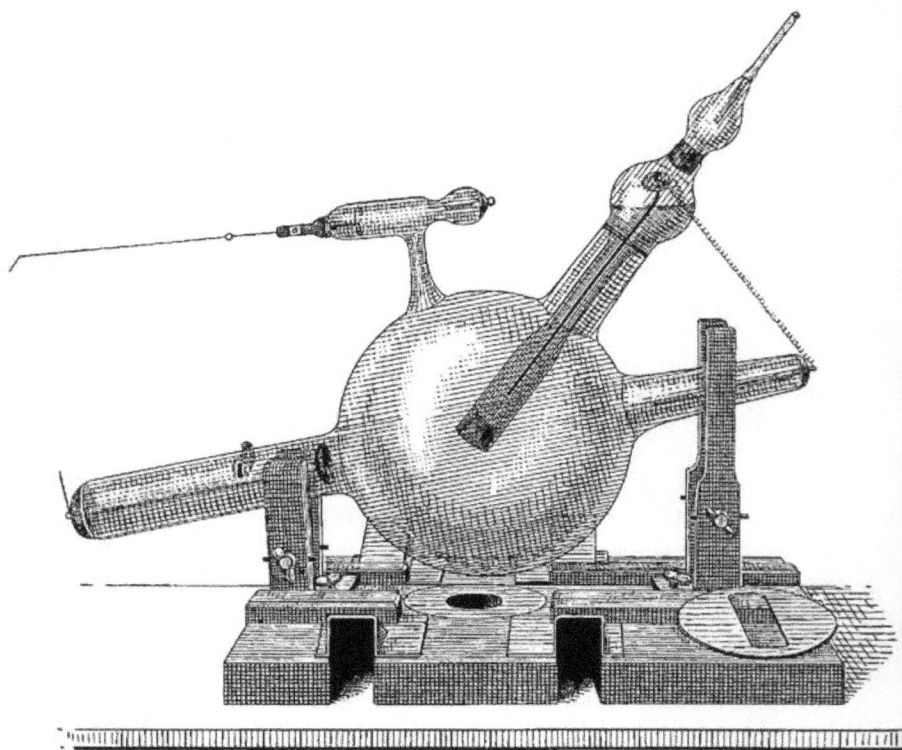

Fig. 40.

einfachsten daran, daß man einen Leuchtschirm unter den Zylinder
legt und konstatiert, ob der entworfene Lichtkreis vollständig rund
und scharfrandig ist.

Diese Blendenbretter müssen außerordentlich exakt gearbeitet
sein, da eine genaue Einstellung der Röhre sonst unmöglich wird.
Die Verschiebung in der Längsachse der Röhre wird durch die
Bewegung der beiden Klammern in einer Schlittenvorrichtung bewerkstelligt. Ist der richtige Punkt erreicht, so können die ersteren

mittels Stellschrauben festgesetzt werden. Wenn nun die die Röhre haltenden Klammern so konstruiert sind, daß einer ihrer Arme feststeht, der andere beweglich ist, so ist eine seitliche Verschiebung der Röhre leicht möglich, was einen nicht zu korrigierenden Fehler bedingen würde. Es ist infolgedessen nötig, die beiden Arme der Klammern so einzurichten, daß der gefaßte Röhrenhalsteil stets in der Mitte bleibt. Die beiden Arme müssen sich also beim Schließen

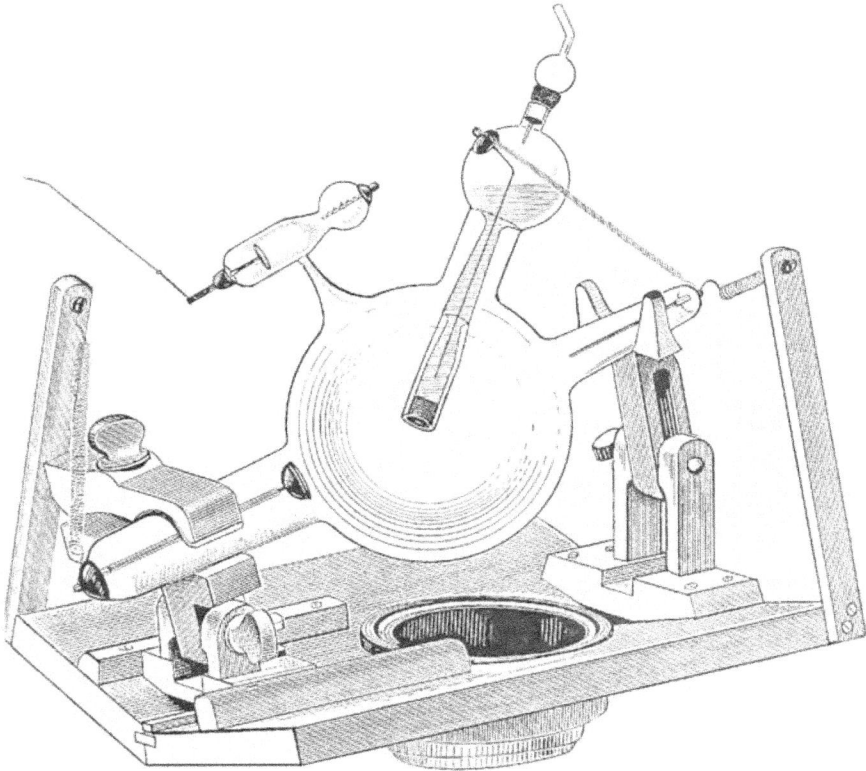

Fig. 41.

gleichmäßig einander nähern und beim Öffnen ebenso auseinander-weichen. Dieses ist durch ein Rechts- und Linksgewinde der die Bewegung der Klammern bewirkenden Schrauben bewerkstelligt. Arbeitet man mit wertvollen Röhren, wie z. B. mit Wasserkühl-röhren, so empfiehlt es sich, eine größere Anzahl solcher Bretter anzuschaffen, beispielsweise eins für die mittelweiche Beckenröhre, ein zweites für die weiche Extremitätenröhre und ein drittes für die sehr weiche Handröhre. Die Röhren brauchen, wenn mehrere

Bretter vorhanden sind, nicht aus- oder neueingespannt zu werden,
sondern sie verharren dauernd bis zu ihrer vollständigen Unbrauchbarkeit auf den Brettern.

Das gebräuchlichste und neueste Röhrenbrett (Fig. 41) besteht
aus einem an der Innenwand mit Blei ausgeschlagenen Hohlzylinder aus Holz, welcher mit seinem unteren Teil auf den Zylinder
der Kompressionsblende aufgesetzt und mit einer Klemmschraube
festgeklemmt wird. Auf seine obere Öffnung können Bleiblenden
von verschiedener Weite aufgelegt werden. Um den Hohlzylinder sind zwei in stumpfem Winkel aneinandergelegte Holzbretter
befestigt, welche unten mit Bleiblech beschlagen sind, so daß nur
diejenigen Strahlen, welche den Innenraum des Zylinders passieren,
den Patienten treffen können.

Das Röhrenbrett besitzt eine zur Aufnahme des Kathoden-
halses der Röhre bestimmte Klemme, welche auf einem um
eine horizontale Achse drehbaren Holzstück befestigt ist und
mittels einer Holzschraube fixiert werden kann. Die Klemme
ist ferner in der Längsrichtung des Aufnahmebrettes verschiebbar,
so daß Röhren aller Formate verwendet werden können. Auf dem
Brett ist ein Träger mit Ausschnitt, auf welchen die Röhre
mit dem Antikathodenhals bezw. dem Anodenhals aufgelegt wird,
angebracht. Dieser Träger ist ebenfalls um eine horizontale Achse
drehbar, so daß die Röhre höher oder tiefer gestellt werden kann.
Endlich sind an dem Brett zwei Holzstäbe befestigt, welche je eine
Öse für die Stromzuleitungen, sowie je eine Drahtspirale tragen,
welche mit der Röhre zu verbinden ist.

Ist nun die Letztere in richtiger Weise auf einem der vorstehend beschriebenen Bretter montiert und zentriert, so wird dasselbe auf den Zylinder aufgesetzt und die Kabel zugeleitet.

Legt man unter die untere Apertur des zylindrischen Rohres
einen Leuchtschirm und schaltet ein, so erhält man auf demselben
einen Kreis von einem Durchmesser, dessen Größe den der unteren
Rohrapertur um einige Zentimeter überschreitet. Der Kreis erscheint außerordentlich hell leuchtend, während die übrigen Teile
des Schirms fast vollständig dunkel sind. Es beweist dieses, daß
der größte Teil der Sekundärstrahlung absorbiert ist, daß mithin
fast nur Fokusstrahlen zur Verwendung kommen. Bei den Blenden
ohne rohrförmigen Ansatz wird man konstatieren, daß auf dem
Bariumschirm sich bei richtiger Einstellung der Röhre ebenfalls
ein Lichtkreis zeigt, daß aber hier auch die übrigen Teile des Schirms
mehr oder weniger fluoreszieren, woraus sich ergibt, daß noch

Sekundärstrahlen mit durch die Blende hindurchgehen, welche ihrerseits die übrigen Teile des nicht direkt belichteten Schirms zur Fluoreszenz bringen.

Ferner wird man beobachten können, daß die Konturen des Lichtkreises bei der Kompressionsblende außerordentlich scharf markiert sind, während dieselben bei den flächenförmigen Blenden mehr oder wenig unscharf sind. Auch letzteres Phänomen hat seinen Grund in der besseren Ausschaltung der Sekundärstrahlen bei Anwendung der zylinderförmigen Rohrblende. Je näher man die untere Öffnung des Blendenrohres dem Bariumschirm bringt, um so mehr nähert sich die Größe des Lichtkreises derjenigen der unteren Rohrapertur; je weiter man das Kompressionsrohr entfernt, um so größer wird der Lichtkreis ausfallen. Es hat dieses aber seine Grenze, so daß einer unteren Rohrapertur von z. B. 13 cm ein Lichtkreis von ca. 15—19 cm entspricht. Es ist indessen aus der Figur Nr. 29 ersichtlich, daß durch Anwendung eines zylinderförmigen Rohres allein noch nicht der höchste Grad der Abblendung zu erreichen ist, daß es vielmehr erforderlich ist, auf den oberen Teil des Kompressionsrohres eine Blende zu legen, wie dieses in Fig. 40 dargestellt ist. Diese enge Blende, welche für das eben geschilderte Kompressionsrohr (13 cm) einen Durchmesser von $4^1/_2$ cm und für das Rohr (10 cm) einen solchen von 3 cm hat, wird auf das Holzbrett und zwar auf die vorhin erwähnte kreisrunde Öffnung aufgelegt und daselbst durch eine Klammer fixiert. Die Größe dieses Bleidiaphragma muß so gewählt werden, daß der Strahlenkegel, welcher die untere Rohrapertur verläßt, nicht durch die obere Blende eingeengt wird, daß er vielmehr am Ende des Kompressionsrohres genau den gleichen Umfang wie die untere Apertur desselben hat. Es wird also dieses Diaphragma eine für jedes Kompressionsrohr bestimmte, nicht zu verändernde Größe haben müssen, vorausgesetzt, daß die gleiche Röntgenröhrengröße zur Anwendung kommt. Fehlt die obere Blende auf dem Zylinder, so sieht man um den auf dem Leuchtschirm entworfenen hellen Lichtkreis einen etwa fingerdicken, weniger hellen und weniger scharf konturierten Beleuchtungsring verlaufen. Dieser hat seine Ursache in der nicht genügend am oberen Ende des Rohres abgeblendeten Sekundärstrahlung. Sobald man aber eine Blende nimmt, welche bezüglich ihrer Weite den geschilderten Anforderungen genau entspricht und dieselbe auf das obere Ende des Zylinders legt, so verschwindet der untere diffuse Lichtring und der eigentliche Belichtungskreis erscheint in voller Schärfe. Aus diesen Versuchen geht die Notwendigkeit der oberen Bleiblende hervor. Ist die Röntgenröhre infolge ungenauer Einstellung nicht absolut

zentriert, so wird der untere Belichtungskreis nicht in seiner vollen
Rundung auf dem Bariumschirm zum Vorschein kommen, sondern
ein Teil desselben wird fehlen. Entsprechend der Größe des fehlen-
den Abschnittes wird die Röhre oben zu verschieben sein.

Wer auf seinen Apparat eingearbeitet ist, wird kaum in die
Lage kommen, Fehler zu machen. Es ist indessen praktisch, sich

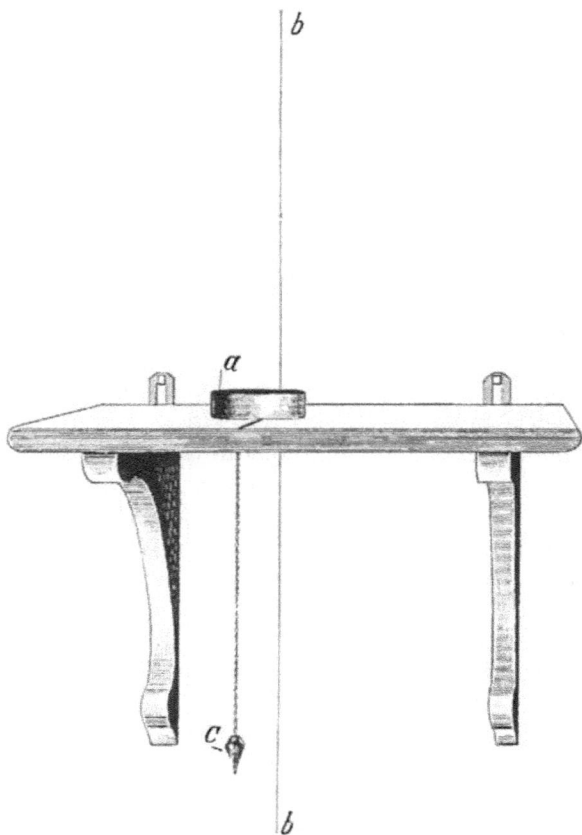

Fig. 42.

von Zeit zu Zeit, namentlich dann, wenn man verschiedene Röhrenmodelle benutzt, durch Unterlegen des Leuchtschirmes über die
Form des Belichtungskreises zu vergewissern.

Es ist klar, daß die Röhren, je nach den Modellen, die zur
Benutzung kommen, eine besondere Einstellung und wegen der verschiedenen Entfernung der Antikathode von der Glaswand auch verschiedene Blendenweiten auf dem oberen Teil des Zylinders verlangen.

Für den vorstehenden Apparat sind, wie auseinandergesetzt, zwei durch Hebelkonstruktion verstellbare Zylinderblenden konstruiert worden, welche ohne weiteres ausgewechselt werden können.

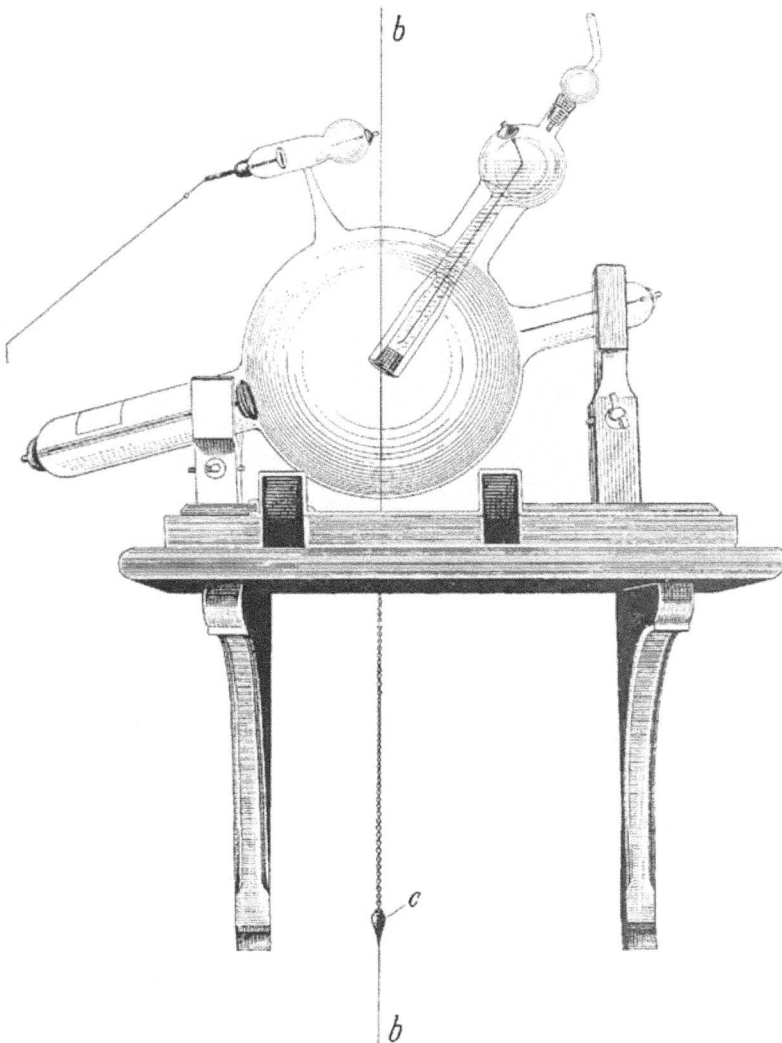

Fig. 43.

Die erstere vom Durchmesser 13 cm und der Länge 22 cm, die zweite vom Durchmesser 10 cm und der Länge 22 cm. Der Belichtungskreis des Kompressionsrohr (13 cm) beträgt im Mittel

7*

15—18 cm im Durchmesser, derjenige des Rohr (10 cm) 12—14 cm.
Hieraus ergibt sich ohne weiteres, daß für alle Aufnahmen
mit dem großen Kompressionsrohr die Platten vom Format
18/24 ausreichen, daß ferner bei allen Aufnahmen mit dem
kleinen Kompressionsrohr die Platten vom Format 13/18
genügen.

Eine Vereinfachung der Zentrierung der Röhre auf dem Röhrenbrett wird in folgender Weise erzielt. Auf einen kleinen Wandbord
(Fig. 42) wird ein messingener Ring a, welcher genau so groß
ist, daß das Röhrenbrett mit seinem kreisförmigen Ausschnitt über
ihn gesetzt werden kann, befestigt. Parallel zu den Seitenrändern
des Bordes wird eine Linie durch die Mitte des Messingringes gezogen.
Dort, wo diese die hintere Kante des Bordes berührt, wird eine senkrechte (b) auf ihr errichtet und durch einen Strich an der Wand
markiert. Am anderen Endpunkt der durch die Mitte des Ringes
gehenden Linie wird ein kleines Metallpendel (c) aufgehängt. Nun
wird, wie aus Fig. 43 ersichtlich, das mit der Röhre montierte Brett
mit seinem Ausschnitt über den Messingring (a) gesetzt. Ist die
Röhre genau über dem Diaphragma zentriert, so wird, wenn
man durch Visieren das Pendel und die Wandlinie zur Deckung
bringt, die Fortsetzung der Wandlinie nach oben durch die
Mitte der Antikathode gehen. Liegt der Brennpunkt auf der
Mitte der letzteren, so ist die Röhre genau zentriert eingestellt,
liegt er dagegen nicht in der Mitte, wovon man sich vorher zu
überzeugen hat, so ist dementsprechend die Röhre etwas zu verschieben. Die Verschiebung erfolgt entweder durch Bewegung der
Röhre in den Klammern selber, oder die letzteren werden in den
dazu vorgesehenen schlittenförmigen Schienen verschoben.

Die mit einem der Kompressionsrohre belichtete Platte zeigt
nach der Entwickelung bei hell bleibenden Ecken einen schwarzen
Kreis. Man kann sich bei jeder derartigen Aufnahme davon überzeugen, daß die nicht von dem Strahlenkegel betroffenen Partien
der Schicht glasklar sind. Es ist dieses ein Zeichen, daß keine oder
nur geringe Sekundärstrahlung stattgefunden hat, da andernfalls
auch die Randpartien, d. h. die nicht belichteten Teile der Platte
einen gewissen Grauschleier aufweisen würden. Selbstverständlich ist
dieses nur dann der Fall, wenn der auf der Platte liegende Körper
nicht allzu dick ist. Bei starken Körperteilen, wie z. B. bei
korpulenten Nierensteinkranken, wird ein derartig scharf abgesetzter
Ring nicht zu erzielen sein, vielmehr werden die Negative auch in
ihren nicht direkt getroffenen Partien infolge entogener Sekundärstrahlung Belichtungsspuren zeigen. Immerhin ist aber auch dann
noch der Kreis deutlich abgehoben.

Man kann die Kompressionsblende bei den verschiedensten Körperdicken anwenden. Bei starken Körperteilen werden die verschiebbaren Eisenstangen c, c_1, c_2 in einer gewissen Höhe festgestellt. Diese muß so gewählt werden, daß bei völlig in die Höhe gestelltem Kompressionsrohr der untere Rand der Zylinderapertur sich 3 cm oberhalb der Körperoberfläche befindet. Ist diese Einstellung, welche ich die „Grobe" nenne, vollendet, so folgt die „Feine" durch Verschiebung des Kompressionsrohres. Man visiert durch den Zylinder hindurch die zu untersuchende Stelle. Alles das, was man durch denselben überblickt, sogar einige Zentimeter mehr in der Peripherie, erhält man auf der Platte. Ist auch diese Einstellung exakt vollzogen, so wird das Kompressionsrohr festgestellt und mittels des Hebels energisch auf seine Unterlage, d. h. auf den zu untersuchenden Körperteil hinuntergedrückt. Nach der Konstruktion des Rohres haben wir die Möglichkeit, im ganzen 8 cm tief zu komprimieren. Diese vollen 8 cm werden indessen wohl selten zur Anwendung kommen, höchstens dann, wenn es sich um Untersuchungen auf Nierensteine oder von Lendenwirbelsäulen handelt. Im allgemeinen wird nur ein geringer Kompressionsgrad von 2—3 cm erforderlich sein.

Die Kompressionsblende eleminiert die Weichteile nicht nur in vertikaler, sondern bei richtiger Wahl des Zylinders auch in horizontaler Richtung. Benutzt man enge, dem Zylinder aufliegende Blenden, so kann man z. B. bei Extremitäten die Skelettkontur auf das exakteste herausblenden. Es ist nicht zu empfehlen, die Weichteile völlig abzublenden, da hierdurch unter Umständen Exsudate in der Muskulatur usw. sich der Diagnose entziehen würden. Legt man zwischen untere Rohrapertur und Körperteil ein mit Verbandwatte gefüttertes Kissen (32 cm lang, 14 cm breit, 6 cm dick), so wird der Druck nicht einmal schmerzhaft oder unangenehm empfunden. Ein Wackeln oder Zittern ist mit Sicherheit ausgeschlossen. Wir werden bei der Besprechung der einzelnen Aufnahmen hierauf noch des weiteren zurückkommen. Die Kissen dienen nicht allein dem Zwecke, den Druck schmerzlos zu gestalten, sondern besonders auch der Erzeugung eines den Körperteil gewissermaßen umgreifenden, elastischen Druckes, wie wir ihn beispielsweise bei Aufnahmen des Handgelenkes in Seitenlage gebrauchen. Man darf auf diese Kissen bei keiner Aufnahme mit Ausnahme bei der Abdominalaufnahme verzichten; es empfiehlt sich so gar oft mehrere solcher Kissen über und nebeneinander zu packen je nach der Konfiguration des zu untersuchenden Körperteils. Diese ebenso einfache wie wirksame Kissenkompression mittels der Zylinder, auf die ich früher schon häufig

hingewiesen habe, ist merkwürdigerweise nicht überall richtig
gewürdigt worden, so daß es sogar zur Konstruktion von besonderen
Zylindern (Faszikelblende nach Robinsohn) gekommen ist, welche
kompliziert und weniger wirksam wie die gewöhnlichen Zylinder
mit Kissenzwischenlage sind. Das Bild wird, wenn die Kissen mit
reiner Verbandwatte gefüllt sind, nicht im geringsten durch die
ersteren beeinträchtigt.

Bei der Lendenwirbelsäulenaufnahme, besonders aber bei den
Aufnahmen von Frakturen der oberen und unteren Extremität,
ist es oft störend, daß bei dem Gebrauch des Zylinders (13 cm)
nur ein verhältnismäßig kurzes Stück der Lendenwirbelsäule, resp. der Extremitäten auf die Platte kommt. Handelt es
sich um eine starke Schwellung, z. B. bei einer Unterschenkel-
fraktur, so ist es nicht immer leicht, durch die Palpation genau
die Stelle des Knochenbruches festzustellen, besonders dann nicht,
wenn es sich um Schräg- oder Spiralfrakturen handelt. Benutzt
man Zylinder (13 cm), so wird es unter Umständen passieren, daß
man die Frakturstelle nicht in die Mitte des Bildes, sondern an
den Rand des letzteren oder überhaupt nicht mehr auf dasselbe
bekommt. Es bleibt dann nur eine Wiederholung der Aufnahme in
korrigierter Stellung übrig. Um dem vorzubeugen, habe ich nach
dem Prinzip der Zylinderblende eine Kastenblende, welche in
Fig. 44 dargestellt ist, konstruiert. Der Kasten ist 21 cm hoch,
$9^1/_2$ cm breit und 21 cm lang und besteht aus Messing, welches an
der Innenseite mit Blei ausgekleidet ist. Am unteren Ende dieses
Metallkastens befindet sich eine Hartgummibekleidung, welche
dazu dient, das Übertreten von Elektrizität in den Körper des zu
Untersuchenden zu verhindern. Der Kasten ist genau wie die
Zylinder auf einem Rahmen montiert und kann durch eine Hebelkonstruktion, wie aus der Figur ohne weiteres ersichtlich ist, nach
oben und unten verschoben werden. Eine Arretierung sorgt dafür,
daß man ihn in jeder beliebigen Höhenstellung fixieren kann. Auf
das obere offene Ende ist ein Holzdeckel fest aufgesetzt, welcher
einen Metallring trägt, dessen Dimension so groß ist, daß das die
Röhre tragende Brett ohne weiteres auf denselben aufgesetzt werden
kann. Statt einer Rundblende, wie sie bei den Zylindern erforderlich ist und welche in das die Röhre tragende Brett eingelegt wird,
benutzt man Längsblenden von 2, $2^1/_2$ und $3^1/_2$ cm Querdurchmesser.
Eine solche ist in Fig. 40 abgebildet. Der Durchmesser dieser
Blende ist nach demselben Prinzip berechnet wie derjenige
der Rundblenden für die Zylinder. Das Zerlegen, z. B. einer
Femuraufnahme in einzelne Serien von Röntgenogrammen hat mit
Einführung dieser parallelepipedischen Kastenblende ihr Ende

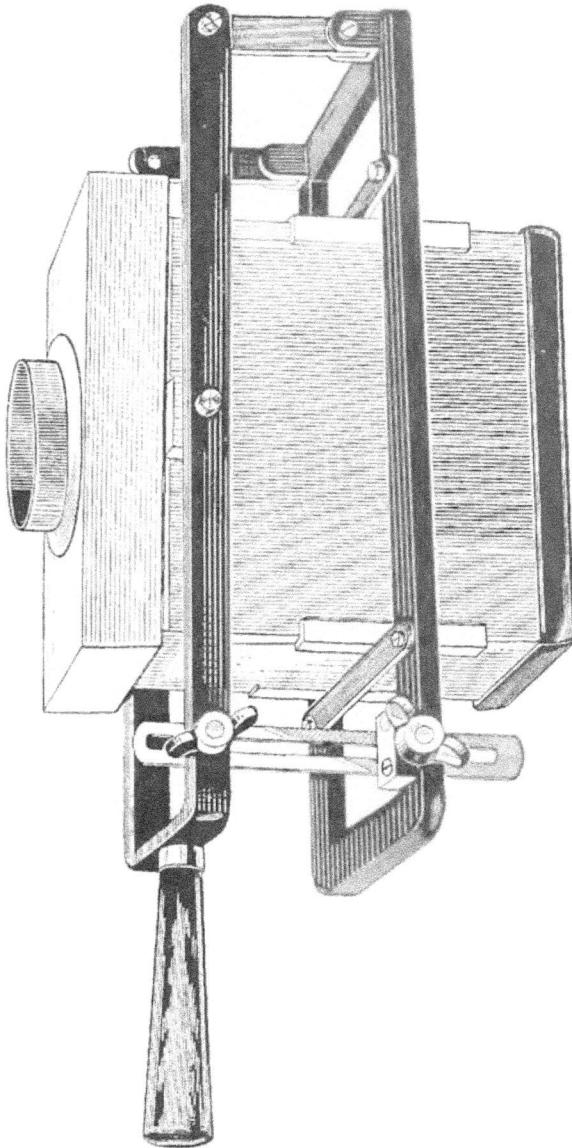

Fig. 44.

erreicht. Man ist im stande, sich mit ihr leicht über die Höhe
einer Affektion der Knochen, z. B. Sequester, zu orientieren. Sie
vereinigt ferner in vollkommener Weise die Vorzüge der sogenannten
„röhrenständigen" und „objektständigen" (Holzknecht) Blenden.
Wir können daher die Winkelblenden, welche für diejenigen, welche
die Kompressionsblende nicht besitzen, von Nutzen sind, völlig entbehren.

Bei den ersten in der Praxis eingeführten Modellen, der
Kompressionsblende, war es ein nicht zu bestreitender Übelstand, daß
beispielsweise bei der Untersuchung auf Nierensteine die Verschiebung
des Patienten in seiner Längsachse unter der Blende mit Schwierigkeiten verknüpft war. Man hat sich, um verschiedene Körperteile
unter den Zylinder zu bringen, bisher damit geholfen, die Matratze,
auf welcher der Kranke liegt, nach dem Kopf- oder dem Fußende
zu ziehen. Eine Verschiebung der Blende bei festliegenden

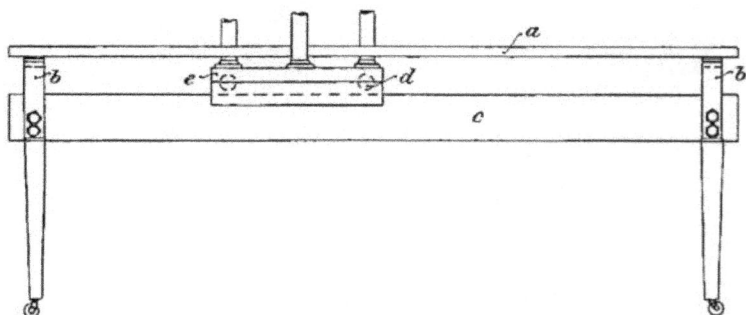

Fig. 45.

Patienten war indessen nur unvollkommen und in den meisten
Fällen gar nicht möglich, während die Breitenverschiebung leicht
durch Verrücken des Zylinders auf dem ihn tragenden Querarm
des Gestells bewerkstelligt werden konnte. Um auch die Längs-
verschiebung bei festliegendem Patienten praktischer zu gestalten,
habe ich die nachstehende Einrichtung getroffen.

Vor allen Dingen ist es bei dieser Anordnung möglich, den
Patienten sorgfältig zu lagern und die Platte, ohne daß man dabei
durch das Kompressionsblendenstativ behindert wird, unter die zu
untersuchende Partie zu bringen. Auch das Hinaufsteigen des
Kranken auf den Tisch, sowie das Heruntersteigen desselben ist
dadurch, daß man die Blende an das Fußende schieben kann, bequem gestaltet. Ist der Patient richtig gelagert und die Platte

genau untergelegt, so wird das Kompressionsblendenstativ vom Fußende über den zu untersuchenden Körperteil hinübergeschoben. Die beifolgende Zeichnung (Fig. 45 und 46) gibt eine Darstellung dieser Verbesserung. Die Platte *a*, auf welcher der zu untersuchende Patient liegt, wird von eisernen Bügeln *b* getragen, welche seitlich an den Rahmen *c* des Tisches oder an der Tischplatte *c* selber befestigt sind. Unterhalb der Platte *a* ruht auf dem Rahmen *c* oder auf der Tischplatte *c* die mit Rollen *d* versehene Platte *e*, in welcher drei Säulen befestigt sind, von denen der Kompressionsblendenrahmen getragen wird. Das Gestell für die Blende wird bei der Verschiebung durch die seitlichen Bretter *f* geführt. Die Form der Bügel *b* ist eine solche, daß das Gestell möglichst nahe bis zu dem Ende des Tisches gerückt werden kann. Anstatt die Kompressionsblende mit Rollen zu versehen, kann man sie

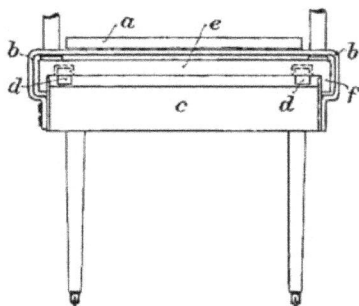

Fig. 46.

natürlich auch einfach auf der Unterlage gleiten lassen, wie die Figuren im Kapitel „Schulteruntersuchung" zeigen, und ebenso die Bewegung anstatt von der Hand durch eine Schraubenspindel bewirken lassen. Die Anordnung ist also eine solche, daß die Kompressionsblende, welche in einer gewissen Höhe über der Tischplatte an einem Gestell befestigt ist, eine sichere Unterstützung hat, die Platte, auf welcher der Patient liegt, jedoch für diesen Zweck nicht in Anspruch genommen wird, sondern vollkommen frei bleibt.

Es geht nun aus der vorstehenden Schilderung hervor, daß jede mit diesem Apparat gemachte Aufnahme auch gleichzeitig annähernd mit dem senkrechten Strahlenbündel hergestellt ist, da nur ein solches die verschiedenen Diaphragmen passiert. Demnach ist nicht zu befürchten, daß bei diesen Röntgenogrammen durch perspektivische Verzeichnungen irgendwie erhebliche Fehler gemacht werden, denn unter allen Umständen und bei jeder Aufnahme befindet sich der Mittelpunkt des zu untersuchenden Körperteiles auch genau senkrecht unter dem Fokus der Röhre, d. h. in der Lichtachse. Es ist dieses bei allen Gelenkaufnahmen, bei denen so häufig durch falsche Einstellung Irrtümer in der

Diagnose entstehen, von Bedeutung, ferner z. B. bei Ankylosen der Wirbelsäule in Fällen, wo der Zwischenwirbelscheibenspalt durch Teile des benachbarten Wirbels überdeckt ist.

Ein weiterer Vorteil der Kompressionsblende ist der, daß alle Aufnahmen bei gleichem Abstand der Röhre von der Körperoberfläche, resp. von der photopraphischen Platte gemacht werden. Der Abstand von der letzteren variiert natürlich, je nachdem der Körperteil dick oder dünn ist. Der Abstand der Röntgenröhre (gleiches Modell vorausgesetzt) bis zur Körperoberfläche variiert dagegen niemals. Es ist dieses auch von dem Gesichtspunkte aus ein grosser Vorteil, daß Röntgenverbrennungen so leicht nicht vorkommen werden, da der Abstand ein zu großer ist und somit bei den üblichen Expositionszeiten Verbrennungen wohl mit Sicherheit zu vermeiden sind. Ich habe bei meinen sämtlichen Kompressionsblendenaufnahmen bisher keine Verbrennung erlebt.

Nächstdem hat diese Blende den Vorzug, daß alle Bilder stets die gleiche Größe haben. Man wird im allgemeinen Platten vom Format 18/24 oder 13/18 brauchen und darauf fast sämtliche Aufnahmen machen können. Handelt es sich um Körperteile, welche die Größe dieser Platten überschreiten, so werden zwei Röntgenogramme, welche sich gegenseitig ergänzen, hintereinander gemacht. Es ist außerordentlich viel zweckmäßiger, von einem größeren Körperteil zwei Aufnahmen mit Kompressionsblende, als eine ohne dieselbe zu machen, denn bei der ohne Kompressionsblende gemachten, befindet sich doch nur ein kleiner Teil in der Lichtachse, während der übrige Teil des Körpers perspektivische Verzeichnungen erleidet (z. B. Wirbelsäule).

Für den Plattenkonsum ist es von ganz außerordentlicher Bedeutung, wenn man sich auf die genannten beiden Formate beschränken kann, da der Verbrauch von größeren Platten 24/30, 30/40 und 40/50 bedeutende Unkosten verursacht.

Die Anwendung der Kompressionsblende ist keine beschränkte, da nur wenige Aufnahmen in der Praxis vorkommen, welche nicht mit ihr hergestellt werden können. Hierhin gehören in erster Linie alle großen Übersichtsbilder, wie Thoraxmomentaufnahmen usw. Alle übrigen Untersuchungen des menschlichen Körpers sind ohne Schwierigkeiten mit dieser Blende zu machen, so daß jede Aufnahme entweder auf 13/18 oder 18/24 Platten zu bewerkstelligen ist.

Der Hauptnutzen indessen, welcher durch diese Methode zu erreichen ist, ist der, Bilder von höchster Struktursschärfe zu erhalten. Es wird dieses, wie schon aus den theoretischen Erwägungen ohne weiteres hervorgeht, auch fast in allen Fällen möglich sein, denn es gibt wohl wenige Teile des Skelettes, welche nicht Strukturbilder geben. Als solche möchte ich die Röntgenogramme der Brustwirbelsäule, soweit letztere durch das Herz gedeckt sind, erwähnen. Alle anderen wie Kopf-, Schulter-, Hüftgelenk-, Lendenwirbelsäulenaufnahmen usw. zeigen Struktur-details, welche sich häufig mit den von Knochenpräparaten ge-wonnenen Bildern vergleichen lassen. Die Bildverbesserung ist eine außerordentliche und die Technik eine verhältnismäßig leichte. Ich möchte sagen, daß für denjenigen, der gewohnt ist, mit dieser Blende zu arbeiten, hiermit die ganze Mühe der Röntgenographie auf die Hälfte vermindert wird, denn eigentlich bedarf es nur der genauen Kenntnis der erforderlichen Röntgenröhre und einer exakten Einstellung des betreffenden Körperteiles, um Bilder zu erzielen, welche auch den höchsten Anforderungen der Technik gerecht werden. Hiermit will ich indessen nicht behaupten, daß es möglich wäre, nun ohne weiteres die Aufnahme dem Personal zur Erledigung zu überlassen, denn die Einstellung, die Röhren-beurteilung, und die Belichtungszeit, wird immer der Erfahrung und der Kenntnis eines gut vorgebildeten Untersuchers überlassen bleiben müssen. Die Art und Weise, wie der zu untersuchende Körperteil unter der Blende gelagert wird, muß stets auf den vorliegenden anatomischen Verhältnissen basiert sein. Es sind dieses Punkte, welche bei der speziellen Anwendung der Blenden noch näher be-sprochen werden sollen.

Die Technik der Kompressionsblendenaufnahmen empfiehlt sich, um noch einmal zu resumieren, aus folgenden Gründen:

Erstens: Sämtliche Untersucher werden Bilder her-stellen, welche alle unter den gleichen Bedingungen auf-genommen worden sind, denn die Stellung der Röntgen-röhre ist ein für allemal die gleiche und ergibt sich ohne weiteres aus den Bildern selbst, d. h. der für die Unter-suchung in Betracht kommende Körperteil befindet sich genau senkrecht unter dem Fokus der Röhre.

Zweitens: Der Abstand der Röntgenröhre von der Körperoberfläche ist bei allen Aufnahmen stets der gleiche und so bemessen, daß Verbrennungen so gut wie ausgeschlossen sind.

Drittens: Alle Bilder haben die gleichen Größen, es sind mithin nur zwei Plattenformate 13/18 und 18/24 nötig.

Viertens: Es findet eine Ersparung an Plattenmaterial in der Weise statt, daß das Verwenden großer Formate nur noch bei Übersichtsaufnahmen in Betracht kommt.

Fünftens: Die höchste Schärfe der Struktur ist bei
richtiger Anwendung des Apparates und bei guter Auswahl der Röhre mit absoluter Sicherheit zu erzielen.

Sechstens: Der zu untersuchende Körperteil wird
derartig festgelegt, daß eine Verschiebung, sei es will-
kürlich oder unwillkürlich, fast ganz ausgeschlossen erscheint. Man kann daher sagen, daß die absolute Fixation
der Körperteile bei allen in der röntgenographischen Praxis
vorkommenden Aufnahmen mit keiner anderen Methode
mit solcher Sicherheit gewährleistet wird, wie mit der
Kompressionsmethode. Ganz besonders gilt dieses auch
für die Kinderpraxis.[1])

Fällt auch die Technik der Röntgentherapie nicht in den
Rahmen dieses Buches, so soll doch die Anwendung der Kompressionsblende zu therapeutischen Zwecken im folgenden kurz ge-
streift werden.[2])

Bei der zurzeit gebräuchlichen Bestrahlungstechnik zu therapeutischen
Zwecken ist die Anwendung von Schutzmasken aus Staniol, Blei oder
Kautschukblei ein unerläßliches Erfordernis. Die nicht zu bestrahlenden
Partien müssen, um Verbrennungen mit Sicherheit vorzubeugen, auf das
sorgfältigste abgedeckt werden. Es sind für diesen Zweck Schalen aus Bleiglas, in welchen sich die Röhre befindet, konstruiert worden. Ferner ist die
durch Mennigebelag halb gedeckte Röhre nach Wiechmann zu erwähnen.
Für nicht gynäkologische Bestrahlungen sind indessen diese Modelle weniger
geeignet, da einerseits ihre Anbringung in Stativen ihres großen Gewichtes
wegen erschwert ist, andererseits die Ansatzstücke nicht die genügende Weite
haben, um allen Erfordernissen der Praxis zu genügen. Für die Kompressionsblende habe ich Bleiglasansatzstücke herstellen lassen, welche direkt in die
Zylinder eingesetzt werden können und somit in besserer Weise denselben
Zweck erfüllen, wie die vorbeschriebenen Bleiabdeckungen.

In Fig. 47 ist die Konstruktion dargestellt. Am unteren Ende des
Zylinders befindet sich ein dickes, aus Bleiglas gearbeitetes Rohr, welches
einen mit Kork bekleideten Fortsatz trägt, auf welchem kurze Bleiglasansatzstücke von verschiedenem Kaliber aufgesetzt werden können. Handelt
es sich um große zu bestrahlende Flächen, welche beispielsweise einen Durchmesser von 13 cm haben, so kann der Kompressionszylinder direkt ohne
die Glasansatzstücke zur Bestrahlung benutzt werden. Sind dagegen die zu
behandelnden Flächen kleiner, so wird man entweder das Bleiglasansatzrohr
als solches oder dasselbe mit darauf gesetztem Ansatzstück zur Anwendung

---

[1]) Die K. B. steht seit dem 2. April 1902 unter Patentschutz; am 14. September 1904 wurde das deutsche Reichspatent definitiv erteilt, indem der
Erteilungsbeschluß der Anmeldeabteilung auch von der Beschwerdeabteilung
bestätigt wurde. Die ausschließliche Herstellung der patentierten Blende
und des beschriebenen Untersuchungstisches (D. R. G. M.) steht nur der
Firma Siemens & Halske A.-G., Berlin, Westend zu.

[2]) cf. Centralblatt für Chirurgie 1904, Nr. 44.

bringen. Die Röhre ist, wie aus der Figur hervorgeht, in derselben Weise
wie bei der Röntgenographie üblich, über dem Zylinder zentriert. Die
Bleiglasansatzstücke können sowohl in den Zylinder (13 cm) wie in den
Stereoskopzylinder (siehe unten) eingesetzt werden. Man ist imstande,
jeden beliebigen Körperteil ohne Unbequemlichkeit unter die Blende

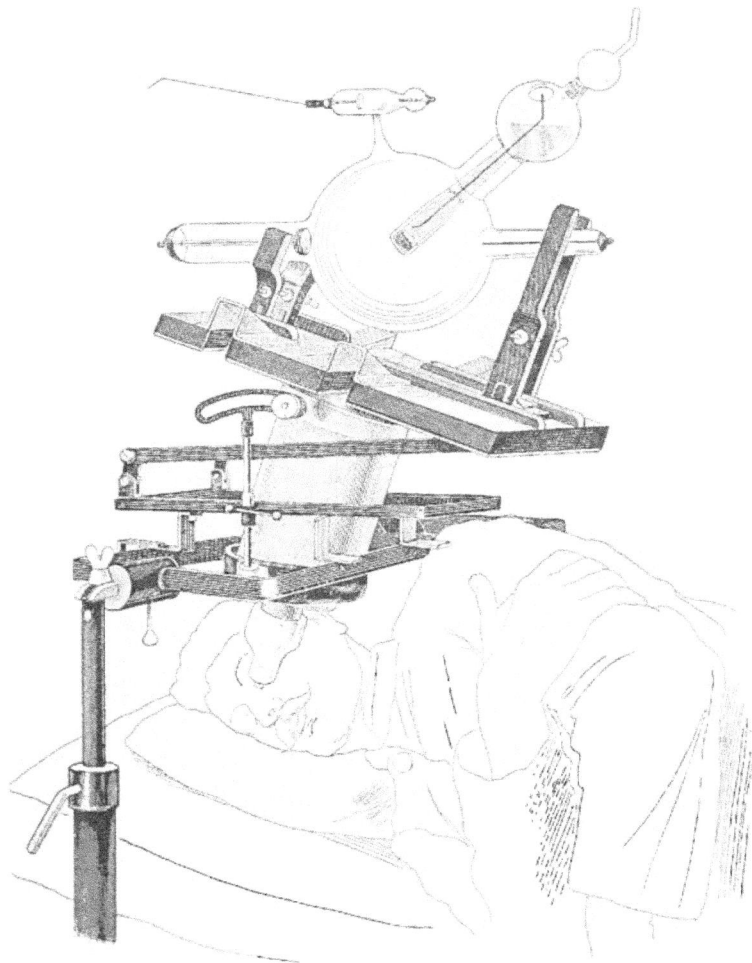

Fig. 47.

zu bringen, wobei es sich in den meisten Fällen empfehlen wird, den Patienten,
abgesehen bei Bestrahlungen der Hand, Arme oder Füße, eine liegende Stellung
einnehmen zu lassen.

Fig. 47 zeigt den Bestrahlungsapparat bei einem Falle von Ulcus rodens
im inneren Augenwinkel. Die Apertur des engsten Ansatzstückes entspricht
dem Umfange des Geschwüres. Durch die Hebelkonstruktion des Zylinders

kann das Ansatzstück beliebig fest aufgesetzt werden, so daß der Patient dadurch einen gewissen Halt bekommt und nicht durch ungewollte Bewegungen aus dem Bestrahlungsbezirk herausrücken kann. Alle weiteren Schutzbedeckungen sind überflüssig, da das die Röhre tragende Brett unterwärts mit Blei beschlagen ist und demzufolge die Röntgenstrahlen nur durch die obere Öffnung des Zylinders und durch das Ansatzstück dringen.

Wünscht man, wie dieses von Hahn vorgeschlagen ist, bei Blutleere des Körperteiles zu bestrahlen, z. B. Handrücken, Fußrücken oder dergl., so kann auf das Glasansatzstück ein Gummiring gesetzt werden und nunmehr die Kompression, ohne daß dem Patienten dadurch Schmerzen verursacht werden, energisch stattfinden. Auf diese Weise erzielt man einen von der Zirkulation abgeschlossenen Bezirk innerhalb des komprimierenden Gummiringes.

Die Anwendung der Kompressionsblende zur Röntgentherapie in vorbeschriebener Weise hat ferner den Vorzug, daß die Entfernung der Röhrenoberfläche von der Körperoberfläche stets die gleiche bleibt. Man wird also bei einiger Übung es schnell dahin bringen, die nötige Bestrahlungsintensität zu bestimmen. Namentlich bei Verwendung kräftiger Röhren, wie z. B. der Müllerschen Wasserkühlröhren, ist diese zwangsweise Innehaltung des gegebenen Abstandes von der Körperoberfläche von großem Wert, da man eher zu wenig als zuviel bestrahlen wird.

Die Erfahrungen, welche ich mit der Kompressionsblende in der Therapie der Hautkrankheiten bisher gewonnen habe, berechtigen mich, diese Methode der Bestrahlung warm zu empfehlen.

---

4. Kapitel.

Röntgenlaboratorien und Institute.

Allgemeine Bemerkungen.

Bei der Einrichtung des Laboratoriums sollte man in erster Linie auf einen möglichst großen Raum Wert legen. Die vielen Apparate und Nebenapparate, welche in einem komplett ausgerüsteten Institut Aufstellung finden müssen, nehmen erheblichen Platz ein, so daß der Untersucher in beschränkten Räumlichkeiten nicht selten in seiner Tätigkeit durch umherstehende Gegenstände usw. behindert wird. Da es bei den Röntgenuntersuchungen in jeder Beziehung auf Exaktheit ankommt, so darf der Arzt durch seine

Instrumente nicht gestört werden, sondern er muß freie Bewegung haben, damit er jedes einzelne derselben bequem benutzen kann. Ist der Raum des Laboratoriums ein kleiner, so müssen notgedrungen viele der Hilfsapparate, welche im Augenblick nicht benutzt werden, zur Seite gestellt oder weggepackt werden. Bei dem meist großen Gewicht dieser Gegenstände ist eine fortwährende Umstellung nicht nur lästig, sondern auch für die Apparate unvorteilhaft. Es empfiehlt sich bei der Einrichtung von dem Gesichtspunkte auszugehen, daß jeder der erforderlichen Apparate und Hilfsapparate seinen festen Platz im Untersuchungszimmer hat, von welchem er nicht entfernt zu werden braucht, so daß beispielsweise die Durchleuchtung stets vor der definitiv aufgestellten Bleikistenblende, die Nierensteinaufnahmen auf dem für letztere mit Kompressionsblende dauernd armierten Tisch vorgenommen werden usw. Selbstverständlich erfordert diese Anordnung ausreichend Platz.

I. Große Privatinstitute.

(Auch geeignet für mittelgroße Krankenhäuser.)

Ich werde im folgenden zunächst eine Einrichtung beschreiben, welche einen Raum von ungefähr 7,5 m Länge und 4,5 m Breite zur Voraussetzung hat. Eine solche große Einrichtung empfiehlt sich für Institute, welche sich ausschließlich und spezialistisch der Röntgen-Diagnostik und -Therapie widmen, sowie für mittelgroße Krankenhäuser oder Kliniken, denen die nötigen Mittel für eine komplette Ausrüstung zur Verfügung stehen.

Um den Induktor möglichst praktisch auszunutzen, d. h. um mit einem größeren Instrument auszukommen, wird derselbe zweckmäßig, wie in Fig. 48 angegeben, aufgestellt. Auf einem 205 cm hohen und 100 cm:50 cm breiten Stativ, das aus kräftigem Holz gearbeitet ist, befindet sich der Induktor auf einer Drehscheibe (a). Die letztere muß derart konstruiert sein, daß der Apparat ohne Mühe nach jeder beliebigen Richtung, um 90° seiner vertikalen Achse gedreht werden kann. Am besten wird dieses durch ein mit vier auf einer Schiene laufenden Rollen armiertes Brett erreicht. Hierdurch wird bei etwaigen Drehungen des Induktors infolge der geringen Reibung jede Erschütterung vermieden. Der Funkenständer wird, wie die Figur zeigt, vor der Längsseite des Induktors in schräger Stellung angebracht und mit ihm durch isolierte Kabel verbunden. Funkenständer, welche sich oben auf dem Induktor befinden, würden wegen der großen Höhe nicht leicht genug erreichbar sein. Zwischen dem

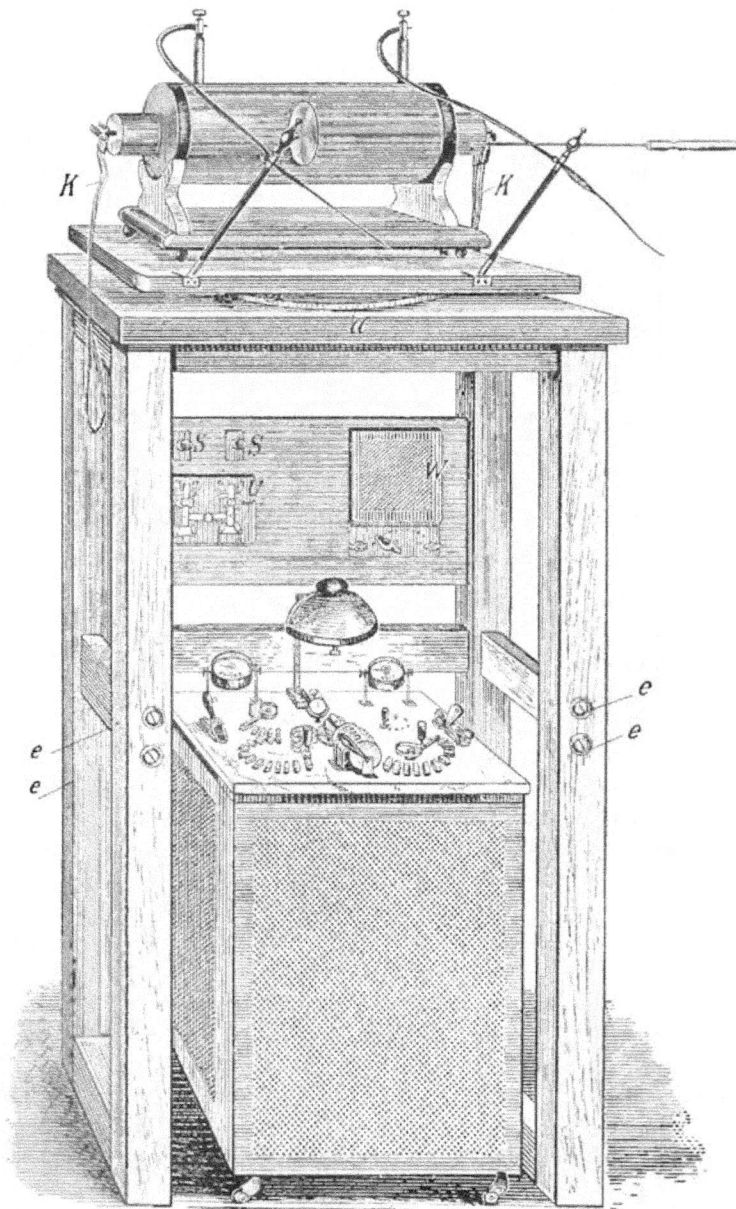

Fig. 48.

Gestell, auf welchem der Apparat drehbar aufgestellt ist, befindet sich der im vorstehenden bereits beschriebene Widerstandstisch, sowie erforderlichenfalls der Widerstand für den Quecksilbermotorunterbrecher (*W*). Außerdem sind an jedem der beiden Vorderbalken des Gestelles die Schalter (*e*) für die Beleuchtung des ganzen Zimmers angebracht. Der Untersuchende kann bei dieser Anordnung mit einer Hand die sämtlichen erforderlichen Handgriffe in kürzester Zeit vornehmen. Die Verdunkelung des Zimmers, ebenso wie die allgemeine und die teilweise Beleuchtung findet direkt vom Stande des Untersuchers aus statt.

Vom Widerstandstisch sind die nötigen Kabelverbindungen (*K*) einesteils hinauf zur primären Rolle des Induktors, anderenteils unter dem Fußboden hindurch in die Nebenräume, woselbst der elektrolytische Unterbrecher Aufstellung gefunden hat, gelegt. Da es nun unter Umständen wünschenswert ist, zu Versuchs- oder Demonstrationszwecken einen Wehnelt unmittelbar zur Hand zu haben, so ist außer dem im Nebenraum untergebrachten, auch im Laboratorium neben dem dort befindlichen Quecksilbermotorunterbrecher ein zweiter elektrolytischer Unterbrecher aufgestellt. Eine einfache Umschaltvorrichtung (*U*) ermöglicht es, bald mit dem entfernt aufgestellten Wehnelt, bald mit dem im Zimmer befindlichen zu arbeiten. Diese Anordnung hat indessen nur dann einen Zweck, wenn man die Möglichkeit bequem zu experimentieren haben will, für die tägliche Praxis ist es, um vor Lärm und Geruch im Untersuchungszimmer vollständig geschützt zu sein, vorzuziehen, den entfernt aufgestellten Unterbrecher zu benutzen. Der Quecksilbermotorunterbrecher hat ebenfalls mehr oder weniger nur den Wert eines Versuchsunterbrechers zu Lehrzwecken oder um gelegentlich Vergleiche zwischen dem elektrolytischen und der alten Form anstellen zu können. Lediglich aus diesem Gesichtspunkte empfiehlt es sich, bei einer Neueinrichtung von vornherein die doppelte Anordnung vorzusehen. Handelt es sich um Institute, welche nur für die röntgenographische Praxis bestimmt sind, in denen also weniger experimentiert und nicht gelehrt wird, dann ist der Quecksilbermotorunterbrecher vollständig überflüssig. Aus der Schilderung obiger Anordnung geht hervor, daß der Untersuchende ohne jede Schwierigkeit sofort von einem Unterbrecher auf den anderen umschalten kann.

Der Induktor ist drehbar auf dem Gestell zu montieren, damit man sowohl einen rechts wie links, wie vor dem Stativ aufgestellten Hilfsapparat einschalten kann. Man ist also in der Lage, den Induktor nach drei verschiedenen Richtungen hin auszunutzen. Will man nur nach rechts und links arbeiten, dann ist die dreh-

bare Aufstellung überflüssig, da die Kabel nach beiden Seiten, je
nach Bedarf, abgeleitet werden können. Eine solche Anordnung
erschwert indessen das Benutzen des Induktors nach vorn.

In einem sehr großen Raum kann man das Stativ in der
Mitte des Laboratoriums aufstellen, wodurch auch die Möglichkeit,
an der Rückseite einen Hilfsapparat einzuschalten gegeben ist.
In der Praxis ist dieses wohl kaum erforderlich, da eine Aus-
nutzung nach drei Seiten vollkommen genügt. Das den Induktor
tragende Gestell steht an der Längswand des Untersuchungszimmers und zwar so weit von der Wand entfernt, daß man bequem
hinter ihm vorbeigehen kann. Rechts seitlich von dem Gestell befindet sich der Untersuchungstisch mit der Kompressionsblende.
Da letztere ein beträchtliches Gewicht repräsentiert, würde es mit
Schwierigkeiten verbunden sein, dieselbe für jeden Fall der Benutzung erst herbeizuschaffen und aufzustellen. Infolgedessen rate
ich, sie dauernd mit diesem Tisch in Verbindung zu lassen, wie
dieses in Kapitel 3 beschrieben worden ist, und alle anderen
Untersuchungen, welche nicht mit der Kompressionsblende ausgeführt werden, auf einem Tisch vorzunehmen, welcher linksseitig
vom Induktorstativ steht. Die Bleikistenblende für Durchleuchtungen
(siehe unten), wird vis-à-vis dem Induktor aufgestellt. Verfügt
man über einen Orthoröntgenographen, so kann derselbe an Stelle
des linksseitig vom Stativ befindlichen Tisches placiert werden.
Der für den ersteren bestimmte Tisch ist so eingerichtet, das er
vermittels einer Holzplatte in einen Untersuchungstisch umgewan-
delt werden kann.

Wir würden also die hauptsächlichsten Hilfsapparate, welche
in der Röntgenpraxis zur Anwendung kommen, in dieser Weise
handlich um den Induktor gruppiert haben. Die Kabelverbindung
zwischen dem letzteren und den einzelnen Apparaten wird entweder mittels Hochspannungsumschalter (siehe unten) oder so
hergestellt, daß man Gummi- oder Porzellanringe mittels Fäden an
der Decke aufhängt und durch dieselben die erforderlichen An-
schlußkabel führt. Sie bleiben dauernd in ihrer Position in den
Ringen hängen, so daß man bei Benutzung eines der Apparate nur
den Induktor in die betreffende Stellung zu rotieren und an den
Funkenständer die in den Ringen hängenden Kabel anzuschließen
hat. Diese definitive Aufhängung der Kabel hat den Vorteil, daß
man keine Mühe beim Anschluß des betreffenden Apparates hat
und sich daran gewöhnt, stets die Röhre richtig einzuschalten, da
eine Verwechslung zwischen Anode und Kathode wohl nicht so
leicht vorkommen wird. Sehr zweckmäßig ist es auch, über den
Untersuchungstischen parallel zu ihrer Längsachse zwei 40 cm von-

einander befindliche und isolierte Messingdrähte von Wand zu Wand zu führen. Die ersteren werden mit den Polen des Induktors dauernd verbunden. Mittels kurzer, auf den Drähten hin und hergleitender Drahtspiralen schaltet man die Röhren ein.

Über dem Tisch, welcher sich zur Linken des Induktors befindet, ist der Seite 81 beschriebene Wandarm angebracht. Sollen mit ihm Durchleuchtungen zu internen Zwecken vorgenommen werden, so ist es nur erforderlich, den Tisch etwas auf die Seite zu rücken, so daß der zu untersuchende Patient seinen Stützpunkt an der Kante dieses Untersuchungstisches hat.

Die fahrbare Schirmblende (Seite 85), welche dem Untersuchenden zum Schutz gegen etwaige Bestrahlung dient, wird derart vor dem Induktor aufgestellt, daß jedesmal die größte Wandfläche derselben gegen den in Benutzung befindlichen Untersuchungstisch gerichtet ist. Da sich dieser Bleischirm auf Rollen drehen läßt, so kann man denselben mit Leichtigkeit in jede Richtung bringen. Benutzt man den im Kapitel „Schutzvorrichtungen" beschriebenen bleigedeckten Schutzkasten, so kann man diesen zweckmäßig an Stelle des Schutzschirmes treten lassen. Sehr zu empfehlen ist die Anwendung eines so großen Schutzkastens, daß in ihm der Rheostat Platz findet. Auf dem Dach dieses Kastens kann dann der Induktor aufgestellt werden. (Vergl. dieses Kapitel Nr. IV.)

Es empfiehlt sich ferner, um die Bestrahlung vom Untersuchenden nach Möglichkeit ab zu halten, die Röhren, wie an anderer Stelle beschrieben, sowohl auf der Kompressionsblende wie am Wandarm stets so einzustellen, daß ihre Strahlung von dem am Reguliertisch stehenden Untersucher abgewandt ist.

Wenn der Raum es zuläßt, richtet man mittels einer hölzernen Verkleidung eine kleine Garderobe im Zimmer ein, um den Patienten ein bequemes An- und Auskleiden zu ermöglichen und um zu vermeiden, daß Kleidungsstücke während der Untersuchung im Zimmer umherliegen.

Die Fenster des Laboratorium sind mit den Seite 154 beschriebenen Blecheinsatzfenstern zu versehen und können dadurch verdunkelt werden, daß diese nach Art der Doppelfenster einfach geschlossen werden. Den zu Demonstrationszwecken mit künstlichem Licht dienenden Kasten (Seite 155) stellt man ebenfalls im Laboratorium auf.

Die Beleuchtung des ganzen Raumes findet so statt, daß über jedem der beiden Untersuchungstische ein Zugpendel, das mittels der Schalter (e) am Induktorgestell eingeschaltet werden kann, hängt. Der Zugpendel, welcher dem Fenster am nächsten ist, muß dann noch eine zweite Einschaltvorrichtung besitzen, die in der

Nähe des letzteren angebracht ist, damit bei Verdunkelung des Laboratoriums sofort künstliches Licht hergestellt werden kann und man nicht nötig hat, sich erst nach den Schaltern hinzutasten. Um den ganzen Raum hell zu beleuchten, kann man an der Decke einen Körper mit etwa vier fünfundzwanzigkerzigen Glühlampen anbringen. Letzterer wird jedoch für gewöhnlich nicht zur Benutzung kommen. Da es bei Durchleuchtungen zu medizinischen Zwecken unbedingt erforderlich ist, daß die Augen des Untersuchenden nach Möglichkeit adaptiert sind, empfiehlt es sich, eine indirekte Beleuchtung, das heißt, einen Wandarm, welcher mittels eines undurchsichtigen Lampenschirms sein Licht gegen die weiß gestrichene Decke des Zimmers wirft, vorzusehen. Der Untersuchende ist hierdurch vor Blendung vollständig geschützt und hat doch ein ruhiges und mildes Licht im Zimmer, bei welchem sich die Augen vorzüglich ausruhen. Schließlich ist auf dem Widerstandstisch, wie vorstehend bereits besprochen, ein Dunkelschalter angebracht, der es ermöglicht, während einer Durchleuchtung das Zimmer ausreichend zu verdunkeln, und der dennoch so viel Licht auf den Tisch gelangen läßt, daß die einzelnen Schaltergriffe gerade noch zu erkennen sind. Man würde also für das Röntgenlaboratorium zwei Ansteckdosen für Gebrauchselektrizität, eine zur Inbetriebsetzung des Induktors und eine zweite zur Beleuchtung des Demonstrationskastens, nötig haben. Selbstverständlich kann man noch verschiedene andere Beleuchtungskörper nach Gutdünken im Laboratorium anbringen. Für die Erfordernisse der Praxis genügen die beschriebenen vollkommen.

Der Anstrich der Wände ist hellgrau oder hellgelb zu nehmen, wobei man darauf zu achten hat, daß die Farbe nicht im Dunkeln fluoresziert. Letzteres kommt nicht selten vor und kann unter Umständen bei Durchleuchtungen störend wirken. Das Laboratorium schwarz anzustreichen, hat keinen Zweck, da ein heller Anstrich die vollständige Verdunkelung in keiner Weise stört. Erlaubt es der Raum, so bringt man noch ein Reol für fertige Platten an, sowie einen mit Fächern versehenen, an der Wand hängenden Schrank oder Börter mit Klammern zur Aufbewahrung der Röntgenröhren.

II. Kleine Privatlaboratorien.
(Auch geeignet für kleine Krankenhäuser).

Ist der Raum, welcher für das Laboratorium bestimmt ist, von kleinen Dimensionen, so läßt sich die Anordnung wesentlich modifizieren. Man stellt alsdann das Induktorstativ, in der gleichen

Weise wie oben beschrieben, an die Längswand des Zimmers und links davon die Bleikistenblende. Dieses gewährt den Vorteil, daß der Untersuchende mit der rechten Hand den Bariumschirm halten und mit der Linken die Handgriffe auf dem Widerstandstisch bedienen kann. Rechts neben dem Induktor findet der Wandarm mit dem darunterstehenden Untersuchungstisch und der Kompressionsblende Platz. Wird letztere nicht gebraucht, so wird sie einfach an das Fußende des Tisches geschoben, wodurch wesentlich an Raum gespart wird, da der vordere Platz vor dem Induktorstativ frei bleibt. Im Falle man diese letztere Aufstellung wählt, ist es nicht erforderlich, den Induktor drehbar zu machen, da man nur nach rechts und links und nicht nach vorn arbeitet.

Das Dunkelzimmer, welches im nächsten Kapitel zu besprechen sein wird, muß sich in möglichster Nähe befinden, aber genügend gegen etwaige durch Türen oder Wände dringende Bestrahlung geschützt sein.

Die Platten finden ihre Aufbewahrung in einem Zimmer, welches fern vom Untersuchungsraum liegt, da dieselben auch vor geringer Einwirkung von Röntgenstrahlen sorgfältig zu bewahren sind.

Es sei schließlich erwähnt, daß man, um einen Röntgenapparat mit Erfolg zu benutzen, auch mit ganz kleinen Räumen auskommen kann. Immerhin wird man in solchen auf die Anwendung größerer Hilfsapparate vollständig verzichten müssen. Derartige kleine Laboratorien werden sich zweckmäßig in solchen Betrieben einrichten lassen, welche die Röntgenographie nur ausnahmsweise als diagnostisches Hilfsmittel benutzen, beispielsweise in kleineren Lazaretten oder im Hause des praktischen Arztes. In diesem Falle kann man das Laboratorium und das Dunkelzimmer in demselben Raum unterbringen. Der Induktor findet dann seine Aufstellung auf einem an der langen Wand angebrachten Bort. In der Längsachse des Zimmers wird vor dem Induktor der Untersuchungstisch mit Kompressionsblende aufgestellt. Die Kabel gehen durch an der Decke aufgehängte Gummiringe vom Induktor zum Stativ. Als Schutzvorrichtung dient die Schirmblende oder man benutzt undurchlässige Schutzschürzen (siehe Kapitel „Schutzvorrichtungen"). An einer der Querwände, am besten vor dem zu verdunkelnden Fenster, wird ein blecherner Waschtisch mit Wasserleitungsanschluß für die Entwickelungsarbeiten aufgestellt. Ein Brett, welches über denselben gelegt werden kann, verwandelt ihn in einen gewöhnlichen Tisch zum Einlegen der Platte in die Kassette. Die rote Lampe hängt über dem Waschtisch. Selbstverständlich müssen die unbelichteten Platten in einem entfernten Raum aufbewahrt werden. An der dem Induktor gegenüberliegenden Längswand sind dann

in größeren Städten, wo Spezialinstitute oder gut eingerichtete
Krankenhäuser vorhanden sind, von der Erlernung der Röntgentechnik und der Anschaffung eines Röntgeninstrumentarium entschieden abzuraten ist, daß dagegen Landärzten unter Umständen
die Anschaffung von Apparaten zu empfehlen sein kann. Schon
vor längerer Zeit hatte Verfasser Gelegenheit, auf Anregung der
Redaktion der „Fortschritte der Medizin" sowie in der „Zeitschrift
für das ärztliche Fortbildungswesen" diese seine Ansicht näher auszuführen. Da sich in den Verhältnissen inzwischen nichts geändert
hat, so mag die Begründung, weshalb dem Arzt von der Anschaffung
abzuraten ist, in der damals gewählten Form im folgenden gebracht
werden:

a) Wissenschaftlich technische Gründe.

1. Die Anfertigung diagnostisch brauchbarer Platten, welche
schwierigere Körperteile als Hände und Füße darstellen sollen, erfordert neben allerbesten Apparaten und guten anatomischen,
medizinischen und chirurgischen Kenntnissen vor allen Dingen eine
weitgehende technische Ausbildung und fortdauernde Übung.
(Vergleichbar mit der Anwendung des Mikroskops, der Mikrotom-
und Färbetechnik, der chemischen und bakteriologischen Untersuchungsmethode usw.)

2. Die sichere Deutung der gesehenen Schirmbilder oder der
fertiggestellten Platten erfordert, sobald es sich nicht um die aller-
einfachsten Fälle handelt, neben umfangreichen anatomischen, chirurgischen und medizinischen Kenntnissen jahrelange Erfahrung.
Falsche Röntgendiagnosen sind für den Patienten verhängnisvoller
als die Unterlassung der Röntgenuntersuchung überhaupt. (Vergleichbar mit der Deutung histologischer Präparate, bakteriologischer
Untersuchungen usw.)

Den unter 1 und 2 vorstehend auseinandergesetzten Anforderungen wird der praktische Arzt im allgemeinen nicht völlig
genügen können, da seine Ausbildung in anderer Richtung erfolgt
ist. In einem Kurse lassen sich die erforderlichen Erfahrungen
und technischen Fertigkeiten nicht erwerben, sie erfordern vielmehr
eine intensive Hingabe und Aufwendung von viel Zeit, Arbeit
und Geld.

b) Sanitäre Gründe.

Neuere Beobachtungen haben die Schädlichkeit der Röntgenstrahlen für den tierischen Organismus dargetan. Da es feststeht, daß auch der menschliche Körper auf die Dauer schwer

geschädigt werden kann, so ist es eine Pflicht des Röntgenunter-
suchers gegen sich selbst, sowie gegen seine Assistenten und Ver-
treter, derartig weitgehende Schutzvorkehrungen zu treffen, daß
kein Schaden angerichtet werden kann. Es ist die strikte Forderung
zu stellen, daß der Körper des Arztes bei Durchleuchtungen und
Aufnahmen, wenn irgend möglich, vollständig vor jeder Bestrahlung geschützt ist. Diese Schutzvorrichtungen erfordern für
das Röntgenlaboratorium große und geräumige Lokalitäten, wie
solche im Privathause des Arztes wohl selten zur Verfügung stehen
werden. Das Arbeiten in einem kleinen Raum ist, weil auf die
Dauer gesundheitsschädlich, unstatthaft.

c) Pekuniäre Gründe.

Pekuniär können sich die Untersuchungen nur dann lohnen,
wenn sie in großer Anzahl im Jahre ausgeführt werden. Bei
wenigen Untersuchungen sind die Unkosten verhältnismäßig so groß,
daß der Arzt unter Umständen nicht einmal auf seine Kosten
kommen wird. Diejenigen Ärzte, welche ein wohl eingerichtetes,
spezialistisches Institut in erreichbarer Nähe haben, werden also
ohne Unkosten zu bedeutend besseren diagnostischen Resultaten
kommen, als wenn sie auf eigene Rechnung Untersuchungen vornehmen. Selbst kleine Krankenhäuser übertragen unter Umständen besser ihre Untersuchungen einem Spezialinstitut. Seit
Jahren läßt ein Hamburger Krankenhaus von 100 Betten seine
sämtlichen Untersuchungen bei mir anfertigen. Dieses hat dem
Krankenhaus im Durchschnitt bisher etwa 250 M. pro Jahr ge-
kostet (vergleiche hiermit das Röntgenkonto ähnlicher Krankenhäuser mit eigenem Betrieb). Um einen nennenswerten pekuniären
Nutzen zu erzielen, muß man im Jahre mindestens 500 Untersuchungen machen. Welcher Arzt hat pro Jahr 500 zur Röntgenuntersuchung geeignete Fälle?

d) Die Röntgentherapie.

Die Ausübung der Röntgentherapie kann dem praktischen Arzt
nur dann zugestanden werden, wenn er eine genügend gute Ausbildung in derselben erhalten hat. Der Schaden, welcher mit der
Röntgentherapie angerichtet werden kann und noch fortgesetzt angerichtet wird, ist ein so bedeutender, daß es eine berechtigte
Forderung zum Schutze des Publikums sein würde, wenn man von
dem die Therapie ausübenden Arzt einen Befähigungsnachweis verlangen könnte. Wer ohne die nötige Kenntnis sich an die Röntgentherapie heranmacht, darf sich nicht wundern, wenn er für an-

gerichtete Verbrennungen usw. haftbar gemacht wird, ein Schicksal,
dem selbst Spezialisten in diesem Fache bereits zum Opfer ge-
fallen sind.

Wenn meiner Meinung nach den praktischen Ärzten im
allgemeinen nicht anzuraten ist, sich persönlich in der Röntgentechnik auszubilden, so ist es für dieselben trotzdem von größter
Wichtigkeit, sich fortlaufend über den Stand der ganzen Röntgen-
frage orientiert zu halten. Die Praktiker müssen wissen, was die
Methode leistet und was sie nicht leistet, da sie anderenfalls nicht
imstande sind, ihre Patienten richtig zu beraten, sondern unter Umständen Hoffnungen bezüglich der zu erreichenden Untersuchungs-
resultate in ihnen erwecken, welche später nicht in Erfüllung gehen.
Für die Ausübung der Technik und namentlich für die Deutung
schwieriger Befunde, sei es auf der Platte oder auf dem Leuchtschirm, kann die spezialistische Hilfe nicht entbehrt werden. Es
ist die Röntgentechnik unbedingt mit anderen schwer zu erlernenden
medizinischen Techniken zu vergleichen. Den Katheterismus der
Harnleiter, um einen Vergleich anzuführen, muß der praktische
Arzt kennen und gesehen haben, die Ausübung desselben wird dagegen stets in den Händen des spezialistisch ausgebildeten Chirurgen
bleiben. Es wäre zuviel verlangt, wenn bei der heutigen Arbeits-
überlastung der Mehrzahl der praktischen Ärzte auch die Technik
der verschiedenen Einzeldisziplinen von ihnen gefordert würde. Auf
allen Gebieten der Medizin erkennen wir als hervorstechenden Zug
die Arbeitsteilung. Hiermit steht im Einklang, daß auch die
Röntgenologie als selbstverständiges Spezialfach in Zukunft anerkannt und ausgeübt werden muß.

Auch die Kriegschirurgie hat sich der Röntgenuntersuchungen mit großem Eifer bemächtigt, und es sind Apparate
konstruiert worden, welche auf einer Lafette montiert, durch
eigene Dynamomaschinen betrieben werden. Die Leistungen dieser
Instrumentarien, welche von Siemens & Halske in Berlin hergestellt werden, waren im Transvaalkrieg sowohl wie im Chinafeldzug
in der Tat ganz außerordentlich gute. Es mag dieses auch wohl mit
daran gelegen haben, daß gut ausgebildete Untersucher, welche
über Erfahrung und Übung verfügten, zur Bedienung der fahrbaren
Röntgenstationen herangezogen worden sind.[1]

---

[1] Über die Anwendung der Röntgenstrahlen in der Militärmedizin ist
auf das Buch von Stechow „Das Röntgenverfahren mit besonderer Berücksichtigung der militärischen Verhältnisse“ hinzuweisen.

IV. Große Röntgeninstitute für Universitätskliniken und große Krankenhäuser.

a) Allgemeine Bemerkungen.

Es ist nicht zu bestreiten, daß im Laufe der letzten drei Jahre die Arbeiten der Röntgeninstitute in vielen Krankenhäusern und Kliniken wesentlich bessere geworden sind. Manche Anstalten haben sich durch hervorragend gute Arbeiten, sowohl wissenschaftlichen wie technischen Charakters ausgezeichnet. Trotzdem ist leider die große Mehrzahl der Kliniken und Krankenhäuser nicht mit der Zeit fortgeschritten, so daß man die von ihnen gelieferten Platten und Durchleuchtungsresultate nicht als auf der Höhe der Zeit stehend bezeichnen kann.

Der Grund, weshalb der Fortschritt ein so außerordentlich langsamer ist, liegt daran, daß die Röntgenstationen in den meisten Fällen Anhängsel der medizinischen oder chirurgischen Abteilungen sind. Eine Schwester oder günstigstenfalls ein Assistent nehmen, so weit ihnen ihre Tätigkeit die erforderliche Zeit dazu übrig läßt, die Arbeiten der Röntgenstation nebenher wahr. In den Kliniken und in manchen Krankenhäusern hat man sowohl für die chirurgische wie für die medizinische Abteilung eine eigene Röntgenstation, welche jede von der anderen unabhängig durch verschiedene Schwestern oder Assistenten geleitet wird, geschaffen. Selbstverständlich kommt es hierbei nicht zu einem gedeihlichen Zusammenarbeiten, so daß die Erfahrungen, welche die eine Station sammelt, für die andere verloren sind. Die Kosten, welche durch einen derartigen Doppelbetrieb bedingt sind, übersteigen meist das für die Station ausgeworfene Budget. Es ist dieses ganz natürlich, da eine Röntgenstation, deren Leiter keine gründliche Sachkenntnis besitzen, selbstverständlich ein willkommenes Objekt für Lieferanten aller Art ist. Bei den Neuanschaffungen ist infolge des ungeheuren Angebots eine außerordentlich kritische Auswahl am Platze. Werden beispielsweise unzweckmäßige Röhren gekauft, so ist der Schaden nicht unbedeutend, da dieselben nur kurze Zeit funktionieren und infolgedessen nicht diejenige Arbeit leisten, welche man ihrem Preise entsprechend von ihnen verlangen kann. Das gleiche gilt von dem Plattenverbrauch, der bei unsachgemäßer Verwaltung der Station sehr leicht erheblich anschwellen kann und dadurch zu wesentlichen Kosten Veranlassung gibt.

Es ist nicht zu leugnen, daß sich die Assistenten nach einigen Monaten einarbeiten. Da sie aber selten länger als ein Jahr die

Röntgenstation behalten, so nehmen sie die gemachten Erfahrungen
bei ihrem Abgange mit sich fort, und dem Nachfolger bleibt
nichts anderes übrig, als wieder von neuem anzufangen und auf
Kosten der Anstalt Erfahrungen zu sammeln. Befindet sich die
Station ausschließlich in den Händen von Schwestern, so wird sehr
bald ein gewisser Schematismus einreißen, welcher ebenfalls der
Vervollkommnung der Technik hindernd in den Weg tritt.

Die geschilderten, für die Entwicklung des Röntgenverfahrens an
Kliniken und Krankenhäusern so nachteiligen Zustände sind denn
auch die Veranlassung geworden, daß sich noch immer viele klinische
Chefs skeptisch über den Wert der Röntgendiagnostik äußern.
Wenn auch auf dem chirurgischen Gebiet die Anerkennung der
Erfolge der Röntgendiagnostik im allgemeinen nicht ausgeblieben
ist, so kann man dieses von der internen Diagnostik nicht sagen.
Feinere Untersuchungen, z. B. bei beginnenden Spitzenerkrankungen,
bei Herz- und Schlagadererkrankungen usw., werden im allgemeinen
wenig ausgeführt und dementsprechend auch nicht genügend gewürdigt. Es nützt nichts, daß Bücher und Atlanten in großer Zahl
geschrieben werden, wenn nicht in erster Linie in jedem Krankenhaus oder in jeder Klinik, welche sich überhaupt mit der Röntgen-
diagnostik beschäftigt, Mittel und Wege gefunden werden, den
geschilderten Übelständen abzuhelfen.

Meines Erachtens ist der Hauptpunkt, auf welchen es ankommt,
die Selbständigmachung der Röntgenabteilung sowohl
von der inneren wie von der chirurgischen Abteilung.
Hierfür haben wir bereits Vorbilder z. B. in Wien und zum Teil
auch in Hamburg. Die Arbeiten, welche von der Zentral-Röntgen-
station der Wiener Kliniken publiziert worden sind, zeugen von der
Leistungsfähigkeit dieses Institutes.

Die Röntgenstation muß unter einem für mehrere Jahre definitiv
angestellten und wiederwählbaren ärztlichen Leiter stehen, welcher
seine Erfahrungen und Kenntnisse den unter ihm arbeitenden Assistenten übermittelt und in dem Wechsel des Personals der ruhende
Punkt bleibt. Ferner sollte für die chirurgische und für die
medizinische Abteilung einer Klinik resp. eines Krankenhauses, wenn
möglich nur eine gemeinsame Röntgenstation bestehen, welche
ihrerseits wiederum in eine medizinische, chirurgische und therapeutische Abteilung zerfällt. Die Arbeit des Röntgeninstituts soll
nicht als subordinierte diagnostische Hilfsleistung betrachtet werden,
sondern sie soll das gleiche Ansehen genießen wie z. B. die Arbeiten
der den Krankenhäusern angegliederten pathologischen Institute.
Hierdurch wird der Ehrgeiz der auf den Röntgenstationen arbeitenden Ärzte angestachelt, so daß sie in den Wettbewerb mit den

Stationen anderer Krankenhäuser und Kliniken treten, wodurch gute und brauchbare wissenschaftliche Ergebnisse erzielt werden. Gelegenheit, bei welchen die Röntgeninstitute ihre Leistungen einem großen ärztlichen Publikum zugänglich machen können, gibt es in Fülle. Ich erwähne nur die zahlreichen Ausstellungen, welche gelegentlich der verschiedenen Kongresse stattfinden, sowie die Kurse für Ärzte und Studierende auf diesem Gebiet medizinischer Diagnostik.

Wenn ich im folgenden einen Vorschlag über die Organisation eines größeren Röntgeninstitutes für ein Krankenhaus von etwa 1500 bis 2000 Betten mache, so lege ich hierbei meine Erfahrungen im Krankenhaus St. Georg in Hamburg zugrunde, wobei ich bemerke, daß, wenn auch nicht alle der im nachfolgenden zu schildernden Einrichtungen daselbst durchgeführt werden konnten, trotzdem ein ausgezeichnet funktionierender Betrieb, welcher für die Zukunft viel Gutes verspricht, gegründet worden ist.

b) Entwurf für die Verwaltung eines Röntgeninstitutes an einer Universitätsklinik oder einem großen Krankenhaus, sowie Dienstanweisung für das Personal.

Das Röntgeninstitut soll den diagnostischen und therapeutischen Zwecken des Krankenhauses dienen. Es ist daher bei völliger Selbständigmachung des ersteren ein möglichst inniger Zusammenhang zwischen der chirurgischen und inneren Abteilung und dem Röntgeninstitut erforderlich.

1. Der dirigierende Arzt.

Das Röntgeninstitut steht unter der Oberleitung eines dirigierenden Arztes, welcher vollständig selbständig und nur dem Direktor verantwortlich ist. Der dirigierende Arzt verwaltet das Budget der Station. Er entscheidet selbständig über alle Neuanschaffungen, ferner über die Aufstellung der Apparate, sowie über die zur Anwendung kommende Technik.

2. Der Assistenzarzt.

Von der chirurgischen oder medizinischen Abteilung wird jährlich ein Assistenzarzt in das Röntgeninstitut abgeordnet. Derselbe untersteht für die Zeit seiner Tätigkeit im Röntgeninstitut dem dirigierenden Arzt desselben, von welchem er Unterweisung in der Röntgentechnik erhält. Nach vollendeter Ausbildung ist der Assistenzarzt berechtigt, selbständig die vorkommenden Aufnahmen

für die chirurgische resp. die medizinische Station, sowie die erforderlichen Durchleuchtungen vorzunehmen. Über jede derselben hat er einen kurzen schriftlichen Bericht auszuarbeiten, welcher in Kopie der betreffenden Station, welcher der Kranke angehört, zugeht. In der Abwesenheit des dirigierenden Arztes wird derselbe durch den Assistenzarzt vertreten.

Die therapeutischen Bestrahlungen werden ebenfalls vom Assistenzarzt wahrgenommen, jedoch hat derselbe über die Zahl der Sitzungen, sowie über die Dosierung der Bestrahlung sich stets im Einvernehmen mit dem leitenden Arzt zu halten.

3. Der Volontärarzt.

In größeren Betrieben, in welchen kein Mangel an Volontärärzten besteht, empfiehlt es sich, einen solchen auf die Röntgenabteilung abzuordnen. Der Volontär untersteht dem Assistenten in gleicher Weise, wie dieses auf den übrigen Stationen gebräuchlich ist. Er hat in erster Linie dem Assistenten zu helfen und bei dessen Abwesenheit denselben zu vertreten.

4. Die Schwestern.

Für jedes Röntgeninstitut größeren Umfanges sollten zwei Schwestern zur Verfügung stehen. Dieselben dürfen auf anderen Stationen und zu anderen Diensten nicht herangezogen werden. Nachdem sie vollständig durch den leitenden Arzt und den Assistenten ausgebildet worden sind, nehmen sie die Untersuchungen unter der Oberleitung der beiden erstgenannten selbständig vor. Vor allen Dingen fällt ihnen die photographische Tätigkeit in der Dunkelkammer, sowie die weitere Verarbeitung der Platten zu. Ferner haben sie für die Ordnung und Reinhaltung des ganzen Institutes zu sorgen. Die therapeutischen Bestrahlungen dürfen sie nur im Beisein des leitenden oder des Assistenzarztes vornehmen. Sie haben ferner darüber zu wachen, daß eine geordnete Buchführung, sowie Registrierung der Platten stattfindet. Die Aufbewahrung der letzteren haben sie ebenfalls zu besorgen. Es ist zu empfehlen, zwei Schwestern gleichzeitig zu beschäftigen, damit im Krankheitsfalle oder bei Beurlaubungen keine Störung des Betriebes entsteht. Naturgemäß werden die Schwestern, welche nicht so häufig wechseln wie die Assistenten, sondern event. jahrelang die Röntgenstation behalten, sich sehr bald eine große technische Erfahrung und Kenntnis aneignen, so daß sie neueintretenden Assistenten hierin meist überlegen sein werden. Der dirigierende Arzt hat zu verhüten, daß hierdurch keine Mißhellig-

keiten persönlicher Natur entstehen. Stationen, welche keinen
dirigierenden Arzt haben, werden sehr oft die Erfahrung machen,
daß derartige Konflikte zwischen Schwestern und Assistenten die
Erfolge der Arbeiten wesentlich in Frage stellen.

c) Beispiel einer großen Einrichtung.

Als Muster einer großen Anlage möge im folgenden die Beschreibung des 1905 von mir im allgemeinen Krankenhaus St. Georg
in Hamburg eingerichteten Institutes, welches seither allen Anforderungen vollkommen entsprochen hat, folgen. (Siehe den Situationsplan im Anhang.) Sechs Gesichtspunkte sind in erster Linie
berücksichtigt worden:

1. Das Institut soll sämtliche Arbeiten der medizinischen und chirurgischen Station übernehmen, sowie alle
therapeutischen Aufgaben erfüllen.

2. Sämtliche Untersucher, sowohl Ärzte wie Schwestern,
sollen bei ihren Arbeiten in dem Institut gegen Bestrahlungen ihres eigenen Körpers absolut geschützt sein.

3. Die täglich vorzunehmenden Untersuchungen sollen
im Interesse der Kranken schnell erledigt werden, so daß
etwaige chirurgische Eingriffe sofort im Anschluß an die
Untersuchung vorgenommen werden können.

4. Alle Hilfsapparate sollen jederzeit gebrauchsfertig
sein und ihre festen Plätze im Laboratorium erhalten, so
daß ein durch Aufstellen der Apparate bedingter Zeitverlust vermieden wird.

5. Da trotz der genügend großen Räumlichkeiten, infolge der Größe mancher Hilfsapparate der Raum bestens
ausgenutzt werden muß, so soll bei der Aufstellung der
Apparate auf diesen Punkt ganz besondere Rücksicht genommen werden.

6. Das Institut soll nicht allein den praktischen Bedürfnissen des Krankenhauses gerecht werden, sondern
es soll auch ein Muster-Versuchs- und Lehrinstitut der
Röntgenologie sein.

Das Röntgeninstitut liegt im ersten Stock des Operationshauses
und besteht aus zwei miteinander durch eine Tür verbundenen
großen, hellen Räumen. Ein Personenaufzug mündet innerhalb derselben und öffnet sich nach beiden Zimmern. An letztere schließt
sich unmittelbar ein als Dunkelkammer dienender Raum an. Um
das an und für sich unwahrscheinliche Durchdringen von Strahlen

aus dem Untersuchungsraum in das Dunkelzimmer durch die
steinerne Wand absolut sicher zu verhindern, wurde unter der Ver-
putzung der betreffenden Dunkelzimmerwand eine $^1/_2$ mm dicke
Bleiplatte eingelassen. Die Wände des Dunkelzimmers sind mit
schwarzen, glasierten Kacheln verkleidet. Der Fußboden ist mit
matten schwarzen Kacheln bedeckt. Der Wand- und Decken-
anstrich ist in matter schwarzer Farbe gehalten. Der Eingang in
das Dunkelzimmer führt durch einen Vorraum, welcher dazu dient,
dem Tageslicht beim Betreten des Dunkelzimmers den Zutritt zu
verwehren. Das letztere ist gegen den Vorraum, und der Vorraum
gegen das Untersuchungszimmer durch Türen abgeschlossen. Im
Vorraum befindet sich ein mit Wasserzufluß und Abfluss versehener
Spültisch, welcher bei Verstärkungsarbeiten mit Quecksilberlösungen
zur Verwendung kommt. Da das Sublimat sehr leicht zu Ver-
unreinigungen der photographischen Lösungen führen kann, so war
die Absonderung dieser Arbeiten in einem besonderen Raum erforderlich. Das Dunkelzimmer hat ein großes, lichtdichtes Fenster,
in welchem eine rote Scheibe eingelassen ist. Die Lüftung des
Zimmers kann in ausreichendem Maße stattfinden. An der Längswand des Dunkelzimmers sind zwei große Spültische mit Wasserzufluß und Abfluß aufgestellt, ferner ein durch einen Elektromotor
angetriebener, selbsttätiger Entwicklungsschaukeltisch. Die nötigen
Chemikalien finden gegenüber dem Spültisch auf einem Bord Aufstellung. Für die Auswässerung von Papierabzügen ist ein mit
Wasserzufluß und Abfluß versehener metallener Spülkasten angebracht. Das zufließende Wasser tritt in denselben von unten
hinein und veranlaßt so Wirbelbewegungen, wodurch das Zusammen-
kleben von mehreren Papierabzügen verhindert wird. Das gebrauchte
Wasser fließt durch einen Überlauf ab.

Im ersten Untersuchungszimmer finden die Aufnahmen zu
chirurgischen Zwecken, sowie sämtliche Durchleuchtungen, ferner
therapeutische Bestrahlungen, welche mit der Kompressionsblende
ausgeführt werden, statt. Im zweiten Zimmer ist der zur exakten
Herzmessung bestimmte Orthoröntgenograph, sowie der von mir
modifizierte Holzknecht-Robinsohnsche Untersuchungstisch
(Trochoskop), welcher zu Operationen im direkten Röntgenlicht,
zum Eingipsen von Frakturen unter Röntgenlicht und zur Herstellung von Thoraxaufnahmen dient, aufgestellt (vergl. Kapitel
„Trochoskop“).

Die Schutzvorrichtung besteht aus einem rechtwinkligen Kasten
von 172 cm Länge, 92 cm Breite, 195 cm Höhe (Fig. 49). Derselbe ist an seiner Innenseite lichtdicht mit Blei ausgeschlagen und
letzteres mit einem Ölfarbenanstrich versehen. In diesem Kasten

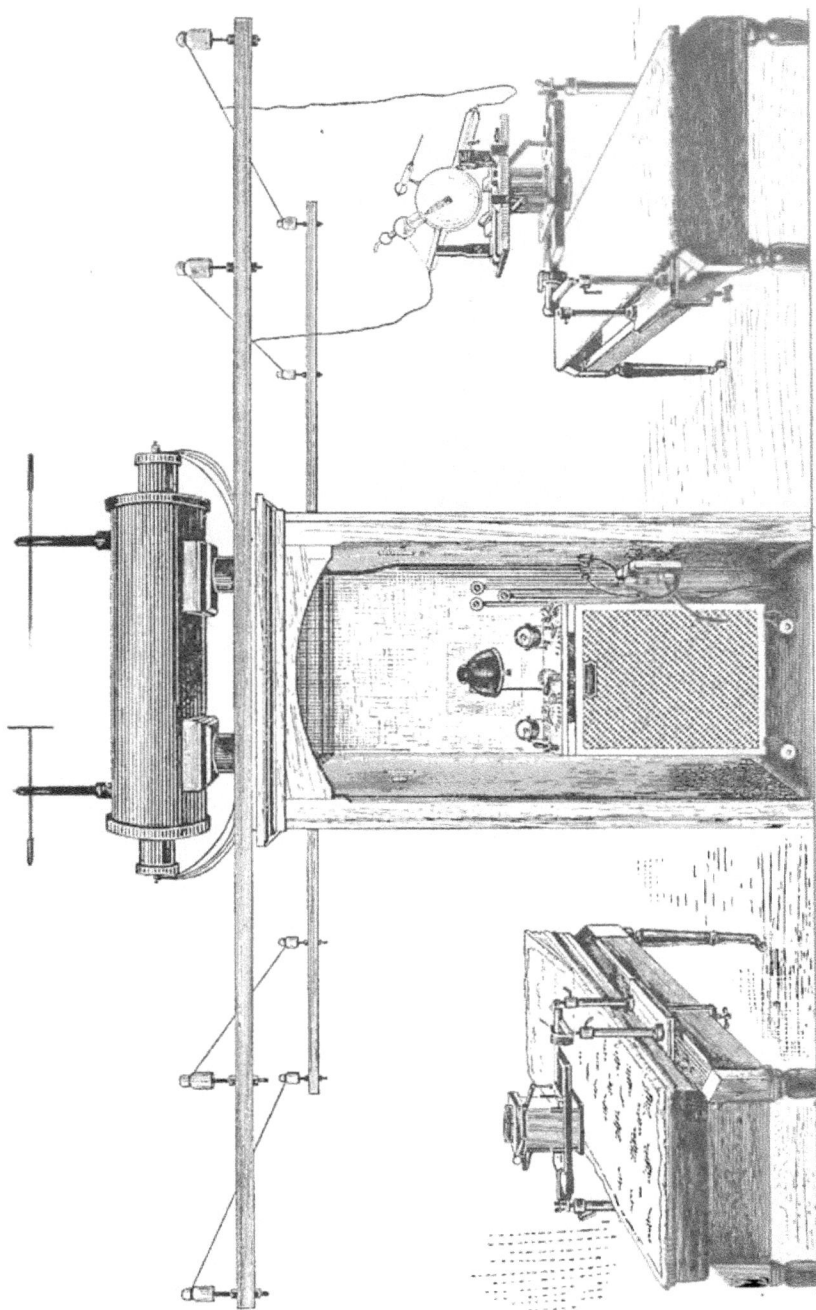

Fig. 49.

haben drei Personen bequem Platz. Da der Raum des Untersuchungszimmers durch einen derartig großen Schutzkasten sehr erheblich beeinträchtigt wird, so mußte darauf Bedacht genommen werden, den Kasten auch für andere Zwecke des Laboratoriums bestmöglichst dienstbar zu machen. Dieses wurde so erreicht, daß der Induktor seinen Platz auf dem Dach des Schutzhauses erhielt, so daß ein Stativ für den ersteren überflüssig wurde. Da das Laboratorium auch für Versuchszwecke bestimmt ist und namentlich auch Induktoren verschiedener Fabrikation hier praktisch ausprobiert werden sollen, so wurde der für den steten Gebrauch bestimmte 80 cm-Induktor auf das eine Ende des Kastens gesetzt, so daß genügend Platz auf dem Dache für die Aufstellung von weiteren Induktoren blieb. Die beliebige Einschaltung der letzteren erfolgt mittels eines mehrpoligen Umschalters direkt vom Rheostaten aus. Man ist also in der Lage, bei der Arbeit unmittelbar von einem auf den anderen Induktor übergehen zu können, was bei Vergleichsversuchen von großem Werte ist. Der Rheostat in Tischform steht an der Schmalseite im Innern des Kastens und ist durch das Dach hindurch mittels isolierter Kabel mit dem Induktor verbunden. Außerdem befinden sich sämtliche für den Betrieb erforderlichen Sicherungen, sowie die meisten Lichtschalter des Untersuchungszimmers im Schutzhause. Ferner ist in ihm ein Generalausschalter für den Betriebsstrom des ganzen Institutes in einem verschließbaren Schrank, zu welchem nur die zur Benutzung der Apparate berechtigten Personen den Schlüssel besitzen, angebracht. Soll eine Röntgenröhre eingeschaltet werden, so kann dieses nur dann geschehen, wenn sich der Untersucher in den Kasten hinein an den Rheostaten begibt. Er befindet sich dann unter allen Umständen in völliger Deckung. Da erfahrungsgemäß im Laufe der Zeit das Personal in der Befolgung der Sicherheitsvorschriften nachlässig wird, so wurde durch diese Aufstellung des Rheostaten dafür gesorgt, daß ein Inbetriebsetzen der Apparate nur dann möglich ist, wenn sich der Untersuchende im Schutzhause befindet. Wir sehen, daß bei den Arbeiten nicht nur ein vollkommener Schutz des Gesamtkörpers des Personals gewährleistet wird, sondern daß auch jegliches Arbeiten mit den Händen in der Nähe der Röhre, wie dieses früher beim Regulieren oder bei der Härtebestimmung unerläßlich war, ausgeschlossen ist. In den beiden Längswänden des Schutzkastens befindet sich je ein Bleiglasfenster, sowie je eine nach den parallel zum Kasten beiderseits aufgestellten Untersuchungstischen gerichtete Härteskala. Die Feststellung des Härtegrades der Röhre wird also aus einer Entfernung von ca. $1\frac{1}{2}$ m vorgenommen. Bei diesem Abstand ist mittels der von mir speziell für die Distanzmessung abgeänderten Walterschen Skala (siehe S. 39) eine außerordentlich genaue Bestimmung des Härtegrades möglich. Die Exaktheit des Ablesens wird noch dadurch erhöht, daß sich der Untersucher im Dunkel des Schutzhauses befindet, mithin seine Augen durch das Fluoreszenzlicht der Röhre nicht geblendet werden können. Nach den zu beiden Seiten des Schutzkastens aufgestellten Untersuchungstischen verläuft eine Fadenleitung, welche an dem Regulierdraht der Röhre mittels einer Klemmschraube befestigt wird. Durch ein an dieser Leitung befindliches Gewicht kann vom Innern des Kastens aus, je nach Bedarf der Regulierdraht dem negativen Pol der Röhre genähert, und somit das erforderliche Vakuum eingestellt werden. Rechts und links sind in Dachhöhe des Schutzkastens zwei hölzerne Stangen angebracht, auf welchen sich Isolatoren befinden. Die letzteren sind mit je zwei parallelen, 50 cm voneinander entfernten, in der Längsrichtung der Untersuchungstische verlaufenden Messingdrähten verbunden. An diese Drähte werden die Zuführungskabel der Röntgenröhre angehakt. Der Strom wird vom Induktor in der später zu beschreibenden Weise direkt in die Messingdrähte geleitet. Die Außenseite des Schutzhauses dient zur Aufhängung solcher Normalbilder, welche stets im Laboratorium gebraucht werden, z. B. Moritzsche Skizzen des normalen Herzens für die Orthoröntgenographie. Sollen Durchleuchtungen vorgenommen werden, so wird nur das auf dem Rheostaten befindliche Glühlicht eingeschaltet, denn das aus dem Eingang des Kastens herausdringende und von der Wand reflektierte Licht genügt vollständig, um alle im Zimmer befindlichen Gegenstände zu erkennen und ist dabei doch so schwach, daß sich die Augen des Untersuchers genügend für die Beobachtung auf dem Leuchtschirm ausruhen können. Zeigt sich z. B. bei einer Untersuchung des Ösophagus, daß die Herstellung eines Wismutbolus erforderlich ist, so kann dieselbe im Innern des Schutzkastens bei guter Beleuchtung vorgenommen werden, ohne daß im Zimmer Licht gemacht wird. Wir sehen also, daß die vorbeschriebene Schutzvorrichtung außer ihrem eigentlichen auch noch verschiedene sehr wesentliche Nebenzwecke erfüllt.

Rechts und links neben dem Schutzkasten ist je ein mit verschiebbarer Kompressionsblendenvorrichtung versehener Untersuchungstisch aufgestellt. Der rechtsseitige wird für schwerverletzte Patienten, welche in liegender Stellung untersucht werden sollen, benutzt. Er ist vor dem Personenaufzug so postiert, daß der Kranke, welcher mittels des letzteren in den Untersuchungsraum befördert wird, entweder mit der Tragbahre oder ohne dieselbe direkt auf den Tisch gehoben werden kann. Es ist dieses nament-

lich bei schweren Frakturen im Interesse der Schmerzersparung
sehr wesentlich, da der Patient nur wenig gerührt zu werden
braucht. Der links neben dem Schutzkasten stehende Tisch dient
vorwiegend solchen Untersuchungen, welche in sitzender Stellung
ausgeführt werden. An der ihm benachbarten Zimmerwand ist
ein Wandarm befestigt, mit welchem Aufnahmen, die ohne das
Blendenverfahren hergestellt werden sollen (Kiefer, Zähne), gemacht
werden können. Die Benutzung von zwei Untersuchungstischen
gestattet ein sehr schnelles Arbeiten. Ist nur ein Tisch vorhanden
und ist derselbe besetzt, so muß man mit der nächsten Untersuchung unter Umständen sehr lange warten, da der Patient in
schweren Fällen nicht eher vom Tisch genommen werden darf, als
bis man sich im Dunkelzimmer davon überzeugt hat, daß die Aufnahme gelungen ist. Verfügt man über zwei Tische, so kann
während der Entwicklungszeit auf dem andern Tisch, welcher nicht
besetzt ist, weitergearbeitet werden.

An der Schmalseite des Schutzhauses ist die Bleikistenblende
(siehe unten), welche allen Untersuchungen mittels des Leuchtschirms
dient, aufgestellt. Der Raum ist so bemessen, daß eine größere Anzahl von Zuschauern, um den Demonstrationen zu folgen, bequem
vor der Blende Aufstellung nehmen kann.

Da es mit großen Schwierigkeiten verbunden ist bei drei
Apparaten, welche in drei verschiedenen Richtungen vom Induktor
aufgestellt sind, die Kabelverbindungen mit dem letzteren herzustellen, so ließ ich einen Hochspannungsumschalter, einen bislang
in der Röntgentechnik unbekannten Apparat konstruieren.

Der Hochspannungs-Umschalter besteht aus einem an der
Decke des Zimmers befindlichen Brett, auf welchem sich in der
Art wie die Fig. 50 zeigt 8 dicke Glasstäbe befinden, welche an
ihren unteren Enden Messingkappen tragen. Die Stäbe c und d
stehen in dauernder Verbindung mit den sekundären Klemmen des
Induktor. Ist die Holzschiene e in der in der Figur angegebenen
Weise eingestellt, so geht der Strom von den Klemmen des Induktor über c und d nach a und b. Die Überleitungen finden
mittels zweier Federn h und h_1 statt. a und b stehen in dauernder fester Verbindung mit der Bleikistenblende. Durch Zug an
dem Faden f wird das Brett e nach links herumgedreht, so daß
die Federn h und h_1 mit a_1 und b_1 in Kontakt kommen und zwar
tritt die Feder h mit b_1 die Feder h_1 mit a_1 in Berührung. Die auf
der rechten Seite des Brettes e angebrachte Feder h_1 bleibt durch
ein Kabel mit der Klemme d in Verbindung. Der Strom geht
nunmehr von c und d direkt nach a_1 und b_1, welche beiden letzteren
Kontakte in dauernder Verbindung mit den über dem linksseitig

aufgestellten Untersuchungstisch befindlichen, obenerwähnten Messingdrähten stehen. Die Rückwärtsbewegung des Brettes *e* aus der
eben genannten, in die zuerst beschriebene Stellung geschieht durch

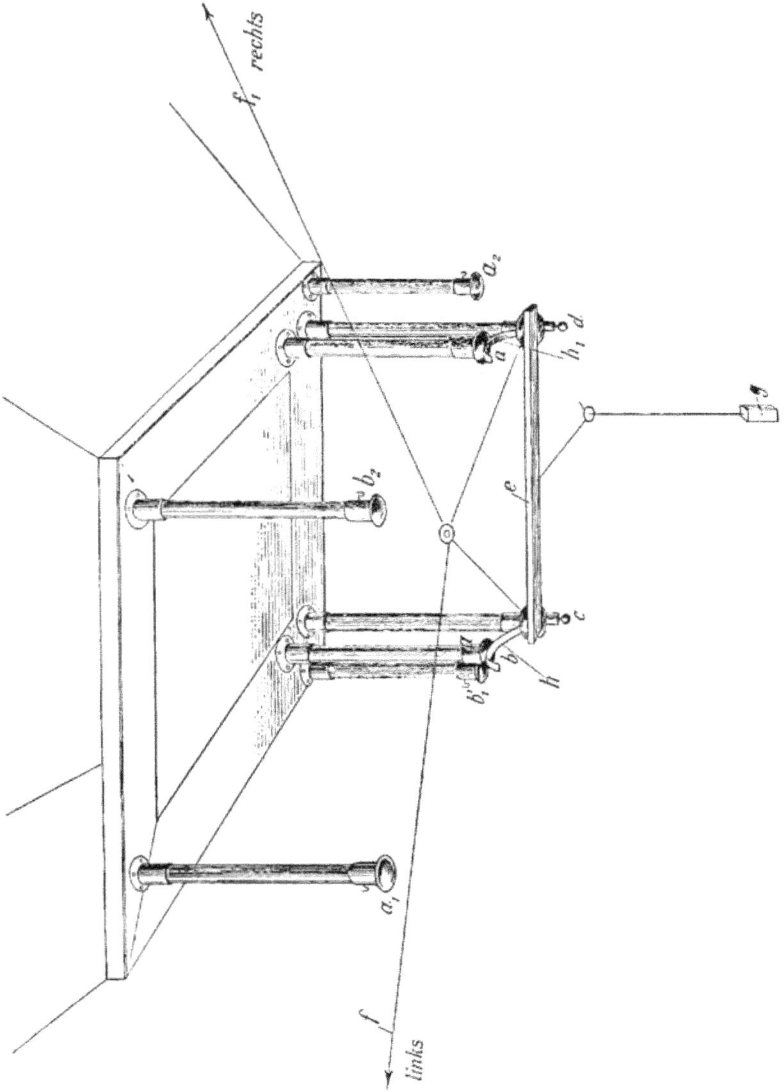

Fig. 50.

einen Gewichtszug nach Lösung der Schnur *f*. In gleicher Weise
können die Punkte a_2 und b_2 nach Drehung des Brettes *e* infolge
Zug an der Schnur f_1 nach rechts mit den Federn *h* und h_1 in

Verbindung gebracht werden. Feder h_1 tritt mit a_2 und Feder h mit b_2 in Kontakt. An dem der Klemme c zugekehrten Ende des Brettes e befindet sich ebenfalls eine kurze Kabelleitung, welche die dauernde Verbindung der Feder h mit c auch dann sichert, wenn sich das Brett e nach rechts dreht, a_2 b_2 stehen in gleicher Weise wie a_1 b_1 mit den über dem rechtsseitig aufgestellten Tisch befindlichen Messingdrähten in dauernder Verbindung. Die Rückkehr aus der eben beschriebenen, in die auf der Figur 50 eingezeichnete Stellung findet wiederum durch den Gewichtszug nach Lösung der Schnur f_1 statt. Der Mechanismus ist ein außerordentlich einfacher. Irgendwelche Verwechslungen der Pole sind gänzlich ausgeschlossen; auch erkennt man auf den ersten Augenblick aus der Stellung des Brettes e, welcher der drei Apparate eingeschaltet ist.

Diese Vorrichtung bedeutet für den Untersucher eine außerordentliche Erleichterung, da die lästige Kabelzuführung zur Röhre vollkommen in Wegfall kommt.

Die für die beiden Arbeitsräume erforderlichen Wehneltschen Unterbrecher befinden sich in einem entfernt liegenden Raum.

Der Gang einer Untersuchung gestaltet sich etwa folgendermaßen: Patient wird auf dem Tisch gelagert. Die Blende wird in der später zu beschreibenden Weise eingestellt und der zu untersuchende Körperteil durch dieselbe fixiert. Die auf dem Röhrenbrett stets zentriert eingestellte Röhre wird auf die Blende aufgesetzt. Die über dem Tisch verlaufenden parallelen Zuleitungskabel werden mit den Polen der Röhre verbunden und an den Regulierdraht der letzteren die Regulierschnur befestigt. Der Hochspannungsumschalter wird für den in Betracht kommenden Untersuchungstisch eingestellt. Der Arzt begibt sich in das Schutzhaus und schaltet ein. Soll nun z. B. unmittelbar nach einer solchen Aufnahme eine Durchleuchtung stattfinden, so kann dieses ohne jeden Zeitverlust geschehen. Es ist nur erforderlich, den Hochspannungsumschalter durch einen Zug an der Schnur des letzteren für die Bleikistenblende einzustellen.

Als Beleuchtung dient für beide Untersuchungstische je ein senkrecht über denselben hängender Pendel. Ferner ist eine Deckenbeleuchtung vorgesehen, welche zur allgemeinen Erhellung des Raumes dient.

Der vorbeschriebene Raum hat zwei große Fenster, mit je einer ungeteilten Mattglasscheibe. In dem Fensterrahmen sind an einer Schiebevorrichtung horizontal verlaufende, nach oben und unten verstellbare Eisenschienen, in welche Negative aller Formate eingesetzt werden können, angebracht. Jedes Fenster

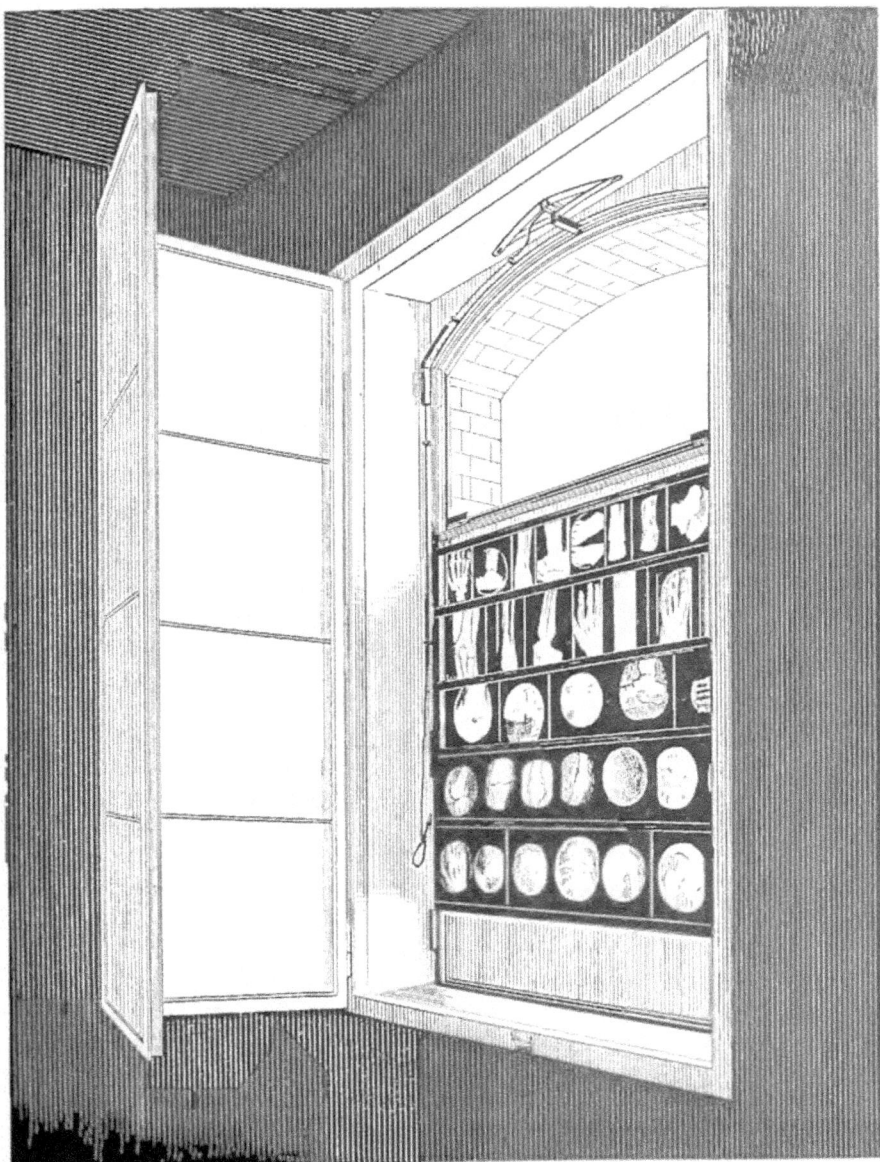

Fig. 51.

kann z. B. ca. 45 Negative von der Größe 18 : 24 resp. 13 : 18 in diesen Schienen aufnehmen. Das eine der Fenster ist mit Platten, welche das ganze normale Skelett umfassen, dauernd armiert, so daß es nicht nötig ist, wenn normale Vergleichsbilder gewünscht werden, dieselben erst hervorzusuchen. In dem anderen Fenster werden die sämtlichen innerhalb der letzten 24 Stunden gemachten Aufnahmen, soweit sie nicht in dringenden Fällen direkt auf die Station geschickt werden, für die Morgenvisite eingestellt. Die betreffenden Stationsärzte finden also Gelegenheit, bei guter durchfallender Beleuchtung und Abblendung allen überflüssigen Lichtes, die Platten ihrer Kranken zu studieren und eventuell mit normalen Bildern zu vergleichen. Die Verdunkelung geschieht durch große, lichtdichte, eiserne Doppelfenster, welche mit Leichtigkeit geschlossen werden können. Zwischen den Fenstern ist in einer in der Wand befindlichen Nische ein Transparenzkasten (Negativbühne) zur Betrachtung von Platten bei elektrischem Licht angebracht. Ein photographischer Apparat zur Herstellung von Diapositiven läßt sich an diese Negativbühne ohne weiteres ansetzen.

Im zweiten Untersuchungsraum hat der Induktor auf einem 2 Meter hohen Stativ, zwischen dessen Füßen sich der Tischrheostat befindet, seinen Platz gefunden. Auf einem Wandbord gegenüber dem Induktor sind Quecksilbermotorunterbrecher, Turbine, sowie ein Wehnelt zu Demonstrationszwecken aufgestellt. Eine Umschaltvorrichtung ermöglicht das Arbeiten außer mit dem, im Nebenraum für den täglichen Gebrauch befindlichen Wehnelt, mit jedem der genannten Unterbrecher. Links neben dem Induktorstativ hat der Orthoröntgenograph seinen definitiven Platz erhalten. Die Röhre ist stets richtig zentriert in demselben eingestellt, so daß nur die Kabel in die unter dem Untersuchungstisch verlaufenden Zuführungsdrähte eingehängt zu werden brauchen. Soll in vertikaler Stellung orthoröntgenographiert werden, so wird der Tisch zur Seite gerückt und der Orthoröntgenograph aufrecht gestellt.

Besondere Schutzvorrichtungen wurden in diesem Raum nicht vorgesehen, da das hier aufgestellte Trochoskop (siehe unten) durch seine Bleibekleidung bereits den erforderlichen Schutz gewährt.

Gegen die Bestrahlung bei Arbeiten mit dem Orthoröntgenographen wird man sich nur sehr schwer schützen können, ohne die leichte Handhabung des letzteren zu erschweren. Es wird hierzu ein rechtwinkliges, fahrbares, mit Blei bekleidetes Holzgestell von Tischhöhe benutzt, hinter welches der Operateur tritt oder, die neuerdings von Kohl u. anderen in den Handel gebrachten Schutzschurzfelle, welche relativ leicht sind und einen gewissen Schutz gewähren.

An der den Fenstern gegenüberliegenden Längswand des zweiten Untersuchungszimmers finden einige für therapeutische Bestrahlungen konstruierte Sitze Aufstellung, ferner ein Untersuchungstisch mit Vorrichtung zum Bestrahlen der Prostata oder des Uterus. Die Kabelverteilung an sämtliche Hilfsapparate dieses Zimmers findet mittels eines auch in diesem Raum befindlichen Hochspannungsumschalters statt.[1])

5. Kapitel.

Die Dunkelkammer und das photographische Verfahren.

Von außerordentlicher Bedeutung für das gute Gelingen der röntgenographischen Untersuchungen ist die photographische Seite des Verfahrens. Ganz besondere Sorgfalt muß gerade diesen Arbeiten gewidmet werden, da vielfach an und für sich sehr gute Bilder infolge falscher photographischer Behandlung verdorben und dadurch unbrauchbar gemacht werden. Man sollte auf die Einrichtung der Dunkelkammer nicht weniger Sorgfalt verwenden, als auf die des Laboratoriums. Enge und schlecht zu lüftende kleine Räume erschweren das Arbeiten und machen es zu einem ungesunden und unerfreulichen Geschäft. Auch ist es nicht gut möglich, namentlich bei Anwendung großer Plattenformate, dann mit der nötigen Sauberkeit zu verfahren, wenn man wegen Raumbeengung sich in seinen Bewegungen beschränken muß. Je größer das Dunkelzimmer und je vollkommener dasselbe mit allen Hilfsmitteln der photographischen Technik ausgestattet ist, um so weniger unangenehm wird die Arbeit in demselben sein und um so bessere

---

[1]) Die technische Ausführung der vorbeschriebenen Einrichtungen hatte die Firma Richard Seifert & Co., Hamburg, übernommen.

Die Kompressionsblendeneinrichtungen lieferte die Firma Siemens & Halske, Berlin-Westend.

Das Trochoskop entstammt der Fabrik von Reiniger, Gebbert & Schall, Erlangen.

Resultate werden sich erzielen lassen. Es ist für den Arzt eine
unter Umständen kaum zu leistende Anforderung, wenn er neben
seiner anderen Tätigkeit auch noch die Entwicklung der Platten
persönlich vornehmen und sich stundenlang im Dunkelzimmer aufhalten muß. Wenn irgend möglich, sollte in jedem Laboratorium
ein gutgeschulter Gehilfe zur Verfügung stehen, welcher die Bearbeitung der fertigen Aufnahme, so weit das photographische Verfahren in Betracht kommt, übernimmt. Je gründlicher ein solcher
Gehilfe ausgebildet ist, um so besser werden natürlicherweise auch
die Bilder ausfallen. Am günstigsten ist es natürlich, wenn derjenige, welchem die Entwicklung übertragen wird, ein gelernter
Fachphotograph ist. In diesem Falle findet der Arzt eine außerordentliche Unterstützung bei seinen Untersuchungen und kann sich
dem angenehmen Gefühl hingeben, daß nichts verdorben werden
kann, daß sogar auch aus nicht vollständig richtig belichteten
Platten noch durch photographische Kunst das möglichste gemacht
werden wird. Es liegt mir fern in diesem Buche die Entwicklung
der Platten vom Standpunkte des Fachphotographen zu besprechen.
Wer sich für diese Sache interessiert, mag in einem der vielen vorzüglichen photographischen Lehrbücher über die verschiedenen Verfahren, welche bei der Entwicklung in Betracht kommen, nachlesen.
Für ein Lehrbuch der Röntgentechnik handelt es sich vielmehr
darum eine erprobte Methode anzugeben, welche sowohl für den
Anfänger wie für den Fortgeschrittenen bei allen in der Praxis
vorkommenden Aufgaben vollständig ausreicht, und welche gleichzeitig derart ausgebildet ist, daß sie die besten Resultate gibt.

Was zunächst das Entwicklungszimmer angeht, so soll, wie
schon erwähnt, dasselbe je nach dem vorhandenen Raum möglichst
groß gewählt werden. Es ist wünschenswert, daß es nicht allzu
dicht beim Röntgenuntersuchungszimmer liegt, da selbst durch die
Wände und durch die Türen Strahlen dringen, welche unbeabsichtigte Wirkungen auf die Platten ausüben. Läßt sich diese
Lage infolge der gegebenen Verhältnisse nicht umgehen, so
müssen die Wände durch $^1/_2$ mm dicke Bleiplatten gegen etwaige
Durchstrahlungen gesichert werden. Bringt man das Dunkelzimmer in den Kellerräumen unter, so hat man mit dem Faktor
zu rechnen, daß die Luft hier häufig feucht zu sein pflegt. Man
darf infolgedessen die unbelichteten Reserveplatten, welche aufzubewahren sind, nicht in diesem Raum lagern.

Das Entwicklungszimmer muß ansreichend mit Wasserleitung
versehen sein, welche am besten so anzubringen ist, daß ein großer
mit Zink ausgeschlagener Spültisch, welcher direkten Anschluß für
Zu- und Abfluß hat, mit zwei oder drei Hähnen versehen wird,

deren einer mit einer Brause armiert ist, deren anderer einen
längeren Schlauch trägt. Die Brause, welche zum Abspülen der
Platten dient, darf keinen scharfen Strahl haben, sondern muß mit
so großen Löchern versehen sein, daß jeder der einzelnen Strahlen
weich und nicht mit zu großer Gewalt auf die daruntergehaltenen
Platten trifft. Eine harte Brause kann die Schicht leicht verderben.
Der Schlauch wiederum dient dazu, das Wasser in einer großen
Schale, welche zum Spülen bestimmt und in den Spültisch hinein-
zusetzen ist, stetig zu erneuern, wobei besonders darauf zu achten
ist, daß dieses nur unter geringem Druck geschieht. Das Quantum
Wasser, welches in die Schalen läuft, braucht kein großes zu sein,

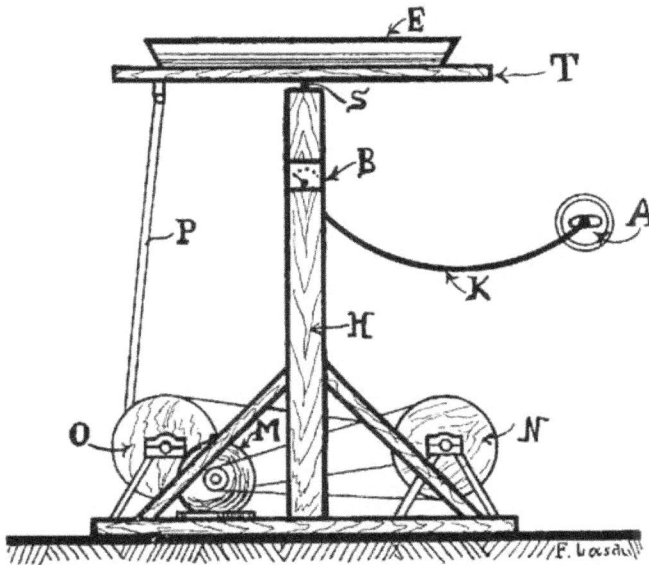

Fig. 52.

mit geringen Mengen läßt sich ein vollständig gutes Auswässern
der Platten erzielen. Die Hauptsache ist, daß ein steter Zu- und
Abfluß vorhanden ist.

Neben dem Spültisch findet eine große Schale vom Formate
40×50 Aufstellung, in welcher das Natronfixierbad ($1:4$) angesetzt
wird. Dieses besteht aus unterschwefligsaurem Natron (Natrium
subsulfuros. purissimum). Das Natron wird am besten in Substanz
angeschafft und in luftdicht verschlossenen Glasgefäßen aufbewahrt.
Ist es zu alt oder kommt Feuchtigkeit an dasselbe heran, so zersetzt es sich und wirkt schädigend auf die Platte. Dem Natron-

bad wird auf 1 Liter 50 ccm Sulfitlauge, um das Bad anzusäuern,
zugefügt. Setzt man keine Sulfitlauge hinzu, so hält sich das
Fixierbad nur kurze Zeit und wird sehr bald bei dem zu schildernden Entwicklungsverfahren braun. Von Zeit zu Zeit ist es zu erneuern, da seine Wirkung immer geringer wird, was namentlich
dann sehr ungünstig sein kann, wenn die Platten später verstärkt
werden sollen. Bei reichlicher Benutzung empfiehlt es sich, das
Bad täglich frisch anzusetzen.

Das Entwickeln kann vom Gehilfen oder vom Arzt selber
besorgt werden. Da indessen das Hin- und Herschaukeln der
Platten mit der Hand zeitraubend und langweilig ist, so empfiehlt
es sich zur Abkürzung der Mühe einen Tisch zu benutzen, welcher
durch einen Mechanismus angetrieben, selbständig die Schaukel-
bewegungen mit den auf ihm stehenden Schalen vornimmt. Den
von Gocht für elektrischen Antrieb mittels Akkumulatoren konstruierten Tisch habe ich für Starkstrom umarbeiten lassen (Fig. 52).
Derselbe hat folgende Konstruktion:

Auf dem Holzgestell H ist die Tischplatte T, welche zur
Aufnahme der kleinsten bis zur größten Schale E dient, auf zwei
Schneiden S leicht beweglich aufgesetzt. Auf der Grundplatte des
Holzgestelles ist der Elektromotor M ($^1/_8$ Pferdekraft) montiert. Dieser
treibt die Schnurscheibe N an, welche mit einer kleineren Scheibe
auf einer gemeinsamen Achse sitzt. Die letztere treibt wiederum
die große Scheibe O an, die mit einem Exzenter auf einer Welle
montiert ist. Von diesem geht die Stange P nach der Tischplatte,
welche nun auf- und abwärts bewegt wird. Von der Ansteckdose A
erfolgt die Stromzuführung durch das Kabel K zum Motor. Der
Anlasser B dient zum An- und Abstellen, sowie zur Regulierung
der Umdrehungszahl des Motors.

Es ist bei der Konstruktion dieses Tisches besonders darauf
zu achten, daß der Motor gegen etwa überlaufende oder verspritzte
Flüssigkeiten gedeckt steht. Die Feuchtigkeit verdirbt ihn schnell,
auch ist Erdschluß zu befürchten.

Das vorstehend beschriebene Modell habe ich inzwischen in
folgender Weise vervollkommnen lassen.

Der $^1/_8$ Pferdekraft besitzende Motor (b) befindet sich wie
Fig. 53 zeigt, um vor etwa überlaufender Entwicklerflüssigkeit
gesichert zu sein, in einem Holzkasten. Das überstehende Dach
des letzteren ruht ausbalanziert auf einer Schneide. Der Motor
setzt eine Schnecke c in Bewegung, welche mittels eines Exzenters
die Tischplatte auf und nieder bewegt. Als Anlasser dient der
Hebel a.

Setzt man nun eine Schale mit Entwicklungsflüssigkeit auf

diesen Tisch und läßt den Motor angehen, so wird man bemerken, daß die Flüssigkeit mit einer Regelmäßigkeit und Genauigkeit, von einer Seite zur anderen schaukelt, wie es mit der Hand kaum zu erzielen ist. Um die Platten möglichst gleichmäßig zu bespülen, setzt man die Schale zweckmäßig so hin, daß sie um ihre Diagonale

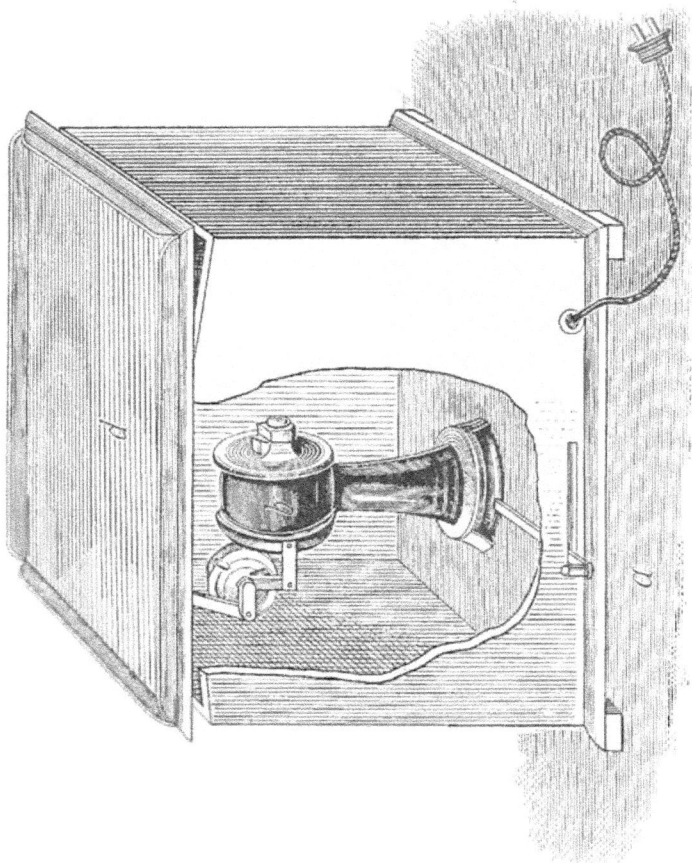

Fig. 53.

schaukelt. Man kann wohl sagen, daß ein solcher Tisch eine Menschenkraft erspart.

Ist kein elektrischer Strom im Dunkelzimmer vorhanden, so kann man sich mit anderem Antrieb helfen. Es sind Pendelvorrichtungen beschrieben worden und Tische, welche durch allmählich sich senkende große Gewichte bewegt werden. Hat man dagegen

elektrischen Strom, so ersetzt derselbe auf das vollkommenste jeden
anderen Antrieb. Auch spielt der Kostenpunkt keine Rolle, da der
Stromverbrauch, vor allen Dingen dann, wenn Kraftstrom benutzt
wird, außerordentlich gering ist. Über dem Entwicklungstisch muß
eine rote, mit Mattglas versehene Laterne derart angebracht werden,
daß man bequem die Platte vor dieselbe halten kann, um das Bild
in der Durchsicht zu studieren. Die Schalen wählt man am besten
aus Steingut, Glas ist zu zerbrechlich, Papiermaché wird leicht undicht. Man mache sich zur Regel, diejenigen Schalen, welche
man zur Entwicklung benutzt, niemals zu irgendwelchen
anderen Dingen, wie zum Fixieren oder Verstärken, zu
verwenden. Ebenso soll die Natron- und die später zu beschreibende Quecksilberschale nur ihrem Zweck und niemals anderen
Bedürfnissen dienen. Die penibelste Sauberkeit ist bei dem ganzen
photographischen Prozeß sowohl, wie bei dem Instandhalten und
Reinigen der Schalen unerläßlich. Schließlich empfiehlt es sich
noch, im Entwicklungszimmer eine Schale mit Alaunlösung zum
Härten der Schicht aufzustellen.

Die Verstärkungsarbeiten mit Quecksilber dürfen, wenn es sich
irgendwie räumlich einrichten läßt, nicht im Entwicklungszimmer
vor sich gehen, da das Sublimat außerordentlich verderblich für
die Platten werden kann.

Es empfiehlt sich, die Platten für die Aufnahmen in Kassetten
einzulegen. Es hat dieses, gegenüber der Einwicklung in Papier,
den Vorteil, daß ein Bruch nicht so leicht zu befürchten ist. In
Fig. 54 ist eine Kassette abgebildet, welche bei großer Billigkeit
den Vorzug hat, sehr haltbar zu sein. Vor allem wird durch die
Art der Lagerung der Platte einem Zerbrechen derselben durch
schwere Patienten vorgebeugt. „Werfen" der Kassette, sowie Licht-
undichtwerden ist bis jetzt im Gebrauch nicht vorgekommen. Die
Kassette ist so eingerichtet, daß dieselbe keine beim Gebrauch hin-
dernden Vorsprünge besitzt, sondern im geschlossenen Zustande
einen nur von ebenen Flächen begrenzten, wie ein glattes Brett
erscheinenden Körper darstellt. Diese völlige Ebenheit ist namentlich dann vorteilhaft, wenn die Kassette dem Körper im liegenden
Zustande untergeschoben, bezw. untergelegt werden soll. Sie besteht aus zwei buchartig zusammenklappbaren Teilen (a und b), die
durch die Scharniere (c) miteinander verbunden sind. Den einen
Teil (a) bildet eine massive Holzplatte von etwa $10^1/_2$ mm Stärke,
am besten aus Nußbaumholz, deren innere Fläche ringsum stufen-
artig abgesetzt ist, so daß dieselbe einen vorspringenden Teil bildet.
Diese Holzplatte, auf welcher die photographische Platte zu liegen
kommt, ist mit einer $1/_2$ mm dicken Bleiplatte bedeckt. Die Blei-

belegung, welche von Walter schon vor Jahren empfohlen wurde, hat den Zweck, die vom hölzernen Boden der Kassette ausgehenden Sekundärstrahlen, welche die Platte von unten her verschleiern können, unschädlich zu machen. Um einem Werfen des Holzes (a) vorzubeugen, sind die Schmalseiten durch Randleisten (d) gebildet. Der andere Teil (b) besteht aus einem Holzrahmen (g), auf welchem außen eine schwarze Papptafel befestigt ist. Die Tiefe des Rahmens (g) entspricht der Höhe des vorspringenden Teils der Platte (a), einschließlich der daraufliegenden Glasplatte, so daß bei geschlossener Kassette der Rahmen (g) völlig den stufenförmig gestalteten Rand der Platte (a), ausfüllt. Die Kassette wird durch Klammern (f) ge-

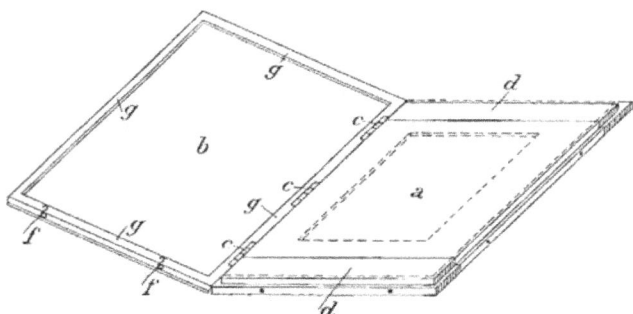

Fig. 54.

schlossen gehalten, von denen je zwei an jeder Seite des Rahmens (g) befestigt sind. Sie ist im allgemeinen für Platten bestimmt, die gerade so groß sind, wie die innere lichte Weite des Rahmens (g). Um auch kleinere Formate benutzen zu können, legt man auf den vorspringenden inneren Teil von a eine geschwärzte Pappeinlage, die genau so groß wie ihre Auflagefläche und so dick wie die lichtempfindliche Platte ist. Letztere liegt wie in der Zeichnung punktiert angegeben ist, in einem entsprechenden Ausschnitt der Pappeinlage. Dieselbe Kassette ist auch für kleine Formate konstruiert, so daß man auf das Einlegen von Papprahmen eventuell verzichten kann.[1]

Als Entwickler möchte ich in erster Linie das Glyzin empfehlen. Dasselbe gibt außerordentlich gute Resultate und ist nicht sehr teuer. Es ist nicht zu leugnen, daß man auch mit anderen Entwicklern recht gute Ergebnisse erzielen kann, indessen hat das Glyzin manche vortreffliche Eigenschaften, welche den übrigen abgehen. Vor allen Dingen ist es deswegen einer der besten Ent-

---

[1] Zu beziehen von Schütze & Noack, Passage Scholvien, Hamburg.

wickler, weil man bei Röntgenplatten fast stets über die Richtigkeit
der Expositionszeit im Unklaren ist. Diesen Fehler der Belichtung
korrigiert der genannte Entwickler am sichersten, indem er einerseits alle Details, die überhaupt vorhanden sind, aus der Platte
herausholt, andererseits nach von Hübel, dessen Ansicht ich mich
anschließe, selbst vielfache Überexpositionen korrigiert. Man hat
infolgedessen nicht nötig, eine Platte während der Entwicklung
im durchfallenden Licht zu betrachten, um zu konstatieren, wie weit
der Prozeß vorgeschritten ist, sondern man kann unbesorgt dieselbe so lange in der Lösung liegen lassen, bis, nach der Zeit gerechnet, die Entwicklung ungefähr abgeschlossen sein muß. Somit
braucht man sich nur ein- oder zweimal gegen Schluß über den
Stand derselben zu vergewissern. Außerdem hat das Glyzin den
großen Vorzug, daß die Negative äußerst klar und sauber ausfallen. Die Platten, welche von der Rückseite grauschwarz erscheinen, sind stets schön durchgearbeitet, da Überentwicklung ausgeschlossen ist, es sei denn, daß man ganz grobe Fehler in der
Entwicklungszeit macht. Im allgemeinen hat man selten über verschleierte Platten zu klagen. Erst bei wesentlich überentwickelten
Platten pflegt ein leichter Gelbschleier aufzutreten, welcher indessen,
wenn er nicht allzu hochgradig ist, später wieder durch Verstärkung
beseitigt werden kann. Die Hände werden durch das Glyzin fast
gar nicht angegriffen. Seine Haltbarkeit ist eine außerordentlich
große, so daß man sehr sparsam arbeiten kann. Durch Zusatz von
frischem Entwickler zu altem kann man die Wirkungskraft des
letzteren lange Zeit aufrecht erhalten. Allerdings wird die Schnellig-
keit der Entwicklung mit zunehmendem Alter der Lösung wesentlich herabgesetzt.

Man kann nun, je nachdem man den Entwickler im konzentrierten oder verdünnten Zustande benutzt, schneller oder langsamer verfahren. Bei sehr konzentrierten Lösungen ist das Bild
in wenigen Minuten vollständig fertig, bei weniger konzentrierten
wird man längere Zeit, etwa 10 bis 20 Minuten, bedürfen. Es ist
zu empfehlen, mit etwas verdünnter Lösung langsam zu entwickeln,
da die Platten schöner durchgearbeitet sind und mehr Details enthalten, als dieses bei den schnellen Entwicklungen der Fall zu sein
pflegt. Die sogenannte Rapidentwicklung ist für Röntgenplatten
deswegen ungeeignet, weil wir über die Richtigkeit der Exposition
nicht so genau orientiert sind, daß wir innerhalb der kurzen Zeit
der Entwicklung den rechten Dichtegrad treffen. Man verzichte
daher auf das Rapidverfahren und entwickle im Interesse der
Güte der Platten lieber länger. Beifolgend gebe ich ein Rezept
(nach Pizzigelli),

Lösung I.

Glyzin	30,00
Natrium sulfit	100,0
Natrium oder Kaliumkarbonat	20,0
Aq. dest.	1000

Lösung II.

Natrium oder Kaliumkarbonat	100,0
Aq. dest.	1000,0

Preis beider Lösungen: 3,30 M.

welches sich für alle Zwecke der Praxis dauernd bewährt hat. Man läßt dasselbe beim Apotheker oder Drogisten, jede Lösung in einer besonderen Flasche für sich, herstellen. Beide Lösungen werden dann zu gleichen Teilen in einer Schale zusammengegossen und gut gemischt. Eine hierin entwickelte Platte wird in ungefähr 10 bis 15 Minuten vollständig fertig sein.

Ist die Lösung älter, so wird sich die Entwicklung entsprechend verzögern.

Aus ökonomischen Rücksichten kann es sich empfehlen, die konzentrierte Glyzinlösung selbst herzustellen. Man verfährt dabei folgendermaßen:

25 gr wasserfreies Natriumsulfit (siccum) werden in 80 ccm Wasser warm gelöst. Hierauf werden 10 gr Glyzin zugesetzt und die Lösung bis zum Kochen erhitzt. Mit Vorsicht und allmählich werden nun 50 gr Pottasche hinzugefügt. Die so gewonnene Glyzinlösung, welche im Dunkeln aufzubewahren ist, verwendet man zur Herstellung des oben angegebenen Rezeptes. Je älter die allmählich dunkelbraun werdende konzentrierte Lösung ist, desto schönere Resultate wird man mit ihr erreichen.

Der Entwicklungsprozess ist beendet, wenn die Platte soweit durchentwickelt ist, daß sie auf der Durchsicht nur noch andeutungsweise Details erkennen läßt und auf der Rückseite bereits die Knochenteile alle erschienen sind. Das Negativ wird gründlich abgespült und kommt in das bereitstehende saure Fixierbad. Sol. Natr. subsulfuros 1:4, der zweckmäßig bis zur deutlich sauren Reaktion Bisulfitlauge (5:100) zugesetzt wird. Die Beurteilung, wann die Entwicklung beendigt ist, ist bei Knochenaufnahmen leicht, dagegen bei Nierensteinaufnahmen schwer, da bei letzteren im durchfallenden roten Lichte nur wenige Knochenteile, wie die Wirbel, Rippen und besonders die Proc. transversi der Wirbelsäule erkennbar sind. Auch hier richtet man sich zweckmäßig darnach, ob die Platte von der Rückseite bereits den dunklen Belichtungskreis zeigt, resp. ob sie in der Durchsicht einen gedeckten Ein-

druck macht. Ist die Entwicklung vollendet, so hat man die
Fixierung so lange vorzunehmen, bis die Platte von der Rückseite
vollständig schwarz erscheint. Man lasse aber aus Vorsicht das
Negativ dann noch einige Minuten länger im Fixierbad liegen,
damit auch die tiefsten Schichten der Gelatine vollständig und
gründlich vom Fixiernatron durchdrungen werden. Die nicht genügend durchfixierte Platte erhält auch dann, wenn sie von der
Rückseite vollständig schwarz erscheint, bei etwaiger Verstärkung
mit Sublimat sehr leicht gelbe Schwefelsilberflecken, welche nicht
zu beseitigen sind und die Platte vollkommen unbrauchbar machen.
    Im allgemeinen ist anzuraten, nicht unter einer
Viertelstunde zu fixieren.
    Nach vollendeter Fixage kommt die Platte entweder sofort in
die Spülung oder sie erhält nach oberflächlichem Abbrausen ein
Bad in der Alaunlösung von der Dauer von 5—10 Minuten. Dieses
Alaunbad hat den Zweck die Schicht zu härten, was namentlich
im Sommer, wenn das Wasser warm ist, angebracht ist und ihre
leichte Verletzbarkeit herabsetzt. Das Auswässern der fixierten
Platte muß sehr gründlich im fließenden Wasser, etwa eine
Stunde lang, geschehen. Kürzer wird die Platte ausgewässert,
wenn eine Verstärkung nicht erforderlich erscheint. Soll letztere
dagegen vorgenommen werden, so muß die Auswässerung ausgiebig sein, da Spuren von Fixiernatron, welche sich noch in
der Schicht befinden, in Verbindung mit Sublimatlösung gelbe
Schwefelquecksilberflecken bedingen, die ebenso deletär für die
Platte sind, wie die erwähnten Schwefelsilberflecken. Die fertig
ausgewaschene Platte wird auf einen Trockenständer aufrecht hingestellt. Das Trocknen muß in einem Raum vor sich gehen, in
welchem keine Feuchtigkeit der Luft enthalten ist und an Plätzen,
welche nicht den Sonnenstrahlen ausgesetzt sind. Bisweilen entstehen bei ganz klaren, gut entwickelten und gut fixierten Platten,
welche man als vollständig gelungen betrachten kann, im Auftrocknen eigentümliche schwarze Flecke, welche sich kometen-
schweifartig ausdehnen und sämtlich parallel stehen. Das Zentrum
des Fleckes ist tiefschwarz oder glasklar. Betrachtet man eine
solche Platte von der Seite oder legt man sie unter das Mikroskop,
so erkennt man, daß die Schicht entsprechend dem Fleck und dem
kometenartigen Schweif vertieft ist. Solche Flecke entstehen wahrscheinlich während des Trocknens durch Schmelzungsvorgänge in
der Schicht. Die belichtete Gelatine schmilzt oberflächlich und rinnt
senkrecht herunter, infolgedessen die sämtlichen Flecke parallel
stehen. Die Gründe für diese Schmelzungsvorgänge sind bis jetzt
noch nicht festgestellt, sie treten besonders dann ein, wenn die Platten

sehr lange gewässert haben oder in feuchter Luft auftrocknen. Als Abhilfemittel wird ein Härten der Schicht nach dem Auswässern in $10^o/_0$ Formalinlösung empfohlen (Guttmann).

Die fertig getrocknete Platte wird nun gegen Mattglas geprüft, um festzustellen, ob die richtige Exposition oder Überexposition resp. Unterexposition vorliegt.

Bei einer richtig exponierten Platte erscheint die Knochenstruktur scharf und leuchtend, auch die Weichteile sind gut zu differenzieren. Der belichtete Teil der Platte, auf welchem bei der Aufnahme kein Körperteil gelegen hatte, ist gleichmäßig tiefschwarz und undurchsichtig.

Eine unterexponierte Platte dagegen zeigt auffallend deutliche Weichteilzeichnung und schwach ausgebildete Knochenstruktur. Man erkennt wohl die letztere, dieselbe ist indessen nicht tief genug ausgeprägt, so daß man nicht mit Sicherheit irgendwelche geringfügigen Abweichungen vom Normalen würde feststellen können. Die belichteten, freien Teile der Platte sind nicht tiefschwarz sondern nur hellgrau.

Eine überexponierte Platte ist durchweg grau. Zwischen Weichteilen und Knochen ist in der Schattentiefe, kein wesentlicher Unterschied, ebenso ist der freie Plattenteil nicht tiefschwarz sondern trübe und grau. Ist die Überexposition eine hochgradige, so erkennt man von den Knochen überhaupt nichts mehr, da alles ziemlich gleichmäßig geschwärzt ist. Nur beim Vorhalten vor abgeblendetes Licht werden die Unterschiede zwischen den Knochen, den Weichteilen und den freien Partien der belichteten Platte deutlicher. Die Überexposition ist derjenige Fehler, welcher bei der Röntgenaufnahme am häufigsten gemacht wird. Sie kommt zustande, wenn man entweder mit einer richtigen Röhre zu lange exponiert oder mit einer zu harten Röhre arbeitet. In beiden Fällen wird die Platte unbrauchbar. Im ersteren, wenn mit einer richtigen Röhre zu lange exponiert worden ist, erscheint die Knochenstruktur zwar deutlich, aber die ganze Platte ist dermaßen stark gedeckt, daß man nur gegen konzentriertes Licht etwas erkennen kann. Hält man das Negativ aber gegen diffuses Licht, so sieht man nur in einigen wenigen Teilen Knochenzeichnung. Wurde eine zu harte Röhre genommen, so erscheint das Bild gleichmäßig grau, matt und verschleiert. Es ist wohl Knochenstruktur zu sehen, aber dieselbe hebt sich nicht ordentlich heraus, und das Bild macht einen monotonen, grauen Eindruck. Wir haben also, um das Gesagte zusammenzufassen, folgende drei Bildqualitäten:

1. das, mit der richtigen Röhre richtig exponierte Bild,
2. das unterexponierte Bild, d. h. das Bild, welches
zwar mit einer richtigen Röhre gemacht wurde, dessen
Expositionszeit aber zu kurz war,
3. das überexponierte Bild, d. h. das Bild, welches
zwar mit einer richtigen Röhre gemacht, aber zu lange
belichtet wurde,
4. das verschleierte Bild, d. h. das Bild, welches zwar
die richtige Zeit belichtet, aber mit einer für den darzustellenden Gegenstand zu harten Röhre gemacht wurde.

Während die Überexposition also ein Fehler der Belichtungsdauer ist, ist die Verschleierung eine durch die Sekundärstrahlen
einer zu harten Röhre bedingte Erscheinung, also ein Fehler in der
Röhrenauswahl.

Die richtig belichtete Platte kann ohne weiteres als fertiggestellt betrachtet werden, will man dieselbe indessen noch ver-
schönern, so empfiehlt es sich, eine sehr schwache Verstärkung
vorzunehmen. Wie dieses gemacht wird, werden wir weiter unten
sehen. Eine solche schwache Verstärkung erhöht die Wirkung
außerordentlich, da das Bild etwas Brillantes und Geklärtes erhält.
Man hüte sich indessen die Verstärkung zu weit zu treiben.

Die unterexponierte Platte bedarf einer sehr energischen
Behandlung. War die Unterexposition keine allzubedeutende, so
läßt sich durch Verstärkung die unterbelichtete Platte zu einer
scheinbar richtig exponierten machen. War sie dagegen zu erheblich, so nützt auch die Verstärkung in solchem Falle nichts mehr.

Die überexponierte Platte, welche durch zu langes Belichten
mit der richtigen Röhre entstanden ist, kann dadurch verbessert
werden, daß sie in der später zu schildernden Weise abgeschwächt
wird. Man ist imstande, die Platte unter Umständen zu einer normalen, d. h. einer scheinbar richtig belichteten, zu machen.

Die verschleierte Platte ist überhaupt nicht zu verbessern
und kann ohne weiteres als unbrauchbar ausgeschieden werden.

Es kommen dann noch Fehler vor, welche auf falscher Entwicklung beruhen, d. h. die Platten wurden nicht lange genug im
Entwickler gelassen. Es ist dieses ein Versehen, das eigentlich
nicht vorkommen sollte, da man sich jederzeit davon überzeugen
kann, ob der Entwickler genügend eingewirkt hat. Sollte indessen
der Fehler gelegentlich gemacht sein, so verstärke man solche
Platten stark, wodurch man ein relativ gutes und klares Bild erhält.
Die beiden Korrekturmethoden für Unter- und Überexposition sollen
im folgenden besprochen werden.

Die Quecksilberverstärkung.

Die wirksamste Verstärkung für Röntgenplatten besteht in der Quecksilber-Sublimatverstärkung. Man bezieht das Sublimat am besten kiloweise vom Drogisten und setzt sich selber die Lösung in einer Porzellanschale an. Zu dem Zweck werden 150 Gramm fein pulverisiertes Sublimatpulver in 1 Liter warmen Wasser unter sorgfältigem Rühren gelöst. Da die hierbei sich entwickelnden Dämpfe unter Umständen gesundheitsschädlich wirken können, so empfiehlt es sich, die Zubereitung entweder vor geöffneten Fenstern oder im Abzug vorzunehmen. Die Lösung muß möglichst konzentriert sein. Es hat wenig Zweck, in schwachen Lösungen vorzuverstärken und zum Schluß eine Stärkere zu nehmen, da keine wesentlichen Unterschiede in der Güte der Bilder dadurch bewirkt werden. Die Sublimatlösung wird, nachdem sie vollständig abgekühlt ist, in einer Glasflasche mit Glasstöpsel sorgfältig verwahrt. Zum Schwärzen der Platten verwendet man am besten 10 % Ammoniaklösung, die man sich ebenfalls der Billigkeit wegen selber herstellt. Auch diese Flüssigkeit muß in einer gut verschlossenen Flasche aufbewahrt werden.

Wenn es möglich ist, so empfiehlt es sich, die Verstärkungsarbeiten in einem vom Entwicklungsraum getrennten Zimmer vorzunehmen, da man auf diese Weise am sichersten eine Übertragung von Natron vermeiden kann. Ein derartiges Verstärkungszimmer muß, um die verstärkten Platten gründlich an Ort und Stelle auswässern zu können, mit Wasserleitung versehen sein. Man richtet die Verstärkungseinrichtung am besten so ein, daß auf einem $1\frac{1}{2}$ m langen Tisch zwei Schalen nebeneinander aufgestellt werden, in welchen die Sublimat und die Ammoniaklösung sich befinden. Rechts und links vom Tisch wird ein Behälter angebracht, welcher aus Blech gearbeitet und mit Wasserleitung, Zu- und Abfluß versehen ist. In diesen Blechbehälter stellt man Steingutschalen, in die das Wasser hineinläuft. Man läßt diese letzteren stets an Ort und Stelle stehen, da sie zu anderen photographischen Zwecken wegen des Eindringens von Sublimat in die Poren[1]) nicht mehr zu gebrauchen sind. Wenn man über ein derartiges Verstärkungszimmer verfügt, so kann man die Quecksilberlösung in der zur Verstärkung bestimmten Schale dauernd stehen lassen und braucht dieselbe nicht in die Flasche zurückzufüllen. Es empfiehlt sich dann indessen, die Schale mit einem Deckel zuzudecken. In

---

[1]) Schalen, welche Sublimatlösungen enthalten haben, zeigen schwarze, nicht abwaschbare Kreise mit einem punktförmigen Zentrum.

diesem Falle hat man nicht zu befürchten, beim Zurückgießen in die Flasche Sublimatlösung zu verschütten. Selbstverständlich darf das Verstärkungszimmer anderen Personen nicht zugänglich sein, da die Gefahr, welche die starken Lösungen mit sich bringen, für den Unkundigen eine große ist und daher eventuell zu Entschädigungsansprüchen gegen den Besitzer des Laboratoriums Veranlassung gegeben werden könnte. Man hänge infolgedessen an der Wand des Verstärkungsraumes ein Plakat folgenden Inhaltes auf:

Vorschriften für die Benutzung von Sublimatlösungen.

1. Die Sublimatlösungen sind äußerst giftig. Es ist daher die größte Vorsicht und Reinlichkeit bei der Arbeit mit diesen Lösungen geboten.

2. Die Lösung ist vorsichtig umzugießen. Es ist zu vermeiden, daß von der Flüssigkeit etwas auf den Boden oder auf den Tisch verspritzt wird, da durch Verdunsten der Lösung die Atmungsorgane usw. geschädigt werden.

3. Ist Lösung verspritzt, so muß dieselbe mit feuchter Watte oder Zeug aufgewischt werden. Die Watte oder das Zeug ist zu vernichten event. ist mit Seifenwasser (Grüne Seife) das verspritzte Sublimat zu begießen.

4. Es ist darauf zu achten, daß beim Zurückgießen der Sublimatlösung in die Flasche der Flaschenhals nicht von außen benetzt wird, da sich sonst giftige Quecksilbersalze infolge der Verdunstung am Flaschenhalse ansetzen.

5. Es soll stets derselbe Trichter beim Zurückgießen der Lösung benutzt werden. Derselbe darf zu keinem anderen Zwecke Verwendung finden.

6. Die Sublimatflaschen sind mit einer *Giftetikette* zu versehen und müssen die Bezeichnung ihres Inhaltes *weiß auf schwarzem Grunde* tragen. Die gleiche Giftetikette oder gleichlautende Aufschrift ist am Trichter anzubringen.

   Sind die Hände mit der Sublimatlösung in Berührung gekommen, so müssen dieselben sofort in fließendem Wasser gereinigt werden.

8. Die Sublimatflaschen dürfen nicht aus dem Verstärkungs- oder Entwicklungszimmer entfernt werden.

9. Die Sublimatverstärkung darf nur im Verstärkungs- oder Entwicklungszimmer vorgenommen werden.

10. Die zur Verstärkung mit Sublimat benutzten Schaalen dürfen keinem andern Zweck dienen. Die Schaalen müssen nach dem Gebrauch in fließendem Wasser gereinigt werden.

Behandlung der Sublimatvergiftung.

Milch und Eiweißlösungen sind in großen Mengen einzuführen und das Erbrechen durch Reizung des Gaumens zu unterstützen. Alsdann ist so bald als möglich der Magen mit Wasser, dem gebrannte Magnesia hinzugefügt werden kann, auszuspülen.

Innerliche Mittel: Gebrannte Magnesia, Holzkohle, Eisenfeile.

Kann man die Verstärkungsarbeiten nicht in einem besonderen Raum ausführen, so muß im Dunkelzimmer die photographische Arbeit, soweit sie Entwickeln und Fixieren betrifft, vollständig beendigt sein, bevor man Verstärkungen vornimmt. Allzugroße Vorsicht schadet nicht, denn die Platten, welche einmal in unrichtiger Weise mit der Quecksilberlösung behandelt worden sind, oder Natronflecke bekommen haben, sind verdorben, so daß sie nicht mehr zu gebrauchen sind.

Die Verstärkung findet nun in der Weise statt, daß die gründlich, mindestens zwei Stunden lang, ausgewaschene Platte im feuchten Zustand in das Sublimatbad gelegt wird. Man schaukelt die Schale etwas, um eine gleichmäßige Ausbreitung der Lösung auf der Gelatineschicht zu erzielen. Bei der schwachen Verstärkung läßt man das Negativ so lange in der Sublimatlösung, bis es leicht grau erscheint. Bei der starken Verstärkung wird es längere Zeit in dem Bade gelassen, bis es vollständig von der Vorder- und Rückseite weiß geworden ist. Hierauf findet eine gründliche Abwaschung und Spülen der Platte im fließenden Wasser, mindestens eine Viertelstunde lang, statt. Ist dieses geschehen, so wird das Negativ in die Ammoniakschale gelegt und hierin so lange belassen, bis es von der Vorder- und Rückseite vollständig geschwärzt erscheint. Es ist jetzt ein abermaliges Abwaschen und Spülen von mindestens einer halben Stunde erforderlich, da Ammoniakteile sehr lange in der Schicht haften bleiben. Nachdem die Wässerung beendet ist, wird die Platte mittels Watte und Wasser leicht oberflächlich abgewischt, um etwaige kleine Niederschläge zu entfernen. Hierauf stellt man dieselbe zum Trocknen auf. Man kann die Verstärkung auch an solchen Negativen vornehmen, welche bereits aufgetrocknet sind. Es ist sogar von Gocht empfohlen worden, die zu verstärkenden Platten erst vollständig trocken werden zu lassen. Ich halte es für ziemlich gleichgültig, da der Effekt nicht wesentlich anders ist, als wenn man im feuchten Zustande verstärkt. Es ist indessen selbstverständlich, daß man im ersten Falle vorher eine gründliche Einweichung von mindestens zwei Stunden in Wasser vornehmen muß. Ist die Schicht nicht in allen ihren Partien gleichmäßig erweicht, dann bekommt man sehr leicht später Flecke oder Ringbildung. Schon anfangs wurde erwähnt, daß das Auswässern nach dem Fixieren mit großer Genauigkeit vorgenommen werden müsse, da sich sonst, durch Bildung von Schwefelquecksilber, Flecke von gelblicher Farbe, welche eine Platte vollständig verderben, einstellen.

Die Sublimatverstärkung ist äußerst bequem und kann ohne

Schwierigkeiten vorgenommen werden, vorausgesetzt, daß man auf das Sauberste und Genaueste verfährt. Man sollte sich hüten, mit den Fingern in die Lösung hineinzufassen, da eine Benetzung mit dem Sublimat schon deswegen unangebracht ist, weil dadurch eine Übertragung desselben in andere Bäder zustande kommen kann. Man bedient sich zum Anfassen der Platten zweckmäßig kleiner Metallhaken, mit welchen man unter die Gleisseite der Platte faßt. Auch das Arbeiten mit Gummihandschuhen empfiehlt sich bei der Sublimatverstärkung.

Die Uranverstärkung ist nicht für Röntgenbilder geeignet, da sie schlechtere Resultate ergibt. Bis jetzt ist die Quecksilberverstärkung die intensivste und auch diejenige, welche die schönsten und besten Negative gewährleistet.

Platten, welche mit Sublimat verstärkt sind, zeigen, wenn sie dauernd dem Tageslicht ausgesetzt werden, nach einigen Wochen gelbe Fleckenbildung. Im auffallenden Licht erscheinen die Platten bläulich metallisch glänzend. Auch diejenigen Platten, welche nicht dem Tageslicht ausgesetzt werden, zeigen nach Ablauf einiger Jahre diesen Metallglanz und werden hierdurch unbrauchbar. Hieraus folgt, daß Platten, welche zu Ausstellungszwecken dauernd dem Tageslicht ausgesetzt werden sollen, keine Sublimatverstärkung durchgemacht haben dürfen. Zeigen die Platten nach dem Verstärken ein gekörntes Aussehen, so ist dieses ein Zeichen dafür, daß die Quecksilberlösung zu alt war.

Die Abschwächung.

Die Abschwächung von überexponierten Platten wird in einer Lösung von unterschwefligsaurem Natron und rotem Blutlaugensalz vorgenommen. Die Konzentration des ersteren soll die gleiche sein, wie die des Fixierbades. Man löst rotes Blutlaugensalz in einer Flasche, wobei es auf die Konzentration weniger ankommt. Es ist auch ziemlich gleichgültig, wie viel Blutlaugensalz man dem Fixiernatron zusetzt, da je nach der Menge desselben die Abschwächung schneller oder langsamer vor sich geht. Im allgemeinen arbeitet man sicherer mit schwachen Mischungen, welche eine leicht grünliche Färbung haben. Ist die Lösung konzentriert, so erfolgt die Abschwächung außerordentlich schnell, so daß man sehr leicht über das Ziel hinausschießt und die Platte zu schwach wird. Im Durchschnitt wird man das Negativ 5 Minuten in der Lösung liegen lassen müssen. Es ist unbedingt erforderlich, während dieser Zeit die Schale ununterbrochen zu schaukeln, da sich sonst streifige

Flecken, die nicht zu beseitigen sind, bilden. Man kontrolliert am besten in der Durchsicht und hört mit dem Abschwächen auf, wenn man glaubt, daß die Platten den nötigen Kontrast bei genügender Transparenz haben.

Sowohl bei der Verstärkung wie bei der Abschwächung können Fehler gemacht werden. So kann eine Platte sehr leicht zu stark verstärkt werden, was wir daran erkennen, daß die Kontraste geringer werden und die Negative infolge übergroßer Deckung nicht genügend transparent erscheinen. Solche Platten, die gegen künstliches Licht noch ziemlich gut aussehen, kopieren auf Papier fast gar nicht mehr, so daß sie tagelang liegen müssen und auch dann manchmal keine merklichen Fortschritte machen. Ist ein Negativ derart überverstärkt, so wäscht man es gründlich aus und hellt dasselbe mit der Abschwächungslösung auf. Der Prozeß geht nun wieder zurück und man kann auf demjenigen Punkte stehen bleiben, welchen man für den jeweilig besten hält. Ist andererseits eine Platte zu stark abgeschwächt worden, so kann man sie nach gründlichem Wässern durch Verstärkung wieder auf einen höheren Dichtegrad und zu größerem Kontrastreichtum bringen.

Das Positivverfahren.

Das Positivverfahren wird nach den allgemein üblichen Grundsätzen in der Art ausgeführt, daß man bei Tageslicht auf Celloidinpapier kopiert. Es kann indessen auch bei elektrischem Bogenlicht gedruckt werden, zu welchem Zweck besondere Kopierlampen (Immelmann) konstruiert worden sind. Schöner und gleichmäßiger fallen indessen die Abzüge aus, wenn man bei Tageslicht möglichst langsam druckt. Sonnenlicht ist unter allen Umständen zu vermeiden. Man kann auch eines der bekannten Entwicklungspapiere benutzen, mit welchen man Bilder erhält, die einen mehr künstlerischen Eindruck, als die Abzüge auf Celloidinpapier hervorrufen. Im allgemeinen empfiehlt sich indessen, von den Abzügen nach Möglichkeit ganz abzusehen, da sehr viele Einzelheiten auf den Papierbildern verloren gehen. Feinere Diagnosen, wie z. B. solche auf Nierensteine, sollte man ausschließlich auf Grund der Betrachtung der Platten stellen. Man kann die letzteren dadurch, daß man die nicht in Betracht kommenden Partien mit einer schwarzen Papiermaske umrahmt und sie dann gegen abgeblendetes Tageslicht betrachtet, der Diagnose besser dienstbar machen, als dieses mit Papierabzügen überhaupt möglich ist. Es kommen indessen zahlreiche Fälle vor, in denen man nicht

umhin kann, Abzüge herzustellen, besonders wenn es sich darum
handelt, bei Unfallbegutachtungen Material für die Akte zu be-
schaffen.

Die Behandlung der fertigen Platten.

Die mit schwarzem Papier abgedeckten Platten werden zweckmäßig mit einem Deckglas, wozu man alte gereinigte Negative
benutzen kann, belegt. Die Gelatineschicht entfernt man durch
Waschen mit kochendem Wasser.

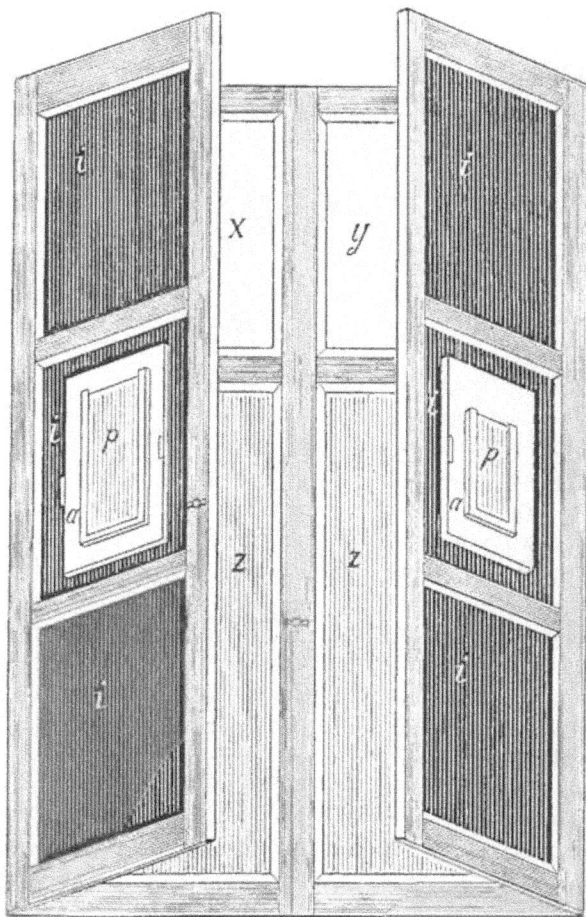

Fig. 55.

Für die Betrachtung der Platten bei abgeblendetem Tageslicht empfehlen sich die in Fig. 55 angegebenen Fenstereinsätze. Nach Art der Doppelfenster ist ein zweites Fenster konstruiert, in welchem an Stelle der Glasscheiben Blechplatten (*i*) lichtdicht eingesetzt sind. Das mittlere Feld beider Fensterflügel ist quadratisch ausgeschnitten und trägt einen Rahmen zur Aufnahme der Kassetten. Im Rahmen befinden sich Nuten, um durch eine Blechscheibe denselben lichtdicht schließen zu können. Die Kassetten (*a*) sind für je eine Plattengröße hergestellt. Sie sind genau quadratisch und werden über den Blechrahmen geschoben. Die Platte (*p*) wird in die Kassette von oben herab hineingelassen. Das zu verdunkelnde Fenster enthält zwei Mattglasscheiben (*z*) und zwei transparente Scheiben (*xy*).

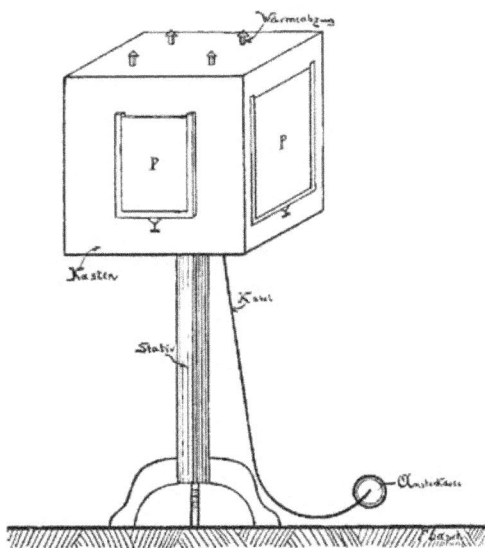

Fig. 56.

Armiert man nun die beiden Einsatzrahmen mit Kassetten und schließt das Blechfenster, so befindet sich der Beschauer im Dunkeln. Alles Licht, das in das Zimmer gelangt, fällt durch die Platte, die hierdurch an Schönheit und Klarheit außerordentlich gewinnt. Man kann zum Vergleich zweier Negative beide Rahmen mit den betreffenden in die Kassetten gelegten Platten armieren, ein Verfahren, das große Bequemlichkeit gewährt, wenn man z. B. einen schwer deutbaren Befund einer Extremität mit der gesunden anderen Seite vergleichen will. Ohne Schwierigkeit kann man eine

auf diese Weise eingelegte Platte auf Papier durchzeichnen oder
auch direkt als Diapositiv in jedem Maßstabe photographieren.
Für die Betrachtung der Platten bei künstlichem Licht wird
ein Kasten verwendet, dessen Konstruktion aus Fig. 56 ersichtlich
ist. Dieselben Blechkassetten, welche vor die Doppelblechfenster
gesetzt werden, können vor die Mattglasscheiben des Beleuchtungs-
kastens gehängt werden, so daß man hier in gleicher Weise wie
bei Tageslicht, die Platten betrachten kann. Das letztere ist indessen das bessere und sollte daher in schwierigen diagnostischen
Fällen stets benutzt werden. Besonders wichtig ist es auch,
die Negative aus einiger Entfernung zu sehen, da manchmal
kleine Unterschiede in der Dichte erst bei einigem Abstand
des Beschauers wahrgenommen werden. Das Betrachten mit abgeblendetem Tages- oder elektrischem Licht hat auch den Vorteil,
daß Platten, welche etwas überexponiert sind und daher reichlich
dicht erscheinen, im durchfallenden, abgeblendeten Licht einen
verhältnismäßig vorzüglichen Eindruck machen. Für Personen,
welche keine Übung im Deuten von Röntgenplatten haben, halte
ich es für sehr wichtig, in der vorstehenden Art die Negative zu
studieren. Ärzten, welche in das Laboratorium kommen, um
sich Röntgenplatten demonstrieren zu lassen, zeige man
stets nur mittels der durchfallenden, abgeblendeten Belichtung die Negative. Man kann diese Blechfenster mit ein-
setzbaren Rahmen, sowohl im Laboratorium wie im Dunkelzimmer
anbringen. Es empfiehlt sich hierfür das erstere auszuersehen, da
die Fenster alsdann gleichzeitig zur Verdunklung des Zimmers
dienen und somit Vorhänge überflüssig machen. Immerhin ist es
wünschenswert, auch im Dunkelzimmer oder in einem daneben
liegenden Raum eine kleine Mattscheibe für Tageslicht zur Verfügung zu haben, damit man nicht genötigt ist, mit den fertigen
Platten umherzugehen, wodurch dieselben nur allzuleicht Schaden
erleiden können.

Die Standentwicklung.

Im folgenden soll eine bewährte Art der Entwicklung beschrieben werden, welche es vor allen Dingen auch demjenigen
möglich macht, vorzügliche Resultate zu erzielen, der keine Erfahrung in photographischen Dingen bisher gesammelt hat, ein
Verfahren, das ferner gestattet, die Entwicklung dem Personal
zu überlassen.

Man benutzt zur Standentwicklung Blechkästen, welche einen herausnehmbaren Einsatz enthalten, der mit Nuten versehen ist und je nach der Größe der Formate, drei, vier ja noch mehr Platten aufnehmen kann. Diese Blechkästen werden mit Entwicklerflüssigkeit bis an den Rand gefüllt und in dieselben die mit den Platten armierten Einsätze hineingehängt. Hierauf wird der Blechkasten geschlossen und die Platte solange in ihm gelassen bis die Entwicklung beendet ist. Es existieren für die gebräuchlichen Plattenformate 9/12, 13/18, 18/24 solche Kästen im Handel. Aus Papiermaché hergestellte Standentwicklungsgefäße empfehlen sich

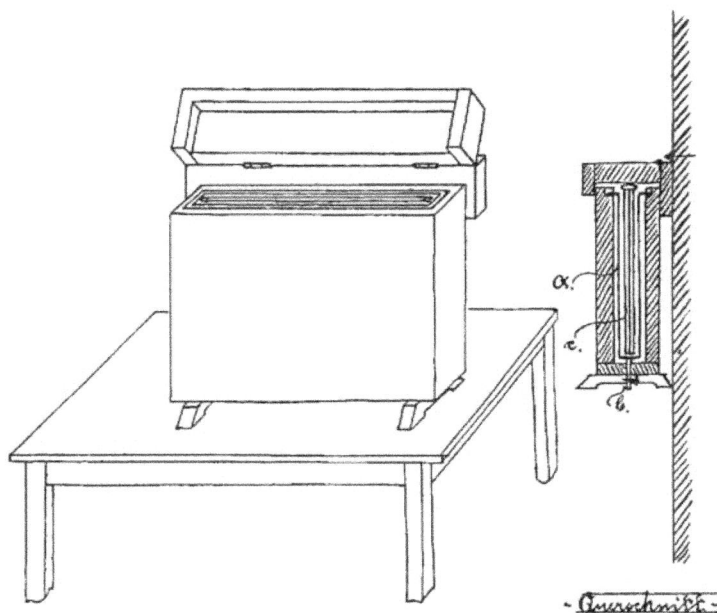

Fig. 57.

nicht, da sie in kurzer Zeit undicht werden. Für die Formate 30/40 und 40/50 habe ich Kästen aus Holz konstruieren lassen, welche Zinkeinsätze enthalten und ca. 5 Liter Flüssigkeit fassen können (Fig. 57). Ich möchte indessen vorweg nehmen, daß die großen Formate wegen ihrer schweren Handlichkeit sich weniger für die Standentwicklung eignen als die kleinen. Diese Kästen für große Platten sind, um Platz und Entwickler zu sparen, so schmal gebaut, daß nur zwei Platten 40/50 oder 30/40, Glasseite gegen Glasseite darin aufgenommen werden können. Das Format 40/50 steht mit der 50 cm-Seite, das Format 30/40 mit der

30 cm-Seite senkrecht zur Horizontalen. Auf diese Weise läßt sich derselbe Kasten für die beiden eben genannten Formate benutzen. Die Kästen sind mit Ablaufhähnen und lichtdichten Deckeln versehen. Die Firma Hirschmann in Berlin hat diese Gefäße in etwas anderer Konstruktion in den Handel gebracht. Fig. 58 zeigt ein solches. Beide Kästen I und II, deren Nr. I für 30/40 und II für 40/50 dient, sind sehr zweckmäßig unter einen Deckel auf demselben Stativ vereinigt. Statt der Blecheinsätze sind solche aus Celluloid, statt der Blechrahmen leichte Plattenhalter aus Messingdraht genommen worden. Die ersteren sind indessen praktischer und deshalb vorzuziehen. Als Entwickler wird auch hier Glycin verwendet und zwar die beiden oben beschriebenen Lösungen. Lösung 1 und 2 werden in einer 5-Literflasche zusammengegossen und dazu 2—4 Liter Leitungswasser gesetzt. In dieser Mischung lassen sich, ohne daß dieselbe zu schwach wird, ca. 20 Platten großer und ca. 30—40 kleiner Formate entwickeln. Nimmt man die Lösung etwa in einer Verdünnung mit 2 Litern Wasser, so dauert die Entwicklung nicht länger, als wenn man in der vorbeschriebenen Weise mit der Hand verfährt. In ca. 15—20 Minuten sind bei frischen Glycinlösungen die Platten fertiggestellt. Ist die Lösung etwas verdünnter, so wird sich die Entwicklungszeit auf ca. 40 Minuten belaufen. Länger sollte man nicht entwickeln, da Verschleierungen entstehen können. Gegebenenfalls müßte man also, wenn der Prozeß nach 40 Minuten noch nicht beendet sein sollte, etwas frische Lösung hinzusetzen. Ein Nachsehen und Kontrollieren der Platten während der Entwicklung ist überflüssig, aber trotzdem leicht auszuführen, da an den Blecheinsätzen Haken angebracht sind, an denen man die ersteren herausziehen kann. Besonders ist darauf zu achten, daß stets die genügende Menge Entwickler in den Kästen enthalten ist, damit nicht Teile der Platte aus der Flüssigkeit herausragen und infolgedessen nicht mit entwickelt werden. Es ist nicht nötig nach dem Gebrauch die Kästen zu entleeren und den Entwickler in

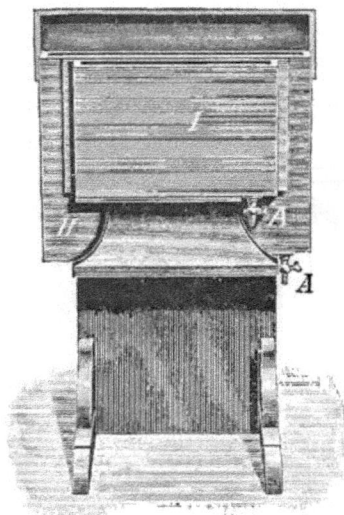

Fig. 58.

eine Flasche überzufüllen, man kann ihn vielmehr ruhig in den Gefäßen stehen lassen, vorausgesetzt, daß man dieselben sorgfältig zudeckt. Diese Entwicklung, welche vollständig automatisch verläuft, hat den Vorteil, daß man nicht gezwungen ist lange Zeit das Dunkelzimmer im roten Licht zu benutzen, denn, sobald die Entwicklungskästen mit ihren Deckeln geschlossen sind, kann weißes Licht gebraucht werden und erst wenn die Platten fertiggestellt sind, ist es erforderlich wieder zu verdunkeln.

Nach vollendeter Entwicklung werden die Platten aus den Kästen herausgenommen und in der gleichen Weise, wie oben beschrieben, weiter behandelt. Ich möchte annehmen, daß die schönsten Negative, die überhaupt zu erzielen sind, durch eine richtige Handhabung der Standentwicklung gewonnen werden.

Die Herstellung von Diapositiven.

Die Herstellung von Diapositiven, in verkleinertem Maßstabe, findet zu dem Zwecke statt, Platten mittels des Projektionsapparates oder des Epidiaskopes einer größeren Anzahl von Zuschauern zugänglich zu machen. Man verfährt derart, daß man eine zu verkleinernde Platte in den oben beschriebenen Fensterrahmen mittels der dazu gehörigen Blechkassette einsetzt. Eine photographische Kamera wird mit ihrem Objektiv genau in der gleichen Höhe der Platte aufgestellt und auf der Mattscheibe die Entfernung, in welcher sich der Apparat von dem Negativ befinden muß, bestimmt. Man kann entweder auf 9/12 oder auf $8^1/_2/10$ verkleinern. Es ist sehr wichtig, daß man auf der Mattscheibe alle Einzelheiten des Negativs scharf und deutlich erkennt, denn wenn die Einstellung nicht exakt ist, kann man keine scharfen Diapositive erhalten. Auch die Blende der Kamera muß angewendet und je nach der Dichte des zu verkleinernden Negativs weiter oder enger gewählt werden. Nachdem der photographische Apparat eingestellt worden ist, wird derselbe mit einer Platte 9/12 resp. $8^1/_2/10$ versehen und die Aufnahme gemacht. Je nachdem man bei künstlichem Licht oder besser bei Tageslicht photographiert, ist die Belichtungszeit zu wählen. Hierzu ist zu bemerken, daß die Platten, auf welche man verkleinert, Diapositivplatten (The Mawson Lantern Plate), Chlorsilber-Gelatineplatten sein müssen. Das Diapositiv wird nach den üblichen Grundsätzen entwickelt, gewaschen und eventuell verstärkt.

In vielen Fällen ist die Herstellung der Diapositive indessen nicht so einfach wie eben beschrieben. Handelt es sich um sehr

kontrastschwache Negative, beispielsweise um Nierensteinplatten, so
werden auch die Diapositive meistens recht schwach ausfallen,
wenngleich es nicht zu bestreiten ist, daß durch den Vorgang der
Verkleinerung im allgemeinen der Kontrast zunimmt. Sind die
Diapositive zu flau, so werden dieselben durch mehrfaches Um-
drucken, ein in der photographischen Technik bekanntes Verfahren,
verstärkt. Man macht dieses in der Weise, daß man das fertig
getrocknete Diapositiv im Dunkelzimmer, Schicht gegen Schicht,
auf eine andere Diapositivplatte von gleichem Formate legt. Beide
werden durch zwei Klemmen fest aufeinander gepreßt. Mittels
eines Streichholzes oder einer niedriggestellten Gasflamme belichtet
man jetzt kurze Zeit und erhält so eine Kopie des Diapositivs, also
wiederum ein Negativ. Dieses zweite Negativ wird einer intensiven
Quecksilberverstärkung unterworfen. Nachdem es getrocknet ist,
legt man es abermals auf eine Diapositivplatte von gleichem Format
und belichtet wieder und erhält somit ein zweites Positiv, welches
durch den doppelten Verstärkungsprozeß an Kontrast gewonnen
hat. Man kann dieses beliebig oft wiederholen und ist schließlich imstande durch mehrfaches Verstärken und Neudrucken
aus einem schwachen Negativ ein kräftiges Diapositiv oder Negativ
zu machen. Es empfiehlt sich das Verfahren auch dann, wenn
es sich nicht um die Herstellung von Diapositiven handelt, sondern
wenn man eine wertvolle aber schwache Platte verbessern will.
Man verfährt dann in genau derselben Weise, nur daß man keine
Diapositivplatten zu benutzen braucht. Das Originalnegativ wird
verstärkt, dann auf eine Platte des gleichen Formats gelegt und
belichtet. Das so erhaltene Positiv wird wiederum verstärkt, nachdem es trocken ist auf eine Platte des gleichen Formats gedruckt
und diese Platte abermals verstärkt. Der Unterschied zwischen
dem ersten und dem durch zweimaliges Umkopieren gewonnenen
zweiten Negativ ist in die Augen fallend. Hier kann man zweckmäßig auch noch andere Verstärkungsmethoden anwenden, wie die
Argentum- oder die Uranverstärkung, auch das Benutzen von
Isolarplatten kann beim Übertragen unter Umständen von Vorteil
sein. Selbstverständlich ist dieser Prozeß ein mühsamer und nebenbei ein sehr kostspieliger, der natürlich nur dann Anwendung finden
wird, wenn es sich darum handelt eine Platte zu verbessern, die
außerordentlich selten ist und die man in einer schöneren Ausführung sich durch eine zweite Aufnahme nicht verschaffen kann.
Die Diapositive, welche man im Projektionsapparat vorzuführen
beabsichtigt, müssen außerordentlich kontrastreich und nebenbei
nicht zu stark gedeckt sein, da sonst das Licht des Projektionsapparates nicht hindurchdringt und auf der Leinwand dunkle

Partien entstehen. Die Technik der Herstellung von Diapositiven ist nicht ganz leicht und bedarf einer längeren Übung. Es werden manche Platten verdorben werden, bevor man ein einwandsfreies Resultat erzielt hat. Kleineren Laboratorien, welche nicht über das nötige Personal für diese photographischen Arbeiten verfügen, ist zu empfehlen, einem Fachphotographen die Negative zur Umarbeitung in Diapositive zu übergeben, wobei der letztere aber besonders darauf hinzuweisen ist, daß schwache, wenig kontrastreiche Platten durch mehrfache Verstärkung und Umdruckung verbessert werden müssen. Man kann Diapositive, welche die Originalplatte als Negativ oder als Positiv zeigen, zur Projektion verwenden. Im ersteren Falle erscheint auf der Projektionswand das Bild, so wie wir es auf dem Negativ zu sehen gewohnt sind, im anderen Falle, was für Projektionszwecke vorzuziehen ist, in der Weise, wie es uns der Papierabzug zeigt.

6. Kapitel.

Die Schutzvorrichtungen.

Das Kapitel der Röntgenverbrennung gehört zwar nicht in den Rahmen dieses Buches, dennoch ist es erforderlich diejenigen Schutzmaßregeln zu besprechen, welche speziell für den diese Untersuchungsmethode ausübenden Arzt persönlich, sowie für den Patienten in Betracht kommen.

Da man im Anfang keine Kenntnis von der außerordentlichen Wirkung, welche die Bestrahlung auf die menschliche Haut ausübt, hatte, wurde sorglos verfahren und die Strahlen ohne Kritik am menschlichen Körper angewandt. Besonders waren es die Untersucher, welche ihre Hände als Testobjekte für die Beurteilung der Röhrenqualitäten benutzten. Es war sehr verlockend die leicht zu durchstrahlenden Hände, die vorzüglich sichtbare Mittelhand und die Handwurzelknochen als Objekte zu gebrauchen, da sie über die Strahlenqualität einen wesentlich genaueren Aufschluß gaben als die Skiameter und andere ähnliche Apparate. Die schädlichen Folgen zeigten sich indessen bald, denn nach Ablauf einiger Zeit

begannen sich am Handrücken der Untersucher die jetzt allseitig
bekannten Hautveränderungen, beginnend mit Erythemen und
Rötungen, zu zeigen.[1]) Haarausfall folgte dann im Laufe der Zeit,
ferner kleinere Ulzerationen, Warzenbildung, Rhagaden, subkutane
punktförmige Blutungen, sowie Veränderungen an den Nägeln, die
chronischen Zustände, welche nach ein oder mehrmaliger Verbrennung entstehen. Je nachdem nun die einzelnen Untersucher mehr
oder weniger vorsichtig waren, sind sie vor schweren Schädigungen
bewahrt geblieben. Leider ist eine große Anzahl indessen doch erheblich in ihrer Gesundheit beeinträchtigt worden, indem Ulzerationen
mit tiefgehendem Zerfall am Handrücken, welche in manchen Fällen
zu chirurgischen Operationen führen mußten, sich bildeten. Es sind
Mittelhandknochen herausgenommen, Transplantationen gemacht
worden und anderes mehr. Leider sind auch die allerschwersten
Eingriffe wie Amputationen und Exartikulationen den Ärzten und
Technikern nicht erspart geblieben.

Ich muß hier an den Fall erinnern, welcher sich in Hamburg bei einem
mit der Röhrenfabrikation beschäftigten Techniker ereignete. Derselbe hatte
eine Reihe von Jahren hindurch seine Hand als Testobjekt gebraucht und
schließlich ein tiefes, weitgreifendes Röntgenulcus davon getragen. Leider
kam er nicht in sachverständige Behandlung, sondern verschleppte die Krankheit, so daß sich auf Grund dieses Ulcus ein Hautcancroid bildete. Letzteres
führte bald zu Metastasen in den Drüsen, welche eine Exartikulation des
Humerus im Schultergelenk erforderlich machten. Leider ist dieser Fall nicht
vereinzelt geblieben. Carcinomatöse Neubildungen haben auch Ärzte gezwungen sich Operationen zu unterziehen.
Wir haben sogar den Todesfall eines angesehenen amerikanischen Fach-
genossen, welcher trotz vorgenommener Amputationen vor Metastasenbildung
nicht gerettet werden konnte, zu beklagen.

Weniger schlimme Veränderungen, welche indessen äußerst
entstellend wirken, sind die bleibenden Teleangiektasien. Am unangenehmsten, weil mit Schmerzen verbunden, sind die vielfachen
Rhagaden an den Fingern, die nebenbei zu Eingangspforten für
Infektionen werden können. Diese Schädigungen, welche chronische
Zustände darstellen, können therapeutisch wenig oder gar nicht beeinflußt werden. Vor allen Dingen hüte man sich, seine Hände
der Röntgenbestrahlung auszusetzen, und suche sich auf jede andere
Weise eher als durch Exponieren der eigenen Haut zu helfen.

In der ersten Auflage dieses Lehrbuches schrieb ich
„Wenn auch bis jetzt keine Publikationen über Schädigungen
allgemeiner Art, speziell der inneren Organe, veröffentlicht worden
sind, so bleibt es doch anzuraten auch die übrigen Teile des

---

[1]) Vgl. Unna: Die chronische Röntgendermatitis der Röntgenologen.
Fortschritte a. d. Geb. d. R.-Str. Bd. VIII, Heft 2.

Körpers vor den Einwirkungen der Röntgenstrahlen sorgfältigst zu
schützen, denn die Zeit, während welcher mit diesem Agens gearbeitet
wird, ist noch zu kurz, um schon mit Sicherheit sagen zu können,
dass Bestrahlungen für die inneren Organe gleichgültig sind."
Meine Vermutung hat leider ihre Bestätigung gefunden.

Die Untersuchung von Heinecke haben das Resultat ergeben,
daß die Röntgenstrahlen auch bei größeren Tieren in genau der
gleichen elektiven Weise wie bei Mäusen und Meerschweinchen
auf das lymphoide Gewebe des ganzen Körpers einwirken und
dasselbe zerstören. Eine viertelstündige Bestrahlung aus kurzer
Entfernung hat bei Kaninchen und Hunden noch deutliche und
nicht unbeträchtliche Zerstörungen von Lymphfollikeln zur Folge. Es
handelt sich im wesentlichen um einen Kernzerfall der Lymphocyten.
Sodann sind Wirkungen zerebraler Art beschrieben worden. Bertin
hat bei Tieren Lähmungen und Krämpfe mit tötlichem Ausgang
beobachtet. Oudin und Barthélémy sahen bei einem Meerschweinchen nach der Bestrahlung Paraplegien auftreten. Ähnliches
publizierten Kienböck, Scholtz und Jutassy. Ich selbst beobachtete bei einem von der Bauchseite bestrahlten Meerschweinchen, bei welchem es nicht zu Hauterscheinungen gekommen war,
plötzliches Auftreten von Lähmungen in den hinteren Extremitäten. Das Tier konnte nur mühsam seine Nahrung erreichen
und führte eigentümliche Bewegungen mit dem Kopf aus. Es lebte
in diesem Zustand viele Wochen. Der Tod trat aus unbekannter
Ursache ein, eine Sektion wurde nicht gemacht.

Sodann ist auf die vom Verfasser entdeckte Einwirkung der
Röntgenstrahlen auf die Testikel der Meerschweinchen und Kaninchen
zu verweisen. Dieselben athrophieren mehr oder weniger vollständig, eine Restitutio ad integrum fand bisher nicht statt. Die
Azoospermie war nach Bestrahlungen längerer Dauer eine vollständige.
Diese Befunde wurden von Scholtz, Seldin, Philipp, Ogsten,
Brown, Osgood[1]) und anderen bestätigt. Halberstädter wies
analoge Degenerationen nach Bestrahlung der Ovarien von Tieren
nach. Die neuerdings aufkommende Röntgentherapie der Leu-
kämie[2]) beweist ebenfalls die Wirksamkeit der Strahlen auf innere
Organe. Helber und Linser beobachteten bei Tieren nach
längerer Bestrahlung teilweisen und völligen Schwund der weissen
Blutkörperchen. Zerstörung der roten Blutkörperchen nimmt
Heinecke als wahrscheinlich an. Daß auf die Herztätigkeit
gewisse Einflüsse ausgeübt werden, glaubt Verfasser in mehreren

[1]) *Journal of Surgery.* 1905. Vol. XVIII, Nr. 9.
[2]) Zusammenfassende Besprechung siehe Krause: *Fortschritte a. d. Gebiete d. Röntgenstrahlen.* Bd. VIII, Nr. 5.

Fällen nachweisen zu können. Auch die Einwirkung der Röntgenstrahlen auf das Auge ist eine bedeutende. Verfasser beobachtete bei einem in der Röhrenfabrikation beschäftigten Arbeiter das Auftreten von Konjunktivitiden. Birch-Hirschfeld sah ausgesprochene entzündliche Erscheinungen am vorderen Augenabschnitt, ferner degenerative Veränderungen an Netzhaut und Sehnerven.

Bevor ich zur Beschreibung der Schutzmaßregeln übergehe, möchte ich mit einigen Worten die Behandlung der chronischen Röntgendermatitis der Ärzte und Techniker besprechen.

Da es sich vorwiegend um Hautatrophien, speziell um Atrophien der Talgdrüsen, verbunden mit einer allgemeinen Hyperkeratose handelt, so entstehen Rhagaden infolge Brüchigwerden der Haut. Aus den ersteren wiederum entwickeln sich sehr leicht kleinere oder größere, sehr langsam heilende Ulcera. Die Warzenbildung, eine der unangenehmsten und häßlichsten Entstellungen beruht auf pathologischen Veränderungen im Papillarkörper infolge der Bestrahlung. Eine eigentliche Therapie, welche diese krankhaften Zustände zu beseitigen imstande wäre, gibt es nicht. Es existieren nur einzelne Hilfsmittel, welche es ermöglichen symptomatisch zu wirken und das Auftreten von Rhagaden nach Möglichkeit einzudämmen. Vor allen Dingen sollte man jede starkätzende Medikation, wie Höllenstein, vermeiden, da im allgemeinen infolge der schlechten Ernährung und Regenerationskraft der Haut die durch Höllensteineinwirkung gereizten Ulcera sich eher vergrößern als verkleinern. Je indifferenter die Behandlung, desto besser ist dieselbe. Es empfiehlt sich vor allen Dingen die Anwendung von Fett, wozu am besten Lanolin oder eine aus Wachs und Olivenöl bestehende Salbe benutzt wird. Man schaffe sich für ihre zweckmäßige Applikation ein Paar weite Valoleumhandschuhe, welche die Hand nirgends drücken, an. Ein heißes Handbad, welches so warm genommen werden muß, wie man die Temperatur ertragen kann, wird zunächst vorausgeschickt. Mit Seife, eventuell mit Kaliseife, wird die Haut sorgfältig abgewaschen und hierauf im heißen Seifenwasser $1/4$ Stunde lang aufgeweicht. Nun werden die Hände gut abgetrocknet und sofort mit Lanolin oder Wachssalbe bestrichen in die Handschuhe gesteckt. In denselben kann man sehr gut arbeiten, ja sogar bei einiger Übung auch schreiben, jedenfalls lassen sich Röntgenuntersuchungen ganz gut ohne wesentliche Beeinträchtigung mit denselben ausführen. Nachdem die Handschuhe eine Stunde gesessen haben, werden sie abgezogen und mit einem Tuch das Fett abgerieben. Man nehme hierzu indessen keine guten Handtücher, da dieselben durch das Fett verdorben werden und auch nach gründlicher Wäsche gelbe Flecken behalten. Dieses Handbad mit darauf folgender Einfettung wiederhole man, wenn irgend möglich, mehrere Male am Tage. Auch empfiehlt es sich unter Umständen die Handschuhe während der ganzen Nacht an den Händen zu behalten, jedoch nimmt man dann besser Fausthandschuhe, da die Fingerhandschuhe leicht drücken können. Die Folge dieser Behandlung ist ein außerordentliches Weichwerden der Haut. Sie bekommt für einige Zeit, manchmal für Tage, ihre Elastizität wieder, so daß die Rhagaden inzwischen sämtlich zur Abheilung kommen. Warzige Verdickungen können in diesem Stadium leicht durch Abreiben mit Bimsstein entfernt werden. Der Nagelfalz, welcher häufig Verhornung der Epidermis zeigt, wird weicher und weniger gewulstet. Es ist indessen zu bemerken, daß diese Therapie nur eine vorübergehende Wirkung hat, denn wenn man während einiger Tage die Hand nicht in der vorbeschriebenen Weise behandelt, stellt sich die alte Brüchigkeit der Haut mit ihren unangenehmen Folgezuständen wieder von neuem ein.

Kleinere Ulcerationen, welche wie bemerkt, eine sehr geringe Heilungstendenz zeigen, behandelt man unter Umständen mit Jodtinkturpinselung. Die Jodtinktur hat eine sehr milde gerbende und ätzende Wirkung und trocknet nebenbei stark aus. Man kann hiermit kleinere Geschwüre unter Umständen schnell zur Heilung bringen. Ist es indessen zu schwererer Geschwürsbildung gekommen, so muß man nach chirurgischen Grundsätzen verfahren.

Alle der Behandlung andauernd trotzenden Rhagaden lasse man unbedingt unter lokaler Anästhesie exzidieren, denn die Gefahr, daß sich aus einem solchen Ulcus ein Cancroid entwickelt, ist stets vorhanden. Selbst bei absoluter Asepsis heilen die nach der Exzision genähten Wunden infolge der Gefäßveränderungen meist schlecht, denn die Nähte reißen in dem brüchigen Gewebe oft durch.

Infolge der großen Verbreitung, welche die Röntgendermatitis unter den Röntgenologen hat, sind dementsprechend außerordentlich zahlreiche therapeutische Vorschläge gemacht worden. Je nach dem Grade der gesetzten Veränderungen und der persönlichen Individualität hilft dem einen ein Mittel, das bei dem anderen vollständig versagt. Unna hat sich das große Verdienst erworben, die Therapie der Röntgendermatitis auf Grund der Äußerungen verschiedener geschädigter Ärzte praktisch erprobt und literarisch (l. c.) verarbeitet zu haben. Da ich Unna bei seinen Untersuchungen als Versuchsobjekt gedient habe, so kann ich die Güte seiner Therapie aus eigener Erfahrung bestätigen und glaube daher im Interesse manches Kollegen zu handeln, wenn ich im folgenden den therapeutischen Teil der Unnaschen Arbeit unverkürzt und wörtlich bringe.

Therapie nach Unna.

Die X-Dermatitis gehört zu den Affektionen, bei denen die Prophylaxis alles, die Therapie bisher nichts ist. Seitdem ihr Wesen richtig erkannt und die X-Strahlen selber als Ursache allseitig betrachtet werden, kann man diese Affektion wenigstens mit Sicherheit, wenn man sich die nötige Mühe gibt, in Zukunft vermeiden. Die schweren älteren Fälle, die alle noch aus der ersten sorglosen Zeit der Anwendung ohne Schutzmaßregeln stammen, werden immer seltener sich wiederholen und leichteren Formen der Erkrankung Platz machen. Spielt dieselbe doch nur deshalb heute noch eine so große Rolle, weil die X-Strahlen eine ganz besonders heimtückische Kumulativwirkung ausüben, wodurch die einmal eingeleiteten Veränderungen eine viel längere Zeit progressiv verlaufen, als wie die Schädlichkeit einwirkte. Darüber, daß Ferien und Pausen in der Tätigkeit stets und besonders im Anfange außerordentlich günstig wirken, daß die Enthaltung von allen Manipulationen in der Nähe der Röhre und des Schirmes, die Abhaltung vagabundierender Sekundärstrahlen, die Bedeckung der Hände mit Metallfolie enthaltenden Handschuhen, die Vermeidung des Kontakts mit photographischen Entwicklern und Desinfizientien regelmäßig die Heilung befördern, sind alle Autoren einig.

Eine ebenso große Einigkeit herrscht aber leider auch in der resignierten Aussage aller, daß eigentliche Heilmittel des einmal eingeleiteten Prozesses bisher nicht existieren. Jeder Beobachter gibt nur ein Mittel oder einige wenige an, welche ihm persönliche Linderung gebracht haben und die Fortschritte der Dermatitis gehemmt haben. Dieselben lassen sich im allgemeinen unter den Begriff der alkalischen Erweichungs- und der Schmiermittel bringen. Sie wirken, wie leicht verständlich, symptomatisch günstig auf die äußeren Hautschichten und daher im hohen Grade lindernd, doch nichts weiter. Zu den ersteren gehören vor allem warme Waschungen und Handbäder.

K. empfiehlt nach dem Waschen Einreiben mit $\frac{1}{2}\%$ Kalilösung und Glyzerin: I. einfach: Nachts Vaseline; L.: Glyzerinsalben und Einpackung in Strümpfe; W. nach der Abseifung: Lanolin 80 plus Öl 20. A.: Nach dem Waschen Einreiben der Hände mit Bienenwachs-Olivenölmischung von Salbenkonsistenz.

Vor allen eintrocknenden und reduzierenden, keratoplastisch wirkenden Mitteln einschließlich Zinkoxyd und Ichthyol wird gewarnt. Hiergegen spricht es nicht, wenn Se. großen Nutzen von wässerigen Ichthyol-Dunstumschlägen und der Applikation des Zinkichthyol-Salbenmulls erfahren hat. Denn diese Behandlung war zunächst gegen die komplizierenden Eiterinfektionen und Lymphangitis (mit Lymphadenitis und Fieber) sowie gegen die fast beständig konkurrierenden und schon vor der X-Dermatitis aufgetretenen Ekzeme der Hände gerichtet. Gegen die X-Dermatitis, die nach Beseitigung der Streptokokkeninfektionen und Ekzeme übrig blieb, helfen die Ichthyol-Dunstumschläge und der Zinkichthyol-Salbenmull nicht mehr viel. Sie sind dann nur als allerdings praktisch bewährte Linderungsmittel zu betrachten, die durch ihren Ichthyolgehalt schmerzstillend und als Impermeabilien erweichend wirken.

W. verwirft auch alle Salben und selbst Priessnitzsche Umschläge, außer solchen mit einer Lösung von Argent. nitricum ($\frac{1}{3}\%$), rühmt aber als Bedeckung das deutsche Heftpflaster, das „vielleicht wegen seines Metallgehaltes" als Schutz günstig wirkt. O. warnt speziell vor dem Gebrauch von

Pflastern und Schälpasten. Auch von Ungt. Hebrae mit Salicylzusatz unter Gummihandschuhen hat K. keinen Erfolg gesehen.

Eine sehr grosse Versuchsreihe verdanken wir Kollegen S., der sich damit ein wirkliches Verdienst in bezug auf die Therapie der X-Dermatitis erworben hat. Da seine Mitteilungen sich nicht gut im Auszuge wiedergeben lassen, so mögen dieselben, unwesentlich verkürzt, hier folgen:

Im Laufe der Jahre wurde alles versucht, was nur passend schien. Im allgemeinen steht folgendes fest: kein einziges Mittel hat auf längere Zeit hinaus eine heilende Wirkung entfaltet, vielmehr wirkten alle von einem Zeitpunkte an reizend, nachdem sie zuvor gut erschienen; ausgenommen gewisse Salben!

Durch die Beobachtung, daß der photographische Entwickler stets und unter allen Umständen eine rapide Verschlimmerung der Dermatitis nach sich zog, so daß schon an dem Tage, wo Platten entwickelt wurden, spätestens am folgenden eine heftige Reizung und Entzündung eintrat, schien ein Fingerzeig gegeben, daß alle reduzierend wirkenden Mittel nicht am Platze seien.

Experimentell wurde die schädliche Wirkung erprobt in bezug auf: Streupulver im allgemeinen, abgesehen von amylumhaltigen bei Komplikation mit nässendem Ekzem.

Äther, Alkohol, Säuren, Phenole, Sublimat.

Kälte und kalte Flüssigkeiten, abgesehen vom Stadium hoher entzündlicher Reizungen, wo vorübergehend, etwa 1—2 Tage derartige Kompressen entschieden lindernd wirkten.

Von Medikamenten und Chemikalien sind zu nennen:

Alle Entwickler, vor allem der Glycinentwickler, dann aber auch das gewöhnliche Fixirbad mit Natrium subsulfurosum (Fixiersalz).

Wenig schädlich wirkte dagegen eine $2\,^0/_0$-Lösung von Sublimat mit Kalium bromatum, wie sie zum Verstärken verwendet wird, im Gegensatze zum Sublimat, wie es als Desinfiziens im Gebrauche ist.

Praktisch macht sich diese Tatsache dadurch geltend, daß im Gegensatze zum Entwickeln und Fixieren die Verstärkungsarbeit mit genannter Lösung keine Verschlimmerung der Dermatitis brachte.

Dabei wurde bei allen photographischen Arbeiten abwechselnd der Einfluß des Händewaschens mit kaltem oder warmem Wasser erprobt und als völlig gleichgültig in bezug auf Vermeidung einer Verschlimmerung befunden.

Argentum nitricum schwärzte die im Absterben begriffenen Stellen der Ulcera ungleich heftiger, so daß trotz sofortiger Waschung der Hände diese Stellen schwarz wurden, nicht aber die danebenliegenden, ebenso damit verunreinigten Partien.

Auch die in der Färbetechnik gangbaren Anilinfarben hafteten an diesen Stellen fester.

Von Medikamenten erschienen schädlich alle reduzierenden, z. B. Ichthyol und das Hg. aus ungt. hydr. cin.

Diese auf Grund der in der photographischen Technik gemachten Beobachtungen sich aufdrängende Tatsache wurde einwandsfrei erwiesen durch folgende Beobachtung.

Infolge Ritzens der spröden Haut der zweiten Phalange des Daumen r. H. an einem Nagel entwickelte sich ein Erysipel des Daumens.

Ich bin sonst zu solchen Infektionen nicht disponiert und nur ein einziges Mal, trotz jahrelanger bakteriologischer Arbeit und Operationen infiziert gewesen.

U. a. kam in der Folge eine Ichthyol enthaltende Salbe in Anwendung. So oft dieselbe sich vom Daumenballen her unter dem Verbande auf die Dorsa manus verstrich, trat unter „heißem" Schmerz eine sehr heftige Reizung auf, so daß ich beim ersten Male der Meinung war, das Erysipel habe sich dahin verbreitet; in der Folge aber war einwandsfrei nachzuweisen, daß es nur die Ichthyolsalbe und nicht das Erysipel war, was die Rötung und Schwellung veranlaßte. Ungeeignet erwies sich ferner das acid. salicyl., wie ich feststellen konnte, wenn ich eine meinerseits oft gebrauchte Salbe bzw. ein Liniment bei Patienten einrieb und mir damit die Hände beschmutzte.

Gut und reizmildernd haben sich bewährt:

Warme Handbäder mit ätherischen Zusätzen. So die gewöhnlichen Chamillen-Infuse, möglichst warm angewendet.

Bei Bekämpfung des besagten Erysipels, das eine Lymphangoitis des Armes hervorgerufen hatte, mittels Armbädern, besserten sich die Ulcera der rechten Hand im Laufe einer Woche so auffallend, wie niemals zuvor. Selbst nach heißen Vollbädern erschien die Hand weniger gereizt und weniger gerötet.

Kam im obigen Falle das eingeriebene Ungt. hydr. cin. durch Verschieben vom Handgelenke her auf die Hand und in den Bereich der Ulcera, dann entstand ein solch unerträglicher Schmerz, daß sofort ein Handbad angewendet werden mußte, das bald Ruhe schaffte.

Kompressen mit Arnika und Acet. plumb. bas. sol. in entsprechender Verdünnung und warm, taten ebenfalls gute Dienste.

Zusätze von Acid. boricum schienen ratsam, ebenso von Zinc. sulf.

Dagegen Cave „Burowsche Lösung!!"

Dermatol in ganz geringen Mengen in Salben erwies sich als gut, wie unten gezeigt werden wird; schmerzsteigernd wirkte dagegen die Bardelebensche Brandbinde, d. h. trocknes Pulver, in diesem Falle das Bismuth.

Meine Taktik war hier, wie bei anderen Reizungen durch die X-Strahlen, die rein symptomatische Behandlung, in schonendster Weise!

Gegen frische Entzündungen stubenwarme Kompressen, dann Salbenverbände mit Lanolin als Grundlage, die Salben von sehr weicher Konsistenz, daß sie unter den mittels feinster Mulle hergestellten Verbänden ganz zerflossen.

Bei Komplikationen mit nässenden Affektionen nur vorübergehend Streupulver mit Talcum, Lycopod, Amylum, etwas Dermatol, oder noch besser nur einen höheren Zusatz von Dermatol zur Salbe.

Treten harte Schwielen auf, dann Handbäder mit Arnikaabkochungen, sehr heiß! Diese auch, wenn ein Stadium der Atonie eingetreten ist. Dann bessern sich die Stellen schon nach 1—2 Tagen, die Haut verliert an Sprödigkeit.

Von Salben hat sich mir folgende gut bewährt:

R. Ungt. Diachyl. Hebrae   30,0
Fiat cum
Sol Zinc. sulf.   0,3 : 20.0
Acet. plumb b. s.   1,0
Dermatol   1,0 ev. 2 %/o Acid. borici.
Adip. Lan. Linimentum ad 100,0

N. S. Auf feines Leinen aufgestrichen auflegen.

Von den gangbaren Crêmes milderte tagsüber etwa eintretende subjektive Beschwerden, ferner die Sprödigkeit:
Kalodermin, oder Lanolincrème.

Augenblickliche geringe Reizung, dann aber Abheilung erzeugte das B e r g - m a n u'sche „Aseptin", so daß bei schonender allabendlicher Einreibung im Laufe einer Woche, trotz Einflusses von Winterkälte eine sichtliche Besserung, bestehend in Verblassen der roten Punkte, sich einstellte.

Gegen die auf Gefäßektasien beruhenden Rötungen habe ich auch Fara- disation mit einer Metallplatte — trockene Faradisation — mit gutem Er- folge symptomatisch angewendet. Die Hand sieht nach der Behandlung allerdings geradezu erschreckend aus, bessert sich aber schon nach Stunden. Im ersten Augenblicke treten die harten Stellen, wohl auch infolge der mechanischen Reizung, sehr hervor. Es wird dann die Hand mit einer Lösung von:

Natr. caust. 0,3 : 250,0 abgewaschen, was subjektiv und objektiv gut bekommt. Dann folgt ein Salbenverband, abends ein Handbad. Mit letzt- genannter Therapie konnte ich meine linke Hand wie gesagt völlig heilen.

Schließlich wäre zu erwähnen, daß auch eine große Anzahl von gewöhn- lichen und medizinischen Seifen in Verwendung kam.

Im allgemeinen wirkten überfettete Seifen am besten; um so mehr er- staunlich war es daß eine gewöhnliche Ochsengallseife, soweit das Konsti- tuens „Seife" in Betracht kommt, einen ganz ausgesprochen günstigen Ein- fluß auf die Abheilung der Dermatitis zeigte; dies aber nur dann, wenn etwa eine Woche hindurch die Hände täglich ein- bis zweimal eingeseift und die Seife 10—15 Minuten als Schaum aufgetragen blieb. Die Rötung ver- blaßte, die schwieligen Massen verringerten sich, die ganze Haut wurde ge- glättet und zarter. Aber schon im Laufe der zweiten Woche zeigte sich ein Sprödewerden der Haut, eine Neigung zum Schuppenbilden, Aufspringen und ein deutlicher Rückgang des zuvor guten Erfolges.

Im Vereine mit täglichem Einfetten mittels Lanolin aber blieb die letzterwähnte Verschlimmerung aus, so daß ich glaube, der Ochsengalle einen gewissen günstigen Einfluß auf die Röntgendermatitis zuschreiben zu können. Die Verbindung derselben mit einer an sich überfetteten Seife dürfte eine günstige Gesamtwirkung erzielen."

Meine eigenen Erfahrungen möchte ich, da sie sich großenteils mit denen des Kollegen S. decken, an diese anschließen. Schon lange, ehe mir dieselben zugängig gemacht wurden, war ich auf Grund klinischer Beobach- tungen zu demselben Schlusse gelangt, daß bei der Therapie der X-Dermatitis reduzierende Mittel durchaus zu vermeiden seien. Aus diesem Satze zog ich die Konsequenz, daß man positive Resultate vielleicht mit o x y d i e r e n d e n M i t t e l n erreichen würde, und gestaltete in den letzten beiden Fällen, die ich zu behandeln hatte, die Therapie in dieser Richtung mit bemerkens- wertem Erfolge aus. Der eine dieser Fälle betraf den Röntgentechniker B., dem wegen Carcinom der rechte Arm amputiert war. In der seither ver- flossenen Zeit hatte sich der Zustand der Haut, obwohl der Patient priva- tisierte und nie mehr mit X-Strahlen in Berührung gekommen war, unter den verschiedensten Behandlungen nicht merklich gebessert. Bei ihm waren nicht nur die Haut wie gewöhnlich befallen, sondern auch in ebenso hohem Grade das Gesicht, die Ohren, die vordere Seite des Halses, der erhalten ge- bliebene linke Arm bis zur Mitte des Oberarms und die Mitte der Brust- und Bauchhaut. Alle diese Hautpartien waren scheckig, rot und weiß ge- sprenkelt, und zwar so, daß die dunkelrote Farbe bei weitem überwog. Je nach der Abhängigkeit der Lage war die Farbe ziegel- bis blaurot. Im Gesicht konkurrierte hiermit noch eine fleckige, unregelmäßig verteilte Pig- mentierung, nach Art von dunklen Sommersprossen oder der Pigmentierung des Xeroderma pigmentosum. An den Armen, Brust und Bauch war diese Pigmentierung nicht vorhanden, an dem Handrücken dagegen mäßig ausgebildet. Dieser sowie das Gesicht zeigte außerdem in hohem Maße die eigentümliche Trockenheit und Härte, eine große Anzahl warziger Hornhügelchen und an den Orten stärkere Bewegung: Rhagaden. Die Nägel waren hochgradig atrophisch. Auch die Augen hatten durch die X-Strahlen stark gelitten, worüber wohl noch von anderer Seite berichtet werden wird.

Dieser Status besserte sich, nachdem die in folgendem näher zu erörternde Behandlung eingeschlagen war, im Laufe eines Monats so erheblich, daß der Patient an eine völlige Heilung im Laufe der Zeit zu glauben beginnt. Ähnliche, aber langsamer eintretende Erfolge zeigten sich bei zwei in weit geringerer Ausdehnung geschädigten Kollegen. Ich kann diese Art der Behandlung daher allen leidenden und mit ihrer bisherigen Behandlung nicht zufriedenen Röntgenologen entschieden zu einem Versuche empfehlen.

Die klinischen Tatsachen, welche darauf hinweisen, daß die X-Strahlen einen ähnlichen Einfluß auf die Haut haben wie die reduzierend wirkenden Medikamente und daher eine Therapie mit oxydierenden Mitteln verlangen, sind schon bei Gelegenheit der Ätiologie der X-Dermatitis erwähnt. Es ist die Analogie mit der schädigenden Wirkung der photographischen Entwickler und der der chemisch wirkenden Lichtstrahlen. Jene führen zur Hyperkeratose, übermäßiger Trockenheit und Blutstauung, diese zur Blutstauung und Hyperpigmentose. Mit dem reduzierend wirkenden Mittel $\varkappa\alpha\tau'$ $\dot\varepsilon\xi o\chi\acute\eta\nu$, dem Pyrogallol, erzeugen wir Hyperkeratose und übermäßige Trockenheit der Oberheit, Blutstauung und Ödem der Cutis und mehr oder weniger so mit allen reduzierenden Mitteln in geeigneter Dosis, mit Schwefel, Ichthyol, Resorcin usf. Die Hyperkeratose mit den Begleiterscheinungen der Trockenheit, Elastizitätsmangel und Neigung zur Rhagadenbildung ist das quälendste und oberflächlichste und aus beiden Gründen zunächst in jedem Falle zu beseitigende Symptom. Es hat sich aber herausgestellt, daß mit gründlicher Beseitigung dieses Symptoms auch alle anderen Symptome sich bessern, die Blutstauung, Pigmentierung, das scheckige Aussehen der Haut, die Neigung zu Ulzerationen und zu Blutungen. Daher steht die Beseitigung der Hyperkeratose im Mittelpunkt der ganzen Behandlung, sie ist nicht bloß eine symptomatische, äußerliche, sondern, wie es scheint, ätiologische und daher radikale, tiefgreifende. Es wäre nun einseitig und verfehlt, wenn wir auf dieser theoretischen Basis die Hyperkeratose nur mit oxydierenden Mitteln behandeln würden; denn wir haben zu deren Beseitigung noch die zwei Gruppen der hornerweichenden und schälenden Mittel; eine Vereinigung aller derselben wird uns am raschesten zum Ziele führen.

Die hornerweichenden Mittel zerfallen in vier Gruppen: 1. Wasser, 2. hygroskopische Mittel, 3. Alkalien, 4. Fette. Da jede Verhornung einen Verlust an Gewebswasser zur Voraussetzung hat, so ist Wasserzufuhr eine unbedingte Notwendigkeit in unserem Falle; daher die Hochschätzung der Bäder und vor allem warmer Bäder von Seite aller X-Patienten. Denn das warme, besser heiße Wasser hat eine ungleich viel stärker aufquellende Wirkung auf Hornzellen und trockenes Eiweiß überhaupt als kaltes Wasser. Außer den heißen Bädern, die natürlich nur hin und wieder einwirken können, kommen als ständig wirkende Aufquellungsmittel sämtliche Impermeabilien in Betracht (Guttaperchapapier, Fettpapier, Billroth-Battist, Valoleum usw.). Die impermeablen Umschläge halten den Hautdunst zurück und es ist daher gar nicht nötig, daß die Haut mit feuchten Umschlägen (Dunstumschlägen) und dann noch mit Impermeabilien bedeckt wird, um eine Aufquellung hervorzubringen. Auch wenn die Haut direkt impermeabel eingebunden wird oder nach Auftragen von Fettsalben oder Auflegen von Salbenmullen (z. B. Bleikarbolsalbenmull), geht eine Aufquellung der Hornschicht mit dem natürlichen Wasserdampf der Haut einher. Auch die ganz trocken aufgelegten Guttaperchapflastermulle haben eine derartige, die Hornschicht aufquellende Wirkung, selbst wenn sie Träger eintrocknender Medikamente (z. B. Zinkoxyd) sind und ihre gute Wirkung ist zum großen Teil auf ihre absolute Impermeabilität zurückzuführen.

Als hygroskopische Mittel, welche, der Hornschicht imbibiert, von außen und innen Wasser anziehen und festhalten, kommen außer dem Glyzerin die hygroskopischen Salze, Kochsalz, Kreuznacher Mutterlauge und vor allem die Quintessenz der letzteren: das Chlorcalcium, in Betracht. Praktisch werden die Hygroskopica am besten den Salben als Zusätze einverleibt.

Die dritte Gruppe der Alkalien umfaßt die kaustischen Alkalien, die Alkalikarbonate und die Seifen. Die ersteren wirken, wie jeder Mikroskopiker weiß, am besten, wenn sie mit viel Wasser gleichzeitig angewandt werden, also vor Bädern oder als Zusatz zu Bädern; ebenso die milder wirkenden Zusätze von Soda und Pottasche. Ganz hervorragend wirken Seifen, ebenfalls in Form protrahierter Bäder und Umschläge.

Die Fette und Schmiermittel überhaupt (Kohlenwasserstoffe, Fettmischungen aller Art) erhöhen die Elastizität der Hornschicht und verhindern damit die Rhagadenbildung; sie halten analog den Impermeabilien den Hautdunst zurück und erhöhen dadurch den Wassergehalt der Hornschicht, sie ersetzen gleichzeitig den Verlust des fettigen Sekrets der Talgdrüsen und Knäueldrüsen bei der X-Haut und sind aus diesem Grunde geradezu unentbehrlich und durch die anderen hornerweichenden Mittel nicht zu ersetzen.

Die Klasse der oxydierenden Mittel wird durch Wasserstoffsuperoxyd, Natronsuperoxydseife und die Hebrasche Salbe repräsentiert. Die Chlormittel (Sublimat, Chlorzink, Chlorantimon, Aq. chlorata.), obwohl sie auch zu den oxydierenden Substanzen gerechnet werden müssen, wirken selbst zu sehr schädigend auf die Oberhaut, um bei Heilung der X-Dermatitis Verwendung zu finden. Das 30%ige Wasserstoffsuperoxyd (Merck) hat sich gut bewährt zum Ätzen der Warzen und der Hyperkeratose des Nagelbettes interkurrent beim Abnehmen des Verbandes. Die Natronsuperoxydseife (Mielck) in einer durchschnittlichen Stärke von 2—5—10%(!) ist bei starker Hyperkeratose der Hände, besonders auch bei Schwielenbildung zu empfehlen; sie wird zweckmäßig während der Bäder verwandt, indem die Haut mit dem Schaum abgerieben wird, bis Schmerzhaftigkeit eintritt. In der Natronsuperoxydseife haben wir eine sehr wirksame Kombination des Prinzips der Quellung durch freien O_2 und durch Alkalien vor uns, die sich mit Wasser sofort in NaHO und O umsetzt ($2 Na_2O_2 + 2 H_2O = 4 NaHO + O_2$). Daß die Hebrasche Salbe im Gegensatz zu den meisten übrigen (reduzierenden) Ekzemsalben eine oxydierende, also hornerweichende Eigenschaft hat, ist jederzeit dadurch zu erweisen, daß sie Chrysorobin zu Chrysophansäure oxydiert.[1]) Es ist daher nicht verwunderlich, wenn Kollege S. gerade die Hebrasche Salbe rühmt. Auch ich habe in allen Fällen dieselbe in Kombination mit anderen Mitteln mit gutem Erfolge angewandt.

Aus der Klasse der schälenden Mittel möchte ich nur die Salizyl-

---

[1]) S. Unna, Allgemeine Therapie der Hautkrankheiten. Urban u. Schwarzenberg. 1899.

säure empfehlen, da bei den sonst noch schälenden Mitteln (z. B. Resorcin)
die reduzierenden Nebenwirkungen zu stark sich geltend machen. Sie wirkt
sehr gut in Form der überfetteten Salizylseife bei den Bädern und als
Salizyl-Cannabis-Pflastermull gegen alle Warzen und Schwielen. Noch
potenzierter ist die Wirkung des Arsen-Salizylsäure-Pflastermulls,
der auch nur bei sehr harten Warzen zur Verwendung kommt.

Um aus der Reihe dieser Mittel eine praktische Hautpflege zusammen-
zusetzen, muß man bedenken, daß die fettigen Mittel und Impermeabilien
am besten zur Nachtzeit, die Bäder und trocknen Mittel bei Tage und
während der Arbeit angewandt werden. Ich würde aber empfehlen, jeden
Abend die Hände (und sonst befallenen Hautpartien) mit einem wenigstens
$1/4$ Stunde ausgedehnten, besser $1/2$—$3/4$ Stunde fortgesetzten heißen Handbade
zu baden und dabei bei schwacher Keratose mit der überfetteten Salizylseife,
bei starker mit der 2—10$\%$igen Natronsuperoxydseife unter Anwendung
eines als Schwamm dienenden Wattebausches ständig zu reiben. Besonders
starke Schwielen und Warzen können vorher mit Mercks H_2O_2 geätzt
werden. Auf dieses Bad folgt die Abtrocknung und sofortige Einsalbung
mit einer der folgenden Salben:

Ung. Hebrae rec. par.	25,0		Ung. Hebrae rec. par.	35,0
Sol. calcii chlorati	10,0	oder	Acidi salicylici	2,5
Glycerini	5,0		Sap. kalini	2,5
Adipis lanae	10,0		Vaselini	10,0

Tritt an den Händen neben der Hyperkeratose Oedem und Empfind-
lichkeit (Anfangssymptome) in den Vordergrund oder bestehen sekundäre
Infektionen mit Ekzem oder Folliculitiden, so kann an Stelle der Hebraschen
Salbe eine Applikation des Zinkichthyol-Salbmulles nützlich sein.

Auf alle Fälle ist die nächtliche Einsalbung durch sorgfältige Einpackung mit Impermeabilien zu vervollständigen. Besser und billiger als
Gummihandschuhe ist zu diesem Zweck die Einwicklung mit Fettpapier,
Guttaperchapapier oder Valoleum derart, daß der Handrücken zugleich mit
vier Fingern, der Daumen aber extra bedeckt und mit Mullbinden eingebunden wird, so daß man mit dem Verbande bequem eine Greifbewegung
ausführen und grobe Verrichtungen vornehmen kann.

Morgens nach Abnehmen des Verbandes folgt ein kürzeres warmes Bad
mit Einschäumung der überfetteten Salizylseife; zum Schluß wird der Seifen-
schaum nicht abgewaschen, sondern trocken abgewischt, so daß eine Spur
des fettigen Seifenvehikels auf der Haut bleibt. Dann muß man sorgfältig
auf einen genügenden Schutz der Haut bei Tage Bedacht nehmen. Das
einfachste ist ein Bestreichen mit einem Wachssalbenstift von der Formel:

> Adipis lan. anhydr. 7,0
> Cerae flavae   3,0
> M.

oder das Einfetten mit der während der Nacht gebrauchten Salbe und nach-
folgendem trocknem Abwischen, so daß eine Spur des Fettes auf der Hornschicht bleibt. Eine kurative Wirkung wird hierdurch jedoch nicht erzielt.
Eine solche kann man relativ einfach erzielen durch Bekleben des Hand-
rückens und der Rücken der Finger mit Zinkoxyd-Pflastermull. Je fester
derselbe klebt und je strammer die Haut eingebunden ist, um so weicher
und geschmeidiger wird die Haut. Diese Behandlung ist zugleich eine Schutzdecke gegen X-Strahlen, da der an ZnO reiche Pflastermull für dieselben fast

undurchgängig ist. Daher ist das Bekleben mit Zinkoxyd-Pflastermull besonders den Röntgenologen anzuraten, welche gezwungen sind, ihre Röntgenarbeiten bei der Kur fortzusetzen. Eine vielleicht noch bessere und für manche angenehmere Schutzdecke liefert das Aufpinseln folgenden Zinkleims:[1])

Cinnabaris   2,0
Bismuthi oxychlorati 30,0
Gelatinae Zinci ad   200,0
M.

Wie immer wird die Leimdecke, nachdem sie beinahe angetrocknet ist, mit Watte betupft und dadurch in eine elastische, beim Arbeiten bequeme Zeugdecke verwandelt. Dieselbe löst sich im Wasserbade abends leicht wieder ab. Der Zinkoxyd-Pflastermull wird abgezogen und die Pflasterreste werden vor dem Bade mit einigen Tropfen Benzin auf Watte abgewischt.

Auch für die brüchigen Nägel gibt es bisher wohl keine bessere Behandlung als die feste Bedeckung mit Zinkoxyd-Pflastermull oder mit obigem Metalleim.

Läßt die Beschäftigung noch einen Verbandswechsel während des Tages zu, so ist gelegentlich desselben wieder ein längeres, heißes Seifenbad anzuraten. Andrerseits aber ist nichts dagegen einzuwenden, wenn die Schutzdecke des Zinkoxyd-Pflastermulls oder Metalleims statt $1/_2$ Tag auch $1^1/_2$ Tage sitzen bleibt, so daß nur jeden zweiten Abend die Haut ein heißes Seifenbad bekommt. In dieser Beziehung spielen die äußeren Verhältnisse und das subjektive Empfinden der Haut eine ausschlaggebende Rolle.

Unter dieser Behandlung blassen, wie schon erwähnt, auch die Telangektasien ab; die diffus roten Flecke werden marmoriert, die roten Adern verdünnen sich mehr und mehr und gehen schließlich ganz verloren. Man kann dieselben durch sanftes Aufdrücken — wie andre Kapillarvaricen — mit dem Mikrobrenner einzeln vernichten. Da aber die histologische Untersuchung gelehrt hat, daß diese Gefäßerweiterungen der Oberfläche nur eine Teilerscheinung einer gesamten Stauung im Gefäßbaume der Haut sind, kommt ihre Spezialbehandlung mit dem Mikrobrenner eigentlich nur aus kosmetischen Rücksichten in Betracht.

Anders ist es bei den Ulzerationen. Auch auf diese wirkt die angegebene Allgemeinbehandlung stets günstig ein. Wo aber die Überhäutung zögert, appliziere man stets den Salicyl-Cannabis-Pflastermull einige Zeit, ehe man zur Exzision schreitet; man wird die meisten derartigen Stellen rasch und schmerzlos zur Heilung bringen. Der definitive Schluß geht, wenn unter dem Salizyl-Cannabis-Pflastermull eine Heilungstendenz eingetreten und gute Granulationen entwickelt sind, oft bei offener Behandlung oder unter Zinkoxyd-Pflastermull überraschend schnell von statten.

Auch die Rhagaden, Schwielen und subungualen Hyperkeratosen werden am besten durch Auflegen des Salizyl-Cannabis-Pflastermulls behandelt.

Hoffentlich erweisen sich diese aus einer kleinen Anzahl von Fällen gezogenen Schlüsse auch für die Therapie der Röntgendermatitis im allgemeinen als gültig und tragen dazu bei, das Leben unserer vielgeplagten, röntgenologisch tätigen Kollegen erträglicher zu gestalten."

---

[1]) S. Unna, Schutzdecke gegen X-Strahlen. Monatshefte f. praktische Dermatologie, Bd. 26. 1898, pag. 494.

Aus diesen allem geht hervor, daß der Arzt, welcher mit der
Ausübung der Röntgentechnik zu beginnen gedenkt, von vornherein
sich derartig schützen muß, daß er überhaupt nicht in die Lage
kommt, Hautveränderungen in Form einer Röntgendermatitis zu
erleiden. Aber auch der bereits Geschädigte sollte nicht versäumen, noch nachträglich alle zu Gebote stehenden Schutzvorkehrungen zu treffen, um Wiederholungen von Schädigungen
schwererer Art vorzubeugen. Es ist nicht zu bestreiten, daß die
Haut, welche einmal eine Röntgendermatitis durchgemacht hat, sehr
geneigt ist, auf viel kürzere Bestrahlung von neuem und schwerer
zu reagieren.

Nicht weniger wie auf den Händeschutz soll unter Berücksichtigung des über allgemeine Schädigungen Gesagten auch auf
den Gesamtschutz des Körpers peinliche Sorgfalt verwendet werden.
Wie weit dieser Schutz durchgeführt werden muß, ist eine Frage,
über welche die Autoren geteilter Meinung sind.

Sehr wesentlich ist es, während der Funktion der Röntgenröhre seinen Standort so zu wählen, daß man hinter der
Röhre, also nicht im direkten Strahlungsbereich derselben
sich befindet. Hierdurch ist schon die Hauptmasse der Röntgenstrahlen vom Körper abgewendet. Diese Maßregel als genügenden Schutz zu erklären, halte ich nicht für gerechtfertigt, denn es
bleiben, wie man sich mittels eines Leuchtschirmes überzeugen kann,
noch genügend in der Luft verteilte Strahlen übrig, welche auch
auf diesem anscheinend sicheren Punkte den Untersucher ereilen.
Ich habe in meinem Institut bereits seit Jahren und neuerdings
auch im Krankenhaus St. Georg-Hamburg eine Schutzvorrichtung
eingeführt, welche eine absolute Deckung auch gegen die geringste
Bestrahlung gewährt. In der *ersten Auflage der Röntgentechnik* wies
ich darauf hin, daß die Konstruktion eines mit Blei gepanzerten
Hauses für ängstliche Gemüter jedenfalls die größte Sicherheit
bieten würde. Ich selbst benutzte damals nur eine Bleiwand, hinter
welche ich, so lange die Röhre funktionierte, trat. Untersuchungen,
welche ich inzwischen über die Ausbreitung der Sekundärstrahlen
im Untersuchungsraum angestellt habe, belehrten mich indessen
dahin, daß eine einfache Schutzwand keineswegs absolute Deckung
gewährt.

Diejenigen Strahlen, welche den Leuchtschirm auch dann zum
Fluoreszieren bringen, wenn sich derselbe hinter der Röntgenröhre
befindet, wenn er also von den direkten Strahlen nicht getroffen
werden kann, dürften dann ohne Zweifel ihren Ursprung von der Glas-
wandung der Röhre nehmen, wenn keine Sekundärstrahlen aussenden-
den Gegenstände sich in ihrer Nähe befinden. Diese rückwärtige

Strahlung ist bedeutender, als man im allgemeinen annimmt. Ich habe
an verschiedenen Plätzen des Untersuchungszimmers photographische
Platten, welche sich sämtlich hinter der Röhre befanden, aufgehängt.
Auch in einem Nebenzimmer, welches von dem Untersuchungsraum
durch eine Wand getrennt war, wurden Kassetten angebracht.
Sämtliche Platten zeigten nach kurzer Zeit Belichtungsspuren. Es war also klar, daß die rückwärtige Strahlung sich
durch den ganzen Untersuchungsraum und sogar durch die Wand
fortgepflanzt hatte. Treffen diese Strahlen auf Gegenstände innerhalb des Zimmers, so werden von ihnen wieder Sekundärstrahlen
ausgehen, welche ihrerseits unter Umständen auch hinter eine Bleiwand, welche zwischen der Röhre und dem Untersucher steht,
gelangen können. Um dem vorzubeugen, habe ich statt einer Bleiwand ein geschlossenes Bleigehäuse in Gebrauch genommen, welches
derart konstruiert ist, daß von keiner Seite Strahlen in dasselbe
hineindringen können. Photographische Platten, welche wochenlang
in diesem Schutzraum gehangen hatten, zeigten nicht die geringste
Belichtung. Auf Fig. 59 ist die Vorderwand des Bleigehäuses
sichtbar. Innerhalb desselben befindet sich der Rheostat, sowie der
Standpunkt des Untersuchers. Die Röhre dreht ihre Rückseite,
wie ersichtlich, der Schutzwand zu, so daß letztere also nur von
der rückwärtigen Glasstrahlung getroffen werden kann. In der
Schutzwand befindet sich bei f ein kleines, in Augenhöhe angebrachtes Bleiglasfenster, welches eine bequeme Beobachtung der
Röhre, sowie des ganzen Untersuchungstisches ermöglicht. Zwischen
dem letzteren und der Wand ist ca. ein Meter Raum gelassen,
so daß man bequem den Patienten lagern, die Kassette unterschieben und die Röhre auf die Blende setzen kann usw. Ist die
ganze Einstellung vollendet, so tritt der Untersucher in das Bleigehäuse und schaltet ein. Eine derartige Anordnung schließt es
indessen aus, daß man die Qualität der Röhren während des
Ganges kontrollieren und eventuell mittelst der Reguliervorrichtung
verändern kann. Um diesem Übelstand abzuhelfen, habe ich zunächst versuchsweise die Waltersche Härteskala (g) derart in den
Schutzschirm eingelassen, daß sich das Rohr, durch welches man
die aufleuchtenden Felder beobachtet, im Innern des Schutz-
gehäuses befindet. Ich ging hierbei von der Voraussetzung aus,
daß die sekundäre Glasstrahlung kräftig genug sein würde, um die
Härteskala zu durchdringen und die einzelnen Felder zum Aufleuchten zu bringen. Da, wie aus den Arbeiten von Walter bekannt ist, die Glasstrahlen genau die gleiche Härte wie die direkten
Strahlen haben, so war anzunehmen, daß man eine Röhre ebensogut
nach der Glasstrahlung, wie nach der direkten Strahlung beurteilen

könne. Meine Vermutung bestätigte sich vollkommen. Während man z. B. den Härtegrad für Beckenaufnahmen bei direkter Annäherung der Härteskala an die Röhrenwand auf 6—7 Löcher be-

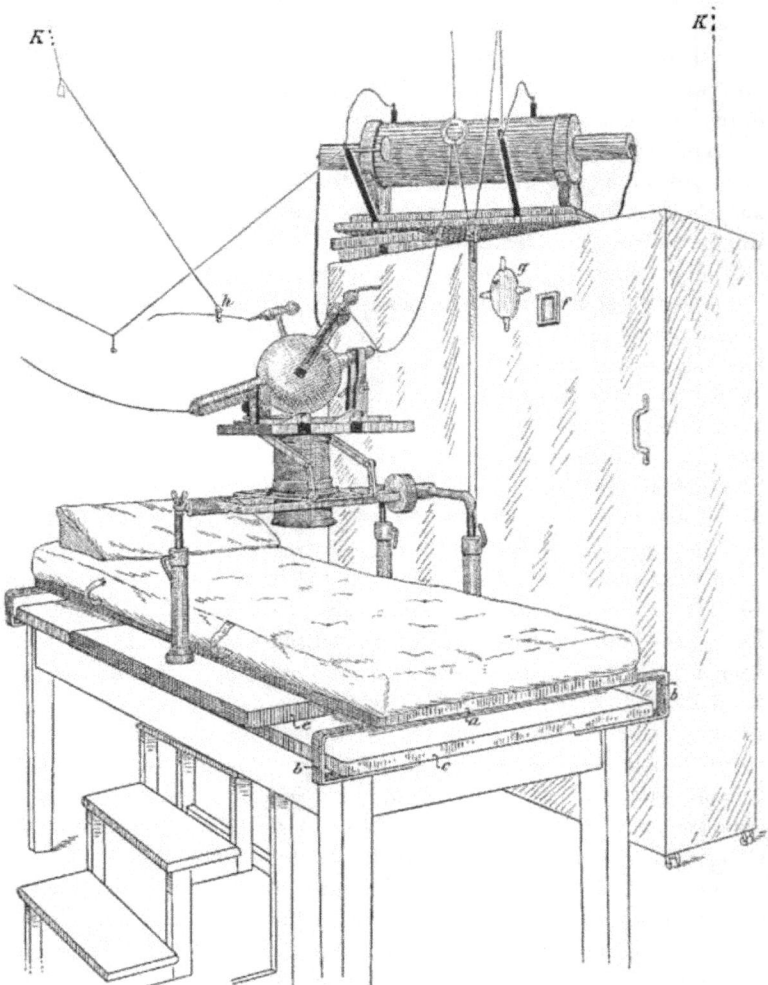

Fig. 59.

mißt, konstatierte ich bei Messung derselben Röhre durch die Sekundärstrahlen eine Härte von vier Löchern. Daß weniger Löcher aufleuchten, erklärt sich einfach dadurch, daß der Abstand der Härteskala von der Röhrenwand 1,50 m beträgt. Nachdem ich kurze Zeit mit dieser Anordnung gearbeitet hatte, stellte sich heraus, daß man auch mit 4—5 Löchern vollkommen auskommen kann. So ergaben sich für eine Beckenröhre bei der Distanz-messung der Glasstrahlen vier, bei einer guten Extremitätenröhre drei und bei einer weichen Handröhre 1—2 Löcher. Läßt eine Röhre überhaupt kein Loch aufleuchten, so dürfte sie sehr weich und nur für ganz besonders zarte Extremitätenaufnahmen von Kindern geeignet sein. Wesentlich verfeinert wird die Ablesung des Härtegrades, wenn man die von mir für Distanzmessungen modifizierte Walterskala mit acht Feldern benutzt (vgl. Kapitel 2).

Befindet man sich im Innern des Gehäuses, so fehlt namentlich dann, wenn man das eine Bleiglasfenster mit der Hand verdeckt, jegliche Beleuchtung, so daß der Untersucher nicht vom Fluoreszenz-licht der Röhre geblendet wird. Die Retina des in vollständiger Dunkelheit stehenden Arztes erlangt eine außerordentliche Emp-findlichkeit und ist imstande, die feinsten Helligkeitsabstufungen der Härteskala wahrzunehmen, namentlich dann, wenn man nach dem Vorschlage von Cowl den Blick hin und herschweifen läßt und dadurch mit seitlichen Teilen der Netzhaut beobachtet. Man kann die Qualität der Röhre auf das genaueste nach dem Ver-halten der Härteskala beurteilen. Ein Weicherwerden kündigt sich beispielsweise durch langsames Verblassen eines der Felder an, beim Härterwerden tritt ganz allmählich ein weiteres Feld hervor. Erst bei dieser Art der Beobachtung ist mir die Feinheit der Messung mittelst Härteskala klar geworden.

Um die Regulierung der Röhre vom Schutzgehäuse aus, also auf Entfernung vornehmen zu können, wird an dem Regulier-draht (*h*) mittelst einer Klemmschraube ein Bindfaden (*k*), der durch einige an der Decke angebrachte Ringe in das Innere des Schutz-kastens geführt ist, befestigt. Wird der Faden nachgelassen, so sinkt infolge der Schwere der Klemmschraube der Regulierdraht nach unten und der Funkenüberschlag findet statt. Die Röhre wird nun in der üblichen Weise auf den gewünschten Härtegrad gebracht, und nachdem dieser erreicht ist, der Regulierdraht mittelst der Fadenleitung wieder in die Höhe gezogen. Um den Widerstand, welchen der Faden auf seinem Wege zum Gehäuse durch Reibung findet, auszugleichen, ist bei (*i*) ein kleines Bleigewicht angehängt. Diese Einrichtung der Röhrenprüfung und Röhrenregulierung zum Schutze für den Arzt hat sich mir vollständig bewährt, und wie ich besonders hervorheben möchte, sich nicht als schwerfällig herausgestellt. Man gewöhnt sich in allerkürzester Zeit an diese Art der Untersuchung, die besonders, was Röhrenbeurteilung angeht, ganz wesentliche Vorteile gewährt.

Das Gehäuse ist derart eingerichtet, daß man nach zwei Seiten arbeiten kann, so daß eine Umstellung der Apparate nicht erforderlich wird. Es muß noch erwähnt werden, daß das Schutzhaus, um eventuellen Funkenüberschlag vom Arzt abzuhalten, mit einer Erdleitung zu versehen ist.

Bei den Durchleuchtungen ist der vollständige Schutz des Untersuchers selbstverständlich schwerer als bei den Aufnahmen zu bewerkstelligen, da man schließlich nicht umhin kann, wenigstens mit dem Oberkörper und dem Gesicht sich in den Bereich der Strahlung zu begeben. Ich habe wiederholt in früherer Zeit, als die Leuchtschirme noch nicht mit Bleiglasplatten belegt waren, nach länger dauernden Untersuchungen Brennen der Gesichtshaut und namentlich am Abend Augenschmerzen leichten Grades verspürt. Es besteht kein Zweifel, daß diese Erscheinungen auf die Bestrahlung des Gesichts zurückzuführen sind, was insofern bemerkenswert ist, als die Strahlen, bevor sie das Gesicht treffen, den ganzen Körper des Patienten bereits durchdrungen haben. Die auf die Haut wirksamen Strahlen bleiben also scheinbar nicht völlig im Patienten stecken. Die Unannehmlichkeit verschwand indessen mit dem Moment, wo ich einen mit Bleiglasplatten belegten Leuchtschirm benutzte.

Wenn der Patient vor dem die Röhre enthaltenden Bleiblendenkasten sitzt, so wird der Arzt bei der Untersuchung vorwiegend nur durch die Strahlen, welche den Körper passiert haben, getroffen Letztere werden indessen größtenteils durch das auf dem Schirm befindliche Bleiglas abgehalten. Die im Körper des Patienten erzeugten Sekundärstrahlen treffen dagegen den Arzt völlig unbehindert. Um indessen den Körper des Untersuchers wenigstens teilweise zu schützen, bediene ich mich der Seite 86 geschilderten Schirmblende als Schutzstativ. Dieselbe wird so wie im Kapitel „Durchleuchtung" gezeigt werden wird, aufgestellt und schützt den Unterkörper des Arztes. Die Schirmblende kann in kleineren Betrieben, wenn man nicht auf absolute Deckung Wert legt, als alleiniges Schutzmittel benutzt werden. Sie wird dann so aufgestellt, daß sie zwischen der abgewendeten Seite der Röntgenröhre und dem Untersucher steht. Das oben im Schirm angebrachte Bleiglasfenster ermöglicht, ohne daß man hinter dieser Wand hervorzutreten braucht, die fortgesetzte Beobachtung der Röhre. Die Wand, welche auf Rollen leicht beweglich ist, kann man, je nachdem die Röhre eingestellt ist, an verschiedenen Punkten des Laboratoriums auffahren. Gegen die Strahlung einer weichen Röhre, welche wenig Sekundärstrahlen aussendet, genügt dieser Schutz wohl vollständig.

Die Hände als Testobjekt zu benutzen, ist absolut zu verwerfen, und vollkommen unnötig, da man Strahlungsmeßapparate in der vorzüglichsten Qualität besitzt und bei einiger Übung eine Röhre nach dem bloßen Anblick schon genügend beurteilen kann. Die Farbe derselben, ihre Teilung, der Grad der benutzten Selbstinduktion, sowie das Geräusch, welches beim Betrieb entsteht, und anderes mehr genügen für den geübten Untersucher, um sich über die Qualität klar zu werden. Für den Anfänger indessen, welcher der menschlichen Knochen nicht glaubt entraten zu können, ist es jedenfalls besser, statt der Hände den Ellbogen zu nehmen, da die Haut hier widerstandsfähiger ist und eventuelle Schädigungen nicht derart zutage treten, wie bei der Hand. Mit Erfolg wandte ich früher, als ich noch die Hand als Testobjekt benutzte, ein Pappbrett von der Größe 24 × 24 an, welches mit dickem Stanniol oder Aluminium belegt ist und an der einen Seite einen biegsamen Bariumschirm aufgenäht trägt. Zwischen letzterem und dem Pappbrett kann man bequem die Hand hindurchschieben, so daß man auf diese Weise wenigstens einen Teil der Strahlung abfiltriert. Auch Skeletthände mit künstlich aus Holz gemachten Weichteilen wurden als Härtemesser in den Handel gebracht. Zurzeit haben die neueren vorzüglichen Härteskalen nach Walter und Benoist-Walter diese Art der Messung überflüssig gemacht.

Schließlich sei noch erwähnt, daß es unter Umständen, wenn man die Hand benutzen will, angezeigt ist, abwechselnd den Handrücken oder die Vola den Strahlen auszusetzen, um so die eine Seite auf Kosten der anderen zu entlasten. Die Schädigungen indessen, welche an der Volarfläche der Hand auftreten, dürften noch wesentlich störender sein, als die auf dem Handrücken entstehenden. Es kann daher nicht genug davor gewarnt werden, überhaupt die Hand mit den Strahlen irgendwie in Kontakt zu bringen. Unvermeidlich scheint es nur dann, wenn es sich um Zahnaufnahmen handelt, da wir gezwungen sind, den Film am Gaumen festzuhalten. Aber auch dieses kann man vermeiden, indem man hierzu den eventuell assistierenden Zahnarzt auffordert, der nicht geschädigt wird, da es sich bei ihm ja nur um eine ausnahmsweise Bestrahlung handelt. Schließlich dauert die Exposition bei Zahnaufnahmen nur wenige Sekunden, so daß also hiervon nichts für die Haut zu befürchten ist.

Da es sich nicht immer vermeiden lassen wird, bei Durchleuchtungen die den Schirm haltenden Hände den Strahlen auszusetzen, es sei denn, daß man in der im Kapitel „Durchleuchtung" beschriebenen Weise verfährt, sind undurchlässige Schutzhandschuhe

zu empfehlen. Die Firma Kohl in Chemnitz liefert solche in sehr
brauchbarer Form. Sie bestehen aus zwei übereinandergezogenen
Lederhandschuhen, von denen der untere mit einer zähen Masse
überzogen ist, welche ebenso undurchlässig wie $^1/_4$ mm dickes Bleiblech ist.

Für Ärzte, welche die Schutzvorrichtungen aus räumlichen
oder anderen Gründen nicht in der vorbeschriebenen Art durch-
führen können, liefert die genannte Firma Schutzhauben aus demselben Stoffe wie die Handschuhe, sie bedecken Kopf, Stirn und
Bart. Sehr zweckmäßig, namentlich bei orthoröntgenographischen
Arbeiten, sind die Schutzschürzen. Sie bestehen aus $^1/_4$ mm starkem
Bleiblech, welches auf beiden Seiten mit Kautschuk belegt ist, und
bedecken Hals, Schultern und die ganze Vorderseite des Körpers
bis herab zu den Knien. Die Schürzen werden kreuzweise durch
Riemen auf dem Rücken gehalten.

Die Belegung der Leuchtschirme mit undurchlässigem Bleiglas
ist wohl allgemein im Laufe der letzten Jahre durchgeführt worden.
Die Herstellung dieses Glases hat lange Zeit große Schwierigkeiten
bereitet, da die Schmelzungen wegen des hohen Gehaltes an Metall-
oxyden und schweren Erden schwer zu bewerkstelligen waren. Für
Leuchtschirme, Glasfenster, Brillen usw. wird allgemein das Gundelachsche Glas gebraucht, welches, wenn es auch nicht vollständig
undurchlässig ist, doch genügenden Schutz gewährt. Zur Herstellung von Brillen kann auch das, allerdings sehr teure, aber
scheinbar absolut undurchlässige Zeißsche Bleiglas benutzt werden.
Legt man ein solches Glas auf eine photographische Platte und
daneben ein 2 mm starkes Bleistück und bestrahlt, so kann man
sich, wenn die Belichtung nur kurze Zeit dauert, davon überzeugen,
daß das Bleiglas die Bestrahlung ebensogut abzuhalten imstande ist,
wie das Blei selber.

Von Dorn und Uhthoff ist beschrieben worden, daß die Retina
farbenblinder oder farbenstumpfer Individuen auf die Belichtung mit Röntgenstrahlen reagiert, so zwar, daß diese Menschen in dem Moment eine Lichtempfindung haben, wo die auf ihr Gesicht gerichtete Röhre eingeschaltet
wird. Dieses ist bei normalen Menschen, wie bekannt, nicht der Fall. Ich
habe mich auf der Röntgenstation des Allgemeinen Krankenhauses St. Georg,
Hamburg, zusammen mit Herrn Dr. Willbrand mit dieser Frage beschäftigt und die Angaben der obengenannten Autoren vollständig bestätigt
gefunden. Wenn man ein solches farbenblindes Individuum, dessen Kopf dicht
verhüllt ist, bestrahlt, so hat es, wie gesagt, eine Lichtempfindung und ist
auch imstande, genau etwaige Bewegungen der Röhre zu konstatieren. Ich
benutzte für diese Versuche die bewegliche Bleikistenblende. Hielt ich vor
die Augen eine größere Bleitafel und schaltete ein, so hatte das Individuum
keine Lichtempfindung. Setzte ich ihm dagegen die erwähnte Bleiglasbrille,
welche sich der photographischen Platte gegenüber als undurchlässig gezeigt

hatte, auf, so gab Patient an, bei der Einschaltung eine schwache Lichtempfindung zu haben. Ich erkläre mir dieses Phänomen durch die Annahme,
daß auch durch die Bleiglasbrille Röntgenstrahlen hindurchgehen, allerdings
in so geringer Menge, daß sie die photographische Platte nicht mehr zu
schwärzen imstande sind. Mithin ist die farbenblinde Retina ein noch
feineres Reagenz auf Röntgenstrahlen als die photographische Platte.

Die Verwendung von Bleiglasbrillen ist bei ungeschütztem
Leuchtschirm absolut erforderlich, bei geschütztem nicht überflüssig.

Die Schädigungen durch Verbrennungen der Kranken mit
Röntgenstrahlen, von denen in der Literatur eine große Anzahl
beschrieben ist, geben Veranlassung, der Frage, welche Schutzmaßregeln für die Patienten zu ergreifen sind, näher zu treten. Die
Bedeutung, welche dieser Angelegenheit zukommt, wird durch einen
bekannten Prozeß illustriert. Gegen den durch den Strafprozeß
bereits bekannt gewordenen Arzt S. wurde eine Forderung auf ca.
36 000 M. Schadenersatz wegen Körperbeschädigung erhoben.

Um in Zukunft die Ärzte vor derartigen übeln Eventualitäten
zu sichern und zugleich das Publikum nach Möglichkeit vor Verbrennungen zu schützen, habe ich einige Bestimmungen für die
röntgenographischen Untersuchungen von Patienten ausgearbeitet[1]),
deren Befolgen fast sicheren Schutz nach jeder Richtung zu gewähren imstande ist.

Die wichtigste und schon oft betonte Hauptforderung ist die
Befolgung des Grundsatzes, n u r sachverständigen Ärzten und
nicht Laien (Fabrikanten) die Anwendung von Röntgenstrahlen am
Patienten zu gestatten, eine Forderung, welche der Röntgenkongreß
1905 befürwortete.

Derjenige Arzt, welcher Techniker, niederes Heilpersonal oder
dergleichen mit der Vornahme von Röntgenuntersuchungen an Patienten beauftragt, ist haftbar für eventuelle Schädigungen der
Kranken.

Der Patient kann bei der Untersuchung mittels Röntgenstrahlen

a) durch die Strahlen selbst,

b) durch Zersplitterung von Röntgenröhren,

c) durch Übergang starker elektrischer Entladungen in den
Körper geschädigt werden.

Ad a) Die Röntgenstrahlen können zu Verbrennungen führen,
wenn

1. die Belichtungszeit eine zu lange,

2. der Abstand der Röhre ein zu geringer ist,

---

[1]) Vgl. Centralblatt f. Chirurgie, Nr. 24, 1903.

3. bei richtigem Röhrenabstande und richtiger Expositionszeit die Untersuchungen zu häufig hintereinander vorgenommen werden.

Ad 1. Was die Dauer der zulässigen Belichtung angeht, so
kann man hierüber sehr präzise Vorschriften geben. Während
früher außerordentlich lange exponiert wurde, erlaubt die heutige
Technik, vorwiegend durch die Ausbildung des Blendenverfahrens,
eine außerordentliche Abkürzung der Belichtungsdauer. Ich halte
es für ganz ausgeschlossen, daß man zum Zwecke der Herstellung
einer Röntgenplatte von irgend einer beliebigen Skelettpartie des
menschlichen Körpers einer längeren Expositionszeit als höchstens
4 Minuten bedürfen wird. Diese Zeit ist sehr hoch gegriffen und
wird nur in den allerwenigsten Fällen bei außerordentlich dicken
Patienten zur Anwendung kommen. Auch beim Nierensteinnachweis
genügen kurze Expositionen, welche die Zeit von 4 Minuten nicht
zu übersteigen brauchen. Ich komme fast für alle Aufnahmen mit
der Maximalzeit von $2^1/_2$—3 Minuten aus und glaube, daß bei einiger
Übung und bei erstklassigem Instrumentarium dieselbe auch für
andere Untersucher unter allen Umständen ausreichen wird. Solche
Ärzte, welche im Besitze schwächerer Apparate sind, werden beispielsweise bei Hüftgelenk-, Lendenwirbelsäulen- und Nierensteinaufnahmen bis zu 4 Minuten gehen müssen. Diese Zeit indessen
zu überschreiten, halte ich nicht für erforderlich. Für den größten
Teil aller Röntgenaufnahmen der großen Gelenke, sowie der Röhrenknochen usw. genügen wesentlich kürzere Expositionen, welche
zwischen $^1/_2$—$1^1/_2$ Minuten schwanken. Bei Aufnahmen der Zähne
beträgt die längste Expositionszeit 15 Sekunden.

Ad 2. Der Abstand der Röntgenröhren von der Körperoberfläche muß ein solcher sein, daß auch bei der maximalen Belichtungsdauer von 4 Minuten eine Verbrennung vollständig ausgeschlossen ist. Die Entfernung, welche sich mir unter allen Umständen bewährt hat, und bei welcher ich bis jetzt noch keine Verbrennungen gesehen habe, beträgt von der Oberfläche der Röhre
bis zur Oberfläche des Körpers gerechnet ca. 30 cm. Ein näheres
Herangehen mit der Röhre an den Patienten ist technisch gänzlich
überflüssig und infolgedessen zu verwerfen. Eine Ausnahme machen
die Zahnuntersuchungen, bei denen man sehr weiche Röhren benutzen muß und infolgedessen bis auf 15 cm an das Gesicht herangehen kann. Da die Exposition hier indessen 15 Sekunden nicht
überschreitet, so ist bei dieser Entfernung eine Verbrennung nicht
zu befürchten.

Ad 3. Da auch bei großer Übung sehr viele Aufnahmen beim
ersten Versuche mißlingen, so kommt der Arzt naturgemäß in

die Verlegenheit, die Untersuchung zu wiederholen. Es ist dieses auch statthaft, doch darf derselbe Körperteil am gleichen Tage unter den sub 1 und 2 angegebenen Kautelen nicht mehr als höchstens dreimal hintereinander untersucht werden. Das würde eine maximale Belichtungszeit von 12 Minuten bei 30 cm Abstand bedeuten. Denjenigen, welche glauben, länger exponieren zu müssen, möchte ich indessen den Rat geben, sich mit zwei Untersuchungen am gleichen Tage zu begnügen. Bei Nierensteinaufnahmen, welche nicht immer in einer Sitzung zu erledigen sein werden, ist es zu empfehlen, an mehreren nicht hintereinanderliegenden Tagen zu untersuchen und dieselben Fälle pro Tag nicht mehr als zweimal zu exponieren.

Da häufig Patienten, wenn sie zum Arzte zur Vornahme einer Röntgenuntersuchung kommen, bereits von anderer Seite durchleuchtet sind, ist diesbezüglich eine Voranfrage bei den Patienten erforderlich, da man sich zu hüten hat, auf dieselbe Hautpartie, welche vielleicht am Tage vorher bereits längere Zeit bestrahlt worden war, abermals die Röhre zu richten. Solche Patienten dürfen erst dann untersucht werden, wenn die Inkubationszeit der Röntgendermatitis abgelaufen ist. Es sind mir Fälle bekannt, welche infolge einer einmaligen Bestrahlung eine Dermatitis, deren Enstehen rätselhaft zu sein schien, bekamen. Bei näherer Nachforschung stellte sich dann heraus, daß die Kranken bereits von anderer Seite kurz vorher längere Zeit bestrahlt worden waren.

Ob bei der Untersuchung eines Körperteiles eine Abschützung der nicht zu bestrahlenden Körperpartien zu verlangen ist, möchte ich einstweilen dahingestellt sein lassen, jedoch, wenn irgend ausführbar, empfehlen. Bei dem erwähnten Abstande und Anwendung der Kompressionsblende genügt es, wenn die Röhre auf dem ca. 25 qcm großen Röhrenbrett, welches an seiner Unterseite mit Bleibeschlägen versehen ist, montiert wird. Alle im direkten Strahlungsbezirke befindlichen Körperteile sind hierdurch vollständig geschützt. Wendet man keine Blenden an, so ist die Abschützung der nicht zu bestrahlenden Körperteile naturgemäß schwerer auszuführen. Unerläßlich ist ein solcher Schutz indessen, wenn es sich um Untersuchungen des Kopfes oder des Halses handelt, resp. wenn der Kopf sich in der Nähe der Röhre befindet. Eine einmalige Bestrahlung kann unter Umständen zu Haar- und Bartausfall führen. Bei Untersuchungen des behaarten Kopfes sind die Kranken auf diese Möglichkeit hinzuweisen.

Auch die direkten Durchleuchtungen, d. h. die Untersuchungen auf dem Leuchtschirme, sind unter Kautelen vorzunehmen. Die Röhre ist so aufzustellen, daß nur der zu untersuchende Körper-

teil vom Strahlenkegel getroffen wird. Die übrigen Partien müssen
sich nach Möglichkeit außerhalb des Bereiches der direkten Strahlung befinden. Der Abstand des Patienten von der Röhre darf
nicht geringer als 20 cm sein und die einmalige Untersuchung
ein und derselben Körperpartie sollte eine Zeitdauer von zwei
bis drei Minuten nicht überschreiten, es sei denn, daß verschiedene
Körperbezirke zur Durchleuchtung kommen, mithin die bereits
bestrahlten sich nicht permanent unter der Einwirkung der Strahlen
befinden.

Ad b. Der Schutz der Augen des Patienten gegen eventuell
zerplatzende Röhren ist eine nicht zu unterschätzende Aufgabe,
da Verletzungen, namentlich dann, wenn die Augen, wie z. B.
bei Kopfuntersuchungen, in der Nähe sind, zu befürchten sein
können. Bei der Anwendung geeigneter Bleiblenden, wie oben
beschrieben, befindet sich der unter der Blende liegende Patient
ziemlich in Sicherheit. Wendet man keine Blenden an, so ist
eine eventuelle Schädigung durch umherfliegende Glaspartikel-
chen möglich. Ein Schutz gegen Zerbrechen der Röhren ist
dann besonders zu verlangen, wenn man mit großen Exemplaren
arbeitet (Müllersche Wasserkühlröhren, Gundelachsche Dauerröhren). Je größer die Röhre, um so bedeutender ist die Zerstäubung von Glas. Da die Röhren infolge des Betriebes nicht
springen, sondern nur dann, wenn sie unvorsichtig gehandhabt
werden, so genügt es vollkommen, während der Einstellung über
das Gesicht des Patienten ein Tuch zu decken, um bei etwaigen
Röhrenzertrümmerungen die Augen zu schonen. Die übrigen
Körperpartien bedürfen gegen das Zerbrechen der Röhre keines
besonderen Schutzes, da derselbe schwer ausführbar ist und etwaige
Verletzungen der Haut nur unbedeutend sein würden.

Ad c. Gegen unbeabsichtigte Stromübergänge ist der Patient
strikte zu schützen. Dieselben können erfolgen durch Unachtsam-
keit bei der Einschaltung der Röhre, indem die Kabel nicht richtig
eingehängt werden, oder durch spontane Loslösung eines Kabels
von der Röhre. Arbeitet man mit Blenden, namentlich mit der
Kompressionsblende, so wird der Strom in die Metallteile der letzteren
hineinfahren. Da derselbe aber auch von hier in den Patienten
übergehen kann, ist die Blende unter allen Umständen mit einer
Erdleitung zu verbinden. Es genügt als solche eine Drahtverbindung
mit der Wasser- oder Gasleitung des Hauses.

Von allergrößter Wichtigkeit ist der Schutz der in der Röhren-
industrie beschäftigten Arbeiter. Diese Personen, welche unaufhörlich
den Strahlen ausgesetzt sind, erleiden die allerschwersten Verbrenn-

ungen. Fast alle Röhrenfabrikanten sind erheblich entstellt, Pigmentierung der Haut, Warzenbildung, Bartlosigkeit, Mangel an Augenwimpern und Augenbrauen gehören zu den gewöhnlichen Anblicken. In schweren Fällen beobachten wir Geschwürsbildungen, Nagelausfall, sogar Linsentrübungen. Es liegt auf der Hand, daß mit der Zeit für diese Arbeiter ebensogut Schutzvorrichtungen gefordert werden müssen wie für Personen, welche in anderen gesundheitsgefährlichen Betrieben beschäftigt sind. Es muß die Forderung gestellt werden, daß vor jeder Luftpumpe, mittels welcher die Röhren während des Funktionierens ausgepumpt werden, eine ausreichend große Bleiglasplatte aufgestellt wird. Die letztere muß so groß gewählt werden, daß alle Körperteile des in der Nähe stehenden Arbeiters sich im Schutze befinden. Die Ausgestaltung dieser Maßregel ist den Fabrikanten zu überlassen, da sie sich nach den jeweiligen örtlichen Verhältnissen zu richten hat.

Spezielle Technik.

7. Kapitel.

Die Kopfuntersuchungen.

Die Aufnahmen des Schädels bilden einen Teil der Röntgenographie, welcher zu den schwierigsten gehört. Es liegt dieses daran, daß einesteils die Festlagerung des Kopfes nicht einfach ist, da sich Atembewegungen und ganz besonders die Herzaktion auf ihn in der Weise übertragen, daß eine völlige Ruhigstellung nur schwer zu erreichen ist, anderenteils viele Partien des menschlichen Schädels, wie der Hinterkopf und der Mittelkopf, zu dick sind, um kontrastreiche Strahlen in genügender Menge durchzulassen. Innerhalb des Gehirns entstehen Sekundärstrahlen, so daß im allgemeinen bislang auf den Schädelplatten mit Ausnahme der Gefäßfurchen der Meningealgefäße, sowie der Knochennähte nicht allzuviel zu sehen war. Leichter ist die Aufnahme des Gesichtsschädels, da hier nur dünne Knochenpartien zu durchdringen sind, so daß sich die Stirnhöhle, die Orbita, das Antrum Highmori, die Keilbeinhöhle, Crista galli, Sella turcica, Ephippion, Mastoideuszellen, sowie der Ober- und Unterkiefer meist in relativ guten Bildern darstellen.

Man hat zu den verschiedensten diagnostischen Zwecken die Röntgenographie des Kopfes herangezogen, selbst Untersuchungen auf dem Leuchtschirm, worüber später zu reden sein wird, sind beim Gesichtsschädel schon häufiger zur Anwendung gekommen. Die Indikationen für eine Kopfuntersuchung sind nicht so spärlich, wie man bisher anzunehmen gewohnt war.

I. Stirn- und Highmorshöhle.

Zunächst kommen die Empyeme der Stirn- und Highmorshöhle in Betracht.

Die Darstellung der Stirnhöhle erfolgt in zweckmäßiger Weise in Bauchlage mit der Stirn auf der Platte. Der auf den Hinterkopf aufgesetzte Zylinder (13 cm) fixiert den Schädel absolut. Man erhält ein eigentümliches Bild, welches über die Ausdehnung der gesamten Stirnhöhle vollständig Aufschluß gibt. Die Septa sind außerordentlich markant differenziert. Man hat sich zu hüten, den Befund mit einer Neubildung des Schädels resp. der Gehirnhaut, welche den Knochen usuriert hat, zu verwechseln. Auch in Seitenlage erhält man gute Bilder dieser Höhle, welche namentlich dann brauchbar sind, wenn man Metallsonden zu diagnostischen Zwecken eingeführt hat.

Die Highmorshöhle stellt man sagittal derart dar, daß Patient genau wie bei der Stirnhöhlenuntersuchung mit dem Gesicht auf der Platte liegt. Der auf das Hinterhaupt gesetzte Zylinder (13 cm) fixiert den Kopf. Die Diagnose des Empyems der Highmorshöhle ist auf den Platten nicht immer leicht, da wie Gocht richtig bemerkt, die beiden Oberkieferhöhlen auch bei Gesunden bisweilen verschiedene Schattentiefen geben können. Dennoch sind die Erfolge manchmal überraschend, so daß man in klinisch zweifelhaften Fällen die Röntgenographie neben der direkten Schirmbetrachtung nicht vernachlässigen sollte.

Im allgemeinen werden klinisch mehr Empyeme angenommen als wirklich vorhanden sind. Druckpunkte rechts und links neben den Nasenflügeln sprechen mehr für Trigeminusneuralgien als für Empyeme. Nächst den letzteren geben den Zahnarzt interessierende pathologische Prozesse in den Highmorshöhlen zur Untersuchung Anlaß. Bei Extraktionen von Zähnen des Oberkiefers können abgebrochene Wurzelstücke unter Umständen in die Kieferhöhle geraten. Diese oder eventuell von Zahnabscessen ausgehende Eiterungen nachzuweisen, ist die Aufgabe der Röntgenographie. Für die beiden letztgenannten Zwecke empfehle ich die Seitenlage. Der Kopf wird möglichst wagerecht auf die Kassette gelagert und Zylinder (13 cm) senkrecht auf die Highmorshöhle der der Platte abgewandten Seite gesetzt. Die exakte senkrechte Einstellung ist außerordentlich wichtig, da man sich vor perspektivischen Verzeichnungen, welche eventuell ein Hereinragen von Zahnwurzeln in die Kieferhöhle vortäuschen können, hüten muß. Die Röhre sei mittelweich, die Exposition ist auf ca. 1 Minute zu bemessen.

Die bei den Zahnuntersuchungen zu beschreibende Technik der
Röntgenographie mittels in den Mund gelegter Films zum Zweck
der Kieferhöhlenuntersuchung, ist der vorbeschriebenen Methode
nicht überlegen und wird verhältnismäßig selten zur Anwendung
kommen. Die Filmaufnahme wird derart ausgeführt, daß Patient
entweder sitzt oder mit stark adduziertem Kinn und erhöhtem
Kopfe liegt. Der Film wird dem Gaumen angelegt und durch
den Finger des Untersuchers fixiert. Auf genaue Mitteleinstellung
der Röhre senkrecht über dem Antrum ist zu achten.

II. Schädel- und Augenhöhle.

Hier sind es vor allen Dingen die Fremdkörper im Bulbus
oder hinter demselben, welche zu diagnostischen Untersuchungen
mit Röntgenstrahlen Anlaß geben. Des weiteren kommen Tumoren
der Augenhöhle, die eine Protrusio Bulbi veranlaßt haben, in Betracht. Die letzteren, sowohl wie die Fremdkörper, sind, wie wir
sehen werden, gut darzustellen. Selbstverständlich geben auch die
Frakturen des Schädels, namentlich dann, wenn es sich nicht um
den Gesichtsschädel handelt, und vorausgesetzt, daß eine gute
Technik zur Anwendung kommt, manches erfolgreiche Resultat.
Desgleichen sind angeborene Spaltbildungen nachzuweisen, ferner
syphilitische Veränderungen des Schädeldaches und, was wohl am
häufigsten vorkommen dürfte, Projektile infolge von Schußver-
letzungen. Die Darstellung intercranieller Tumoren ist bis jetzt
im eigentlichen Sinne des Wortes noch nicht geglückt, ausgenommen
solcher Geschwülste, welche bereits Verkalkungsprozesse durchgemacht haben. (Fittig.)

Es ist mir einmal gelungen, einen Tumor (Gliom der Dura Mater)
nachzuweisen. Derselbe hatte infolge Usurierung der Schädeldecke letztere
verdünnt, so daß man bei der Aufnahme in Seitenlage eine deutliche
Zeichnung auf dem Os parietale, welche die Figur des Tumors nach-
ahmte, konstatieren konnte. Bei der Operation wurde dieses Knochen-
stück entfernt, und man überzeugte sich davon, daß die usurierte
Partie der Schädeldecke sich mit dem auf der Röntgenplatte gewonnenen
Bild absolut deckte. Der Tumor selber war bereits teilweise in die Hirn-
rinde eingewachsen. Ich habe dann noch verschiedene Erfolge relativer Art
bei Hypoyhysis-Tumoren zu verzeichnen. Die Diagnose konnte aber nur
dadurch gestellt werden, daß an der Konfiguration der Sella turcica Veränderungen nachgewiesen wurden. Während die Sella sich am normalen
Schädel exakt gezeichnet abhebt, sieht man bei Hypophysis-Tumoren an
Stelle des Sattels eine muldenförmige Exkavation unter Umständen mit teil-
weisem oder völligem Schwund des Proc. clinoideus. Den Tumor selber sieht
man natürlich nicht; man kann auf sein Vorhandensein nur aus den Veränderungen der Sella schließen.

Im übrigen halte ich es durchaus nicht für unmöglich, daß wir bei einer besser ausgebildeten Technik im Laufe der Zeit dahin kommen werden, daß das Röntgenverfahren in der Lokalisation der Tumoren eine Rolle spielt.

Bei Untersuchungen der Orbita auf Fremdkörper im Auge empfehlen sich die sagittalen Projektionen nicht, da die Strahlen das ganze Gehirn durchdringen müssen. Die Verschleierung der Platten würde bei diesen Richtungen eine zu erhebliche sein. Dazu kommt, daß die Fremdkörper entsprechend ihrem Eindringen meist sagittal im Auge zu liegen pflegen, infolgedessen sie in ihrer Längsachse auf die Platte projiziert und somit punktförmig erscheinen würden.

Der Patient wird zweckmäßig in Seitenlage auf den Untersuchungstisch gelegt. Unter den Kopf kommt ein Keilkissen, so daß der Schädel möglichst horizontal liegt. Sandsäcke gegen das Hinterhaupt und gegen die Stirn gelagert, verhindern die Möglichkeit des Zitterns, oder eine Bewegung des Kopfes infolge der Herzaktion. Man kann jetzt entweder die Tisch- oder die Wandarmblende anwenden, oder, was für diese Untersuchung wesentlich vorteilhafter ist, die Kompressionsblende, so zwar, daß zunächst der Zylinder, welch letzteren ich durch Einlage von Bleiblenden in sein unteres Ende zur Erhöhung der Bildschärfe unter Umständen noch verengere, auf die Orbita der der Platte abgewendeten Kopfpartie

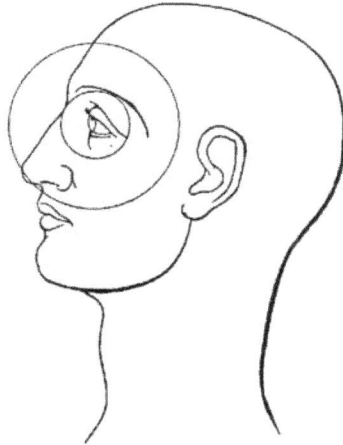

Fig. 60.

eingestellt wird (Fig. 60). Ein Wattekissen, zur elastischen Fixierung, dient zum Schutz gegen den Druck der Blende.[1]) Das Kompressionsrohr (13 oder 10 cm) wird so weit heruntergedrückt, als es der Patient, ohne Schmerzen zu haben, aushalten kann (Fig. 62). Man darf indessen nicht versäumen den Hinterkopf, wie schon erwähnt, durch Sandsäcke zu fixieren, da er sonst sehr leicht während der Kompression nach hinten ausrutschen kann, denn die untere Apertur des Zylinders berührt nur etwa mit einem Halbkreise den Kopf,

---

[1]) In dieser wie in allen folgenden Figuren ist das Wattekissen der besseren Übersicht halber nicht mit abgebildet.

während der andere Halbkreis sich oberhalb der Nase, aber nicht
in unmittelbarer Berührung mit den Schädelteilen befindet. Ist der
Kopf rund, so kann beim Komprimieren, wenn keine Vorkehrungen
hiergegen getroffen werden, die Blende abgleiten. Hat man ihn
indessen genügend gut fixiert, so ist das letztere nicht zu befürchten,
da derselbe sich infolge der Kompression in absolut unbeweglicher
und ruhiger Stellung befindet. Auch besondere zur Kompressionsblende nach den Angaben von Grashey konstruierte Kopfhalter

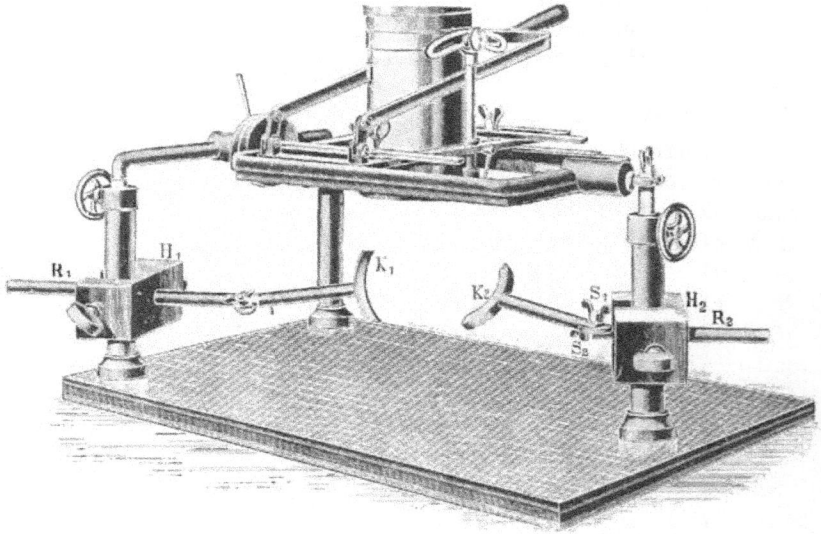

Fig. 61.

empfehlen sich. (Fig. 61.) Dieselben haben durch Scharnier- oder
Kugelgelenke, welche durch die Flügelschrauben S_1 und S_2 fixiert
werden können, eine große Beweglichkeit erhalten. Die abnehm-
baren Holzbüchsen H_1 und H_2, in denen die Metallrohrstützen R_1
und R_2 verstellbar sind, umgreifen drehbar und in der Höhe verschiebbar die Stativsäulen des Blendengestells.

Sobald die auf dem Blendenbrett montierte Röhre auf das Kompressionsrohr aufgesetzt worden ist, fordert man den Patienten auf,
zunächst einen Punkt oberhalb der Horizontalen in Augenhöhe zu
fixieren, wodurch der Bulbus mit seinen hinteren Teilen nach unten
gedreht wird. Bei der später folgenden zweiten Aufnahme wird ein
unterhalb der horizontalen Ebene liegender Punkt ins Auge gefaßt,
um andere Teile des Bulbus nach unten, der Platte zuzuwenden. Es

hat dieses den Zweck, verschiedene Partien des Auges in ver-
schiedenen Ebenen zu sehen, da bei der kugelförmigen Gestalt des
Augapfels ein feiner Splitter eventuell in seiner Längsachse auf die
Platte projiziert werden könnte, in welchem Falle der Fremdkörper,

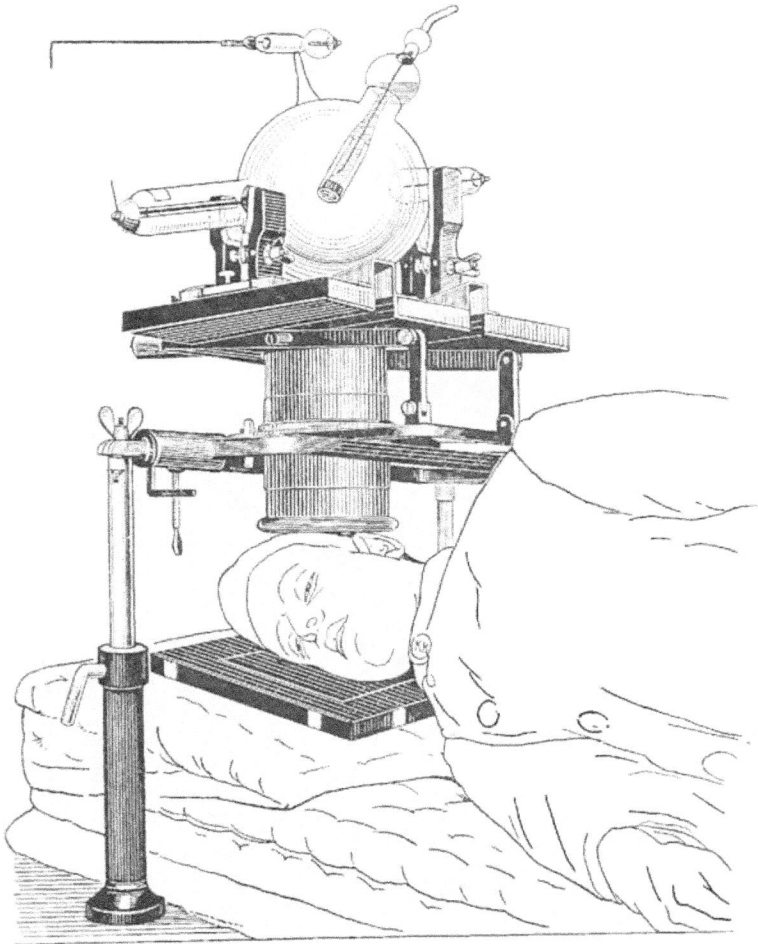

Fig. 62.

wie schon oben erwähnt, sich nur als Punkt abheben würde. Sind nun
in der beschriebenen Weise zwei Aufnahmen gemacht, so wird bei
einer derselben mit ziemlicher Sicherheit der Fremdkörper in einer
günstigen Richtung auf die Platte gebracht sein. Dieses ist indessen nur dann der Fall, wenn es sich um Corpora aliena im Bul-

bus handelt. Fremdkörper, welche in der Orbita selber sitzen, werden natürlich nicht durch diese Drehbewegung des Augapfels beeinflußt. Die Exposition beträgt $^1/_2$ bis 1 Minute mit einer mittelweichen Röhre. (Skala W 6 BW 5) Selbst außerordent-

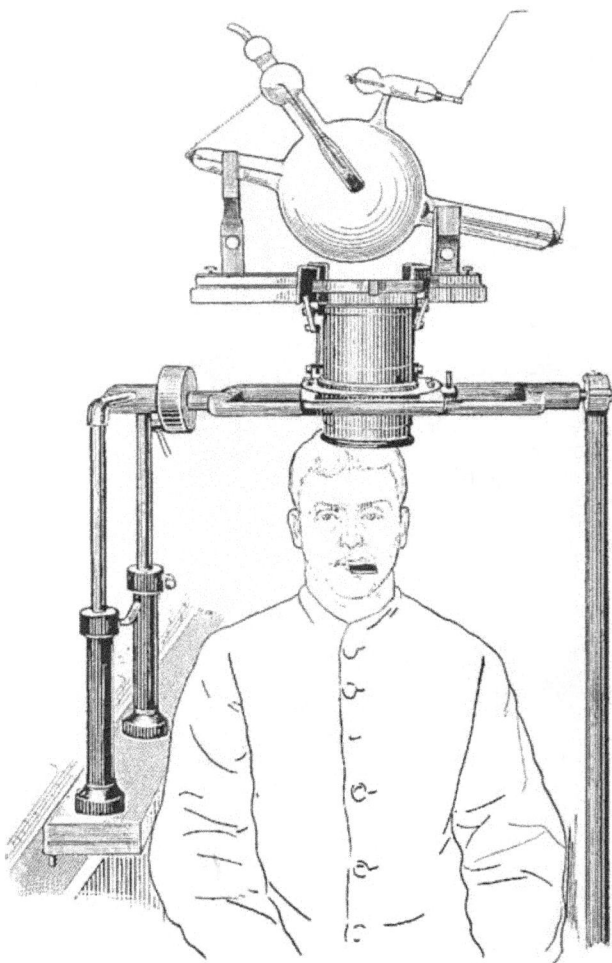

Fig. 63.

lich kleine Partikel werden auf diese Weise häufig dargestellt, aber selbstverständlich nur dann, wenn sie aus Metall bestehen, Glassplitter sind äußerst selten, Holzsplitter niemals nachzuweisen. Man sollte diese Untersuchung auf Fremdkörper im Auge besonders dann mit großer Genauigkeit vornehmen, wenn eine Magnetextraktion beabsichtigt wird, denn es ist ohne weiteres einleuchtend, daß man den Zug des Magneten rationeller wird in Anwendung bringen können, wenn man über die Richtung, in welcher der Fremdkörper liegt, orientiert ist. Die Verletzungen, welche bei der Magnetextraktion infolge unrichtig angebrachten Zuges gesetzt werden, sind nicht unbedeutende und können zu schweren Schädigungen führen.

Unter Umständen ist die von Cowl angegebene Methode der Untersuchung der Orbita vom Munde aus zu empfehlen. Während Patient auf einem Stuhl sitzt, wird ein dem Gaumen anzupressender Film in den Mund gebracht. Die Röhre ist senkrecht über der Orbita einzustellen. Die Fixierung des Kopfes muß sehr sorgfältig, am besten mittels einer Klammer bewerkstelligt werden. Da die Strahlen auf ihrem Wege nur wenige poröse Knochen zu passieren haben, so wird sich ein gutes Kieferstrukturbild, in welchem sich eventuell metallische Fremdkörper deutlich herausheben, erzielen lassen. Auch hier empfehlen sich Aufnahmen mit verschiedenen Blickrichtungen nach *oben* und *unten*, um den Sitz des Fremdkörpers durch seine Lageveränderung festzustellen.

Die Cowlsche Methode läßt sich, wie Fig. 63 zeigt, auch sehr gut mittels der Kompressionsblende ausführen. Letztere gewährleistet am besten die völlige Ruhigstellung des Kopfes. Der Rahmen wird auf seinen höchsten Punkt gestellt, nach außen herumgeschlagen und auf einem Holzstativ festgelegt. Unter dem Rahmen nimmt Patient auf einem niedrigen Stuhl oder Bock Platz, und nunmehr wird der Zylinder, welcher derart einzustellen ist, daß die Lichtachse durch die Orbita geht, fest auf den Kopf heruntergedrückt.

Vorzügliche Dienste leistet auch die Köhlersche Methode des Nachweises von Fremdkörpern in der Orbita. Man läßt den Patienten während der ersten Hälfte der Exposition einen anderen Punkt als während der zweiten Hälfte der Belichtung fixieren. Diese beiden Punkte müssen möglichst weit auseinandergelegen sein. Befindet sich der Fremdkörper im Bulbus, so wird er infolge der Bewegung des letzteren unscharf oder doppelt erscheinen. Ist er dagegen in der Orbita gelegen, so vermag die Bewegung des Bulbus die Lage des Fremdkörpers nicht zu beeinflussen, und derselbe wird auf der Platte oder dem Film scharf zum Ausdruck kommen.

Die stereoskopische Untersuchung der Orbita bei Fremdkörpern ist ebenfalls sehr zu empfehlen, da sie uns ein gutes und einwandsfreies Bild der Lage des Splitters gibt.

Die fertige Platte muß sehr genau betrachtet werden, da bisweilen die Schatten äußerst klein ausfallen und kaum zu konstatieren sind. Sollte man die Diagnose im positiven Sinne entschieden haben, so verfehle man nicht, eine zweite Aufnahme zu machen, um nicht durch einen eventuellen Plattenfehler oder dergleichen irre geleitet zu werden. Erst bei zwei hintereinander ausgeführten Untersuchungen mit gleichem positiven Resultat ist man berechtigt, die Diagnose auf vorhandenen Fremdkörper zu stellen. Die zahlreichen Linien und Schatten, welche das Röntgenbild des Gesichtsschädels aufweist, können nur zu leicht zu Verwechslungen Anlaß geben. Es können absolut normale Zeichnungen unter Umständen als Corpora aliena angesprochen werden, weshalb Vorsicht doppelt geboten ist.

Die Untersuchung auf Tumoren in der Orbita geschieht genau in derselben Weise, wie die auf Fremdkörper. Sind die ersteren knöchern, so lassen sie sich gut erkennen, sind sie indessen von weicher Substanz, so ist mit Röntgenstrahlen nichts zu erreichen.

Frakturen des Gesichtsschädels sind unter Umständen schwer zu konstatieren. Auch hier stören die vielen kreuz und quer laufenden Linien, welche sämtlich normalen Teilen des Schädels angehören, so daß man nicht immer imstande sein wird zu sagen, was normal oder pathologisch ist. Es ist eine dankenswerte Leistung von Winckler und Schüller, daß sie die normale Anatomie des Schädels im Röntgenbilde bearbeitet haben. Die Kenntnis der verschiedenen Linien hat uns für die Diagnostik der Frakturen des Gesichtsschädels bereits reichen Nutzen gebracht. Die Technik ist genau dieselbe wie bei der Aufnahme der Augenhöhle, nur daß andere Partien unter das Diaphragma gebracht werden. Die Aufnahme des Schläfenbeines und der benachbarten Partien gelingt in den meisten Fällen namentlich dann, wenn man mit der Kompressionsblende in exakter Weise verfährt (Fig. 64). Man setzt die Blende (13 cm) auf das Ohr, so daß die Lichtachse genau durch den Meatus auditor. geht. Die Exposition mit einer weichen Röhre (Skala W 6 BW 4) muß etwas länger als bei den Fremdkörpern, etwa auf 2 Minuten, bemessen werden. Es gelingt dann, das Schläfenbein mit seinen Einzelheiten scharf auf die Platte zu bringen. Der Meatus

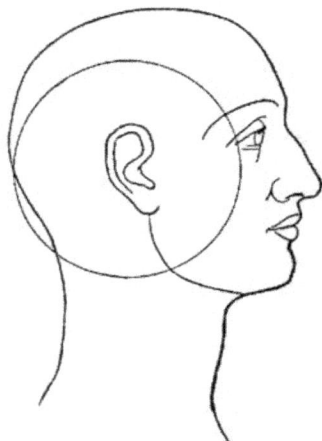

Fig. 64.

auditorius ext. steht im Mittelpunkt des Bildes, der Proc. mastoideus mit seinen Zellen ist deutlich erkennbar, die Fossa glenoidalis, sowie der Gelenkfortsatz des Kiefers erscheinen scharf und mit Struktur, desgleichen der Processus zygomaticus. Über das schwer darstellbare Unterkiefergelenk wird im nächsten Kapitel gesprochen werden. Außerdem befinden sich auf dem Bilde noch die Sella turcica mit der Keilbeinhöhle, sowie das Felsenbein in guter Strukturzeichnung. Stellt man die Lichtachse nicht auf den Meatus auditorius int. ein, sondern geht man etwas weiter nach hinten zum Hinterhaupt hinüber und nimmt als Einstellungspunkt eine Stelle, welche vom Gehörgang nach hinten, drei Finger breit entfernt liegt, so erhält man die hintere Schädelgrube. Die Gefäßfurchen sind sowohl hier wie an sämtlichen übrigen Partien des Schädels stets mit außerordentlicher Deutlichkeit zu sehen. Die vordere Schädelgrube bringt man durch Verlegung des Einstellungspunktes nach vorn zur Darstellung. Das Os parietale wird in Seitenlage derart untersucht, daß man als Einstellungspunkt die Protuberantia occipitis wählt. Auch diese Bilder zeigen die Sulci der Gefäße, so markiert sich namentlich der Sulcus meningeus in plastischer Form. Die Schädelnähte sind bei Kindern, aber auch oft bei Erwachsenen haarscharf in ihrem zackigen Verlauf zu sehen, so daß dieselben sehr gut als Messpunkte bei etwaigen Lokalisationsversuchen dienen können. Wenn man die Platte genau betrachtet, so kann man deutlich die äußere Ohrmuschel differenzieren, so daß hierdurch ein Orientierungspunkt gegeben ist, der besser zu verwerten ist, als beispielsweise der Meatus auditorius, welcher nur in seiner knöchernen Partie dargestellt, mithin nicht zugänglich für Anlegung von Meßvorrichtungen ist. Die äußere Ohrmuschel dagegen ist als Meßpunkt gut zu benutzen, und von dieser aus kann man Berechnungen anstellen, wenn es sich um Feststellung von Tiefenverhältnissen handelt.

Die Aufnahme von vorn nach hinten wird so gemacht, daß Patient in Rückenlage liegt. Je nachdem man die rechte oder linke Seite des Hinterhauptes darstellen will, wird das rechte oder linke Tuber frontale als Einstellungspunkt benutzt. Handelt es sich dagegen um Übersichten, wie wir dieselben zu Lokalisationszwecken brauchen, so stellen wir genau auf die Mitte der Stirn so ein, daß der vordere Rand des Kompressionsrohres (13 cm) mit dem Margo supraorbitalis abschneidet. Nach Zwischenlegen von Wattekissen wird der Schädel fest auf die Kassette aufgepreßt. Die Expositionszeit wird mit einer weichen Röhre (Skala W 6 BW 5) zwei bis drei Minuten betragen. Man erhält ein Bild des Hinterhauptes mit durchscheinenden Rändern der Augenhöhle, und sieht sehr gut die

Prot. occipitis, sowie die Lambdanaht. Auch diese Aufnahme dient
zu Lokalisationszwecken. Untersuchungen des Schädels in Seiten-
und Rückenlage wird man dann machen, wenn es sich um den
Nachweis von Knochentumoren oder Projektilen handelt. Durch
zwei solche senkrecht zueinander stehende Aufnahmen ist ein
Geschoss zu lokalisieren, desgleichen ein Tumor, welcher sich durch
Veränderung der Knochensubstanz des Schädels kundgibt. Die
Lokalisation derselben (siehe Kapitel „Fremdkörper") muß nach
stereometrischen Grundsätzen vorgenommen werden, da es sich
darum handelt, innerhalb einer Kugel bei mehreren gegebenen
festen Punkten auf der Oberfläche einen Punkt im Innern zu bestimmen.

---

8. Kapitel.

Die Untersuchungen der Mundhöhle und der Zähne.

Ober- und Unterkiefer.

Die Röntgenuntersuchungen der Zähne sind verhältnismäßig
neueren Datums. Sie haben sich in den Großstädten in den
Kreisen der Zahnärzte im allgemeinen eingebürgert, wenngleich
der Vorteil, welchen die Zahnheilkunde aus dieser Methode ziehen
kann, noch nicht genügend anerkannt wird.

Auf wenigen Gebieten der Röntgen-Diagnostik werden so
nutzbringende Resultate erzielt, wie gerade auf dem der Zahn-
untersuchung. Es liegt dieses einesteils daran, daß die Indikationen meist sehr wichtige und unter Umständen dringende sind,
anderenteils die Technik es gestattet, hier Ergebnisse von einer
Schönheit und Klarheit zu erzielen, wie wir sie sonst nur selten
zu sehen gewohnt sind. Es unterliegt keinem Zweifel, daß in Zukunft die Röntgen-Diagnostik für die Zahnheilkunde denselben
Wert erlangen wird, wie sie ihn in der Chirurgie seit langem
besitzt.

Die Gründe, welche den Zahnarzt veranlassen können, zu Röntgenuntersuchungen zu greifen, sind vor allen die **Anomalien des Zahnwechsels im Kindesalter.** Bei einer außerordentlich großen Zahl von Kindern finden in der Periode des Zahnwechsels bedeutende Störungen im Zahnwachstum statt, indem einzelne Zähne nicht zum Durchbruch kommen, oder die sogenannten Milchzähne trotz fortschreitenden Alters des Kindes nicht ausfallen wollen. Unter diesen Umständen tritt die Frage an den Arzt heran, ob es sich um einen **Defekt der Ersatzzähne** handelt, oder ob dieselben nur **retiniert** im Kiefer liegen und eventuell zu einer späteren Zeit zu erwarten sind (siehe Fig. 65). Hierüber etwas Näheres zu wissen, ist selbstverständlich von Bedeutung, da man sich schwerlich entschließen wird, einen festsitzenden Milchzahn zu entfernen, wenn man nicht absolut sicher ist, daß der Ersatzzahn binnen kurzem hervortreten wird. Andererseits haben die Zahnärzte das Interesse, bei engstehenden Zähnen **regulierende Operationen** vorzunehmen, welche für den Durchbruch des zu erwartenden Zahnes Bahn schaffen sollen. So werden beispielsweise Zähne auseinandergedrängt, um dadurch den nachfolgenden die Möglichkeit zu geben, in die künstlich geschaffene Lücke einzurücken. Alle diese Vornahmen beruhen aber auf der Voraussetzung, daß auch wirklich ein Zahn in der Tiefe liegt, und daß derselbe eine solche Stellung und Lage hat, daß sein Nachrücken möglich ist. Es ist nicht selten, daß diese retinierten Zähne schräg (Fig. 65) oder fast vollständig quer liegen. Unter solchen Umständen ist natürlich ein Zutagetreten derselben kaum oder selten zu erwarten. In diesem Falle wird nur ein zahnärztlich operativer Eingriff von Erfolg begleitet sein können. Das Vorhandensein, sowie die anatomische Lage der retinierten Zähne läßt sich, ebenso wie das Fehlen derselben, mittels des Röntgenverfahrens außerordentlich prägnant nachweisen, so daß man imstande ist, dem Zahnarzt ein getreues Bild der im Kiefer liegenden Zähne vorzulegen, aus welchem er über die Größe derselben, sowie über ihre Stellung aufs beste orientiert wird.

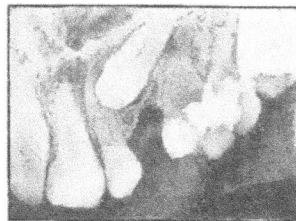

Von Bedeutung ist ferner in vielen Fällen eine genaue Kenntnis der **Zahnwurzeln.** Anomalien sind hier durchaus nicht selten, überzählige, oder in ihrer Form veränderte Wurzeln werden beobachtet, welche namentlich dann, wenn es sich um Extraktionen

Fig. 65.

von Zähnen handelt, zu großen Hindernissen werden können.
Auch diese Wurzelverhältnisse überblicken wir mittels des
Röntgenverfahrens. Ebenso wie die Wurzeln des gesunden Zahnes
darstellbar sind, sind die bei Extraktionen abgebrochenen und dann
stecken gebliebenen mit Leichtigkeit zu finden, so daß mancher
Zahnabszeß, manche Kiefererkrankung oder Fistelbildung auf alte
Wurzelresiduen zurückgeführt werden kann. Auch über die Gesundheit einer solchen Wurzel resp. über ihre Größe ist man in
der Lage, Bestimmtes auszusagen, was dann von Wichtigkeit ist,
wenn es sich um das Aufschrauben künstlicher Zähne oder um das
Konstatieren von Periostitiden handelt.

Nicht selten werden Patienten zur Beobachtung kommen, die
über unklare Schmerzen an den Zähnen klagen, und bei welchen
absolut kein Befund pathologischer Natur zu erheben ist. In solchen
Fällen handelt es sich vielfach um Zahnabszesse oder Eitersäcke,
welche sich um eine Zahnwurzel herum infolge bakterieller Ein-

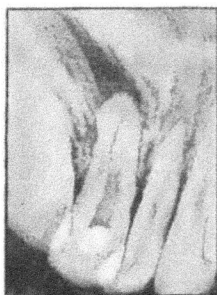 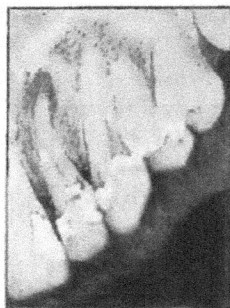

Fig. 66.   Fig. 67.

flüsse bilden (siehe Fig. 66 u. 67). Solche Abszesse ohne die
Röntgenuntersuchung zu diagnostizieren, ist schwer, da sie nicht
nur an cariösen, sondern auch an äußerlich völlig gesunden Zähnen
vorkommen.

Die Methode gibt so außerordentlich feine Einzelheiten wieder,
daß ich zweimal konstatieren konnte, wie infolge eines Zahnwurzel-
abszesses von der einen Hälfte der Wurzel ein kaum ein Millimeter
großes Stück durch Usurierung zum Schwund gebracht worden war.

Von Interesse ist ferner die Alveolarpyorrhoe[1]) und das durch
sie bedingte scheinbare Längerwerden der Zähne. Man erkennt

---

[1]) Gegen die Alveolarpyorrhoe wurde von amerikanischer Seite die
Röntgentherapie empfohlen. Verf. stehen hierüber keine eigenen Erfahrungen
zur Verfügung.

auf den Films deutlich, wie die durch Auflagerungen deformierten Zahnwurzeln (siehe Fig. 68) nur mit einem kurzen Teil in der zerstörten knöchernen Alveole stecken. Die durch Zementauflagerung bedingte Wurzelverdickung (Excementosis), welche zu schweren Neuralgien führen kann, läßt sich, ebenso wie Resorptionsprozesse der Wurzeln, nur mittels der Röntgenaufnahme diagnostizieren.

Weniger häufig, aber immerhin von Zeit zu Zeit, werden Fremdkörper in der Pulpahöhle beobachtet. Gewöhnlich handelt es sich um abgebrochene Nervennadeln, welche bei früheren operativen Eingriffen nicht haben entfernt werden können. Dieselben bleiben bisweilen jahrelang reaktionslos im Zahn liegen und können dann später plötzlich zu recht lästigen Schmerzen und Entzündlichkeiten Veranlassung geben. Ein solcher Fremdkörper in der Pulpa gerät im Lauf der Zeit in Vergessenheit, und erst der Röntgenographie ist es vorbehalten, hier die Diagnose zu stellen. Wenn so einerseits unfreiwillig zurückgelassene Fremdkörper im Zahn nachzuweisen sind, lassen sich andererseits auch mit Absicht in die Pulpahöhle oder in die Wurzelkanäle gebrachte Substanzen, wie Zement-, Gold- oder Guttaperchafüllungen usw. scharf zur Darstellung

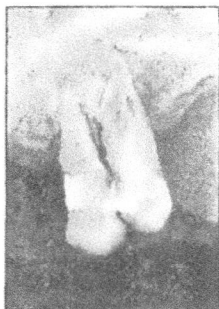

Fig. 68.

bringen. Hierbei ist zu bemerken, daß die vielfach benutzten schwerspathaltigen Guttaperchafüllungen sich wie Metalle bezüglich ihrer Absorptionsfähigkeit für Röntgenstrahlen verhalten, eine Eigenschaft, die in ihrer Zusammensetzung beruht. Der Sitz solcher Füllung läßt sich feststellen, und dem Zahnarzt ist die Möglichkeit, seine Arbeit kontrollieren zu können, gegeben, was namentlich bei Wurzelfüllungen von Wichtigkeit ist, da es im Interesse des Zahnes liegt, die Füllung bis hinunter in die Spitze der Wurzel zu bringen.

Ich konnte in einem Falle konstatieren, daß die Guttaperchawurzelfüllung eines Molarzahnes um den Bruchteil eines Millimeters aus dem unteren Ende der Wurzel hervorragte (siehe Fig. 70).

Auch Sonden lassen sich, wie Fig. 69 zeigt, gut in der Zahnwurzel darstellen.

Im vorstehenden Fall handelt es sich um einen frakturierten Zahn. Die Sonde geht durch das obere und untere Fragment, welches letztere bereits Resorptionserscheinungen zeigt.

Auch andere in den Zahn resp. in die Pulpahöhle gebrachte Fremdkörper, wie in aseptische, jodhaltige Flüssigkeiten getauchte Watte und dergleichen mehr lassen sich nachweisen (Fig. 66).

Nächst den Zähnen aber sind es dann die Erkrankungen des
Ober- und Unterkiefers, welche häufig der Diagnose Schwierigkeiten
bereiten. Cysten, Fisteln und Sequester, kariöse Erkrankungen der
Kiefer, sowie gummöse Prozesse lassen sich differential-diagnostisch
feststellen. Gerade bei den letzteren, wo keine erheblichen
Schwellungen vorliegen, wird die Frage an den Zahnarzt heran-

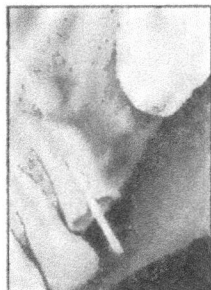
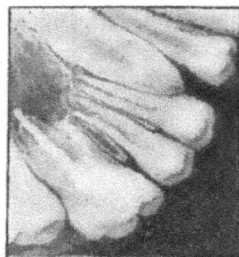

Fig. 69.   Fig. 70.

treten, ob hier in Wirklichkeit ein solcher Prozeß besteht, oder ob
eine in der Tiefe liegende alte Zahnwurzel zu der Affektion den
Anlaß gibt. Das Röntgenverfahren entscheidet in diesem Falle mit
Präzision die Sachlage, da es wohl stets möglich ist, Zahnwurzelreste
von gummösen oder kariösen Zerstörungen des Kieferknochens zu
unterscheiden.

Es muß indessen hervorgehoben werden, daß solche seit Jahren
im Kiefer steckende Zahnwurzeln eine Atrophie erleiden, ähnlich
derjenigen, welche wir auch sonst an den Knochen zu beobachten
gelernt haben. Solche atrophische Wurzeln erscheinen dann meist
äußerst zart und schwach angedeutet im Kiefer, aber dem geübten
Untersucher werden sie infolge ihrer charakteristischen Gestalt
auch in diesem Zustande kaum entgehen.

Die Untersuchung des Unterkiefergelenkes kann unter Umständen, wenn es sich um den Nachweis einer Luxation handelt,
oder zur Kontrolle bei zahnärztlicherseits vorgenommenen, regulierenden Eingriffen am Unterkiefer, erforderlich werden. Als
solche möchte ich beispielsweise die Stellungsänderung des Unterkiefers im Gelenk bei Kindern, deren Kiefer nicht richtig auf-
einanderbeißen, erwähnen. In diesen Fällen wird man am Kiefergelenk vor und nach der Regulierung gewisse Veränderungen erkennen können. Selbstverständlich spielen auch die Frakturen des
Kiefers eine wichtige Rolle. Der Verlauf der letzteren ist durch

die Palpation häufig nicht mit Sicherheit festzustellen und gerade
für die Anlegung einer Kieferschiene ist es vielfach von Wert, ihr
einen Stützpunkt an den, die Fraktur zu beiden Seiten begrenzen-
den Zähnen, zu geben, was ohne die Kenntnis der Bruchlinie
schwierig sein kann.

Nach dieser kurzen Zusammenstellung der Indikationen für die
Röntgenuntersuchung der Kiefer und Zähne, wende ich mich zur
Beschreibung der anzuwendenden Technik. Im allgemeinen folge
ich der zuerst von Sjögren angegebenen Methode, welche von
Port, Bouvet, Kienböck und mir weiter ausgestaltet worden ist.
Die Sjögrensche Methode besteht in der Aufnahme der Zähne
und des Kiefers von der Mundhöhle aus. Es ist indessen nicht
vorteilhaft, sämtliche Zähne, sowie alle Kieferteile in dieser
Weise zur Darstellung zu bringen. Besonders gut eignen sich die
vorderen oberen und unteren Schneidezähne, die oberen und unteren Eckzähne, sowie die Prämolaren und die ersten Molaren des
Ober- und Unterkiefers. Für die hinteren Molaren oben und unten
muß man eine andere Methode in Anwendung bringen, da es nicht
in allen Fällen glücken wird, einwandsfreie Bilder vom Munde
aus zu erhalten. Auf dieses Verfahren, welches in der Aufnahme auf Platten von außen besteht, komme ich weiter unten zu
sprechen.

Für die Aufnahme vom Munde aus werden photographische
Films verwandt. Anfänglich benutzte ich die englischen Kodak-
films, welche eine recht gute Lichtempfindlichkeit haben, aber an
dem Übelstand leiden, daß sie sich nach Vollendung des photographischen Verfahrens beim Trocknen aufrollen. Dieses ist deswegen sehr lästig, weil das nachherige Auseinanderbreiten und
Aufkleben häufig nicht ohne Verletzung der Schicht von statten
geht. Eine wesentliche Verbesserung dieser Films haben wir in
einem französischen Präparat erhalten. Die vitroses rigides von
Lumière sind außerordentlich resistent und rollen sich beim Trocknen nicht auf, außerdem ist ihre Lichtempfindlichkeit eine sehr
hohe, so daß man wohl sagen darf, daß sie für die Zahnunter-
suchung ein ideales Material sind.

Die Films werden in der Dunkelkammer in kleine viereckige
Stücke von 5 cm Länge und $3^{1}/_{2}$ cm Breite geschnitten und in
lichtdichtes schwarzes Papier sorgfältig eingeschlagen. Es empfiehlt
sich, zwei bis drei übereinander zu legen und zwar so, daß stets
die Schicht nach oben gerichtet ist. Man erhält auf diese Weise
statt eines Bildes mehrere, welche alle genau von der gleichen
Güte sind. Die dünnen Celluloidfolien hindern den Durchtritt

der Röntgenstrahlen nicht in dem Maße, wie Glas dieses tun
würde, infolgedessen die Bilder vollkommen gleichmäßig ausfallen.
Es hat das gleichzeitige Anfertigen mehrerer Bilder den Vorteil,
daß man über ein größeres Untersuchungsmaterial verfügt, so daß
auch dann, wenn durch Zufall ein Film schadhaft werden sollte,
noch immer genügend andere der gleichen Aufnahme in Reserve
sind. Außerdem kann man einen derselben den Patienten resp.
dem Zahnarzt überlassen und behält für die eigene Sammlung die
übrigen zurück. Die in lichtdichtes Papier eingewickelten Films
werden dann in Paraffinpapier zum Schutz gegen den Speichel
sorgfältig eingeschlagen und sind in dieser Form für die Aufnahme
geeignet.

Die Aufbewahrung der Films muß auf das sorgfältigste vorgenommen werden, Feuchtigkeit schädigt sie außerordentlich.
An der fertigen Aufnahme kann man sehr wohl erkennen, ob ein
Film trocken oder feucht gelagert hatte, denn im letzteren Falle
zeigen sie einen diffusen Grauschleier, der auch dann auftritt, wenn
unter den allergünstigsten Umständen belichtet und entwickelt
worden ist. Man hüte sich besonders, die Films in Kellerräumen
oder in frisch gestrichenen resp. tapezierten Zimmern aufzubewahren,
denn auch relativ geringe Feuchtigkeitsmengen in der Luft sind
schon imstande, die Lichtempfindlichkeit herabzusetzen. Aus diesem
Grunde empfiehlt es sich, die Films erst unmittelbar v o r jeder
Aufnahme zuzuschneiden und einzuwickeln und nicht größere
Quantitäten fertig gestellter Films auf Lager zu halten.

Man verfährt nun in der Weise, daß man den Patienten auf
einem horizontalen Tisch, auf einer Matratze lagert, und ein Keilkissen unter den Hinterkopf legt. Die Röhre wird nach den üblichen Prinzipien 25 cm über der zu untersuchenden Stelle so eingestellt, daß die Lichtachse mit der Längsachse des Zahnes einen
Winkel von ca. 75° bildet (Fig. 71). Ist dieses der Fall so zeigt
das Bild auf dem Film den Zahn in normaler Größe. Ist der
Winkel kleiner, so erscheint der Zahn kürzer, ist er größer, so
ist das Zahnbild unnatürlich in die Länge gezogen. Den richtigen
Winkel der Lichtachse erhält man bei Aufnahmen der Vor-
der und Backzähne des Oberkiefers dann, wenn das Kinn bei
Rückenlage des Patienten stark an die Brust herangezogen wird.
Dieses Heranziehen ist deswegen wichtig, weil man im Unter-
lassungsfall Verzeichnungen in der Form der Zähne erhält. Nachdem die Röhre eingestellt worden ist, legt man einen der lichtdicht
eingewickelten Films dem Patienten derart in den Mund, daß der
erstere sich dem Gaumen vollkommen fest anlegt. Nach vorn
überragt er um ca. $^1/_2$ cm die Zahnreihe. Mittels eines leichten

Druckes durch den Finger des Untersuchers wird der Film in
seiner Lage gehalten. Der Kopf muß rechts und links durch
schwere Sandsäcke gestützt werden, um ein event. Wackeln oder
Abwenden desselben während der Untersuchung nach Möglichkeit
auszuschließen.

Das Fixieren der Films mittels eigens für diesen Zweck kon-
struierter Filmhalter ist meines Erachtens unpraktisch, da man nicht
imstande ist, dieselben so zu applizieren, daß ein Abrutschen ausgeschlossen ist, und da außerdem der Finger des Untersuchers
dem Kopf des Patienten einen gewissen Halt gibt. Ferner fühlt

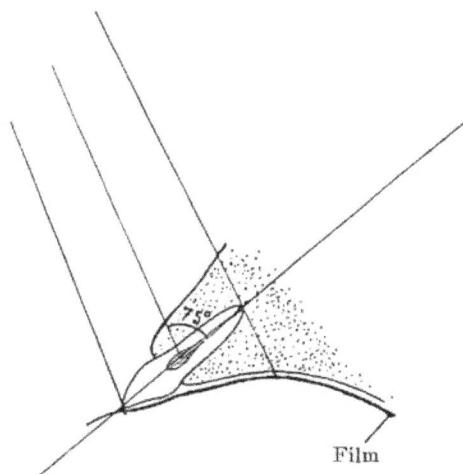

Film

Fig. 71.

man mittels des Fingers wesentlich besser als mit dem Halter, ob
sich der Film in der richtigen Lage befindet oder nicht.

Die Qualität der für dergleichen Aufnahmen zu wählenden
Röntgenröhre ist absolut entscheidend für den Erfolg. Harte Röhren
sind unter allen Umständen zu verwerfen, da der dünne Kiefer-
knochen vollkommen durchstrahlt wird und man niemals feine
Strukturaufnahmen mit ihnen erhalten würde. Man nimmt vielmehr solche weichster Qualität, Skala W 5—4 BW 4—3, welche
auf dem Leuchtschirm die Handknochen tiefschwarz erscheinen
lassen. Es können Röhren genommen werden, welche selbst für
Handaufnahmen noch zu weich sind, denn, da es sich hier um sehr
dünne Knochenpartien handelt, welche das Röntgenlicht durchsetzen
soll, so ist bezüglich der Belichtung eher ein Zuviel als Zuwenig
zu befürchten. Bevor man also zur Untersuchung schreitet, ver-
gewissere man sich auf das genaueste über die Qualität der Röhre.

Ist nun die Lagerung des Patienten in der beschriebenen
Weise sachgemäß ausgeführt, so gibt der Untersucher seinem
Assistenten das Zeichen zum Einschalten. Das Ausschalten besorgt
der Assistent verabredungsgemäß nach Ablauf einer vorher fest-
gesetzten Sekundenzahl. Es ist nicht ratsam, daß der Untersucher
selber durch Kommando das Zeichen zum Ausschalten gibt, da
durch das Sprechen eine geringe Erschütterung bedingt wird, die
das Bild leicht unscharf machen kann. Auf die Ruhe der Lage
und auf die Sicherheit der den Film haltenden Hand kommt in
diesem Falle alles an. Auch das geringste Zittern oder die unbe-
deutendste Erschütterung ist imstande, das Bild unscharf zu machen.
Die Expositionszeit variiert bei den Zahnaufnahmen zwischen 2 bis
20 Sekunden. Genau läßt sich die Zeit nicht angeben, denn es ist
das vollkommen Sache der Übung in der Beurteilung der zur Verwendung kommenden Röhren. Im Mittel wird man 3 bis 15 Sekunden belichten. Es ist für Zahnaufnahmen nicht erforderlich
teure Röhren wie z. B. solche mit Wasserkühlung zu benutzen.
Jede billige Röhre reicht, wenn sie nur den vorbeschriebenen Weichheitsgrad hat, aus. Infolge der kurzen Expositionen kann solche
Röhre außerordentlich lange dienen.

Die Eckzähne des Oberkiefers werden in ähnlicher Weise wie
die Vorderzähne untersucht, man hat nur den Kopf des Patienten
ein wenig auf die Seite zu drehen. Für die Prämolar- und Molarzähne ist alsdann eine weitere Drehung bis zur vollständigen Seitenlage des Kopfes erforderlich.

Ich weise nochmals auf die Wichtigkeit hin, auch bei den seitlichen Aufnahmen des Kopfes um den erforderlichen Winkel von
ca. 75° zu erreichen, das Kinn der Brust zu nähern und dem Kopf
eine gewisse Drehung nach oben zu geben. Nur so wird man
Verzeichnungen und Verzerrungen der Zahnbilder vorbeugen.
Bei falscher Lichtachse entstehen Fehler sehr leicht, was ja auch
vollständig begreiflich ist, da wir den Film nicht parallel zu
den Zahnwurzeln einlegen können. Derselbe liegt vielmehr im
Kiefergewölbe, an welchem die Zähne ihrer Richtung nach tangen-
tial stehen.

Ein einfaches Experiment kann uns belehren, wie der Kopf
zu liegen hat. Man nehme einen knöchernen Schädel und halte
einen Leuchtschirm unter denselben, man bemerkt alsdann bei Drehung des ersteren, wie die Zahnwurzeln bald zu kurz, bald unförmig
vergrößert und verlängert erscheinen. Einige Versuche werden
schnell die richtige Stellung des Schädels zeigen.

Es ist ferner zu erwähnen, daß infolge der bogenförmigen
Gestalt des Kiefers auf den fertigen Bildern eigentlich nur 2 höch-

steus 3 Zähne die natürliche Größe, Form und Stellung haben
können. Aus diesem Grunde muß man zur Herstellung eines den
gesamten Kiefer umfassenden Bildes eine Reihe von Filmaufnahmen
machen, welche einander ergänzen.

Bei den Unterkieferaufnahmen ist der Kopf, sofern es sich um
die Vorderzähne handelt, mit dem Gesicht nach oben zu lagern.
Es wird indessen das Kinn nicht adduziert, sondern im Gegenteil
möglichst hintenüber gelegt. Bei den Eckzähnen findet eine halbe,
bei den Prämolar- und Molarzähnen eine vollständige Drehung
auf die Seite statt. Die Belichtungsdauer, Richtung der Lichtachse,
Röhrenqualität und Abstand sind die gleichen wie bei den Aufnahmen
des Oberkiefers.

Das richtige Einlegen der Films ist beim Unterkiefer wesentlich schwerer als beim Oberkiefer. Man muß den Film tief in den
Mundboden hineindrücken, da man anderenfalls die Wurzeln nicht
völlig auf das Bild bekommt, geschweige denn ausgedehntere Partien des Kiefers übersicht. Dieses Eindrücken ist recht schmerzhaft
für den Patienten und kann namentlich bei Kindern bedeutende
Schwierigkeiten machen.

Man kann die sämtlichen Zahnaufnahmen auch am sitzenden
Patienten vornehmen. In der Rückenlage sind indessen die Aussichten
für das Gelingen günstigere, da die Röhreneinstellung leichter auszuführen und die absolute Ruhe der Kopflage sicherer zu garantieren ist.

Das Hervorrufen der Films findet in der üblichen Glyzin-
Pottasche-Mischung statt, wobei man darauf zu achten hat, daß
die Films während des Schaukelns der Schale nicht aufeinander
liegen. Das Entwickeln mittels des elektrisch betriebenen Tisches
ist infolgedessen bei Zahnaufnahmen nicht angezeigt, da der Entwickelnde jederzeit die sich übereinander schiebenden Films von
neuem wieder trennen muß. Der Prozeß verläuft etwas schneller
als gewöhnlich, wird im übrigen aber nach denselben Grundsätzen
wie bei den Platten eingeleitet. Man muß beim Hineinlegen
der Films in die Lösung, sowie beim Herausnehmen vermeiden,
die Schicht mit dem Finger zu berühren, da dieselbe außerordentlich empfindlich ist. Nachdem die Films gründlich ausfixiert sind,
kann man sie zunächst naß betrachten, alsdann werden sie auf einer
Glasplatte getrocknet und später in der Weise aufbewahrt, daß
man sie mit der Schicht auf eine kleine Glasplatte von der Größe
$8^1/_2 \times 10$ legt und mit schwarzem Papier festklebt. Man erhält so
sehr handliche Bilder, welche im durchfallenden Licht und unter
sorgfältigster Abblendung alles störenden Tageslichtes betrachtet,
die Zahnverhältnisse in wunderbarer Klarheit zeigen. Bei der Ent-

wicklung treten häufig schwarze Flecke auf, die unter Umständen nur den einen der übereinander liegenden Films betreffen. Die Entstehungsursache für diese den ganzen Film gleichmäßig durchsetzenden Flecken habe ich bislang nicht ausfindig machen können. Sie treten im Gegensatz zu anderen Entwicklungsflecken schon sofort im Glyzinbade auf. Es ist deshalb wesentlich, mehrere Films übereinander zu legen, um für den Notfall brauchbares Reservematerial zu besitzen.

Verstärkungen und Abschwächungen der gut ausgewässerten Films werden in der gleichen Weise vorgenommen wie bei Platten Da die Abschwächung meist sehr schnell erfolgt, darf man den Film nur kurze Zeit in der Lösung liegen lassen.

Ein derartig in jeder Beziehung technisch tadellos ausgeführtes Bild zeigt die Knochenstruktur des Kiefers in voller Schärfe. Man erkennt so gut wie an vollendeten Handbildern die Knochenbälkchen, ferner die Foramina nutritia im Unterkiefer und die sich vom Knochen deutlich abhebende Mundschleimhaut. Die Zahnwurzelkanäle, sowie die Pulpahöhle sind absolut klar. Bei retinierten Zähnen sehen wir die Alveole deutlich.

Es ist von Wichtigkeit, zu wissen, daß hinter dem letzten Backzahn der Kiefer eine weitmaschige Struktur zeigt, was allenfalls dazu verleiten kann, hier eine pathologische Auflockerung der Knochensubstanz anzunehmen. Auch der an dieser Stelle oft sehr deutliche Hamulus pterygoid. darf nicht als pathologisch angesprochen werden. Ein Blick auf einen skelettierten Oberkiefer erklärt die auf dem Röntgenbild eigentümliche Erscheinung. Der Kiefer ist an dieser Stelle in der Tat außerordentlich porös, so daß man mit einer Nadel den Knochen leicht durchstoßen kann.

Wie schon erwähnt, ist es mit Schwierigkeiten verbunden, den letzten hinteren Backzahn im Ober- und Unterkiefer deutlich auf den Film zu bringen. Ich ziehe es daher vor, diese Zahnaufnahmen von außen auf Platten zu machen. Hierzu dient die Kompressionsblende, welche in folgender Weise in Anwendung gebracht wird. Der Patient wird auf den Tisch gelegt und der Kopf in vollständige Seitenlage gedreht. Je nach der Breite der Schultern, muß, um die horizontale Lagerung des Kopfes in Seitenlage zu ermöglichen, eine Anzahl von Brettern untergelegt werden. Bei Kindern und dünnen Personen wird man keine Bretter brauchen, bei einigermaßen kräftig gebauten Erwachsenen dagegen sind dieselben erforderlich und zwar meist in solcher Anzahl, daß sie übereinandergelegt etwa 12 cm Höhe haben. Eine Platte 13/18 wird unter die Backe des Patienten geschoben, hierauf wird der Rahmen der Kompressionsblende geschlossen und der Zylinder derartig über dem

Ober- respektive Unterkiefer eingestellt, daß alle zu untersuchenden
Partien beim Hineinblicken in das Rohr von oben, ausreichend zu
sehen sind (Fig. 72). Die spezielle Stelle, auf welche es in erster
Linie bei der Untersuchung ankommt, wird in die Lichtachse
gebracht. Ein dickes Wattekissen wird auf die Backe gelegt und
das Kompressionsrohr so weit heruntergedrückt, als der Patient
dieses ohne Schmerzen oder Unbequemlichkeiten ertragen kann. Es
ist, wie oben erwähnt, zweckmäßig, gegen den Hinterkopf einen
schweren Sandsack zu lagern oder Kopfstützen anzubringen, um
ein Ausrutschen nach hinten mit
Sicherheit zu verhindern. Der
auf diese Weise fixierte Kopf wird
absolut still gehalten, wenigstens
ist eine Bewegung des Oberkiefers
vollkommen ausgeschlossen.

Anders ist es beim Unter-
kiefer, da hier das Kompressionsrohr nur den oberen Teil des
ersteren fixiert. Eine Bewegung
ist daher immerhin möglich. Um
diese zu vermeiden, legt man dem
Patienten einen Kork zwischen
die Vorderzähne und wickelt eine
elastische Gummibinde um Unterkiefer und Kopf, so daß schon
allein durch diese Binde jegliche
Bewegung ausgeschlossen ist.

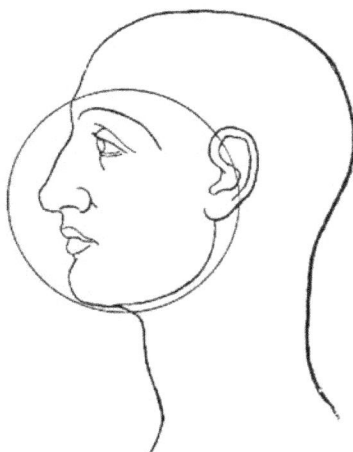

Fig. 72.

Nach vollständig richtiger Einstellung und Kompression wird das
die Röhre tragende Blendenbrett, welches vor der Untersuchung
mit weicher Handröhre Skala W 6 B W 5 armiert und zentriert
worden ist, aufgesetzt und die Aufnahme vorgenommen. Die
Exposition hat hier länger zu dauern, da die Strahlen eine
größere Dicke von Knochen und Weichteilen, als dieses bei den
Aufnahmen vom Munde aus der Fall ist, zu durchdringen haben.
Im Mittel wird man mit einer Belichtung von 1—2 Minuten auskommen. Sofort nach Schluß der Aufnahme entfernt man das
Kompressionsrohr, wodurch der Patient von eventuellen, durch den
Druck bedingten Belästigungen, befreit wird.

Die Aufnahme zeigt alle Details der letzten Molarzähne und des
Kiefers, auch die übrigen Zähne, namentlich im Unterkiefer, erscheinen
deutlich, wenngleich derartige Feinheiten, wie man sie mit Filmaufnahmen erzielt, nicht zu sehen sind. Man sollte glauben, daß es
bei der geschilderten Lagerung des Kopfes störend sein müßte, wenn

eventuell die abgewandte Kieferhälfte sich auf der Platte mit abzeichnen würde; dies ist aber nicht der Fall, da die Zähne der
entfernteren Seite sich nur undeutlich markieren und ihre Konturen
in den scharfen Strukturdetails der nahen Seite untergehen und
den Beschauer wenig oder garnicht stören. Selbstverständlich ist
bei Aufnahmen des Ober- und Unterkiefers auch das Antrum auf
der Platte vorhanden, so daß man beispielsweise bei Fisteln, welche
in dasselbe führen, metallene Sonden, die in den Kanal hineingeschoben worden sind, darstellen kann.

Fisteln kann man in ihrem Verlauf sehr schön in der Weise
deutlich machen, daß man Wismuthaufschwemmungen oder einen
feinen Draht in dieselben einführt und letztere in ihrem Verlauf
auf dem Röntgenbild verfolgt.

Stereoskopische Zahnaufnahmen sind namentlich zur
Tiefenbestimmung bei retinierten Zähnen brauchbar. Die Aufnahmetechnik ist einfach. Bei der ersten Aufnahme befindet sich die
Lichtachse $3^{1}/_{2}$ cm rechts seitlich, bei der zweiten $3^{1}/_{2}$ cm links
seitlich von der zu untersuchenden Kieferpartie. Da nach der
ersten Aufnahme der Film gewechselt werden muß, so hat man auf
die sichere Festlagerung des Kopfes besonders zu achten. Die
fertigen Films werden derart auf eine Glasplatte 13×18 aufgeklebt,
daß je zwei korrespondierende Punkte 7 cm auseinanderstehen.
Die Betrachtung erfolgt im durchfallenden Lichte mittels eines
amerikanischen Stereoskops. Man erkennt die überaus plastisch
dargestellte Wölbung des Kiefers und kann die Vor- resp. Hinter-
einanderlagerung der Zähne auf das beste beurteilen.

Das Unterkiefergelenk bietet für die röntgenographische Darstellung manche Schwierigkeiten und zwar vorzugsweise deswegen,
weil sehr leicht die Gelenke der beiden Schädelseiten aufeinander
projiziert werden. Nach dem Vorschlag von Brautlecht, welcher
einen sehr zweckmäßigen Apparat für die Aufnahme des Kiefer-
gelenkes angegeben hat, durchstrahle ich den Kopf bei Seitenlage in schräger Richtung, so daß die Lichtachse durch die Mitte
des Os parietale der abgewandten Seite und durch das darzustellende Kiefergelenk geht. Bisweilen erhält man auch ein brauchbares Bild des Gelenkes, wenn man die Lichtachse so auf das
Hinterhaupt einstellt, daß das Kiefergelenk noch gerade in den
Lichtkreis des Zylinders hineinfällt. Luxationen im Gelenk, kariöse
Prozesse, Collumfrakturen des proc. condyloideus u. a. m. kann man
auf diese Weise klar zur Anschauung bringen.

9. Kapitel.

Die Hals- und Brustwirbelsäule, die Rippen und das Sternum.

Es schließt sich an die Untersuchung des Schädels unmittelbar die der Halswirbelsäule an. Da man bei Aufnahmen des Hinterhauptes schon einen Teil der obersten Halswirbelsäule mit auf der Platte erhält, so ist der erste und zweite Wirbel, wenn wir als Einstellungspunkt den Processus mastoideus wählen, deutlich dargestellt. Der Atlas ist an seiner charakteristischen Form, der Epistropheus ebenfalls kenntlich. Man sieht den gabelförmig gespaltenen Proc. spinosus des letzteren. Wird die Einstellung noch etwas tiefer gewählt, so kann man fast die ganze Halswirbelsäule bei Seitenlage gut auf die Platte bringen. Je genauer die Lage des Patienten fixiert ist und je sachgemäßer man versteht, die Blende anzuwenden, um so besser wird man Einzelheiten an der Halswirbelsäule erkennen. Der Körper des Wirbels, der untere und obere Gelenkfortsatz, der Dornfortsatz, markiert sich ausgezeichnet. Besonders wichtig ist es, gut einzustellen, damit die Wirbelkörper und die zwischen ihnen liegenden Wirbelscheiben, letztere als Spalten, deutlich zur Geltung kommen, denn bei einzelnen Krankheiten, wie kariösen Prozessen des Wirbelkörpers oder bei syphilitischen Affektionen findet eine Deformierung desselben statt, welche sich entweder durch Ausfall von Bestandteilen des Körpers markiert, wodurch derselbe wie angenagt und zerfressen aussieht, oder sich durch osteosklerotische Verdickungen bemerkbar macht. Solche Diagnosen sind äußerst dankbar, da sie eine exakte Lokalisation einer Wirbelerkrankung zulassen.

Außer den Wirbeln sieht man dann einen hellen Strich, welcher der Trachea entspricht und gleichzeitig die Lage für den nicht sichtbaren Ösophagus angibt. Diese Partie zu untersuchen, kann dann in Betracht kommen, wenn es sich um den Nachweis von Fremdkörpern, verschluckten Gebissen usw. handelt.

Außerordentlich schön läßt sich auch in Seitenlage der Kehlkopf röntgenographisch darstellen. Das Zungenbein mit seinen verschiedenen Hörnern, sowie die Cartilago thyreoid. und die Cartilago cricoidea markieren sich unter Umständen so scharf, daß man das obere und das untere Horn zu unterscheiden imstande ist. Auch die Epiglottis sieht man. Mit weichen Röhren kann man

die ganze Zungenwurzel, den Pharynx, unter Umständen sogar die
Stimmbänder darstellen. Die Kehlkopfaufnahmen sind indessen
nicht in allen Fällen möglich, namentlich werden sie bei jüngeren
Individuen auf Schwierigkeiten stoßen. Untersuchungen über Kehl-

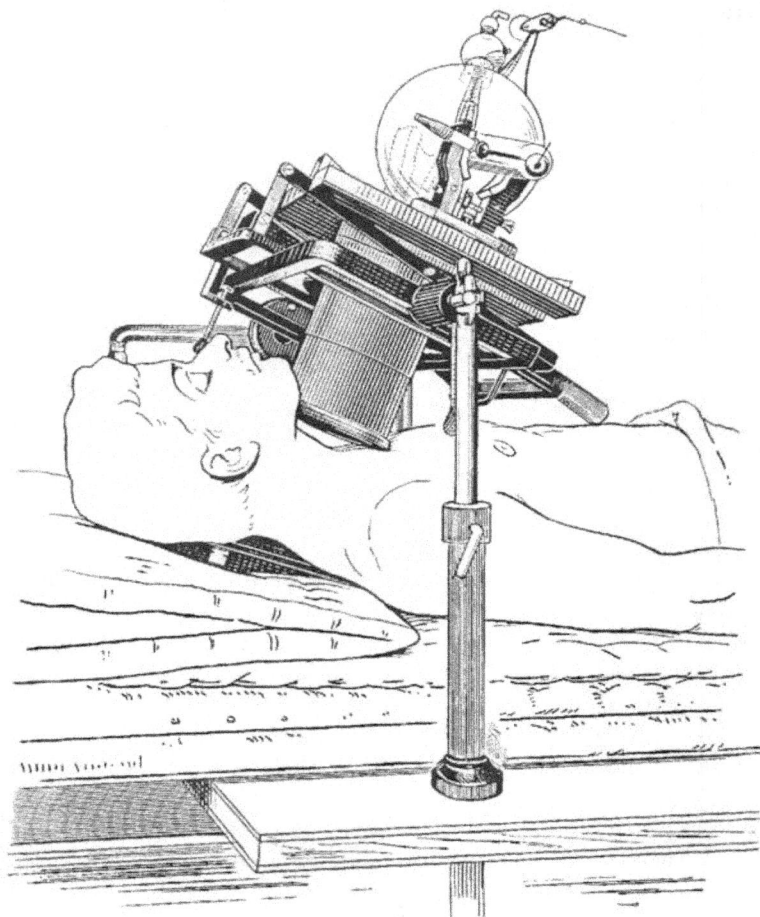

Fig. 73.

kopfverknöcherungen sind mit Erfolg gemacht und publiziert worden
(Scheier und andere). Ferner ist auf die Arbeiten von Eijkman[1])
hinzuweisen. Bislang kommt eine diagnostische Bedeutung diesen
Untersuchungen nur in Fällen von Fremdkörpern oder beim Nachweis frühzeitiger Verknöcherungen zu.

---

[1]) *Fortschritte a. d. Geb. d. Röntgenstrahlen, Band V und VII.*

Gleichzeitig mit dem Kehlkopf erhält man auf den Platten die Gegend der Glandula submaxillaris, welche als Sitz von Speichelsteinen ein diagnostisches Interesse haben kann. Auch Verkalkungen der Carotis kann man in geeigneten Fällen konstatieren.

Die Untersuchung der Halswirbelsäule in Rückenlage findet so statt, daß Patient mit hochgehobenem Kinn und gesenktem Hinterhaupt auf die Kassette gelegt und mit Sandsäcken fixiert wird. Hier ist es besonders wichtig, exakt mit der Kompressionsblende zu arbeiten, da die Strukturverhältnisse der Halswirbel sich in dieser Stellung weniger gut markieren als in der Seitenlage. Der Zylinder (13 cm) wird in schräger Stellung wie Fig. 73 zeigt, derart eingestellt, daß das Kinn auf dem Zylinderrande ruht. Die Stellung muß sehr schräg sein, da sonst der oberste Halswirbel nicht auf die Platte kommt. Der Dens des Epistropheus, sowie der Wirbelkanal markieren sich deutlich durch den Schatten des hinteren Schädeldaches hindurch. Die Belichtungszeit beträgt ca. 2 Minuten. Diese Untersuchungen kommen bei Luxationen zur Feststellung von Lageveränderungen der Wirbelsäule nach der Seite in Betracht.

In seltenen Fällen empfiehlt es sich, die obersten Wirbel, welche häufig durch den Kinnschatten verdeckt werden, bei Rückenlage durch den Mund zu untersuchen. Zu diesem Zweck werden die Zähne durch einen zwischen dieselben gesteckten Kork auseinander gehalten und die Blende genau auf den geöffneten Mund eingestellt.

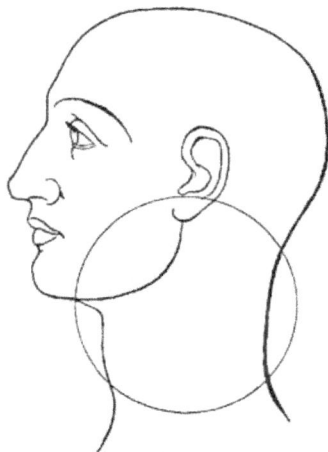

Fig. 74.

Ausgezeichnete Bilder erhält man in Bauchlage des Patienten. Der Kranke wird mit dem Oberkörper derart auf ein Keilkissen gelagert, daß das Kinn über den oberen Rand desselben hinüberragt. Der Kompressionszylinder (13 cm) wird mit leichtem Druck auf den Nacken aufgesetzt.

Die diagnostische Bedeutung der Platten ist indessen im Vergleich zu den in Seitenlage gemachten nur gering, da die Details nicht besonders schön in dieser Stellung darzustellen sind.

In Seitenlage erfolgt die Untersuchung der obersten Halswirbel mittels Kompressionsblende bei Schrägstellung des Zylinders.

(Fig. 74 u. 75). Handelt es sich um die tieferen Halswirbel, so wird der Zylinder senkrecht eingestellt. Liegt der Hals des Patienten nicht absolut horizontal, sondern infolge der Lagerung auf einem Keilkissen schräge, so muß auch bei der Darstellung der tieferen

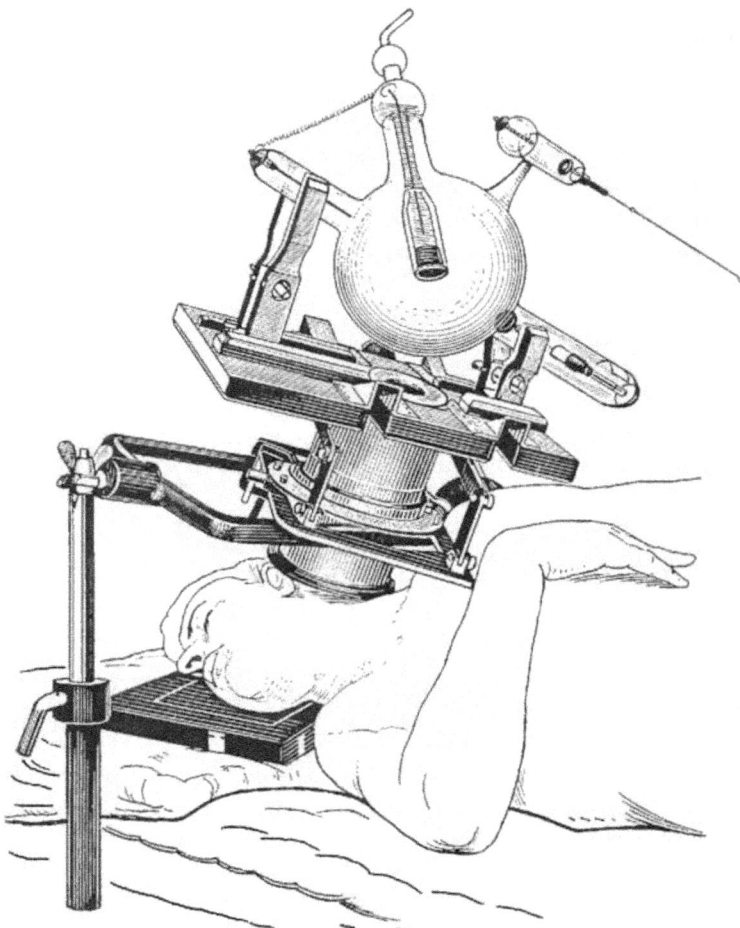

Fig. 75.

Partien die schräge Lagerung derart durch Schrägstellung des Zylinders ausgeglichen werden, daß in letzterem Falle die Lichtachse senkrecht auf der Platte steht.

Die untersten Halswirbel dürften ein besonderes Schmerzenskind der Röntgenographie sein, da dieselben, wenn es sich um kurzhalsige Individuen handelt, in Seitenlage nicht auf die Platte zu bringen sind. Die Anlage der Kassette stößt bei solchen Personen auf unüberwindliche Schwierigkeiten. Man wird also darauf angewiesen sein, hier mit Aufnahmen in Rückenlage vorlieb zu nehmen.

Recht ungünstig verhält sich die Brustwirbelsäule, welche namentlich bei Erwachsenen in denjenigen Partien, welche vom Herzschatten überdeckt sind, nur kontrastschwache Bilder gibt. Die obersten, sowie der 10., 11. und 12. Brustwirbel, können, soweit dieselben nicht im Bereich des Herz- und Gefäßschattens liegen, dargestellt werden. Seitliche Aufnahmen der Brustwirbelsäule zu machen, halte ich für ausgeschlossen. Leichter ist die Technik bei Kindern, welche es uns infolge ihrer geringeren Dicke ermöglichen, selbst durch den Herzschatten hindurch in Rückenlage gute Bilder zu erzielen. Bei richtiger Wahl der Röhre (Skala W 6 BW 5) und guter Einstellung der Blende kann man von der kindlichen Wirbelsäule wohl in ihrer ganzen Ausdehnung genügende Platten erhalten. Es ist unter Umständen sehr leicht, eine spondylitische Veränderung der Wirbelkörper nachzuweisen. Auch Exsudate und Abszesse in der Nähe der Wirbel markieren sich. Schon die äußere Untersuchung der auf Spondylitis verdächtigen Kinder wird einen Anhalt für den in Betracht kommenden Wirbelkörper geben. Man wird sich dann nur darauf zu beschränken haben, diese Stelle genau mittels einer der Blenden, am besten mit der Kompressionsblende, einzustellen. Die Kastenblende ist hier sehr zu empfehlen. Man nehme, um Details herauszubringen, das obere Diaphragma möglichst eng.

Die einzige Möglichkeit, die Brustwirbelsäule des Erwachsenen unter günstigeren Umständen darzustellen, besteht darin, daß man den Patienten in schräger Richtung röntgenographiert. Hierdurch kommen zwar die Wirbel in einer seitlich verschobenen Projektion auf die Platte, so daß man die Querfortsäze nicht in der richtigen Lage sieht. Immerhin ist es möglich, über die Konturen einen bestimmten Eindruck zu gewinnen. Man legt den Patienten in Rückenlage und stellt das Kompressionsrohr in schräge Richtung, indem man die beiden seitlichen Pfeiler vollständig herunterläßt und den gegenüberliegenden auf den höchsten Punkt einstellt, wodurch eine Schrägstellung leicht zu ermöglichen ist. Die Exposition beträgt mit einer mittelweichen Röhre (W 7 BW 6) 2 Minuten, bei korpulenten Personen selbstverständlich mehr.

Die Untersuchung der Rippen geschieht am besten in der
Weise, daß man bei Aufnahme der hinteren Partien den Patienten
in Rückenlage, bei Aufnahme der vorderen in Bauchlage bringt.
Die hinteren Teile der Rippen markieren sich bei Anwendung
weicher Röhren und kurzer Expositionsdauer zwischen 1—2 Minuten,
bei minderstarken Menschen meist sehr deutlich. Man erkennt
das Kapitulum, sowie das Tuberkulum und das Collum, desgleichen das Gelenk am Proc. transversus des Wirbels. Spangen-
bildungen und Verknöcherungen werden hier bei günstigen Verhältnissen nachgewiesen werden können, desgleichen sind, ebenso
wie Tumoren, Frakturen der Rippen von der Rückseite darzustellen.
Es glückte mir, Carcinom-Metastasen bei einem primären Mama-
carcinom, ferner einen tuberkulösen Herd mit zahlreichen Sequestern,
einwandsfrei zu röntgenographieren. Weniger gut fallen die Bilder
in Bauchlage aus, da hier die Atmung leicht zu Unschärfe Anlaß
gibt. Zu achten ist auf die Knochenknorpelgrenze, welche sich
meist deutlich markiert. Die knorpeligen Partien der Rippen lassen
sich nicht darstellen, es sei denn, daß dieselben verknöchert wären
(vgl. Kapitel „Nierensteine"). Frakturen, welche in der Axillar- oder
Mammillarlinie liegen, wird man schwer oder gar nicht nachweisen
können, da die Lagerung des Patienten, sowie die Anbringung der
Röhre hier auf außerordentliche Schwierigkeiten stößt. Frakturen der
beiden letzten Rippen werden in der „ersten Nierensteinstellung"
untersucht. Da bei dieser Stellung beim Steinnachweis die exakte
Darstellung der 11. und 12. Rippe erforderlich ist, so kann auf
das diesbezügliche Kapitel verwiesen werden. Die Technik ist
sehr einfach, da man meist größere Bezirke auf einmal zu überblicken gezwungen ist. Man wird sich der Tisch- oder Wandarmblende bedienen und nach der Tabelle auf einen größeren Kreis
einstellen. Die Kompressionsblende ergibt wesentlich schärfere
Bilder. Überzählige Rippen, Hals- und Lendenrippen, lassen sich
natürlich mit Leichtigkeit nachweisen.

Die Untersuchung des Sternum mit den üblichen Methoden
stößt auf unüberwindliche Schwierigkeiten. Es liegt dieses daran,
daß der sehr dünne Knochen des Brustbeines durch den inten-
siveren Wirbelsäulenschatten überdeckt wird und somit, um sich
auf der Platte mit Strukturdetails abzuzeichnen, nicht genügend
durchstrahlt werden kann. Eine Blendenanwendung nützt hier
wenig, da man nur ein durch das Brustbein hindurch projiziertes
Bild der Wirbelsäule erzielen würde. Will man daher auf die
Darstellung des Sternum nicht verzichten, so wird man sich anderer
Durchleuchtungsrichtungen als der üblichen senkrechten bedienen

müssen. Hier empfiehlt es sich, die Aufnahme im schrägen Durchmesser zu machen, so daß man die Strahlen das Sternum von *links
hinten* nach *rechts vorn* oder von *rechts hinten* nach *links vorn*
durchdringen läßt. Die letztere Richtung ist die vorteilhaftere.
Auf diese Weise erzielt man eine Verschiebung der Wirbelsäule
und des Sternum in einander entgegengesetzten Richtungen. Während
z. B. beim Strahlengang von *links hinten* nach *rechts vorn* der
Wirbelsäulenschatten als der der Lichtquelle am nächsten gelegene,
nach der rechten Seite des Patienten ausweicht, tritt der Sternum-
schatten, als der der Lichtquelle abgewendete Teil in die linke
Seite des Kranken. Getrennt werden beide Schatten durch das
bekannte helle Mittelfeld. Man verfährt nun so, daß man den
Patienten gegen die Seite 85 beschriebene Schirmblende stellt und
zwar in der Weise, daß das Manubrium Sterni sich genau in der
Höhe eines der im Schirm angebrachten Löcher befindet. Von
diesem Loch wird die schützende Bleiplatte vorher hinweggezogen.
Man konstatiert im Dunkeln unter Einschaltung der Röhre und
Benutzung eines Leuchtschirmes, ob die Höhe richtig abgemessen
ist. Ist dieses der Fall, dann wird dem Kranken eine dicke Rolle,
welche am Blendenschirm aufgehängt ist, hinter das rechte Schulterblatt gelegt, so daß dadurch die Schrägstellung im gewünschten
Sinne erreicht wird. Patient steht also mit abgewendeter rechter,
mit fest anliegender linker Schulter dergestalt vor dem Blendenloch, daß die Strahlung genau zwischen Wirbelsäule und Sternum
hindurchgeht. Ist auf dem Leuchtschirm nun konstatiert worden,
daß diese Position richtig eingenommen ist, so wird eine Platte
18/24 auf das Sternum gelegt. Man bedarf eines Gehilfen, welcher
die Ein- und Ausschaltung des Stromes besorgt, während man
selber dem zu Untersuchenden die Kassette auf die Brust drückt.
Natürlicherweise ist es recht schwer, die erstere absolut ruhig zu
halten. Der Untersucher muß, sowohl wie der Untersuchte, während
der Aufnahme tiefere Atemzüge unterlassen, um nach Möglichkeit
jede Bewegung zu vermeiden. Die Atembewegungen des Patienten
aber lassen sich natürlich nicht für längere Zeit vollkommen ausschalten, indessen gelingt es auch trotz derselben, ein relativ gutes
Bild des Brustbeins, sogar mit Struktur, zu erhalten. Auf die
Rückseite der gegen die Brust des Patienten gedrückten Kassette
legt man zweckmäßig einen kleinen Leuchtschirm, um während der
Zeit der Aufnahme die Qualität des Röntgenlichtes und danach die
Expositionszeit bemessen zu können. Ist die Einstellung eine genaue und die Platte in richtiger Lage gegen die Brust gedrückt,
so läßt man einschalten und exponiert mit einer mittelweichen
Röhre (W 7. B W 6) etwa ein bis höchstens zwei Minuten. Ist

die Aufnahme gelungen, so zeigt sie das Manubrium und das
Corp. sterni deutlich. Man erkennt den Spalt zwischen beiden.
Ferner kommt das Sterno-Claviculargelenk der der Platte anliegenden Thoraxhälfte zum Ausdruck. Man kann hier Tumoren, eventuell auch Gummata nachweisen. Auch sind Auftreibungen des
sternalen Schlüsselbeinendes zu sehen und zu messen. Am Corp.
sterni sieht man die Incisuren, an denen die knorpeligen Teile der
Rippe ansetzen. Das sternale Ende der Clavicula ist an der der
Schirmblende abgewendeten Körperseite schwach sichtbar. Will
man also das Claviculargelenk sowohl rechts wie links röntgenographieren, so hat man diese Aufnahme zweimal, von rechts und
von links hinten zu machen. Struktur zeigt das Sternum trotz der
Atembewegung in einigermaßen genügender Weise. Natürlich kann
man nicht verlangen, daß dieselbe hier ebenso schön und prägnant
zum Ausdruck kommt, wie an anderen Körperpartien, jedoch ist
das Bild zur Stellung der Diagnose meist scharf genug. Die Indikationen für diese Untersuchung sind an Zahl gering, es kommen
wohl vorwiegend Auftreibungen des sternalen Claviculaendes, sowie
Tumoren am Manubrium oder Verletzungen in Betracht.

Mit der Kompressionsblende wird die Aufnahme in Bauchlage
des Patienten gemacht. Die Platte wird unter das Sternum gelegt.
Um zu vermeiden, daß der Wirbelsäulenschatten sich mit dem
Sternalschatten deckt, wird ähnlich wie bei Schulteraufnahmen das
Stativ schräg eingestellt. Zweckmäßig benutzt man den Stereoskopzylinder, um diese Einstellung durch Schräglagerung des Zylinders
noch schräger gestalten zu können. Der untere Hartgummiring des
Zylinders steht auf dem Schulterblatt des Patienten. Auch das
Trochoskop (siehe unten) läßt sich zu dieser Aufnahme benutzen,
wobei besonders darauf zu achten ist, daß der Kranke möglichst
schräg gelagert wird.

10. Kapitel.

Die Lendenwirbelsäule.

Früher hat die Darstellung der Lendenwirbelsäule zu den unerfreulichsten Aufgaben der Röntgenographie gehört. Im Anfang war man überhaupt nicht imstande, bei Erwachsenen dieselbe zu sehen, und erst nach und nach wurde in dieser Richtung ein kleiner Fortschritt gemacht. Der Grund ist sehr einfach und auf der Hand liegend. Es handelt sich bei diesen Aufnahmen darum, durch die ganze Dicke des Leibes hindurch die knöchernen Partien der Wirbelsäule darzustellen. Verfährt man in der früher allgemein üblichen Weise der Aufnahme ohne Blende, so entstehen auf dem Wege durch das Abdomen so erhebliche Massen entogener Sekundärstrahlen, daß die Platte stark verschleiert und von der Wirbelsäule wenig oder gar nichts mehr zu sehen ist. Die Dicke des zu durchstrahlenden Körpers erfordert, daß man harte Röhren nehmen muß, wodurch man wieder die Sekundärstrahlen zum Nachteil der Aufnahme wesentlich vermehrt. Mit weichen Röhren ist hier nichts anzufangen. Es sind Versuche mit Belichtungen aus nahen Entfernungen mit außerordentlich langen Expositionszeiten, bis zu $1/2$ Stunde und darüber gemacht worden, erreicht wurde aber außer mehr oder weniger schweren Hautverbrennungen absolut nichts. Es ist eine erst spät erkannte Tatsache, daß einerseits weiche, kontrastreiche Röhren, welche imstande sind, gute Strukturzeichnungen zu geben, nicht durch derartig dicke Objekte, wie das menschliche Abdomen, hindurchdringen und wäre die Expositionszeit noch so lang, andererseits die Strahlen einer harten Röhre wohl den Körper passieren, aber keine Zeichnungen der Knochen hervorbringen können. Diesem Übelstand abzuhelfen, war während einer Reihe von Jahren das allgemeine Bestreben. Natürlich wurde auch hier wieder das Blendenverfahren in erster Linie herangezogen und man begann, in der verschiedensten Weise zu untersuchen. So wurden Bleidiaphragmen direkt auf den Leib gelegt, ferner die von Walter angegebene Bleikiste benutzt, welche theoretisch gewiß viele Vorteile hat, praktisch aber unhandlich ist.

Ich verfahre in der folgenden Weise. Es ist nicht ganz einfach, mittels der Tischblende einen bestimmten Wirbelkörper zu

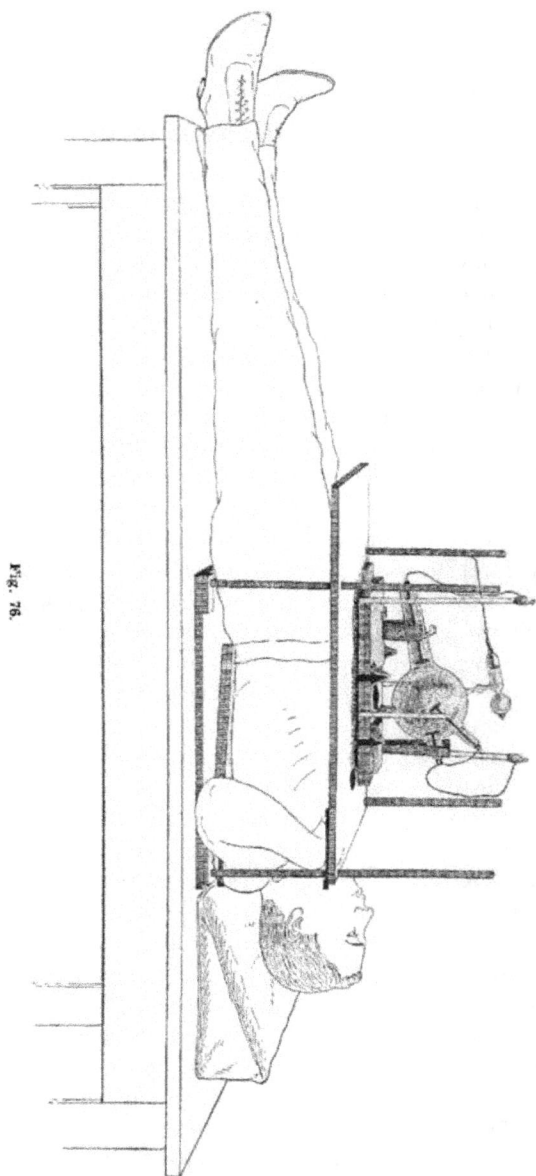

Fig. 76.

treffen, weil man genötigt ist, die Lage desselben auf die Bauchhaut zu projizieren, um sich somit einen Einstellungspunkt für den
Fokus der Röhre zu verschaffen. Ist diese Einstellung nicht außerordentlich genau, so erhält man die gewünschten Bilder häufig nicht
vollständig auf der Platte, da man vielleicht etwas seitlich vorbei-
gezielt oder sich in der Höhenrichtung geirrt hat. Dieser Umstand
gab mir früher Veranlassung, anstatt der Tischblende und der ebenfalls ungeeigneten Wandarmblende die Holzrahmenblende, welche
Seite 87 beschrieben ist, zu konstruieren.

Patient legt sich nach Markierung des zu untersuchenden
Wirbels auf das untere Blendenbrett so, daß die Blaustifthautmarke
genau auf dem Loche zu liegen kommt. Man muß sich die Mühe
machen, mit einer elektrischen Lampe unter den Tisch zu kriechen
und von unten durch das Loch in dem letzteren zu sehen, um zu konstatieren, ob auch wirklich die markierte Stelle richtig liegt. Stimmt
dieses genau, so wird das obere Brett der Blende soweit über die vier
Träger geschoben, daß sich die Glaswand 25—30 cm über der Bauchhaut befindet. Hierauf auf das korrespondierende Loch in dem oberen
Brett das Bleidiaphragma gelegt und über demselben in der bekannten
Weise die Röntgenröhre eingestellt. Man ist also absolut sicher,
daß sich 1. der Fokus der Röhre, 2. das obere Blendenloch, 3. der
Lendenwirbel und 4. das untere Blendenloch senkrecht übereinander
befinden. Patient hebt sich nun leicht in die Höhe und man
schiebt ihm, ohne daß er seine Stellung ändert, eine Kassette mit
der photographischen Platte unter (siehe Fig. 76). Die Aufnahme
wird in der Weise vollendet, daß man etwa zwei bis vier Minuten
mit einer mittelweichen Röhre, (W 7. B W 6), belichtet, vorausgesetzt, daß die Dicke des Kranken keine allzugroße ist. Die
fertig entwickelte Platte wird ein kreisförmiges Belichtungsfeld
zeigen, in dessen Mitte sich der zu untersuchende Wirbelkörper
befindet. Es ist gar keine Frage, daß man hiermit schon recht
gute Strukturbilder der Lendenwirbelsäule erhalten kann. Ich
besitze Bilder, welche Details in vollständig ausreichender und
genügender Weise zeigen. Dieses Verfahren, welches heute nur
noch in Instituten geübt wird, welche nicht im Besitz der Kompressionsblende sind, ist indessen im höchsten Grade unbequem
und stellt namentlich dann, wenn mehrere Aufnahmen nötig sind,
an die Geduld des Arztes und des Patienten, reichlich hohe Anforderungen. Bei dieser Art der Aufnahme ist ferner der Umstand
zu berücksichtigen, daß, wenn sich die Röhre sehr dicht über
der Bauchhaut befindet, Verbrennungen namentlich dann, wenn
man mehrere Aufnahmen hintereinander macht, leicht vorkommen
können.

Im Interesse der exakten Aufnahme der Lendenwirbelsäule gebe ich dem Kompressionsblendenverfahren den Vorzug. Es ist zunächst zu bemerken, daß man bei keinem Aufnahmeverfahren mehr als zwei Wirbel zurzeit perspektivisch richtig röntgenographieren kann. Wenn auch mehr Wirbelkörper auf der Platte zu sehen sind, so kann man doch nur diejenigen zwei, auf welche man eingestellt hat, als anatomisch richtig dargestellt betrachten. Die anderen haben bezüglich ihrer Lage eine geringe Verzeichnung erlitten, welche sich darin dokumentiert, daß die zwischen zweien von ihnen gelegene Bandscheibe nicht mehr als deutlicher Spalt erscheint, sondern daß Teile eines der Wirbel bereits über sie hinüber projiziert worden sind. Diese perspektivische Verzeichnung der Zwischenwirbelscheiben wird sich stets gleich bleiben, ob man eine Blende anwendet, oder ob man ohne dieselbe arbeitet. Schon aus diesem Grunde sollte man von vornherein davon Abstand nehmen, die Lendenwirbelsäule auf eine große Platte bringen zu wollen, sondern im Interesse der exakten Darstellung dieselbe nur in einzelnen kleinen Bildern röntgenographieren. Wir bedürfen für die fünf Lendenwirbelkörper etwa dreier Aufnahmen. Auf jeder derselben werden die Zwischenwirbelscheiben als Spalten erscheinen, was dann von ganz besonderer Wichtigkeit ist, wenn es sich um pathologische Veränderungen in dieser Gegend, Knochenspangen, Exostosen, Synostosen, Ankylosen, Verknöcherungen, Bechterewsche Krankheit usw. handelt. Besondere Aufmerksamkeit ist im letzteren Falle der meist am schwersten ergriffenen rechten Seite der Wirbelsäule zu widmen. Die Wirbelkörper müssen so scharf dargestellt werden, daß man Veränderungen in den kleinen Wirbelgelenken, ferner Osteoporose der Wirbelkörper und Verknöcherungen der Ligamenta apicum erkennen kann. Verbreiterungen[1]) der Intervertebralscheiben oder senile Degeneration derselben sind röntgenologisch gut nachweisbare Zustände.

Wir beginnen zunächst mit dem oberen Teile der Lendenwirbelsäule, dem ersten und zweiten Wirbel. Patient wird mit dem Rücken auf die zwischen den Stativen liegende Matratze gelegt. Die Schultern werden durch ein Keilkissen in die Höhe gehoben und der Kopf mittels einer Nackenrolle der Brust genähert. Sodann werden, namentlich bei Patienten, welche eine Lordose haben, die Beine in die Höhe gezogen und unter die Knie ein Bock geschoben, auf welchem die letzteren mittels einer Schraubvorrichtung, zur Vermeidung seitlicher Bewegungen, festgeschroben

---

[1]) Anm. Die Kranken ermüden leicht im Sitzen und klagen über heftige Rückenschmerzen, welche sie an der Arbeit hindern. Die Therapie wird erfolgreich durch Stützkorsette eingeleitet.

werden können. Nachdem eine Platte vom Format 18/24 untergelegt worden ist, wird die Kompressionsblende geschlossen und
das zylinderförmige Rohr derart auf die Bauchhaut aufgesetzt, daß
die Lichtachse senkrecht auf der Mittellinie des Körpers steht, daß

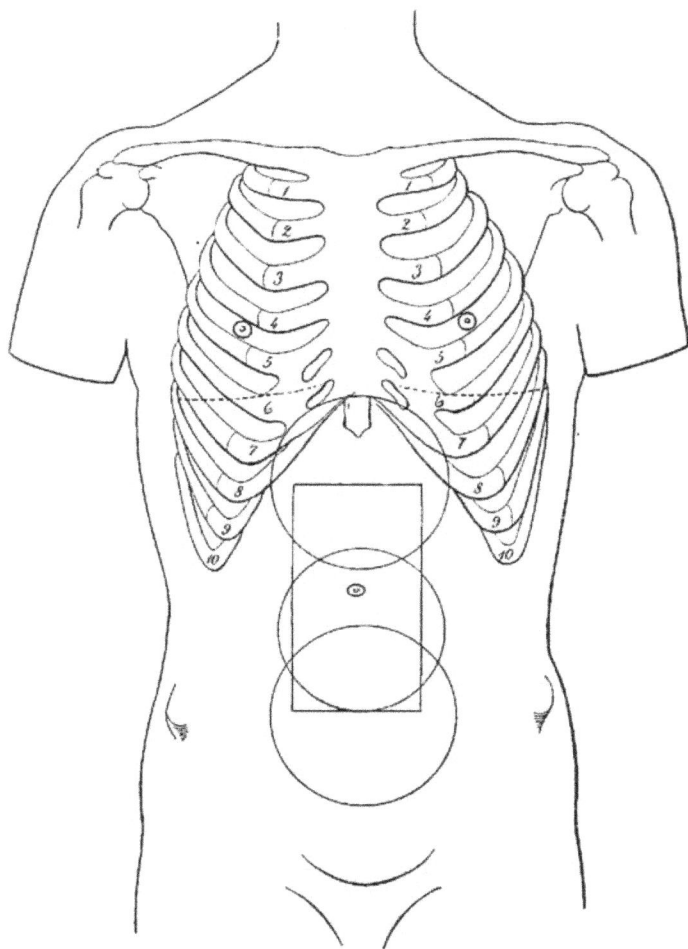

Fig. 77.

ferner der obere Rand der unteren Rohrapertur dem proc. ensiformis
aufliegt (Fig. 77). Nunmehr wird das mit einer mittelweichen
Röhre, (W 7 BW 6), armierte Blendenbrett auf den Zylinder gesetzt
und eine leichte Kompression der Bauchdecken ausgeübt.

In gleicher Weise findet die Aufnahme der nächsten Wirbel-

körper statt, indem wir mit dem Kompressionsrohr soweit abwärts
gehen, daß der obere Rand desselben jedesmal etwas oberhalb der
Stelle steht, wo sich bei der vorherigen Aufnahme der untere Rand
befunden hatte.

Wie weit man in den einzelnen Fällen komprimieren kann, wird
außerordentlich verschieden sein. Einzelne Patienten ertragen Kom-
pressionen von 5—8 Zentimetern, andere klagen schon bei 2—3
Zentimeter tiefem Eindrücken. Je nach der Toleranz der Kranken
wird also das Rohr mehr oder weniger weit eindringen können und
danach auch die Qualität des zu erwartenden Bildes ausfallen.
Nachdem der höchste Grad dieser zulässigen Kompression erreicht
ist, wird eingeschaltet und etwa 2—3 Minuten exponiert.

So wird die ganze Lendenwirbelsäule untersucht. Für die
letztere, sowie den unteren Teil der Brustwirbelsäule werden im
allgemeinen, wie die drei Kreise in Fig. 77 zeigen, drei oder vier
Aufnahmen vollständig genügen. Befindet sich die Lichtachse
unterhalb des Nabels, so erhält man schon Teile des Kreuzbeins und
der Beckenschaufeln auf der Platte. Über die Aufnahmen dieser
Partien werde ich gesondert zu sprechen haben.

Unter Umständen kann es erforderlich sein, außer den beschriebenen Detailaufnahmen auch Übersichtsbilder der ganzen
Lendenwirbelsäule herzustellen. Hierzu bedient man sich mit Vorteil der auf Seite 103 beschriebenen Kastenblende.

Die Handhabung dieser Blende findet nunmehr in der Art,
wie in Fig. 78 abgebildet, statt. Der obere Rand des Kastens
wird in die Gegend unterhalb des Proc. ensiformis des Brustbeins
gesetzt, so daß der Nabel ungefähr in der Mitte des Kastens liegt
(siehe das Rechteck in Fig. 77). Mittels eines leichten Druckes
wird der letztere langsam, so weit es der Patient aushält, eingedrückt. Ist die Blende richtig gewählt, so erhält man ein Längs-
bild der Wirbelsäule, welche eine Platte 18 × 24 ihrer Länge nach
vollständig auszeichnet. Die Grenze des Bildes überragt die
Proc. transversi der Wirkelkörper nach jeder Seite um einen Querfinger. Die ganze Lendenwirbelsäule mitsamt dem oberen Teile
des Kreuzbeins ist in dieser Weise auf eine Platte zu bringen.
Die Bilder zeichnen sich ähnlich wie die mittels Zylinderblende
gemachten durch Schärfe der Struktur ganz besonders aus.

Eine gut aufgenommene und gut entwickelte Lendenwirbel-
platte zeigt deutlich die sämtlichen Details des Wirbels, wie wir sie
im anatomischen Lehrbuch oder am Skelett zu sehen gewohnt sind.
Nächst den Wirbelkörpern bemerken wir die Proc. transversi, ferner
die Proc. spinosi, sowie die oberen und unteren Gelenkfortsätze, den
Proc. mammilaris und den Proc. accessorius. Alle diese Teile sollen

beim gut gelungenen Bilde Struktur zeigen, so daß ein eventueller Bruch oder Sprung in ihnen mit Sicherheit nachzuweisen ist. Rechts und links von der Lendenwirbelsäule hebt sich als helles

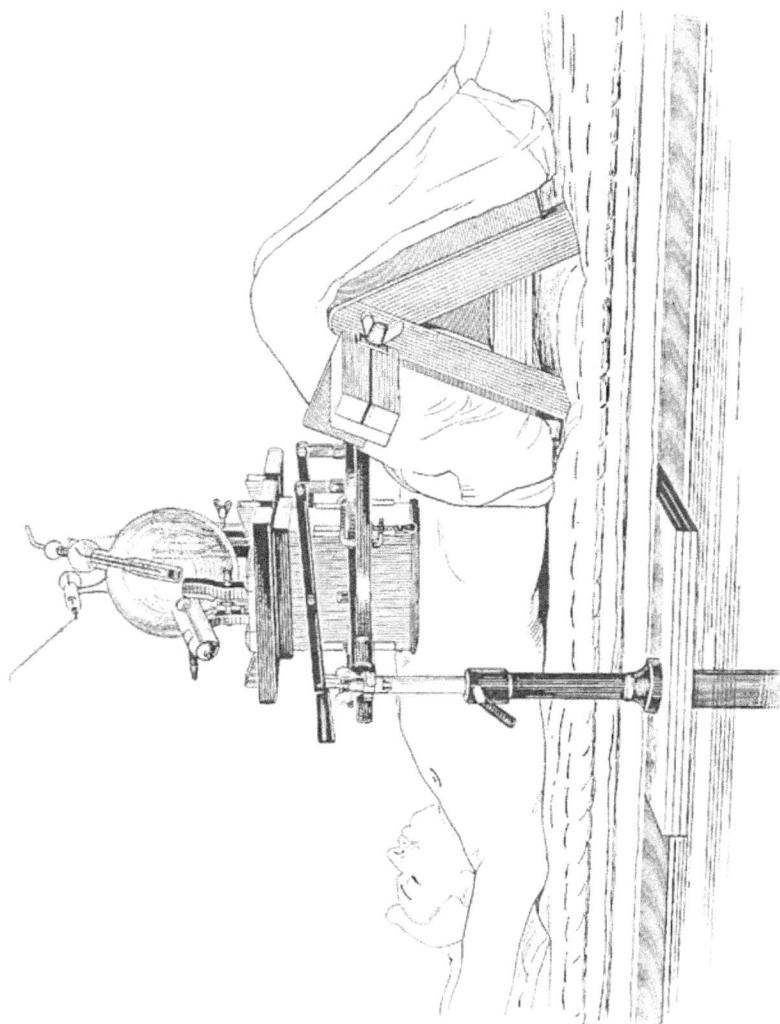

Fig. 78.

dreieckiges Feld der Musculus psoas in seinem Verlaufe nach unten ab.

Ich habe einen Fall von isolirter Fraktur des Proc. transvers. des dritten Lendenwirbel links seitlich gesehen. Die Bruchlinie hob sich scharf ab, das abgebrochene Stück des Fortsatzes war nicht wesentlich disloziert. Dieser Knochenbruch, welcher selten beobachtet wird, ist ätiologisch so zu erklären, daß der Patient gegen einen Gegenstand mit stumpfer Spitze geschleudert wurde. Letztere bohrte sich in den Rücken ein und sprengte den Querfortsatz ab.

Es ist bei dünnen Patienten unter allen Umständen möglich, vorzügliche Bilder zu erzielen, aber auch bei mittelstarken Leuten werden wir noch in den allermeisten Fällen Struktur oder doch für die Diagnose genügende Strukturandeutungen sehen können. Handelt es sich dagegen um sehr dicke Personen mit aufgetriebenen und gespannten, fettreichen Bauchdecken, so wird die Aussicht auf ein gutes Bild natürlicherweise geringer werden. Immerhin glaube ich, daß man mit meiner Methode selbst bei Leuten mit einem Bauchumfang von beispielsweise 100 cm noch relativ gute Bilder erreichen wird, die, wenn sie auch keine Strukturdetails mehr aufweisen, doch eventuelle Formveränderungen der Wirkelkörper zeigen dürften, so daß man eine Fraktur oder auch Veränderungen an den Bandscheiben, Spondylitis deformans, und anderes mehr nachweisen kann. Die Korpulenz ist indessen von so außerordentlich großem Nachteil, daß man gewiß manchmal den berechtigten Wunsch haben wird, diese Patienten von der Röntgenuntersuchung zurückzuweisen, denn man sollte es sich zum Prinzip machen, nur dann zu untersuchen, wenn man auch persönlich von der Darstellungsmöglichkeit des betreffenden Körperteils überzeugt ist. Mißlungene oder schlecht ausgefallene Aufnahmen diskreditieren den Untersucher weit mehr, als der Hinweis, daß die heutige Technik mit der Aussicht auf einen diagnostischen Erfolg derartige Aufnahmen noch nicht gestattet.

Bei Kindern gestalten sich natürlich die Verhältnisse außerordentlich günstig. Gerade hier werden wir häufig in die Lage kommen, Wirbelsäulenaufnahmen zu machen, wenn es sich um den Nachweis von beginnender Spondylitis oder um bereits bestehende Veränderungen der Wirbelkörper, Abszeßbildungen usw. handelt. Es ist mir mehrfach gelungen, um die Wirbelkörper herumliegende spondylitische Abszesse auf der Platte deutlich zu fixieren. Bei kleinen Kindern wird man die Anwendung des Kompressionsrohres wohl schwerlich ausführen können, da dieselben zu sehr geängstigt werden würden, und dadurch die ruhige Lage eine Störung erleiden müßte. Sind die Kinder bereits in dem Alter, daß sie auf Zureden still liegen, so empfiehlt es sich, die Aufnahme mittels Kompressionsrohrs zu machen. Bei kleinen sehr unruhigen Kindern wird man besser tun, eine Narkose einzuleiten und alsdann mit weicher Röhre (Skala W 6 BW 5) ca. 1—2 Minuten zu belichten. Die Resultate werden genügend gut ausfallen. Es erübrigt noch einige Worte hinzuzufügen, über die Möglichkeit, Knochenherde im Wirbelkörper nachzuweisen.

Man hat sich im Anfang der Hoffnung hingegeben, daß es ein leichtes sein müßte, einen Knochenherd zu finden. Es ist indessen durch Versuche, welche seinerzeit von Eugen Fraenkel und mir ausgeführt worden sind, erwiesen worden, daß die Darstellung eines Herdes, sei es in einer Extremität oder in einem Wirbelkörper, fast nie möglich ist, da der erstere sich vom physikalischen Standpunkt aus in keiner Weise vom gesunden Knochen unterscheidet. Innerhalb der Spongiosa liegt entweder das gesunde oder das tuberkulös veränderte Knochenmark (der Käseherd). Ob nun die Strahlen durch das erstere oder das letztere hindurchgehen, ist für ihre Penetrationskraft vollständig gleichgültig. Wir werden also, wie man sich an einem Sägeschnitt überzeugen kann, bei Röntgenographie eines Knochens mit Knochenherden ein sehr schönes Bild der Struktur erhalten, ohne jegliche Andeutung der Herde. Anders wird die Sache, wenn es sich um solche Prozesse handelt, welche bereits zur Einschmelzung von Knochensubstanz geführt haben, denn hier kommen direkte Defekte im Knochen in Betracht. Eine solche Stelle wird auf der Platte sichtbar sein, da dort, wo Defekte vorliegen, eine erhöhte Menge von Strahlung hindurchgeht. Schließlich wird in Fällen, wo es sich um Verkalkungen in alten Herden handelt, ebenfalls eine Markierung auf der Platte zu erhalten sein, da der verkalkte Herd den Strahlen einen höheren Widerstand, als der gesunde Knochen entgegensetzt.

---

11. Kapitel.

Das Becken.

Die Schwierigkeiten der Beckenuntersuchungen beruhen darauf, daß hier, wie bei den Wirbelsäulenaufnahmen, erhebliche Weichteilmassen zu überwinden sind, und daß als erschwerender Umstand die Füllung der Därme, und die dadurch bedingte Sekundärstrahlenbildung, hinzutritt. In der Anfangszeit fielen daher auch diese

Bilder meist höchst mangelhaft aus. Man war zufrieden, wenn man
den Schenkelhals und eventuell einen Teil der Hüftgelenkslinie sehen
konnte. Eine exakte Darstellung der Struktur der Beckenknochen
oder gar des Kreuzbeines wurde nicht erreicht. So ist es gekommen,
daß man nach der Güte der Beckenaufnahmen die Leistung eines
Instrumentarium oder die technische Fähigkeit des Untersuchers
bewertete.

Die Übersichtsbilder des Beckens haben im allgemeinen
wenig praktischen Wert, da ganz besonders hier infolge der weit
auseinanderliegenden Knochenpartien die perspektivischen Verzeichnungen recht erhebliche sind, so daß für topographische
Zwecke diese Bilder kaum zu brauchen sein dürften. Es sind indessen gewisse Indikationen für Aufnahmen von solchen Röntgenogrammen vorhanden. In erster Linie kommt die Darstellung des weib-
lichen Beckens zur Feststellung etwaiger Anomalien des großen
oder des kleinen Beckens resp. des Becken-Ein- und -Ausganges
in Betracht. Sehr oft sind diese Untersuchungen bislang noch nicht
gemacht worden, so daß dieselben noch keinen feststehenden Platz
in der Röntgendiagnostik erworben haben. Aber mit Unrecht, denn
man ist unter Umständen imstande, Abweichungen in den Becken-
verhältnissen zu konstatieren, welche dem Untersuchenden, der
allein auf die alten Methoden angewiesen ist, entgehen. Ich
möchte hier besonders an die schräg verengten Becken erinnern,
welche man bei Frauen mit angeborener Hüftluxation oder bei
solchen mit alten Coxitiden findet. Es ist bekannt, daß das
coxalgisch schräg verengte Becken in sehr vielen Fällen nicht zu
einem Geburtshindernis führt, immerhin ist es wichtig zu wissen,
ob eine solche schräge Verengerung vorliegt. Man hat im allgemeinen bisher die Ansicht gehabt, daß das Becken seine Schrägverengerung dem Umstande verdankt, daß die Seite des gesunden
Beines mehr als die des erkrankten belastet wird, mithin, daß
erstere eingedrückt wird und hieraus die Schrägverengerung resul-
tiert. Dieses besteht für viele Fälle zu Recht, es ist indessen durch
die Röntgenuntersuchung herausgekommen, daß oft gerade das umgekehrte Verhältnis vorliegt, daß nämlich die Seite des Beckens,
welche dem erkrankten Hüftgelenk entspricht, die eingedrückte,
also das Becken im entgegengesetzten schrägen Durchmesser verengt ist. Es liegt dieses daran, daß die ganze Partie, welche der
erkrankten Seite entspricht, weniger widerstandsfähig als die der
gesunden ist und daher leicht durch fortgesetzte Belastung eingedrückt werden kann. Die weniger große Resistenz der affizierten
Beckenhälfte läßt sich auch dadurch erweisen, daß man auf dem
Röntgenogramm Knochenatrophie dieser Hälfte konstatiert. Über

die beschriebenen Verhältnisse orientiert zu sein, dürfte für den Geburtshelfer unter Umständen einen gewissen Wert haben. Es liegt nun auf der Hand, daß man derartige Beckenuntersuchungen am besten an Übersichtsbildern wird machen können, speziell dann, wenn es sich um die komplizierte Methode der exakten Beckenmessung handelt, welche von französischer Seite angegeben worden ist.

Solange mit Röntgenstrahlen zu medizinisch-diagnostischen Zwecken untersucht wird, war es stets ein erstrebtes aber nicht erreichtes Ziel, das Kind in der Gebärmutter mit Röntgenstrahlen zur Darstellung zu bringen.[1]

Die Schwierigkeiten, welche sich diesen Untersuchungen entgegenstellten, waren durch den geringen Kalkgehalt der kindlichen Knochen, sowie durch die Dicke der Muskulatur der Gebärmutter und deren Inhalt an Fruchtwasser bedingt. Diese drei zusammentreffenden Faktoren verursachten eine sehr erhebliche Sekundärstrahlenbildung, welche zur Verschleierung der photographischen Platten führte und dadurch die Darstellung von Knochenteilen unmöglich machte.

Schon vor Jahren habe ich verschiedene Versuche an Schwangeren angestellt. Dieselben wurden teils in Rückenlage, teils in Seitenlage untersucht. Auf keiner der Platten markierte sich indessen der geringste Schatten des kindlichen Skelettes. Es war klar, daß man auf diesem Gebiete voraussichtlich nur durch Verfeinerung der Technik, insbesondere der Blendenanwendung weiterkommen würde. Neuere Versuche, welche ich mit meiner Kompressionsblende angestellt habe, ergaben nun ein wesentlich günstigeres Resultat. Ich untersuchte zwei Schwangere in der weiter unten zu beschreibenden Art und konnte auf sämtlichen angefertigten Platten teils deutliche Skeletteile des Rumpfes, teils den Kopf des Kindes erkennen.

Die erste Patientin, Ipara, welche zur Untersuchung kam, befand sich im 8. Monat der Schwangerschaft. Das Kind lag in zweiter Beckenendlage. Die Aufnahme in Rückenlage mußte von vornherein als aussichtslos aufgegeben werden, da wegen des hochgewölbten Abdomen die Blende nicht in die richtige Position gebracht werden konnte. Die Frau wurde in Seitenlage gelegt und der Kompressionszylinder in der Weise, wie Figur 79 illustriert, in Nabelhöhe auf den Leib aufgesetzt. Mittels einer Müllerschen Wasserkühlröhre, einem 60 cm Induktor mit Walterschaltung und Wehneltunterbrecher wurde 2$\frac{1}{2}$ Minuten exponiert. Die Platte

[1] Siehe *Zentralblatt für Gynäkologie* No. 49. 1904.

zeigte deutlich den Schädel des Kindes. Die Orbitae sowie der Kiefer, ferner die beiden Oberarme waren gut zu differenzieren. Selbstverständlich fiel das Bild nicht derart kontrastreich aus, daß es sich zur Reproduktion verwenden ließe.

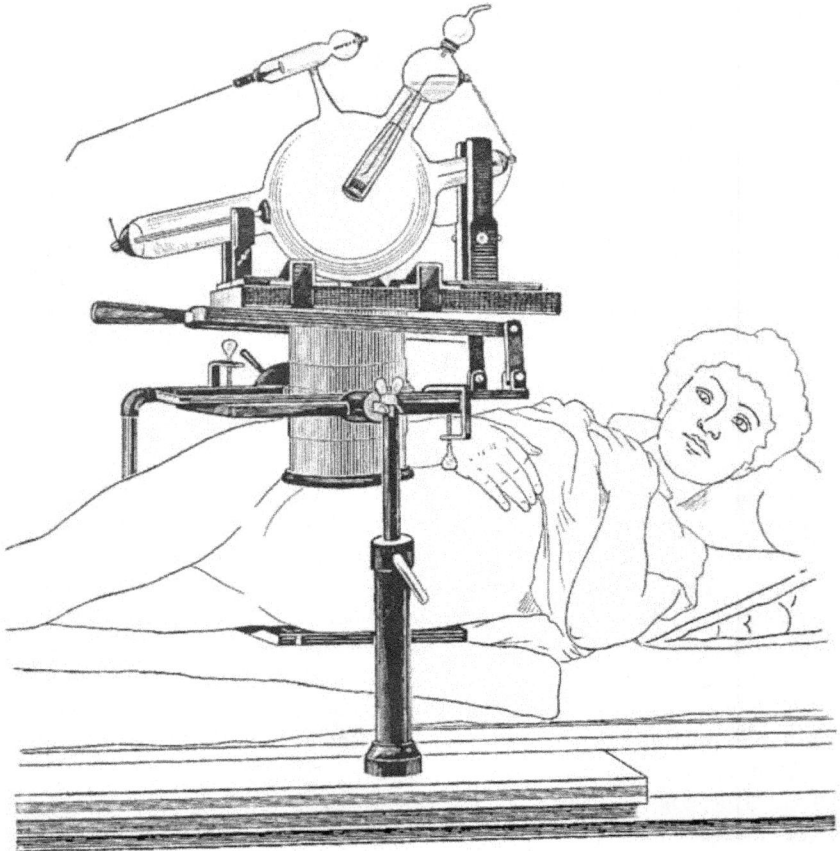

Fig. 79.

Der zweite Fall, welchen ich untersuchte, betraf eine schwangere Ipara im 8. Monat. Das Kind lag in erster Schädellage. Auch hier wurde genau wie im ersten Falle verfahren und ein Bild gewonnen, welches Teile der Wirbelsäule, der Extremitäten und namentlich deutlich die Rippen zeigte. Zwei hintereinander gemachte Aufnahmen fielen ungefähr gleichmäßig gut aus.

Der Grund, weswegen diese Aufnahmen im Gegensatz zu früheren Versuchen glückten, liegt hauptsächlich in der Anwendung einer exakten Abblendungsmethode.

Ob dem Nachweis des Kindes im Uterus eine diagnostische oder prognostische Bedeutung zukommt, läßt sich vorderhand nicht entscheiden. Es ist erforderlich, daß zunächst an größerem Material weitere Studien in dieser Richtung gemacht werden. Ich halte es für nicht ausgeschlossen mittels der Kompressionsblendenmethode die Zwillingsschwangerschaft zu diagnostizieren. Für schwieriger erachte ich die nutzbringende Anwendung dieser Untersuchungstechnik für Lagebestimmungen des Kindes unter Berücksichtigung der Beckenverhältnisse. Hier täuschen die perspektivischen Verzeichnungen viel zu sehr, als daß man ein einigermaßen diagnostisch-brauchbares Bild erhalten könnte. Etwas anderes ist es bei der Zwillingsschwangerschaft, wenn es weder auf die Beckenverhältnisse noch auf die Präzisierung der Lage ankommt, sondern wenn lediglich die Frage beantwortet werden soll, ob eine Zwillingsschwangerschaft vorliegt oder nicht.

Bekannt ist, daß die Röntgenmethode in der Geburtshilfe mit Erfolg bei der Extrauterin - Schwangerschaft von Brohl und Sjögren angewendet worden ist. Die Diagnose derselben dürfte in den vorgeschrittenen Monaten wohl meist gelingen, da das hindernde Moment der Uteruswandung und des Fruchtwassers in Fortfall kommt. Ebenso ist bereits mit Erfolg das Lithopädion von Marshall röntgenographisch dargestellt worden. Infolge der Verkalkungsprozesse der kindlichen Skeletteile läßt sich diese Schwangerschaftsanomalie in den meisten Fällen nachweisen. Daß auch Mißerfolge bei der Röntgenographie des Kindes im Uterus eintreten werden, ist selbstverständlich, da viele Faktoren gegen und nur wenige für das Gelingen sprechen. Nächst der sachgemäßen Anwendung des Blendenverfahrens ist vor allem der Wahl der richtigen Röhre die größte Aufmerksamkeit zu schenken, denn die zu weiche Röhre wird die zur Untersuchung kommenden Teile nicht durchdringen und Platten liefern, auf welchen nichts zu sehen ist, eine zu harte Röhre dagegen wird auch trotz Anwendung der Blenden die Platten verschleiern. Es ist Sache der Übung die erforderliche richtige Mittelqualität der Röhre je nach dem Umfang des Abdomens herauszufinden.

Eine weitere Indikation zur Aufnahme von Übersichtsbildern bildet die Darstellung der angeborenen Hüftluxation. Diese letztere

ist seit Beginn der Röntgenzeit stets als eine Lieblingsaufgabe der
Röntgenographie betrachtet worden, was in der Tat durchaus berechtigt ist, da für den operierenden Orthopäden die genaue Kenntnis des Standes des Schenkelkopfes, sowie der Größe und Form
der Pfanne von außerordentlichem Werte ist. Die Technik dieser
Untersuchung kann einfach, aber auch recht kompliziert sein,
letzteres namentlich dann, wenn es sich darum handelt, sehr kleine
Kinder von ein oder zwei Jahren zu untersuchen. Man wird zunächst in wenig Fällen die Freude haben, daß die Kinder während
der Aufnahme vollständig ruhig liegen. Wenn man auch die Röhre
verhüllt oder sonstige Vorkehrungen trifft, werden sie doch nur
selten während der ganzen Expositionszeit die unerläßliche absolute Ruhelage innehalten. In solchem Falle ziehe ich es vor,
eine Chloroformnarkose einzuleiten. Dieselbe braucht weder tief,
noch langdauernd zu sein. Sämtliche Vorbereitungen für die Aufnahme müssen vor Beginn der Narkose getroffen sein, so daß im
Moment der Reaktionslosigkeit die Röhre eingeschaltet werden
kann. Es empfiehlt sich, dieses Stadium auszunutzen und gleich
hintereinander zwei Aufnahmen zu machen, um für den Fall des
Mißlingens einer derselben nicht genötigt zu sein, eine zweite Narkose vornehmen zu müssen.

Die Kinder werden in Rückenlage auf die Platte gelegt und
zwar je nach der Größe, vom Format 18/24 oder 24/30, bei
kleineren Kindern wird 18/24 stets vollständig genügen. Man
kann ohne Blende mit einer guten weichen Röhre ein genügend
scharfes Strukturbild (Skala W 5—6. B W 4—5) des kindlichen
Beckens erhalten. Ich möchte indessen empfehlen, auch selbst
bei diesen verhältnismäßig leichten Aufnahmen lieber das Blendenverfahren anzuwenden, da man nicht in der Lage ist, stets
über eine ideale Röhre zu verfügen, und da sich häufig eine
solche, welche man für vorzüglich gehalten hat, während der Aufnahme plötzlich als zu hart oder zu weich herausstellt. Namentlich die zu harten Röhren verschleiern das sonst gut ausgefallene
Bild. Man benutzt die Tisch- oder die Wandarmblende und zwar
mit einem Abstand von 33 cm und einer Diaphragmaweite von
8 cm bei rundem Blendenloch. Wie wir aus der Tabelle gesehen
haben, deckt eine solche Blende in diesem Abstande einen Kreis
von 27 cm, also eine Platte vom Format 18/24 vollständig. Handelt es sich um ein größeres Kind, welches nicht auf 18/24 Platz
findet, so wird die Blende (8 cm) auf 36 cm Abstand entfernt und
wir erhalten einen Kreis vom Durchmesser 21 cm, der jedenfalls
ausreichen dürfte. Für noch größere Kinder wird dann der Abstand auf 41 cm erhöht, wodurch der Durchmesser des Beleuch-

tungskreises auf 34 cm wächst. Die Röhre muß, wie schon gesagt, von außergewöhnlich guter Qualität sein. Man nimmt am besten eine weiche Handröhre (Skala W 5 B W 4). Die Exposition beläuft sich, je nach der Größe des Kindes, auf eine halbe bis zwei Minuten. Gerade bei den kleinsten Kindern muß möglichst kurz exponiert und die Röhre weich gewählt werden, da die Knochen verhältnismäßig kalkarm sind und außerordentlich leicht durchstrahlt werden können.

Ein solches Beckenbild gibt, wenn es gut ausgefallen ist, alle Details wieder. Die Struktur ist überall, sowohl auf dem Oberschenkel, wie auf den Beckenknochen mit Einschluß des Kreuzbeines sichtbar. Nicht selten sieht man die Flexura sigmoidea, welche namentlich dann deutlich wird, wenn dieselbe mit Kot gefüllt ist. Über die Pfannenverhältnisse erhalten wir, wenn man die gesunde Seite mit der kranken vergleicht, genügenden Aufschluß. Der Stand des Kopfes, die Höhe desselben, sowie die Richtung des Halses gehen indessen aus den Bildern nicht völlig perspektivisch richtig hervor. Da die Strahlen in Gestalt eines Lichtkegels, also divergierend das Becken treffen, so werden die Distanzen z. B. zwischen Os ileum und Schenkelkopf nicht richtig dargestellt, ebenso zeigt der Femurkopf, sowie das ganze Becken gewisse durch den divergenten Strahlengang bedingte Abweichungen von den wirklichen Verhältnissen. Zur oberflächlichen Orientierung mögen indessen diese Aufnahmen meist genügen.

Da wir mit der Kompressionsblende nur ein Hüftgelenk zurzeit röntgenographieren, so müssen, falls Vergleichsplatten erforderlich sind, die Hüften nacheinander aufgenommen werden. Hat man k l e i n e Kinder zu untersuchen, dann kann man bei Benutzung des Zylinder (13 cm) ohne Schwierigkeit b e i d e Hüftgelenke auf e i n e Platte bringen.

Handelt es sich indessen darum, speziell das luxierte Hüftgelenk in allerschärfster Weise und o h n e n e n n e n s w e r t e p e r s p e k t i v i s c h e V e r z e i c h n u n g zu röntgenographieren, so wird man die Kompressionsblende mit Vorteil anwenden. Zylinder (13 cm) gibt einen ausreichenden Belichtungskreis, um bei Kindern jeder Größe diese Partien sämtlich auf die Platte zu bringen. Die Kinder werden unter der Kompressionsblende in der üblichen Weise gelagert und der Zylinder mit seinem Zentrum derart eingestellt, daß der Mittelpunkt des Pubartschen Bandes, also die Pfanne, in der Lichtachse steht. Diese Einstellung garantiert ein Bild, welches die Lagerverhältnisse zwischen Femurkopf und Pfanne anatomisch richtig wiedergibt. Die Belichtung beträgt je nach der Dicke des Kindes 1—1$^1/_2$ Minuten. Die Aufnahme des Hüftgelenkes emp-

fiehlt sich zunächst vor der Operation, sodann während der
Zeit, in welcher das Kind im Gipsverbande liegt und schließlich
am Schluß der Behandlung, bei der Entlassung. Die Aufnahme
im Gipsverband macht man zweckmäßig in der Weise, daß vorn
und hinten an denjenigen Stellen, welche senkrecht über oder unter
der Gelenkpfanne liegen, in den Verband Fenster eingeschnitten
werden. Man hat alsdann nur nötig, die Kompressionsblende auf
dieses Fenster einzustellen, um scharfe Bilder zu erhalten, welche
über den Stand des Schenkelkopfes innerhalb des Verbandes Aufschluß geben. Die Aufnahmen vor und nach der Operation macht
man bei Spreizung der Beine, da alsdann die Lage der Schenkel-
köpfe am besten zur Geltung kommt.

Neuerdings ist vielfach auch vorgeschlagen worden, stereoskopische Röntgenogramme des Hüftgelenkes bei der angeborenen
Luxation zu machen. Über das Verfahren werde ich später bei
der Abhandlung der Stereoskopie berichten. Es ist nicht zu bestreiten, daß die stereoskopischen Bilder einen idealen Einblick in
die Knochenverhältnisse der angeborenen Luxation geben. Es bleibt
aber immerhin fraglich, ob man in allen Fällen das Verfahren
mit Nutzen anwenden wird, da dasselbe außerordentlich viel
mühsamer und zeitraubender, und wegen des großen Platten-
verbrauchs auch kostspieliger ist. Die Methode der direkten Betrachtung stereoskopisch aufgenommener Originalplatten ermöglicht
allerdings die körperliche Darstellung ohne wesentlich erhöhten
Plattenkonsum und in allerkürzester Zeit. Auch hierauf wird später
zurückzukommen sein.

Bei der Darstellung der Coxa vara kommt es darauf an, sowohl
die Krümmung des Schenkelhalses nach oben als auch die
Verbiegung nach vorn zu zeigen. Bei der beschriebenen Kom-
pressionsaufnahme in Rückenlage des Patienten kommt die Krümmung nach oben ohne perspektivische Verzeichnung deutlich
heraus. Um die Krümmung nach vorn darzustellen, bedürfen wir
entweder einer stereoskopischen Aufnahme oder einer Aufnahme in
Beugung und Abduktionsstellung des Oberschenkels. Es empfehlen
sich ferner auch Aufnahmen mit einwärts rotiertem Femur.

12. Kapitel.

Der Oberschenkelhals.

Der Nachweis der Schenkelhalsfrakturen bietet nächst den angeborenen Luxationen wohl das Hauptkontingent der Beckenuntersuchungen. Er ist außerordentlich dankbar und bei richtiger Technik verhältnismäßig leicht auszuführen. Handelt es sich um frische Frakturen, so empfiehlt es sich, den Patienten, welcher auf einer Tragbahre oder in einem Bette in das Untersuchungszimmer gebracht wird, in seiner Lage vollkommen liegen zu lassen, um ihm unnötige Schmerzen zu ersparen und die Fraktur in ihrer Heilung durch Bewegungen nicht zu beeinträchtigen. Man schiebt unter das Hüftgelenk, je nach der Größe des Kranken, eine Platte, etwa vom Formate 18/24. Die Tisch- oder die Wandarmblende wird mit einer guten Beckenröhre (W 7 BW 6) armiert und zentriert und nach der Tabelle in bereits erklärter Weise eingestellt. Die Belichtungsdauer wird etwa $1^1/_2$—2, bei starken Personen 2—3 Minuten betragen. Es ist wichtig, daß der ganze Schenkelhals mit Einschluß des Trochanter major, eines Teils des Oberschenkelschaftes und der ganzen Pfanne auf dem Bilde zu sehen ist, um eventuelle Differentialdiagnosen zwischen Schenkelhalsfraktur, Pfannenfraktur oder Fraktur durch den großen Trochanter stellen zu können. Solche Bilder müssen scharf und Struktur zeigend ausfallen, namentlich auch deswegen, weil eventuelle Absprengungen usw. den Heilungsverlauf beeinflussen können und bei der Therapie berücksichtigt werden müssen.

Das Kompressionsblendenverfahren ist hier wiederum an erster Stelle am Platz. Natürlich verzichtet man auf eine Kompression, da dieselbe zu schmerzhaft sein würde, und beschränkt sich darauf, den Zylinder nach Zwischenlegen eines Wattekissen auf die Haut fest aufzusetzen. Der Einstellungspunkt der Lichtachse liegt, wie schon bei der angeborenen Hüftluxation gesagt, auf der Hälfte des Ligamentum pubarti event. auch etwas tiefer. Je nachdem der Patient korpulent oder weniger stark ist, muß man mit der Blende etwas mehr nach außen und unten gehen (siehe Fig. 80 und 81). Handelt es sich um Fälle von alten Schenkelhalsfrakturen, welche bereits geheilt sind, aber noch zu zahlreichen Beschwerden und Störungen Anlaß geben, wie solches vorwiegend bei Unfallbegutachtungen der Fall zu sein pflegt, so wird die Aufnahme auf

dem gewöhnlichen Untersuchungstisch gemacht. Patient wird, wie
die Fig. 81 zeigt, auf demselben gelagert und das Kompressionsrohr,
wie oben beschrieben, eingestellt. Man benutzt Rohr (13 cm),
welches einen genügend weiten Belichtungskreis gibt, um außer

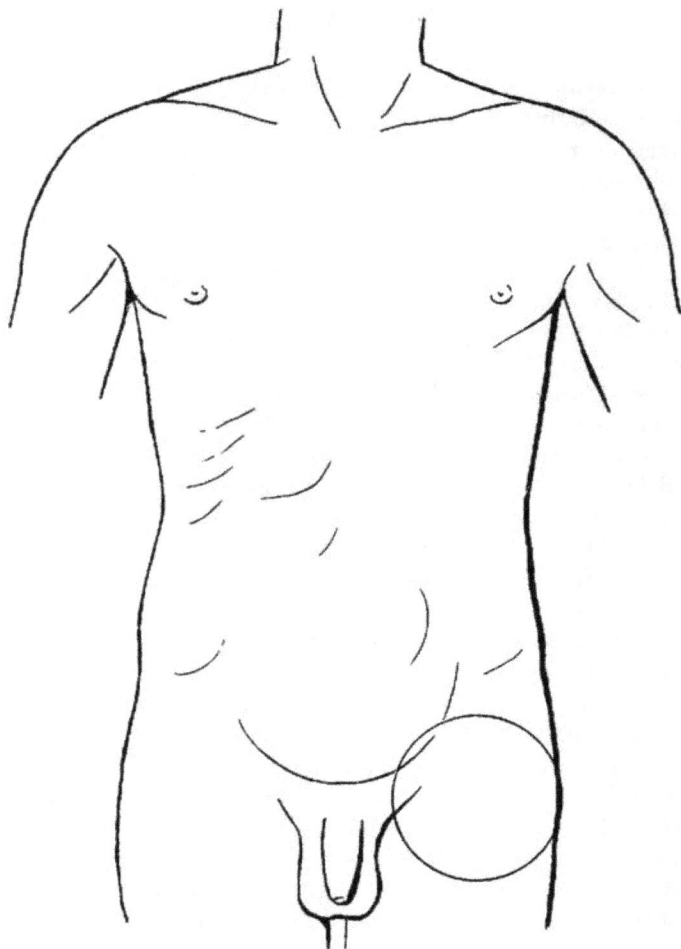

Fig. 80.

dem Schenkelhals auch die benachbarten Beckenpartien vollständig
übersehen zu können. Es empfiehlt sich, das Bein auf die in Fig. 89
abgebildete Schiene zu legen und den Fuß durch einige Gummi-
bindentouren zu fixieren. Hierdurch wird ein Bewegen oder ein
Verdrehen während der Aufnahme am sichersten verhindert. Die

Pression, welche durchaus schmerzlos ist, da man ein Wattekissen zwischen Zylinder und Oberschenkel legt, kann mit Vorteil ziemlich stark ausgeführt werden, wodurch die Ruhelage garantiert wird. Ein derartiges Bild muß die Struktur des Oberschenkels, Corticalis,

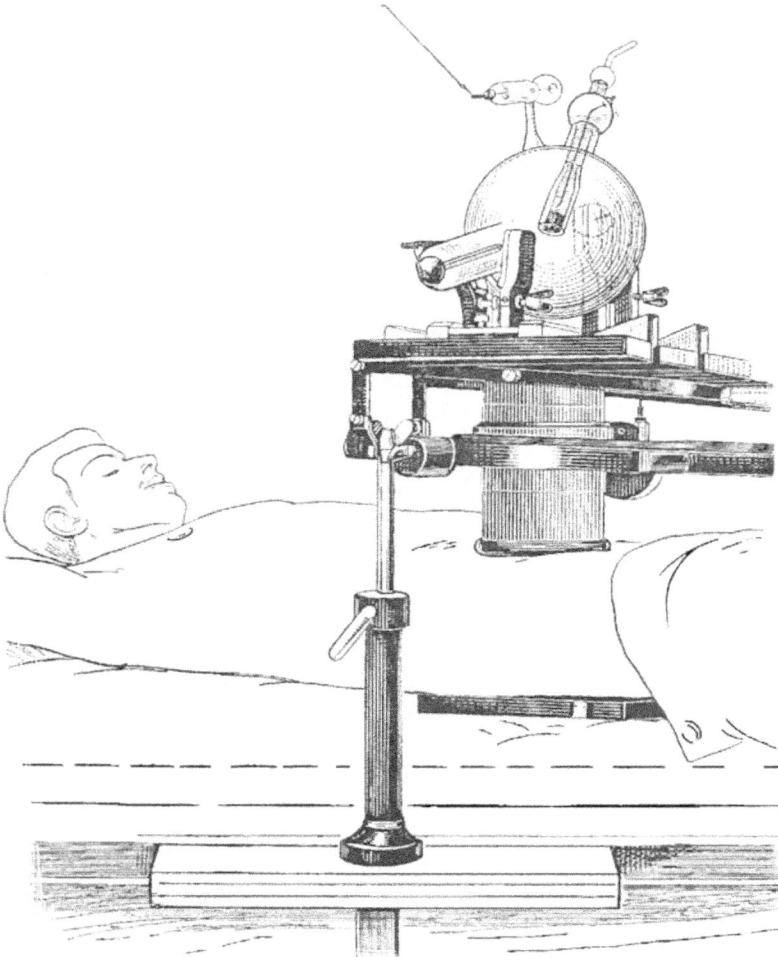

Fig. 81.

Spongiosa, sowie die Trajektorien des Schenkelhalses zeigen. Die Fovea soll ebenfalls klar hervortreten. Es ist dieses mit der Kompressionsblende fast stets zu erreichen, vorausgesetzt, daß die Röhre richtig gewählt und die Blende in der beschriebenen Weise eingestellt worden ist. Solche Aufnahmen lassen sich auch mittels der

Tisch- und Wandarmblende machen, wobei bezüglich des Abstandes
und der Blendenweite nach der Tabelle zu verfahren ist. Es ist
jedoch zweifellos, daß diese Bilder weniger gut und prägnant als
die mit dem Kompressionsrohr gemachten ausfallen.

Frakturen der übrigen Teile des Beckens müssen zunächst
lokalisiert werden, was man unter Umständen unter Zuhilfenahme
von Übersichtsbildern tun kann. Ist man über den Sitz der Fraktur
einigermaßen orientiert, so folgt das Blendenverfahren, wobei jedesmal die Partie, auf welche es ankommt, in der üblichen Weise
eingestellt wird. Bei den Pfannenfrakturen muß man das Kompressionsrohr oder die anderen Blenden so einstellen, daß die
Lichtachse nicht auf dem Halbierungspunkt des Ligamentum pubarti,
sondern 2—3 cm höher und ca. 2 cm näher der Mittellinie liegt. Es
hat dieses den Grund, die Pfanne mehr von der Rückseite zu
sehen, was unter Umständen, wenn es sich um den Nachweis von
Callus handelt, Bedeutung haben kann. Bei Beckenschaufelfrakturen
stellt man den Zylinder so ein, daß sein oberer Rand zwei Querfinger breit oberhalb der Crista ossis ilei steht.

Bei der Coxitis ist stets durch Aufnahme auch der gesunden
Seite ein Vergleichsobjekt zu schaffen. Die coxitischen Veränderungen sind bisweilen schwer zu erkennen, namentlich wenn
es sich um die allerersten Stadien handelt. Ist die Erkrankung
etwas weiter fortgeschritten, so daß es schon zu Knochendefekt-
bildungen gekommen ist, dann wird die Diagnose meist leicht zu
stellen sein, da sich deutliche Unterschiede zwischen der erkrankten
und der gesunden Seite zeigen. Knochenherde, welche mit Sub-
stanzverlust verbunden sind, markieren sich auf technisch guten
Bildern meist. Nicht selten gelingt es bei richtig aufgenommenen
Hüftgelenksbildern, auf welchen die Gelenklinie als klarer, deutlicher Spalt herausgekommen ist, Verschiedenheiten zwischen dem
gesunden und dem kranken Hüftgelenkspalt zu beobachten. Die
Gelenkspalte der erkrankten Seite erscheint dann getrübt und
verwischt, eventuell auch bei bereits eingetretener Zerstörung des
Knorpels verschmälert, oder falls ein Erguß vorliegt, verbreitert.
Jedoch sollte man sich hüten, bei anscheinend norma-
lem Röntgenbild das Vorhandensein einer Coxitis auszuschließen, denn die Anfangsstadien markieren sich nicht.

Die osteomyelitischen Erkrankungen des Schenkelkopfes
können natürlich nur mit dem exakten Kompressionsblendenverfahren
dargestellt werden. Sequester im Femurkopf lassen sich auf sehr
guten Bildern erkennen. Die Technik bei der Coxitis, sowohl wie
bei der Osteomyelitis ist dieselbe, wie die bei den Frakturen beschriebene. Auch die Untersuchungen des Trochanter major können

unter Umständen indiziert sein, z. B. bei syphilitischen Veränderungen, die sich deutlich in der Strukturzeichnung markieren. Der Trochanter wird genau nach denselben Grundsätzen mittels der Blende eingestellt, wie das Hüftgelenk selber.

Die chronischen, deformierenden, arthritischen Prozesse an der Pfanne und am Schenkelkopf spielen besonders bei der Begutachtung von Unfallpatienten eine bedeutende Rolle. Die Auflagerungen am Kopf und am Pfannendach, sowie die Veränderungen der Form des Schenkelkopfes, welcher statt rund bisweilen eiförmig erscheint, lassen sich nur auf wirklich scharfen Strukturbildern nachweisen. Man hüte sich, falls man keine technisch vorzüglichen Bilder zur Verfügung hat, die Beschwerden der Kranken zu leicht zu nehmen. Unbedeutende Veränderungen im Gelenk können den Patienten bedeutende Leiden verursachen. Es ist einer der schönsten Erfolge der Röntgenologie, daß mit dem Fortschreiten ihrer Technik die Diagnose auf Simulation immer seltener gestellt wird.

13. Kapitel.

Das Kreuzbein.

Das Os sacrum kommt meist in Verbindung mit dem letzten Lendenwirbel zur Aufnahme. Man schiebt dem Patienten, welcher sich in Rückenlage befindet, eine Platte vom Format 18/24 unter das Kreuzbein. Der Einstellungspunkt für die Lichtachse befindet sich, wenn man den oberen Teil des Kreuzbeines, den letzten Lendenwirbel und die Beckenschaufeln in ihren oberen Partien zur Darstellung bringen will, zwei Querfinger unterhalb des Nabels. Diese Aufnahme ist besonders geeignet für die Kompressionsmethode, da man bei einigermaßen weichem Abdomen hier mittels langsamen Druckes außerordentlich in die Tiefe dringen kann. Auch ohne die erstere läßt sich mit der Tischblende oder mit dem Wandarm, besser noch mit der beschriebenen Holzrahmenblende diese Aufnahme machen. Man markiert ähnlich wie bei der Lendenwirbelsäule die darzustellende Partie des Kreuzbeines mit Blaustift,

legt den Patienten mit der bezeichneten Stelle auf das Loch im
unteren Brette und stellt das obere Brett ein.

Der Kompressionszylinder (13 cm) wird gegebenenfalls hart
oberhalb der Symphyse ohne Zwischenlage eines Kissens eingedrückt,
und zwar soweit als möglich, mit einer geringen der Symphyse zu-
gerichteten Schrägneigung der Lichtachse. Man erhält dann, wenn
die Patienten nicht zu dick sind, das ganze Kreuzbein bis hinunter
zum Steißbein, in den allermeisten Fällen mit guter Struktur.

Unter Umständen kann es von Interesse sein, über das Verhalten der Arteria iliaca etwas Näheres zu wissen, speziell festzustellen, ob eine Verkalkung derselben vorliegt oder nicht. Solche
Aufnahmen lassen sich mittels der Kompressionsverfahren sehr
schön ausführen, da man imstande ist, gerade an den Partien, wo
man auf die Arteria iliaca trifft, weit in die Tiefe einzudrücken.
Das Kompressionsrohr wird seitlich von der Mittellinie hart an der
Symphyse eingedrückt. Ein solches Bild zeigt das Os ileum,
die Synchondrosis sacroiliaca, einen seitlichen Teil des Kreuzbeins
und, wenn die Arterie in der Tat verkalkt ist, dieselbe in ihrem
vollständigen Verlauf. Man hüte sich indessen, für die Untersuchung des Kreuzbeins sowohl, wie für die der Arteria iliaca
zu harte Röhren zu nehmen. Die gewöhnliche Durchschnitts-
beckenröhre dürfte schon etwas zu hart sein. Das Kreuzbein ist
ähnlich wie das Schulterblatt ein außerordentlich dünner und
poröser Knochen, welcher leicht zu durchstrahlen ist. Nur mit
wirklich weichen Röhren W 6 BW 5 kann man hier Strukturverhältnisse zeigen. Die Indikationen für die Kreuzbeinuntersuchungen
sind nicht sehr zahlreich, hauptsächlich werden dieselben dann in
Betracht kommen, wenn es sich um den Nachweis von Tumoren in
dieser Gegend oder um destruierende Prozesse in der Synchondrosis
sacroiliaca handelt.

Vor der Aufnahme muß das Rektum am besten mittels Ein-
lauf völlig entleert sein. Kotmengen hindern die Durchstrahlung
außerordentlich. Bei Untersuchungen des letzten Steißbeinwirbel
blase man das Rektum mit Luft auf. Die Struktur erscheint alsdann außerordentlich scharf. Befinden sich Flatus im Rektum, so
wirken dieselben wie künstlich eingeblasene Luft, sie markieren
sich ebenso wie in den höheren Darmabschnitten als schwarze sehr
kontrastreiche Stellen. Ist der Darm mit Luft gefüllt, so kann
man den Sphincter intern. ebenso wie die Haustra im Dickdarm
manchmal deutlich differenzieren.

14. Kapitel.

Die untere Extremität.

I. Der Oberschenkel.

Bei den Oberschenkeluntersuchungen wird man unter allen Umständen den Grundsatz festzuhalten haben, daß in zwei Richtungen Aufnahmen gemacht werden müssen. Es ist dieses unbedingt erforderlich, um sich über etwaige pathologische Veränderungen, sowie über die Ausdehnung der letzteren einen Begriff zu machen. Die Frakturen können in horizontaler Lage untersucht, bisweilen kaum oder gar nicht zu sehen sein, während man erstaunt ist, bei einer Aufnahme in Seitenstellung eine erhebliche Abweichung der Bruchenden konstatieren zu müssen. Das Blendenverfahren wird hier in der Weise zur Anwendung kommen, daß man große Belichtungskreise von 34 cm Durchmesser nimmt, um sich über die Lokalisation der Frakturen zu orientieren. Ist die Stelle gefunden, dann empfiehlt es sich, mit engeren Diaphragmen oder mit der Kompressionsblende diese eine Partie einer genauen Aufnahme zu unterziehen, um den Verlauf der Bruchlinie, etwaige Abweichungen, Absprengungen oder Callus nachzuweisen.

Bei Anwendung der letztgenannten Methode nehme man die Kastenblende und untersuche in zwei aufeinander senkrecht stehenden Ebenen.

In der gleichen Weise verfährt man bei Untersuchungen auf Sequester bei Osteomyelitis. Etwa bestehende Fisteln geben keinen Anhalt für die Lokalisation eines osteomyelitischen Herdes. Man muß in einem solchen Falle den Oberschenkel in großer Ausdehnung untersuchen und zunächst auf Übersichtsaufnahmen oder auf Aufnahmen mit der Kastenblende die einzelnen affizierten Partien feststellen. Das Vorhandensein kleiner Sequester wird mittels der Kompressionsmethode mit engen Blenden konstatiert werden können.

Hat man die Erkrankung topographisch lokalisiert, dann empfiehlt es sich auch in den unteren Teil des Zylinders eine Blende einzulegen. Die Bilder, welche man auf diese Weise erhält, sind entsprechend dem Durchmesser der unteren Blende nur klein (3 bis 4 cm im Durchmesser) aber von außerordentlicher Schärfe. Immerhin gehören diese Aufnahmen zu den schwierigen Aufgaben, nament-

lich dann, wenn die Weichteile und die Muskulatur sehr kräftig
entwickelt sind. Auch hier muß in zwei verschiedenen, aufeinander
senkrecht stehenden Ebenen untersucht werden, da die Sequester
sich bisweilen nicht in beiden Ebenen gleich deutlich markieren.
Bietet die Untersuchung in zwei Ebenen Schwierigkeiten, dann
röntgenographiere man zunächst bei senkrechtem Strahlengange
und alsdann mit Schrägstellung des Zylinders im Winkel von ca. 45°.
Die Regel, in zwei Richtungen zu untersuchen, gilt selbstverständlich
auch für die Knochensyphilis und die Neubildungen am Oberschenkel. Gerade bei den letzteren ist es außerordentlich wichtig,
weil der Nachweis des Ursprungs der Sarkome für die Therapie
von Bedeutung ist, eine Tatsache, auf welche Dietz er hingewiesen
hat. Es muß verlangt werden, daß die Corticalis und die Spongiosa deutlich voneinander differenziert sind, da hierauf oft der
Aufbau der Diagnose basiert ist. Es trifft dieses dann besonders
zu, wenn es sich um tertiäre syphilitische Veränderungen am Oberschenkel handelt. Die osteoporotischen und osteosklerotischen Veränderungen des Knochens sind auf dem Röntgenbilde in exakter
Weise zur Darstellung zu bringen, auch die periostalen syphilitischen
Affektionen markieren sich deutlich, vorausgesetzt, daß die Bilder
bis in die Details hinein scharf und klar ausgefallen sind.

II. Das Kniegelenk.

Die Untersuchung der Knie bereitet oft Mühe, weil es schwer
ist, beim liegenden Patienten das Bein so fest zu lagern, daß
während einer 1 — 2 Minuten dauernden Durchleuchtung die absolute Ruhestellung garantiert ist. Man hilft sich durch Beschweren
der Extremitäten oberhalb und unterhalb des Knies mit Sandsäcken.
Mit Nutzen habe ich auch die Aufbandagierung auf die Kassette
mittels der Esmarchschen Binde vorgenommen. Es ist indessen
nicht zu leugnen, daß trotz dieser Vorsichtsmaßregel recht häufig
unscharfe Bilder entstehen, welche zur Diagnose nicht oder nur
ungenügend geeignet sind. Benutzt man die Tischblende oder die
Wandarmblende, so ist man genötigt, das Bein durch Sandsäcke,
Schlitzbinden oder Gummizüge zu fixieren.

Der Patient wird bei der Aufnahme in Seitenlage auf seine
rechte, respektive linke Seite gelegt, im Rücken fest gestützt und das
zu untersuchende Knie auf die Platte gelagert. Bei Aufnahme des
Knies von der Außenseite ist dieses leichter als bei der Röntgenographie von der Innenseite. Im ersteren Falle ruht die Last des
Beines direkt auf der Platte, während das nicht zu untersuchende

Bein nach rückwärts gehalten wird. Das letztere muß aber mit
derselben Sorgfalt gelagert werden wie das zu untersuchende, da
sich etwaige Bewegungen desselben der anderen Extremität störend
mitteilen können. Man legt zweckmäßig unter das gesunde Knie

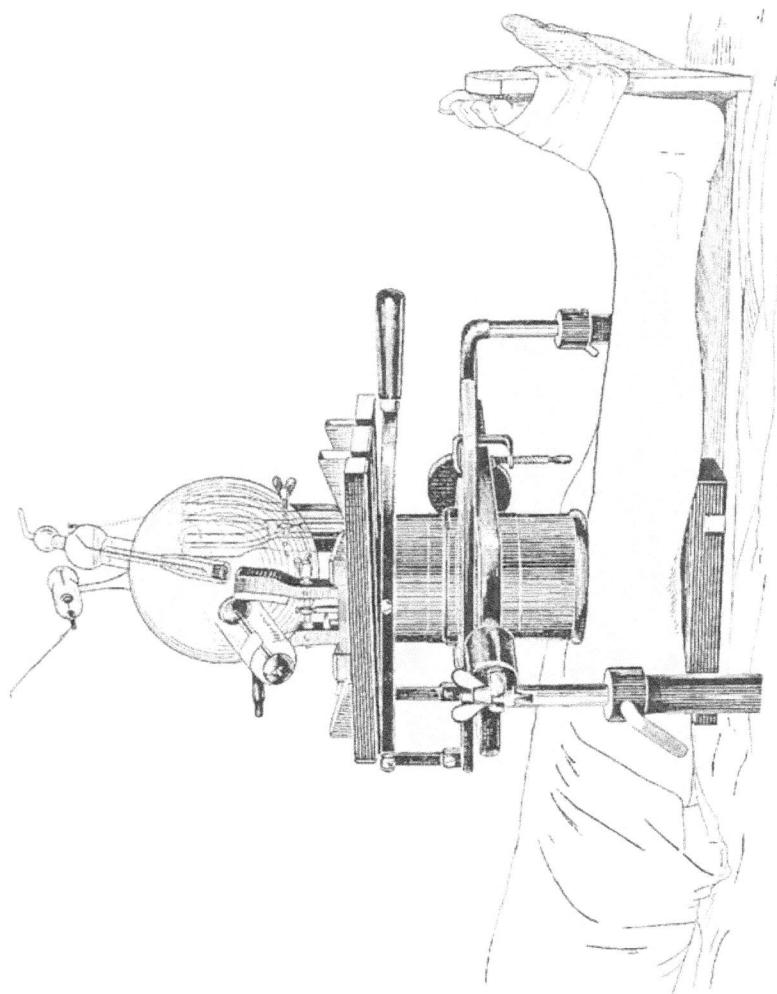

Fig. 82.

große Sandsäcke und stützt die Fußsohle ebenfalls durch solche,
so daß ein Verrutschen unmöglich wird. Platten vom Format 18/24
werden für die Aufnahme der Knie in Seitenlage ausreichen. Die
Blende wird mit ihrem Lot genau auf den Gelenkspalt, welcher

durch Palpation leicht zu fühlen ist, eingestellt. Die Exposition beträgt mit einer mittelweichen Röhre (W 6 BW 5) $1^1/_2 - 2$ Minuten. Die Aufnahmen von der Innenseite her werden am zweckmäßigsten so gemacht, daß man so viele Bretter unter das auf der Platte aufbandagierte Knie schiebt, daß Ober- und Unterschenkel horizontal liegen. Ist letzteres nicht der Fall, so wird eine perspektivisch falsche Vergrößerung des der Platte abgewandten Kondylus entstehen. Das nicht zur Untersuchung kommende Bein muß nach hinten gestreckt und dort fixiert werden. In dieser Stellung hat der Patient den besten Halt. Bei der Aufnahme in Rückenlage bedient man sich der in Fig. 89 abgebildeten Schiene, deren Wirkung, die man durch einige Sandsäcke noch unterstützen kann, darin besteht, daß der Unterschenkel keine Drehungen, welche sich dem Knie mitteilen, ausführen kann. Diese Aufnahme ist wesentlich leichter, da der Körper infolge der bequemeren Lage ruhig liegt. Als Einstellungspunkt wählt man das untere Ende der Patella, respektive die Mitte des deutlich fühlbaren Gelenkspaltes. Die Knieaufnahmen werden mit einer Blende gemacht, welche eine Platte vom Format 18/24 vollständig, entsprechend der Tabelle auszeichnet. Bei kleineren Knien kann man eine etwas engere Blende wählen, da das Bild um so schärfer und exakter wird, je kleiner das Diaphragma ist. Es ist indessen kein Zweifel, daß diese Knieaufnahmen in der eben beschriebenen Weise doch in sehr vielen Fällen zu Mißerfolgen Anlaß geben und zwar liegt dieses daran, daß auch bei exaktester Lagerung und bei bestem Willen des Patienten kleine Bewegungen schwer zu vermeiden sind.

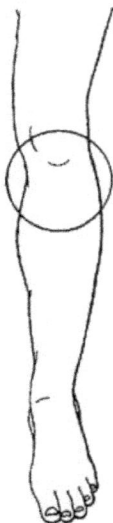

Fig. 88.

Bei der Aufnahme mittels Kompressionsblende kommen die folgenden *vier typischen Stellungen*, welche genügen, um eine für alle Fälle erschöpfende Darstellung des Kniegelenkes zu gewährleisten, in Betracht.

I. Rückenlage des Patienten. Unter- und Oberschenkel auf der Schiene. Oberer Rand des Zylinder (13 cm) zwei Querfinger über dem oberen Rand der Patella (Kissen!). Bei dieser Einstellung geht die Lichtachse durch die Eminentiae intercond. Der Gelenkspalt ist mithin in seiner ganzen Ausdehnung völlig frei (Fig. 82, 83 u. 84).

II. Seitenlage des Patienten auf der Aussenseite. Oberer Rand des Zylinders (13 cm) zwei Querfinger über dem oberen Rand der Patella (Kissen!), so daß die Lichtachse durch die Eminentiae inter-condylicae geht (Fig. 85, 86, 87).

Bei dieser Aufnahme erscheint der Gelenkspalt soweit dieses möglich ist frei. Die Gegend der Eminentiae intercond. deckt sich

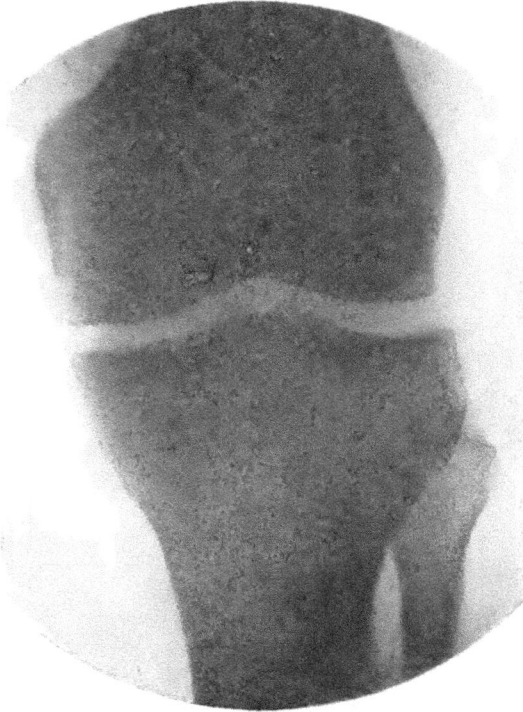

Fig. 84.

jedoch immer teilweise mit den Kondylen. Ist die Einstellung der Lichtachse richtig, so erscheint die Patella frei schwebend vor den Kondylen.

IIa. Dieselbe Lagerung mit Schrägstellung des Stereoskop-zylinders (Kissen!), so daß die Lichtachse in die Kniekehle hinein auf die Eminentiae gerichtet verläuft. Durch diese Strahlenrichtung werden die Kondylen auseinandergebracht, wodurch man gewissermaßen in die Kniekehle hineinsieht. Die Patella schwebt dann nicht mehr frei vor den Kondylen, sondern in natürlicherer Lage zwischen den letzteren. (Fig. 88.)

Stellung II und IIa kann man ohne weiteres zur direkten stereoskopischen Betrachtung kombinieren.

III. Seitenlage des Patienten auf der Innenseite des Knies. Es müssen soviel Bretter untergeschoben werden, daß Ober- und Unter-

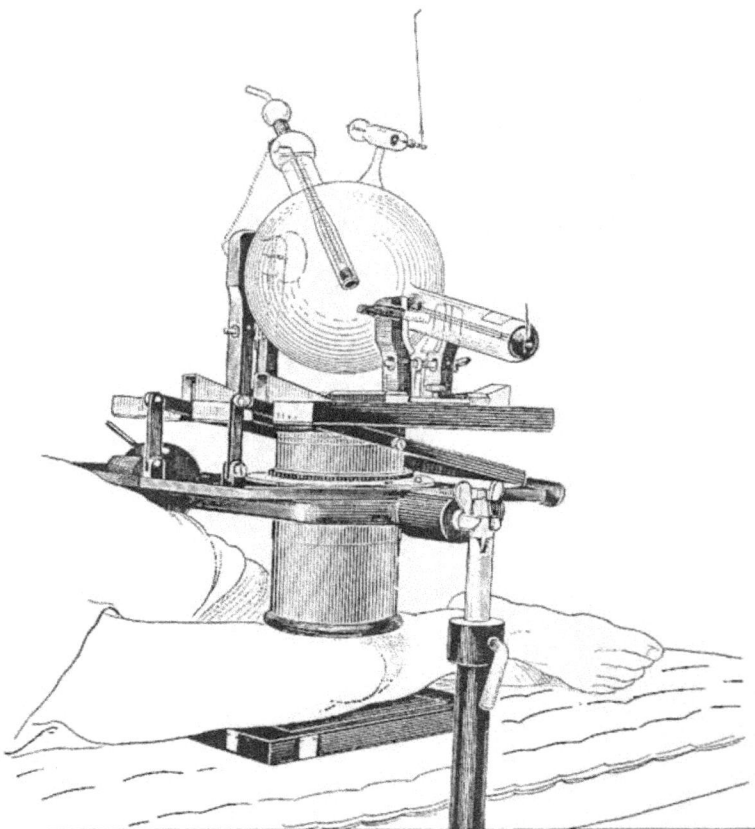

Fig. 85.

schenkel vollständig horizontal liegen. Das nicht zur Untersuchung kommende Bein ist wie oben beschrieben zu fixieren.

Die Aufnahme ergibt dasselbe Bild wie Stellung II, nur daß die innere statt der äußeren Seite der Platte direkt anliegt und daher schärfer wird.

IIIa. Dieselbe Lagerung mit Schrägstellung des Stereoskopzylinders wie sub IIa beschrieben.

IV. Bauchlage des Patienten. Das Bein ist soweit nach innen zu rotieren, daß die Patella möglichst frei, das heißt nicht von anderen Knochenpartien überlagert, auf der Platte liegt.

Der Zylinder wird schräg gestellt, so daß die Lichtachse schräg von außen nach innen verläuft.

Diese Aufnahme kommt dann zur Anwendung, wenn die Struktur der Kniescheibe von vorne untersucht werden soll. Da es sich hier manchmal um Knochenherde handelt, so kann die Aufnahme erforderlich werden. Frontalstrukturaufnahmen sind auf andere Weise nicht von der Patella zu erreichen.

Die Darstellung des Gelenkes zwischen Tibia und Fibula findet entweder in dieser Lage oder in Seitenlage bei flektiertem Knie mit Schrägstellung des Zylinders wie in IIa beschrieben statt.

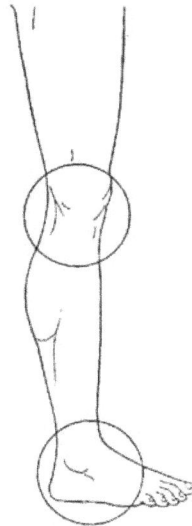

Fig. 86.

Man kann die Pression so energisch vornehmen, daß ein Zittern der Extremität absolut sicher ausgeschlossen ist. Exponiert man mit einer weichen Röhre (W 6 B W 5) eine, bei einem grazilen Knie einer Dame oder eines Kindes etwa eine halbe Minute, so erhält man Bilder von einer Vollendung, wie man sich dieselben besser kaum denken kann. Der Gelenkspalt erscheint vollständig klar, die Eminentiae intercondylicae mit ihren Höckern heben sich von der Tibia scharf und deutlich ab. Condylus ext. und int. tibiae zeigen exakte Ränder. Die Gelenkfläche zwischen dem Capitulum fibulae und der Tibia ist zu erkennen. Die Kondylen des Oberschenkels sind präzise dargestellt, etwaige Corpora libera sieht man sowohl bei der Ansicht von vorn nach hinten, wie bei der Seitenansicht deutlich. Die ersteren geben im allgemeinen weniger scharfe Schatten als die übrigen Knochenteile, was seinen Grund in ihrer mehr knorpeligen Beschaffenheit hat. Bei der Seitenansicht erscheint derjenige Condylus femoris, welcher der Platte anliegt, in natürlicher Größe, der der Platte abgewandte etwas vergrößert. Auch hier sieht man die Eminentiae intercondylicae. Das Ligamentum patellae hebt sich von den Weichteilen und dem Unterhautzellgewebe ab, die Bursae infra- und supra-patellares markieren sich mit genügender Schärfe, um ein Corpus liberum erkennen zu können. Auch die Bursa praepatellaris erscheint als

Spalt. Verkalkungen der Arteria poplitea markieren sich stets, so
daß man das Gefäß in großer Ausdehnung verfolgen kann. Wie
schon erwähnt, ist es wichtig, darauf zu achten, daß der Gelenkspalt möglichst deutlich und klar hervortritt. Fehlerhaft ist es
unter allen Umständen, wenn der letztere durch Teile des Unter-
oder Oberschenkels überprojiziert ist, denn bei Erkrankungen an

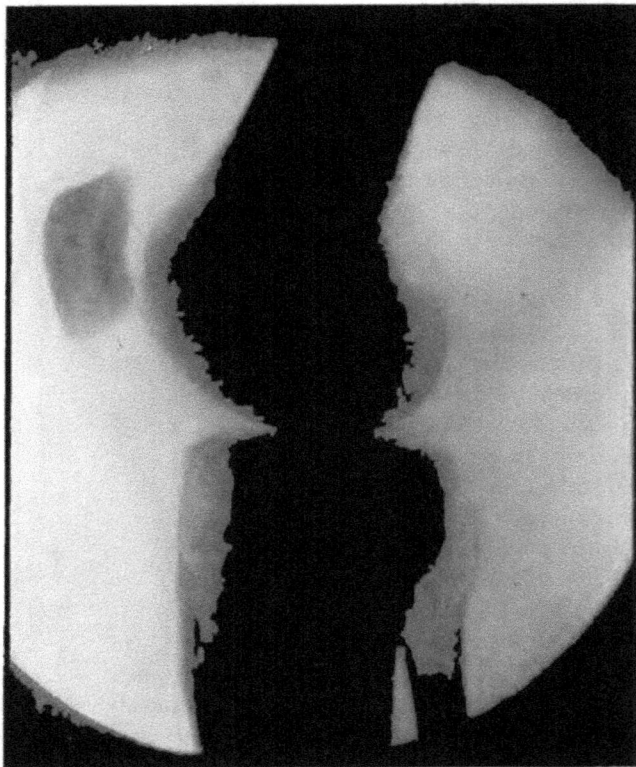

Fig. 87.

Fungus genu z. B. spielt die Beurteilung der Weite des Gelenkspaltes eine Rolle. Der beginnende Fungus markiert sich ebensowenig, wie die beginnende Coxitis, es sei denn, daß man eine
nennenswerte Verschmälerung des Gelenkspaltes der erkrankten
Seite konstatiert. Erst in späteren Stadien der Krankheit wird
es der Röntgenographie glücken, positive Resultate zutage zu
fördern. Auch Muskeln wie der Sartorius, der Semimembranosus und

Semitendinosus heben sich deutlich ab. Zu beachten ist das von
allen Anfängern immer wieder von neuem entdeckte und bei einem
großen Prozentsatz von Menschen vorkommende Sesambein in der
Ursprungssehne des Gastrocnemius.

Das diagnostische Ergebnis der Knieuntersuchungen steht im
allgemeinen nicht im Verhältnis zur Güte der Bilder. Die große
Mehrzahl der Knieerkrankungen sind Distorsionen oder Meniskus-

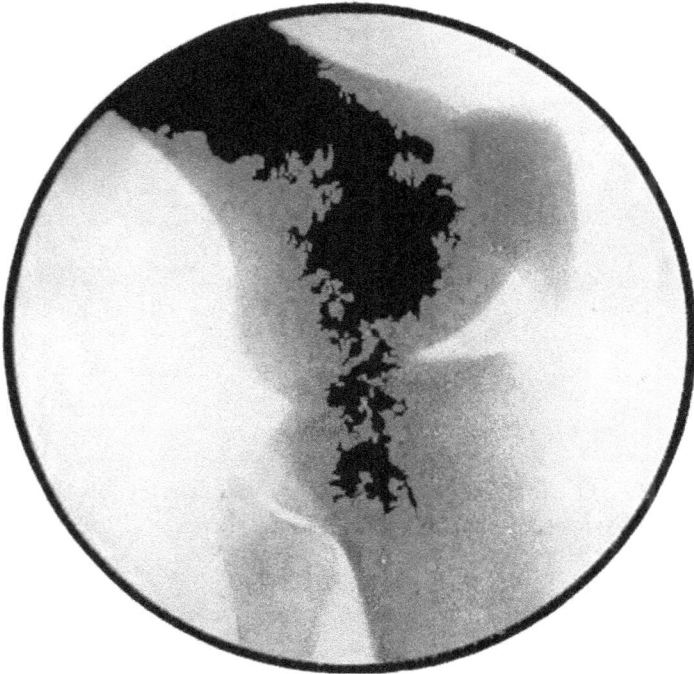

Fig. 88.

verletzungen. Letztere sind ebensowenig wie andere Knorpel-
verletzungen röntgenographisch darzustellen und bleiben daher der
klinischen Diagnose vorbehalten. Vielleicht wird hier die von
Holzknecht neuerdings warm empfohlene Aufblasung des Gelenkes
mit Sauerstoff Wandel schaffen. Die Arthritis deformans markiert
sich bisweilen gar nicht, bisweilen durch kleine zapfenförmige Auflagerungen an den scharfen Kanten der Tibia resp. der Condylen
des Oberschenkels. Alte Exsudate sieht man bisweilen recht gut
im unteren Recessus.

III. Der Unterschenkel.

Vom Unterschenkel gilt dasselbe wie vom Oberschenkel. Auch hier sollen, wenn irgend möglich, orientierende Übersichtsbilder vorangehen, um die gröbere Lokalisation von Krankheitsherden vorzunehmen. Die exakte Einstellung mittels der Blenden hat dann zu folgen. Die Sequester sind leichter im Unterschenkel als im Oberschenkel darzustellen, weil man den ersteren der Platte näher bringen kann. Die Aufnahme in zwei senkrechten Ebenen ist immer angezeigt, besonders, wenn es sich um Osteomyelitis oder um syphilitische Erkrankungen handelt. Die periostalen Auflagerungen an der Tibia oder Fibula markieren sich außerordentlich deutlich, namentlich dann, wenn dieselben zirkulär gelagert sind. Ist dieses nicht der Fall, so ist es, um keine eventuellen Auflagerungen zu übersehen, besonders wichtig, die verschiedensten Durchleuchtungsrichtungen in Anwendung zu bringen. Besondere Aufmerksamkeit schenke man den sogenannten Spiralfrakturen. Bei Frakturen am Malleolarende der Tibia kann sehr wohl noch eine Fraktur des oberen Endes der Fibula vorliegen. Diese Vorkommnisse werden nicht übersehen, wenn man sich zum Prinzip macht, außer den exakten Strukturdarstellungen Übersichtsbilder der Extremitäten herzustellen. Es ist nicht zu bestreiten, daß es sehr verführerisch ist, eine Untersuchung abzubrechen, wenn man eine Fraktur beispielsweise am unteren Ende der Tibia gefunden hat. Der Bruch am oberen Ende der Fibula kann eventuell so wenig Schmerzen machen, daß man einen solchen mit Sicherheit glaubt ausschließen zu können.

Die Längsblende gestattet Aufnahmen fast des ganzen Unterschenkels unter Garantie exakter Strukturdarstellung. Sie ist daher besonders zur Anfertigung von Übersichtsaufnahmen zu empfehlen. Meist werden die letzteren so gut, daß man auf Detailaufnahmen verzichten kann.

IV. Die Füße.

Eine komplette Fußuntersuchung soll vollständigen Aufschluß über die Strukturverhältnisse sämtlicher Knochen des Fußes, über ihre Gelenkverbindungen, sowie über das Talocruralgelenk geben. Um diesen Anforderungen mittels des Röntgenverfahrens gerecht zu werden, bedürfen wir *fünf typischer Aufnahmestellungen*, welche im folgenden besprochen werden sollen.

I. Stellung: Darstellung des Talocruralgelenkes.

Die Aufnahme zeigt einen deutlichen, nirgends überlagerten
Gelenkspalt, den inneren und äußeren Malleolus, Tibia und Fibula
und Talus, durch letzteren hindurch denjenigen Teil des Calcaneus,
welcher der Platte direkt anliegt.

Man legt den Patienten in Rückenlage auf den Untersuchungstisch. Die in Fig. 89 skizzierte hölzerne Schiene dient zur Fixierung
der unteren Extremität. Sie besteht aus einem 78 cm langen,
14 cm breiten Brett, auf deren einem Ende, 12 cm von der Kante
entfernt, ein Brett von 26 cm Länge und 12 cm Breite senkrecht

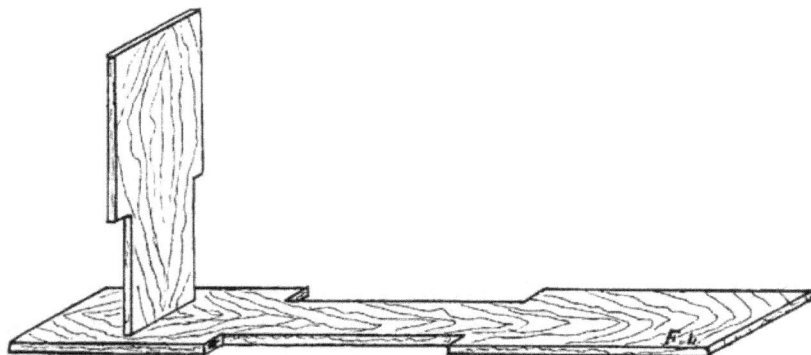

Fig. 89.

angebracht ist. Die untere Extremität wird nun so auf dieses
Brett gelegt, daß die Fußsohle an dem senkrecht stehenden Teil
der Schiene vollständig anliegt. Mittels einer Esmarchschen
Gummibinde werden einige Touren um den Fuß gewickelt, damit
derselbe absolut fest an dem aufrecht stehenden Brett fixiert ist.
Auf die überstehende Kante der Schiene wird zur weiteren Befestigung ein schwerer Sanksack gelegt. Eine photographische
Platte vom Formate 18/24 (event. 13/18) wird derart unter den
Fuß geschoben, daß die Hacke fest auf der die Platte enthaltenden
Kassette ruht. Oberhalb des Knies wird alsdann noch ein Sanksack gelegt, um eventuelle Bewegungen oder Zittern der Extremität
mit Sicherheit auszuschließen. Das in dieser Weise gelagerte Bein
liegt außerordentlich sicher, so daß der Kranke kaum imstande ist,
irgendwelche Bewegungen auszuführen. Mittels eines Blaustiftes
markiert man sich die Stelle des Talocruralgelenkes.

Ich nehme im vorliegenden Falle an, daß die Wandarmblende
zur Benutzung kommen soll. Dieselbe wird so über dem mittels
Dermatographen bezeichneten Punkt zentriert, daß ein durch die

Mitte des Diaphragma gefülltes Lot genau die Stelle des Talocruralgelenkes trifft. Handelt es sich darum, ausschließlich das Gelenk,
sowie die beiden Malleolen darzustellen, so genügt eine Platte 13/18.
In diesem Falle wird auf das die Röhre tragende Blendenbrett ein
Bleidiaphragma, vom Durchmesser 4 cm, gesetzt und der Wandarm so hoch eingestellt, daß zwischen Oberfläche des Diaphragma

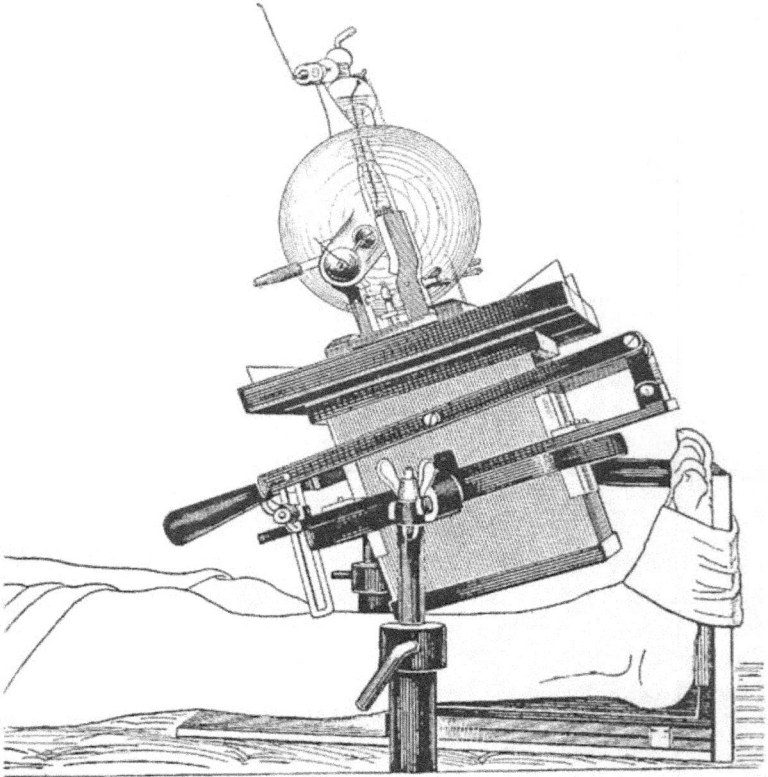

Fig. 90.

und Platte eine Entfernung von 21 cm ist. Wie schon
an anderer Stelle auseinandergesetzt, genügt diese Entfernung
bei der in Frage stehenden Blendenweite, um eine Platte 13/18
vollständig auszuzeichnen. Handelt es sich dagegen um einen
Fall, in welchem es erwünscht erscheint, größere Strecken der
beiden Unterschenkelknochen darzustellen, so wird als Diaphragma
ein solches von $4^{1}/_{2}$ cm Durchmesser gewählt und der Abstand auf
26 cm erhöht. Dieser in Verbindung mit der eben genannten

Blendenweite genügt, um eine Platte 18/24 zu decken. Man exponiert 1—2 Minuten, mit der Röhrenqualität W 6 B W 5. In gleicher Weise wie bei dem Blendenarm wird mit der Tischblende verfahren, so daß auch hier das Lot genau auf die Stelle des Talocruralgelenkes eingestellt wird. Ob man die Wandarmblende oder die Tischblende für diese Aufnahme nimmt, bleibt für die Qualität des Bildes gleich. Man sieht die scharfe Struktur der beiden Knöchel, sowie teilweise Strukturandeutungen auf dem Talus.

Schneller und leichter ausführbar ist das Kompressionsblendenverfahren, auch werden die Bilder besser. In diesem Falle wird das auf die Schiene gewickelte Bein so unter das Rohr gelegt, daß man durch die obere Öffnung den zu röntgenographierenden Bezirk überblickt. Das Talocruralgelenk muß sich wiederum in der Lichtachse befinden. In dieser Lage läßt sich die Röhrenblende nicht fest auf das Gelenk drücken, da der Fußrücken im Wege ist. Man verzichtet infolgedessen auf die Wirkung der direkten Kompression, drückt aber nach Zwischenlage von Fils die äußere Wand des Kompressionsrohres gegen den Fußrücken, wodurch die Wirkung der Esmarchschen Binde noch erhöht wird. Die Expositionszeit ist die gleiche. Die Strukturdetails fallen vollendet schön aus. Auch der Talus wird noch gute Knochenzeichnung aufweisen. Sehr zu empfehlen ist für diese Aufnahmen auch die Kastenblende (Fig. 90) namentlich dann, wenn man ein größeres Stück der Tibia und Fibula zu übersehen wünscht. Besonders hier ist eine sorgfältige Kissenzwischenlage erforderlich. Die Aufnahme des Talocruralgelenkes in Seitenansicht wird praktisch wohl weniger in Betracht kommen, ihre Beschreibung fällt unter Stellung II.

II. Stellung: Darstellung des Talocruralgelenkes von der Seite sowie des Calcaneus, Talus, Naviculare und Cuboideum.

a) Seitenlage auf der äußeren Fußkante.
b) Seitenlage auf der inneren Fußkante.

Die Wahl der Seite entscheidet sich je nach dem zu untersuchenden Fall.

Handelt es sich um die innere Seite, so kommt natürlich diese auf die Platte und vice versa. In scharfer Seitenlage erhalten wir bei Übersichtsbildern des Fußes, vorausgesetzt, daß die Lichtachse auf das Os scaphoideum eingestellt worden ist, ein anatomisch im allgemeinen richtiges Skelettbild der genannten Fußwurzelknochen. Das Talocruralgelenk erscheint als deutlicher Spalt, desgleichen die Gelenkspalten zwischen Calcaneus und Talus, zwischen Cuboideum und Calcaneus, die Artikulation zwischen Cuboideum und Mittelfußknochen, sowie zwischen Talus und Scaphoideum und zwischen dem letzteren und dem Cuneiforme. Das Fußgewölbe zeigt sich deutlich in seiner Wölbung. Die Fascie, sowie die Muskulatur der Fußsohle setzen sich einerseits von den Skelettpartien, andererseits von dem Unterhautzellgewebe ab. Die Achillessehne markiert sich in bekannter Weise, eventuell verkalkte Gefäße, welche der Tibialis post. und antica oder der Dorsalis pedis zugehören, erkennt man in ihrer anatomischen Lage. Die kleinen, in die Gefäßwand eingelagerten Kalkplättchen zeigen sich überraschend scharf. Das Lumen der Gefäße ist deutlich zu erkennen. Unter Umständen kann man sogar arteriosklerotische Gefäße, bei denen Verkalkungen nicht vorliegen, nachweisen.

Wenn auch die Bilder im allgemeinen bei den Übersichtsaufnahmen für gröbere Diagnosen gut genug ausfallen, so wird doch in vielen Fällen noch ein erhöhter Grad von Schärfe nötig sein, z. B. wenn es sich um das Aufsuchen eventueller Knochenherde oder versteckt liegender Frakturen handelt. Ich empfehle für solche Fälle die Aufnahme mit Blenden vorzunehmen. Der Fuß wird beispielsweise mit seiner Außenkante auf eine Kassette, welche mit einer Platte 18/24 armiert ist, gelegt und mit der Esmarchschen Binde, von den Zehen beginnend in gleichmäßigen Touren auf der Platte fest bandagiert. Der Druck, welchen der Malleolus ext. erleidet, wird häufig schmerzhaft empfunden, jedoch wird der Patient sich wohl in den allermeisten Fällen hiermit abfinden können, event. kann man, ohne das Bild zu schädigen, Watte unterlegen. Nachdem der Fuß vollständig auf der Platte mit der Binde fixiert ist, wird entweder die Tisch- oder die Wandarmblende, je nachdem es sich um Platten 13/18 oder 18/24 handelt, mit Diaphragma No. 4 oder 4¹/₂ armiert und die Röhre in der üblichen Weise über dem Fuß eingestellt. Es empfiehlt sich, das Os scaphoideum als Einstellungspunkt zu wählen, was zweckmäßiger ist, als einen der Knöchel hierzu zu benutzen, da die Zeichnung des Bildes anatomisch richtiger bei Wahl des Kahnbeines als Einstellungspunkt ausfällt. Die Exposition beträgt zwischen ein und zwei Minuten. Die Qualität der Röhre ist weich (W 6 B W 5), wie beim Talocruralgelenk zu nehmen. Benutzt man die Kompressionsblende, so kann das Einbandagieren des Fußes mittels Gummibinden fortfallen. Es ist dieses ein Vorteil, denn es passiert sehr leicht, daß der Fuß infolge des Bindenzuges eine Supinationsstellung einnimmt, welche für den vorliegenden Fall nicht erwünscht ist. Mittels der Kompressionsblende (Einstellung siehe Fig. 91) sind wir dagegen imstande, den Fuß scharf auf seine äußere oder innere Kante zu stellen und ihn, nachdem ein Wattekissen zwischengelegt ist, durch Druck der Zylinderblende in dieser Stellung festzuhalten.

Die Strukturverhältnisse werden natürlich mit der Kompressionsblende auch in diesem Falle außerordentlich viel besser als ohne dieselbe. Man kann Kompressionsrohr (13 cm) oder (10 cm) wählen, je nach der Größe des Fußes. Mit beiden wird man gleich gute Resultate erzielen. Ersteres empfiehlt sich bei kleineren Füßen für Platte 13/18, letzteres bei größeren für Platte 18/24. Die Aufnahme von der Innenseite erfolgt in genau derselben Weise, wie oben beschrieben, nur hat man den Patienten so zu lagern, daß das nicht zur Untersuchung kommende Bein hinter das zu untersuchende gelegt wird, da es andernfalls nicht so leicht möglich ist, den ganzen Fuß in Seitenstellung flach der Kassette aufzulegen. Man versäume nicht, den Patienten bei Aufnahmen in dieser Stellung schwere Sandsäcke in den Rücken und eventuell unter das Gesäß zu schieben, denn es ist durchaus nicht leicht, wenn der Körper nicht die nötigen Stützpunkte hat, in Seitenlage absolut ruhig zu liegen. Auch muß der Kopf bei solchen Aufnahmen vollständig fest auf einer Nackenrolle ruhen, damit der Körper des Kranken nicht durch irgend welche Anstrengungen der Muskulatur ermüdet und dadurch unruhig wird.

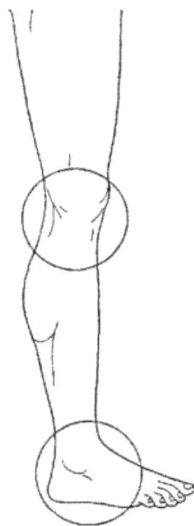

Fig. 91.

Um die horizontale Lage des Fußes sicher zu stellen, sind unter Umständen in ähnlicher Weise wie bei den Knieaufnahmen Bretter unterzulegen.

Während die geschilderten Aufnahmen Bilder geben, welche größtenteils zur Diagnose ausreichend sein werden, liegt häufig das Bedürfnis vor, die Fußwurzelknochen derart isoliert zur Darstellung zu bringen, daß möglichst keiner derselben den andern deckt, denn bei der Seitenlage haben wir eine Deckung der drei Cuneiformia, sowie der Mittelfußknochen. Verzichtet man auf die genaue anatomische Lage und geht darauf aus, jeden einzelnen Fußknochen der Fußwurzel, sowie des Mittelfußes, als solchen genau zu zeigen, so findet Stellung III ihre Anwendung.

III. Stellung (Supinationsstellung): Darstellung der Fusswurzelknochen und der Metatarsen mit dem besonderen Zwecke, eine Überlagerung einzelner Knochenpartien, namentlich der sich oft deckenden Mittelfussknochen, zu vermeiden.

Die Lagerung findet derart statt, daß Patient sich beispielsweise auf die rechte Seite legt, und zwar soweit herum, daß er

schon mit einem Teil der Brust und des Bauches rechts die Unterlage berührt. Infolge dieses Überkippens des Körpers nach der
rechten Seite liegt der entsprechende Fuß mit dem Fußrücken
auf der Kassette, und in dieser Stellung wird er nun durch starken
Bindenzug fixiert oder, was hier mehr zu empfehlen ist, mittels der
Kompressionsblende auf der Unterlage festgepreßt. Die Durchstrahlung findet, also von der Fußsohle her so statt, daß die
Lichtachse etwa durch die Basis des II. Metatarsus geht. Diese
Platten zeigen in außerordentlich schöner Weise die einzelnen Fuß-

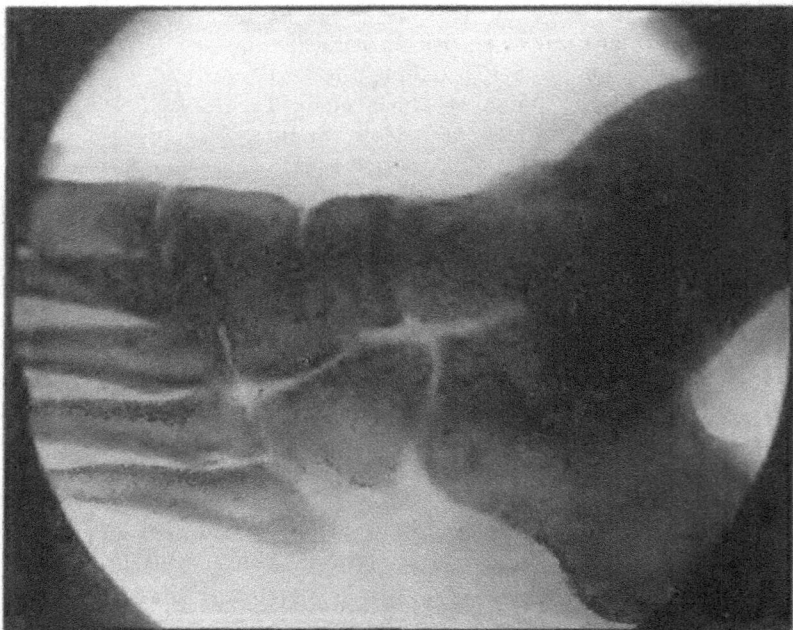

Fig. 92.

wurzel- und Mittelfußknochen, sowie die Gelenkspalten, die letzteren
namentlich zwischen dem ganz freiliegenden Cuboideum und den
benachbarten Knochen, desgleichen die Metatarsen (Fig. 92). Die
Aufnahme ist zum Nachweis von Frakturen, Knochenherden, Gelenk-
affektionen usw. zu gebrauchen. Das Ende des Calcaneus ist
allerdings meist weniger gut als bei den exakt seitlich gemachten
Bildern, weil die Lagerung des Fußes es mit sich bringt, daß
der Calcaneus der Platte nicht fest anliegen kann; deswegen
versäume man nicht, unter den letzteren im Interesse der absoluten

Festlagerung einen kleinen Wattesack zu legen. Da indessen diese Stellung nicht zur Darstellung der Hacke benutzt wird, sondern nur zur Aufnahme der übrigen Fußknochen dient, kommt der Umstand nicht in Betracht. Wie schon oben gesagt, haben wir auch die Metatarsen auf diesen Platten in übersichtlicher und von einander getrennter Position. Bei der gleich zu beschreibenden IV. Stellung decken sich die Basis des III. und IV. Metatarsus; etwaige hier sitzende Frakturen könnten also event. übersehen werden. Zur Vermeidung dieses Fehlers dient ganz besonders die eben beschriebene Supinationsstellung. Die eigentliche vorschriftsmäßige Aufnahme der letzteren Knochen ist, da es bei Beurteilung derselben wesentlich darauf ankommt, sie in ihrer richtigen anatomischen Lage zu betrachten, nicht die extreme Supinationsstellung. Handelt es sich nur darum, nachzuweisen, ob ein Mittelfuß- oder Fußwurzelknochen gebrochen ist oder nicht, so mag man ruhig diese an und für sich sehr bequeme Stellung wählen, soll dagegen ein Urteil über die Lage der Knochen zueinander abgegeben werden, so muß die Aufnahme in der IV. Stellung gemacht werden.

IV. Stellung: Darstellung der peripheren Fusswurzelknochen, der peripheren Teile der Metatarsen und der Zehen.

Patient wird auf einen Stuhl, welcher auf den Untersuchungstisch gestellt wird, gesetzt. Die oben abgebildete und beschriebene Schiene wird derart angelegt, daß ihr Ende auf einem Holzklotz von der Höhe von 11 cm aufliegt und der vertikale Teil an die Wade gestellt wird. Die Fußsohle steht dementsprechend auf der horizontalen Platte. Eine Esmarchsche Binde wird um das Brett, den ganzen Fuß und um die Wade und den aufrechten Teil der Holzschiene gelegt. Nunmehr wird der Holzklotz, welcher durch Emporheben der Schiene die Anlage der Binde erleichtern sollte, entfernt und der Fuß mitsamt der Schiene horizontal auf die Tischplatte gestellt. Die Röhre wird über dem Fußrücken so zentriert, daß sich der Fokus senkrecht über der Basis des dritten Metatarsus befindet. Eine Blende läßt sich hier nur schwer anwenden, da dieselbe gegen das Schienbein stoßen würde. Man wird daher gut tun, entweder keine Blenden zu benutzen, oder, wie wir später sehen werden, die Kompressionsblende. Der Abstand der Röhre

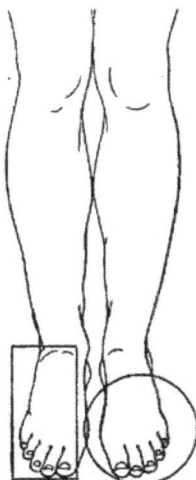

Fig. 93.

von der Platte muß etwa 30 cm betragen, die Belichtungsdauer eine
halbe Minute bei weicher Röhre (W 6 B W 5). Wir erhalten
auf der Platte die sämtlichen Mittelfußknochen, sowie die Zehen.
Die Metatarso-Phalangealgelenke erscheinen als deutliche Spalte.

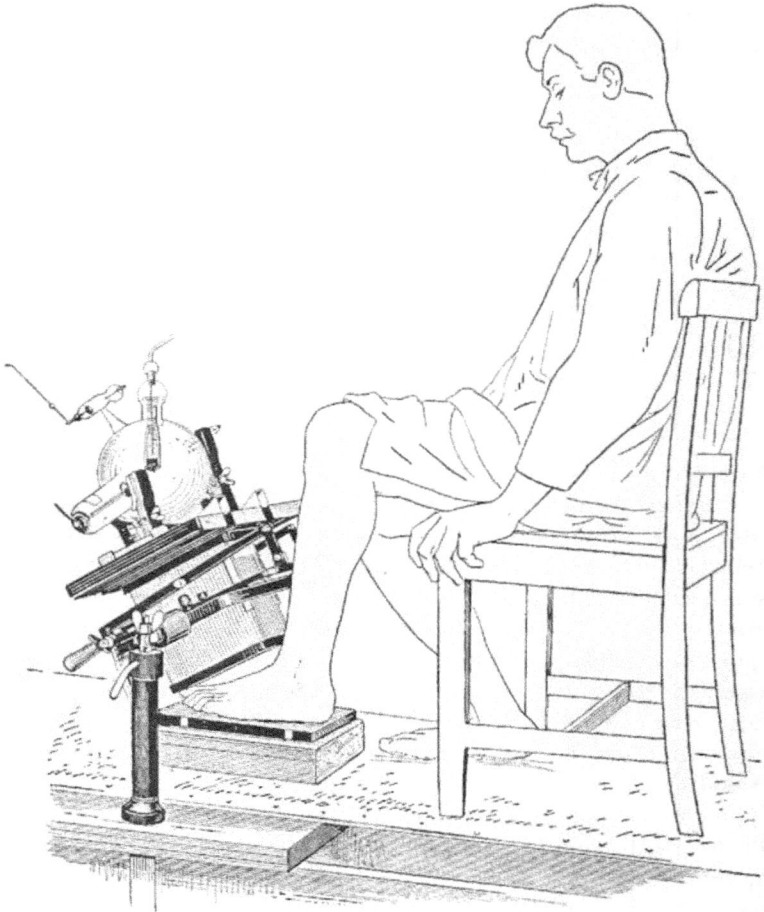

Fig. 94.

Die Interphalangealgelenke zwischen den einzelnen Phalangen sind
dagegen nicht als Spalte, sondern durch darüber projizierte Knochenteile verdeckt sichtbar. Das Lisfrancesche Gelenk ist stets, das
Chopartsche unter günstigen Umständen differenzierbar. Die
Aufnahme ist fehlerhaft, wenn die Mittelfußknochen nicht vollkommen voneinander getrennt, sondern teilweise aufeinander pro-

jiziert sind: Es ist dieses ein Zeichen für falsche Einstellung der Röhre. Bei einer richtigen Aufnahme soll, wie Figur 95 zeigt, der Abstand (Z) zwischen den Grundphalangen der großen Zehe und Mittelzehe größer sein, als derjenige zwischen den Phalangen der Mittelzehe und dritten Zehe, desgleichen als der Abstand zwischen den Phalangen der dritten und vierten Zehe. Es ist dieses wichtig, weil beispielsweise nicht selten Verlagerungen der Sesambeine der großen Zehe in den Raum zwischen dem ersten und zweiten Mittelfuß-

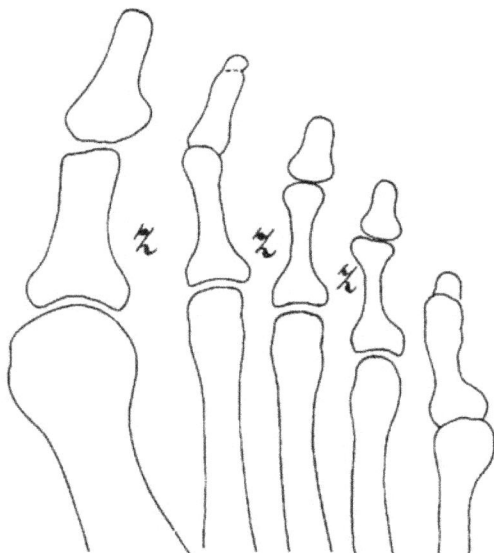

Fig. 95.

knochen stattfinden. Durch falsche Einstellung können diese an und für sich pathologischen Befunde vorgetäuscht werden. Auch zur Beurteilung geringer Valgusstellung der großen Zehe ist es erforderlich, daß ein solches Bild in seinen Projektionsverhältnissen richtig ist.

Wenden wir die Kompressionsblende für diesen Fall an, so muß der Zylinder oder die Kastenblende, wie Figur 93 und 94 zeigen, so schräg gestellt werden, daß die Lichtachse durch die Basis des III. Metatarsus geht. Es bedingt diese Einstellung einen gewissen Projektionsfehler, da die Zehen etwas zu sehr in die Länge gezogen erscheinen, allerdings gewinnt man auch wieder den Vorteil, daß die Fußwurzelknochen wesentlich schärfer herauskommen und in ihrer Gesamtheit auch in dieser Stellung Struktur zeigen.

Bei der Zehenaufnahme ist die Einstellung die gleiche, wie bei der Untersuchung der Mittelfußknochen, so zwar, daß der Fokus der Röhre über der Mitte der Grundphalanx der dritten Zehe steht. Auf diese Weise erhalten wir Bilder, welche die Gelenke als wirkliche Spalten zeigen. Es ist dieses bei chronisch arthritischen Gelenkveränderungen, sowie beim Nachweis gichtischer Erkrankungen wichtig. Die Exposition muß sehr kurz, (eine viertel

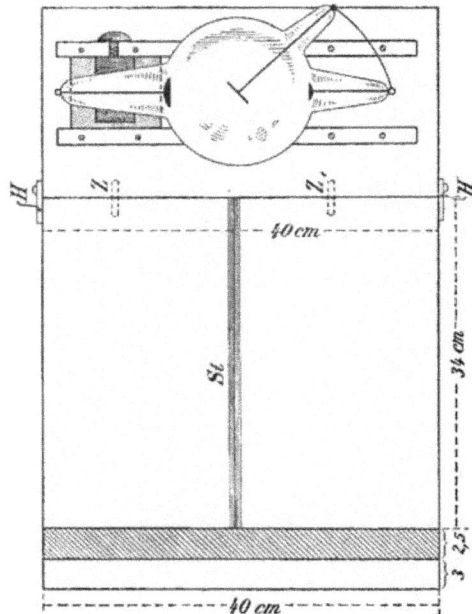

Fig. 96.

Minute), die Röhre möglichst weich sein. Unter Umständen kann es erforderlich werden, auch Seitenaufnahmen der Zehen zu machen, um etwaige Luxationen oder dergleichen klar zu stellen. In diesem Falle wird der Fuß in Seitenlage fixiert und eine photographische Platte zwischen die Zehen gelegt und durch Bretter oder Holzklötze gestützt. Auch solche Aufnahmen erfordern eine kurze Expositionszeit und weiche Röhre (W 5 B W 4).

Außer diesen typischen vier Einstellungen, welche für alle in der Praxis vorkommenden Indikationen ausreichen werden, können unter Umständen zur Beantwortung besonders schwieriger diagnostischer Fragen noch andere Stellungen in Betracht kommen. Bei-

spielsweise kann es von Vorteil sein, das Naviculare in Rückenlage des Patienten bei Spitzfußstellung zu röntgenographieren. Der
Zylinder wird dann mit der Lichtachse direkt auf das Kahnbein aufgesetzt. Die Spitzfußstellung wird durch den Kompressionsdruck
garantiert.

Es bleibt noch zu erwähnen, daß es bisweilen erforderlich
sein kann, den Fuß in belastetem und unbelastetem Zustande zu untersuchen. Dieses wird dann der Fall sein, wenn
es sich um den Nachweis eines beginnenden Plattfußes oder dgl.
handelt. Die Methode, welche von Engels angegeben ist, und
welche ich mit dem genannten Autor zu üben Gelegenheit hatte,
ist die folgende (Fig. 94 und 95).

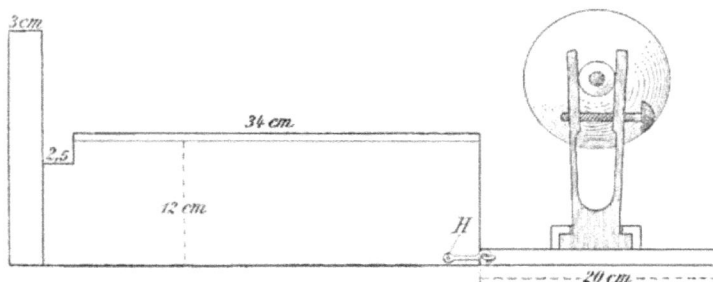

Fig. 97.

Auf der Plattform a (12 cm $\times$ 34 cm $\times$ 40 cm) steht der Fuß.
Hinter derselben befindet sich eine 3 cm tiefe, 2,5 cm breite Rinne,
in welche die Kassette, gestützt durch die 20 cm hohe Rückwand,
senkrecht hinein gestellt wird.

Der Fuß steht dicht an der Kassette so, daß die Tuberositas
ossis navicularis senkrecht oberhalb des die Platte quer durchschneidenden Striches St liegt. In der Verlängerung der in St errichteten senkrechten Ebene liegt der Fokus der Antikathode.

Die Röhre ist in einer Klemme befestigt, in der sie in senkrechter Richtung verstellbar ist. Die Klemme selbst ist in wagerechter Richtung schlittenartig verschiebbar auf einem Brettchen
befestigt, welches durch zwei Zapfen (Z; Z_1) und zwei Haken
(H; H_1) an der Plattform abnehmbar angebracht ist. Der konstante
Abstand der Klemme und damit des Spiegels von der Vorderwand
der Kassette beträgt 45 cm.

Die Röhre wird so eingestellt, daß der Fokus in die Fortsetzung der Linie St und in gleicher Höhe wie die tub. oss. nav.,
also etwas über Plattformhöhe, zu liegen kommt.

Dieser ganze Apparat wird unmittelbar neben einen festen
Tisch gestellt, so daß der zu untersuchende Patient sich mit den
Händen aufstützen und festhalten kann. Nunmehr wird die erste
Aufnahme derart gemacht, daß der auf dem Holzklotze A ruhende
Fuß nicht belastet wird, Patient mit seinem ganzen Gewicht sich
vielmehr auf den andern Fuß stellt.

Der Abstand der Röhre bedingt es, daß eine härtere Qualität erforderlich ist (W 7 BW 6), infolgedessen die Struktur nicht
übermäßig scharf ausfallen kann. Es ist dieses im vorliegenden

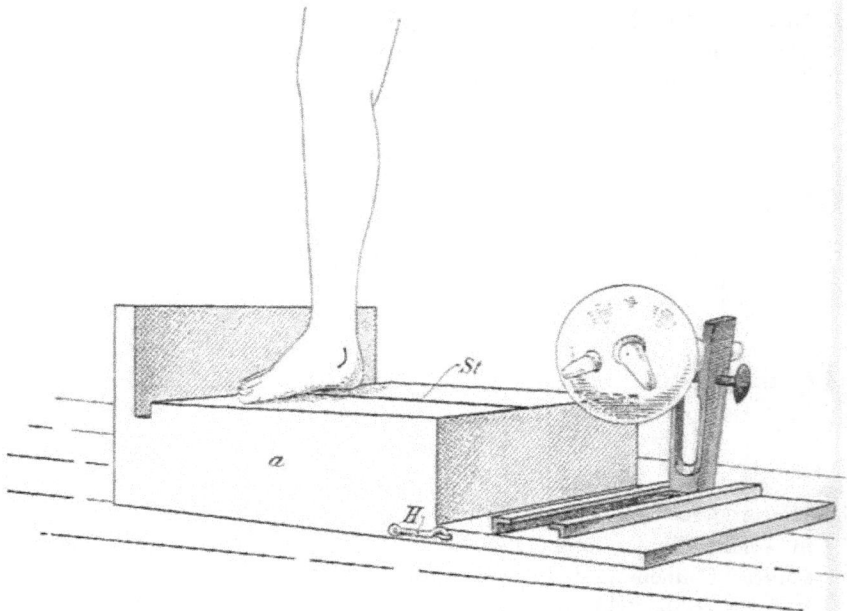

Fig. 8.

Falle gleichgültig, da es sich weniger darum handelt, Strukturdetails zu erhalten, als vielmehr topographisch die Stellung der
einzelnen Fußknochen zu fixieren. Nachdem die erste Aufnahme
in der beschriebenen Weise gemacht ist, wird die Platte hinter
dem Fuß weggezogen und sofort durch eine neue ersetzt. Man
fordert nun den Patienten auf, das ganze Körpergewicht auf den
zu untersuchenden Fuß zu verlegen, und macht in dieser Stellung
die zweite Aufnahme. Bei einigem guten Willen von seiten des
Kranken wird es gelingen, scharfe Bilder zu erzielen, so daß man
sehr wohl feststellen kann, ob eine Veränderung des Fußgewölbes
bei der Belastung stattgefunden hat oder nicht. Diese Methode.

welche vorwiegend für die Orthopädie von Bedeutung ist, wird sich noch weiter ausgestalten lassen, derart, daß man auch hier zu versuchen hat, eine Blende zwischen Röhre und Fuß einzuschalten. Dieselbe dürfte besonders wichtig sein, weil man es mit harten Röhren zu tun hat. Allerdings wird eine eingeschaltete Blende auch wieder zur Verkleinerung des Bildes Veranlassung geben.

——————

15. Kapitel.

Die Schulter und die obere Extremität.

I. Das Schultergelenk.

Die Schulteruntersuchungen sind deswegen eine der schwereren Aufgaben der Röntgenographie, weil die Ruhelage während der Untersuchung nur mit Mühe herzustellen ist. Verschiedene Punkte erschweren es dem Patienten außerordentlich, seinen Arm und somit auch die Schulter absolut ruhig zu halten. Vor allen Dingen kommt hier die unbequeme Lage auf einem horizontalen Tische, ferner die Atemexkursion des Thorax, die auf den Arm übertragen wird, in Betracht. Nicht alle Menschen sind imstande, längere Zeit ihren Arm wirklich ruhig auf der Unterlage liegen zu lassen, und bei nur wenigen sind die Verhältnisse so günstig, daß die Atembewegungen sich nicht bis zum Schultergelenk fortpflanzen. Diese letzteren Fälle werden, wenn im übrigen richtig verfahren wird, recht gute Schulterbilder, die anderen dagegen nicht die gleichen Resultate erzielen lassen. Es kommt hinzu, daß es den Patienten häufig sehr schwer fällt, die Schulter flach auf der Unterlage liegen zu lassen. Man bemerkt, daß die Kranken, sobald die Kassette untergeschoben wird, die Schulter etwas in die Höhe ziehen, so daß zwischen Humeruskopf und Platte ein größerer Zwischenraum, als beispielsweise auf der anderen Seite zwischen Humeruskopf und Unterlage, entsteht. Wenn

man auch die Schulter durch leichten Druck der Kassette wieder
nähern kann, so wird doch ganz unwillkürlich die alte empor-
gezogene Lage wieder hergestellt. Dieses hindert natürlich ein
Zustandekommen tadelloser Bilder, da eine der Hauptbedingungen,
das möglichst unmittelbare Anliegen der Extremität an die
photographische Platte, nicht erfüllt ist. Es ist empfohlen worden,
Schulteraufnahmen im Sitzen zu machen. Ich habe mich nicht
davon überzeugen können, daß diese Lage eine günstige ist, vielmehr bin ich der Ansicht, daß die horizontale Rückenlage allen
anderen.Stellungen bei weitem vorzuziehen ist.

Am günstigsten kommen die anatomischen Details des Schultergelenkes dann zutage, wenn die Platte in der unten zu beschreibenden Weise an der Schulterblattseite angelegt ist. Man erhält, je
nach der Röhreneinstellung, ein gutes Bild der Pfanne, der Scapula,
des Akromion, sowie des Humeruskopfes und des Schaftes. Hat
die Platte an der Vorderseite der Schulter gelegen, so wird das
Bild weniger brauchbar, da sich alsdann Teile des Schultergürtels
mit dem Kopf decken, wodurch der Überblick über den letzteren
und die Pfanne erschwert wird. Zur Darstellung des Tuberculum
minus eignet sich dagegen die dorsoventrale Strahlenrichtung. Ich
empfehle infolgedessen, die Schulteraufnahmen in annähernd horizontaler Lage, mit der Platte an der Rückseite, zu machen. Es gibt
gewisse seltene Fälle, in denen man nicht umhin können wird, die
umgekehrte Einstellung vorzunehmen. Unter Umständen kann es
sogar angezeigt sein, die Platten horizontal auf die Schulter zu
legen und von der Achselhöhle aus zu durchleuchten, man erhält
so Teile des Gelenkes, welche bei den anderen Methoden nicht
sichtbar sind. Diese Fälle gehören indessen zu den Seltenheiten.
Das Einbandagieren der Schulter mit einer elastischen Gummibinde,
wie wir dieses häufig und mit großem Erfolg bei den Extremitätenaufnahmen zu tun pflegen, ist bei der Schulteraufnahme nicht angezeigt, da Schwierigkeiten bestehen, die Einwicklung so vorzunehmen, daß auch alle Teile des Schultergelenkes gleichmäßig
gut auf der Platte liegen. Es bleibt eben nichts anders übrig, als
auf gutes Glück zu vertrauen und die Aufnahme, nach Ermahnung
des Patienten zur ruhigen Lage, vorzunehmen. Als Einstellungspunkt wählt man die Mitte des Pfannenrandes, und zwar eher mehr
einwärts als auswärts, da bei der Einstellung auf die Mitte des
Humeruskopfes Teile des Akromion Pfanne und Kopf durch Überlagerung verdecken. Je weiter nach außen die Einstellung vorgenommen wird, um so weniger gelingt es, das Bild des Kopfes
und der Pfanne auseinander zu bringen.

Selbstverständlich empfiehlt es sich, bei den Schulteraufnahmen

den Blendentisch oder die Wandarmblende in Anwendung zu
bringen, und zwar wird man auch hier wieder, je nach der
Größe des Körperteiles, Platten 18/24 oder bei Kindern 13/18
nehmen. Über die Blendenweite bei ringförmigen Blenden, sowie
über den Abstand der Blende von der Platte gibt die Tabelle
Aufschluß. Die Expositionszeit beläuft sich bei Wahl einer
weichen Röhre, (W 6 BW 5) auf zwei Minuten, bei Kindern auf
$^3/_4$—1 Minute. Man erhält Platten, welche eine genügende Über-

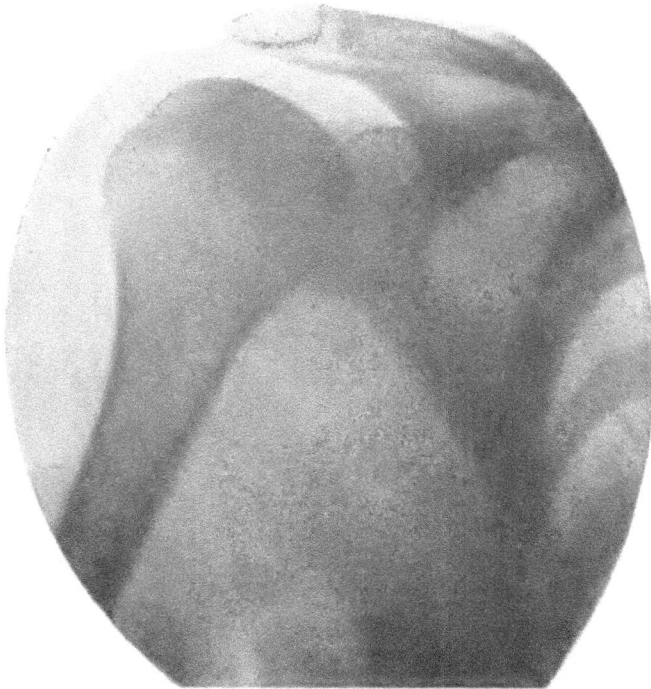

Fig. 99.

sicht über die Schultergelenkverhältnisse geben. Die Scapula,
die Pfanne, das Akromion, die Clavicula, der Kopf, sowie ein
Teil des Schaftes erscheinen, wenn die Bilder scharf sind, mit gut
durchgearbeiteter Struktur, so daß man alle etwaigen Frakturen-
Absprengungen, Knochenherde oder Tumoren genügend zu Gesicht
bekommt.

Wesentlich verbessert, sowohl bezüglich der Strukturdarstellung

als auch besonders rücksichtlich der topographisch-anatomischen
Orientierung, wird die Technik durch die Kompressionsmethode.

Bei Aufnahmen der Schulter handelt es sich vorwiegend um
zwei Ziele: I. *Darstellung des Humeruskopfes sowie seines Verhältnisses
zur Gelenkpfanne und II. Darstellung des Schulterblattes des Proc.
coracoid., des Akromion und seiner knorpeligen Verbindung mit dem
peripheren Ende der Clavicula.*

Es ist absolut zu verlangen, daß die genannten Knochenpartien,
je nachdem es klinisch erforderlich ist, völlig frei und nicht überlagert dargestellt werden. Z. B. darf bei Untersuchung des Humeruskopfes die überknorpelte Zirkumferenz des letzteren nirgends
durch Teile des Akromion überdeckt sein. Als Musterbild mag
nebenstehende Fig. 99 gelten. Will man dagegen die Gelenk-
verbindung zwischen Clavicula und Akromion untersuchen, so darf
die letztere nicht ganz oder zum Teil im Schulterblattschatten verschwinden. Mittels einer Aufnahme kann man beide Zwecke nicht
erreichen, man wird hierzu *zweier typischer Stellungen* bedürfen.

I. Stellung: Zur Aufnahme des Kopfes und der Pfanne
wird Patient auf ein Keilkissen, das einen Winkel von 45° hat,
mit Schultern und Kopf gelagert. Das Keilkissen darf nicht zu
steil sein, da sonst der Humeruskopf eine eiförmig verzeichnete
Gestalt auf dem Bilde zeigt. Ist das Keilkissen dagegen zu flach,
so erhält man sehr leicht eine Überlagerung von Teilen des Humeruskopfes durch das Akromion.

Nachdem eine Platte von der Größe 18/24 unter die Schulter
geschoben ist, wird der Unterarm in bequemer Weise durch Sandsäcke fixiert. Viele Patienten ziehen es vor, den letzteren leicht
flektiert zu halten. Diese Flexionsstellung läßt sich ohne Mühe
durch die Sandsäcke erreichen. Es ist indessen zu vermeiden, daß
der Kranke die Hand auf das Abdomen legt, was Veranlassung
zur Übertragung der Atembewegungen auf die Hand und somit
auf die ganze obere Extremität geben würde. Unter die nicht zur
Untersuchung kommende Schulter wird ein Sandsack gelegt, um
durch die so bewirkte geringe Schräglagerung des Oberkörpers ein
festes Anlagern der anderen Schulter an die Platte zu erzielen.
Außerdem kommt es nicht selten vor, daß die Platte infolge des
Kompressionsdruckes schräg in der Richtung nach der Mittellinie
des Körpers abweicht, ein Fehler, der durch die Hebung der anderen Schulter beseitig wird. Kompressionsrohr (13 cm) wird nun,
nachdem der Blendenrahmen geschlossen worden ist, so über der
Schulter eingestellt, daß seine Achse zwischen Humeruskopf und
Pfanne hindurchgeht (Fig. 100). Der Rahmen wird etwas nach

dem Gesicht des Patienten zu gekippt, so daß die Lichtachse schräg von oben her durch das Schultergelenk geht. Diese Neigung der Lichtachse erhöht die Wirkung des Keilkissen.

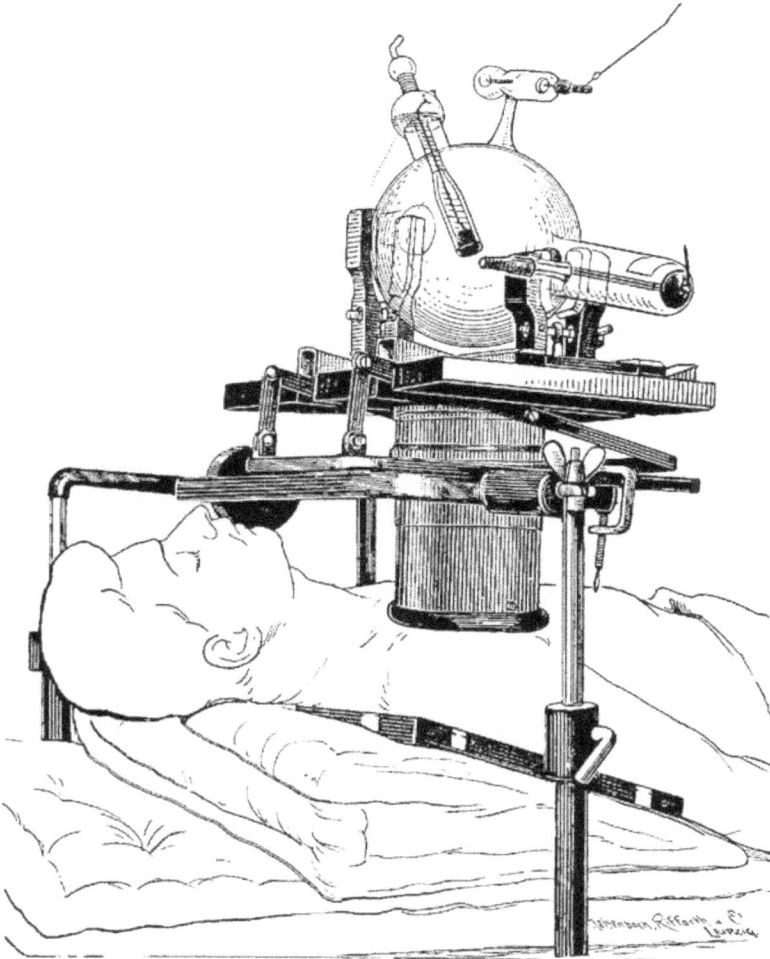

Fig. 100.

In nebenstehender Fig. 101 ist durch den Kreis (*I*) die *I. typische Stellung* des Zylinders für Aufnahmen des Humeruskopfes und der Pfanne, durch den Kreis (*II*) die Einstellung für die *II. typische Stellung:* Zur Aufnahme der Skapula, des Akromio-Clavi- culargelenkes und des Proc. coracoid. gekennzeichnet. Bei Zylinder-

stellung (*I*) wird, wie schon erwähnt, unter Lagerung des Oberkörpers auf einem Keilkissen, bei Zylinderstellung (*II*) in völlig
flacher Horizontallage und ohne die vorbeschriebene Neigung des
Blendenrahmens untersucht.

Ein oder mehrere dicke, auf die Schulter gelegte Kissen erlauben
eine starke Pression auf den zu untersuchenden Körperteil. Die letztere
wird natürlich, je nachdem es sich um schmerzhafte Affektionen
handelt, mehr oder weniger stark auszuüben sein. **Unter allen
Umständen wird man aber bei vorsichtigem Verfahren so
weit niederdrücken können, daß das ganze Schultergelenk
vollständig fest und unbeweglich auf seiner Unterlage
ruht.** Die Atembewegungen sind nun nicht mehr imstande, sich
den festgelegten Schulterknochen mitzuteilen. Das Herauftreten
oder vielmehr das Abrücken
derselben von der Platte ist
ebenfalls infolge des starken
Gegendruckes ausgeschlossen.
Schließlich ist auch eine will-
kürliche Bewegung zur Unmög-
lichkeit gemacht, so daß die
Aufnahme bei völliger Ruhe
vorgenommen und mit Sicherheit ein gutes Resultat erwartet
werden kann. Man komprimiert
nicht eher, als bis das mit der
Röhre armierte Blendenbrett
auf den Zylinder gesetzt worden

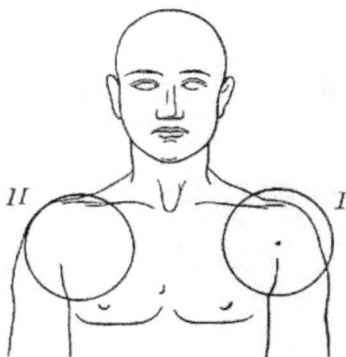

Fig. 101.

ist, um nicht unnötig lange
den Druck ausüben zu müssen. Das so erzielte Bild wird auch
den größten Anforderungen gerecht werden, da Strukturdetails zum
Vorschein kommen, wie man sie schöner kaum wünschen kann.
Nicht in allen Fällen wird dieses ideale Ziel zu erreichen sein,
namentlich dann nicht, wenn es sich um Patienten handelt, die
entweder einen stark gewölbten Thorax haben, oder bei denen ein
erheblicher Bluterguß das Schultergelenk umgibt; immerhin wird
auch hier ein Bild gewonnen werden, welches eine exakte Diagnosen-
stellung unter allen Umständen ermöglicht. Entzündliche Prozesse, wie kariöse Zerstörungen am Humeruskopf, markieren sich bei
dieser Art der Aufnahme ganz besonders schön. Unter Umständen
wird es sich empfehlen, statt mit adduziertem, mit leicht abduziertem
Arm die Aufnahme zu machen. Es kommen dann andere Teile
des Schulterkopfes in die Gegend der Pfanne, was erwünscht sein
kann. Die Lagerung ist ohne weiteres derart auszuführen, daß

neben den Untersuchungstisch ein zweiter Tisch gerückt wird,
auf welchem der abduzierte Arm ruht resp. mit Sandsäcken festgelegt wird.

Bei der vorbeschriebenen Technik der Schulteraufnahmen
ist ein Übelstand vorhanden, welcher sich dann besonders bemerkbar macht, wenn man Patienten mit stark gewölbtem Thorax zu

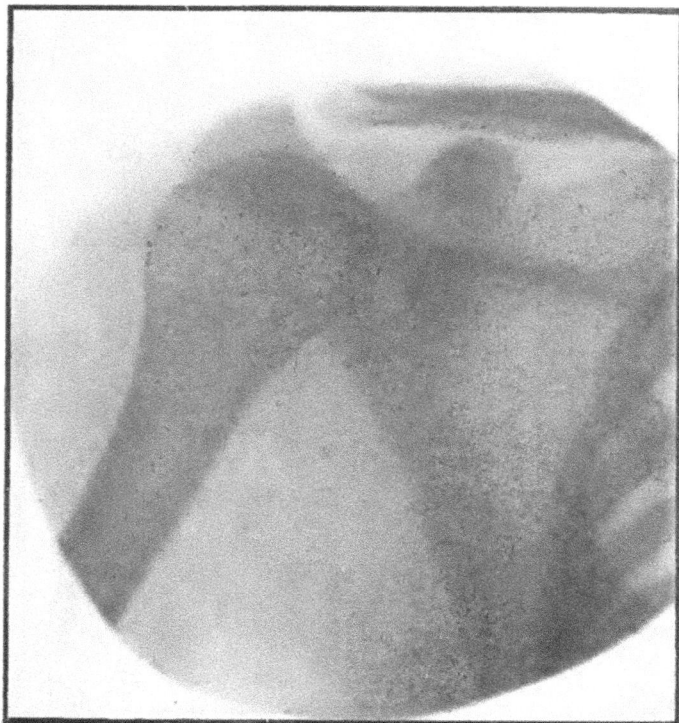

Fig. 102.

untersuchen hat. Drückt man nämlich bei Rückenlage des Kranken
den Zylinder (13 cm) auf die Schultergegend, so kann man sich
davon überzeugen, daß der Hartgummiring des Zylinders wohl
auf die Rippen, nicht aber auf den Humeruskopf drückt. Somit
ist zwar eine Thoraxbewegung ausgeschlossen, nicht dagegen ein
Bewegen des Oberarms. Um das letztere nun in vollkommenem
Maße auszuschließen, verfahre ich in der Fig. 103 abgebildeten
Weise.

Die einzeln stehende Säule der Kompressionsblende wird auf
ihren höchsten Punkt gestellt, während die gegenüberstehenden

Säulen auf ihren tiefsten Punkten fixiert werden. Der Patient wird
mit der Schultergegend auf ein Keilkissen zwischen den Säulen
der Kompressionsblende gelagert. Nunmehr wird der Rahmen
hinübergeklappt und durch Überhängen eines Sandsackes (in der
Figur nicht abgebildet) fest fixiert. Der unten zu beschreibende

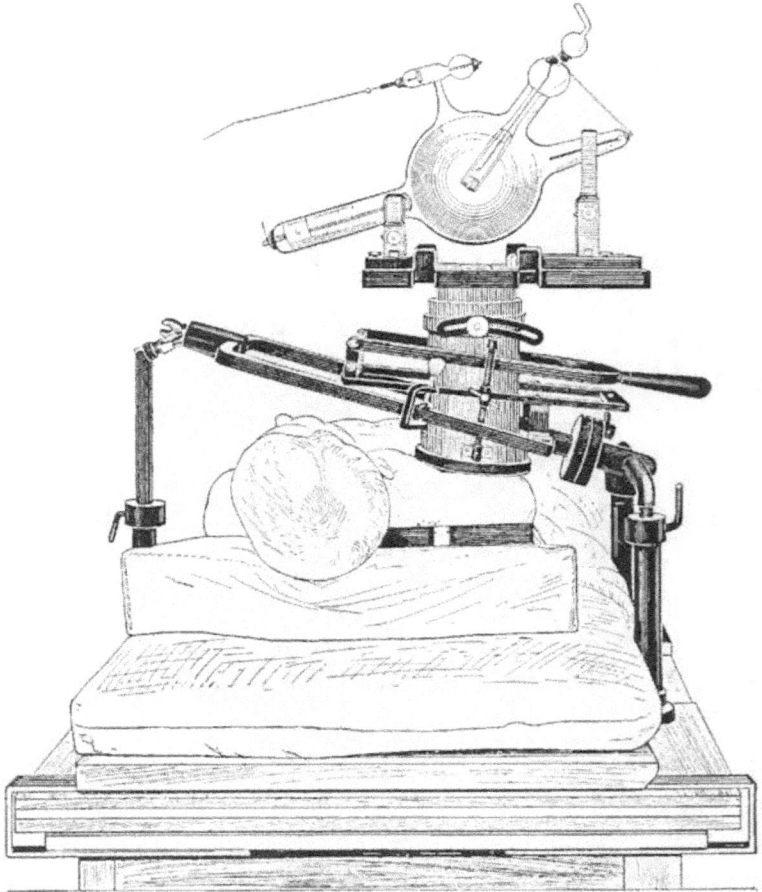

Fig. 103.

Stereoskopzylinder, welcher mit drehbaren Füßen versehen ist, wird
derart auf den Blendenrahmen aufgesetzt, daß das eine Paar der
Füße auf dem Rahmen, das gegenüberliegende sich unter demselben
befinden. In dieser Stellung wird er mit Schrauben fest fixiert.
Komprimiert man nun die Schultergegend, so kann man sich davon

überzeugen, daß der untere Hartgummiring des Zylinders in schräger Richtung die Schultergegend fixiert, so daß mittels untergelegter Wattekissen ein gleichmäßiger Druck auf den Humeruskopf, das Akromion, sowie die benachbarten Rippen ausgeübt wird. Würde man mit einem feststehenden Zylinder dieses Manöver machen, so wäre die Folge, daß derselbe schräg stände und man also von außen her schräg die Schulter durchstrahlte. Letzteres wäre unbedingt fehlerhaft und würde zu verzeichneten Schulterbildern führen. Der Stereoskopzylinder, welcher noch eine Bewegungsmöglichkeit um seine Querachse hat, ermöglicht es, daß wir bei Schrägstellung des unteren Hartgummiringes trotzdem den Zylinder senkrecht über der Schulter einstellen können. Die Durchstrahlung findet also in der günstigsten Richtung senkrecht von oben in das Schultergelenk hinein statt, resp. mit der beschriebenen geringen Neigung der Lichtachse infolge Drehung des Blendenrahmens. Der Patient wird von diesen Vorrichtungen nicht im mindesten belästigt, da er unter dem Statif seinen Kopf nur etwas auf die Seite zu legen braucht, um zu verhindern, daß die Metallteile mit seinem Gesicht in Berührung kommen. Bei dieser Art der Technik ist eine Bewegung der Schulter während der Aufnahme fast ausgeschlossen.

II. Das Schlüsselbein.

Das periphere Drittel des Schlüsselbeins untersucht man in Rückenlage, die beiden zentralen Drittel am besten in Bauchlage des Patienten. Das Sternoclaviculargelenk bedarf einer besonderen Darstellungsweise, welche nicht zu den leichten gehört und bei der Abhandlung des Brustbeins besprochen ist.

III. Der Humerus.

Der Humerusschaft wird am zweckmäßigsten röntgenographiert, indem man den Patienten neben dem Untersuchungstisch auf einem niedrigen Bock Platz nehmen läßt, so daß der ausgestreckt ruhende, flektierte Arm auf der Tischplatte genau in Schulterhöhe liegt. Man kann jetzt, je nach der vorhandenen Indikation, entweder Übersichts- oder Detailaufnahmen machen. Handelt es sich um Frakturen, so wird zunächst durch ein Übersichtsbild die Bruchstelle bestimmt. Feinere Einzelheiten ergibt dann nachher das mittels Blenden aufgenommene Detailbild. Ein solches ist beim Suchen von Sequestern unerläßlich, da es häufig bei muskulösen Armen nicht möglich ist, an den höheren

Partien auf Übersichtsbildern Struktur zu erkennen. Selbstverständlich ist auch hier die Regel zu beachten, daß bei allen Affektionen des Humerus die Aufnahme in zwei zueinander senkrecht stehenden Ebenen zu erfolgen hat. Durch eine Drehung des Armes oder durch eine Änderung der Lage wird man diese zwei Ebenen ohne Schwierigkeiten herstellen können. Die oberste Partie des Schaftes, dicht unterhalb des Humeruskopfes, ist dagegen im allgemeinen schwer in zwei Ebenen zu untersuchen. Die erste ergibt sich bei adduziertem Arm in Rückenlage, die zweite im Sitzen bei horizontal auf dem Tisch gelagerter Extremität. Jedoch ist bei der letzteren Aufnahme die Anbringung der Platte an diesem obersten Humerusteil schwer, da dieselbe sich nur ein kurzes Stück in die Achselhöhle hineindrücken läßt. Man müßte hier schon zu Films seine Zuflucht nehmen, welche beispielsweise über eine dicke Rolle gelegt werden, die so dem Patienten in die Achselhöhle gepreßt wird. Immerhin ist dieser Ausweg kein befriedigender.

IV. Das Ellenbogengelenk.

Zu den praktisch wichtigsten Aufnahmen gehört unstreitig das Ellenbogengelenk. Eine große Zahl von Verletzungen haben wir gerade an diesem exponierten Gelenk zu untersuchen. Besonders bei Kindern sind eine Reihe von Frakturen ein in der Praxis oft genug vorkommendes Ereignis. Aber auch entzündliche Erkrankungen spielen eine große Rolle, ferner Veränderungen der Stellung der einzelnen Knochen zueinander. Es ist daher unbedingt erforderlich, daß die Ellenbogenaufnahmen so gut ausfallen, daß man über jeden einzelnen Teil des Gelenkes vollkommen Aufschluß erhält. Es muß ein gutes Bild, sei es nun in Seiten- oder in Dorsalsicht gemacht, das Capitulum radii in seiner ganzen Zirkumferenz deutlich und nicht von Teilen der Ulna überlagert zeigen. Der Proc. coronoideus soll scharf erkennbar sein, desgleichen die Trochlea, die Eminentia capitata, der Condylus int. und ext., das Olecranon, die Tuberositas radii, die Fossa supratrochlearis und anderes mehr. Selbstverständlich muß das Bild unter allen Umständen scharfe Konturen haben.

Es kommen für die erschöpfende Darstellung des Ellenbogengelenkes hauptsächlich *drei typische Stellungen* in Betracht, wobei von vornherein zu erwähnen ist, daß auch andere als die zu beschreibenden unter Umständen nützlich für die Diagnose sein können.[1]

---

[1] Jedlicka, Kratzenstein und Scheffer, die topographische Anatomie der oberen Extremitäten, Lucas Gräfe & Sillem, Hamburg 1900.

I. Stellung: In Flexion des Unterarmes bei bis zur Schulterhöhe erhobenem Oberarm.

II. Stellung: In vollständiger Supination bei bis zur Schulterhöhe erhobenem Arm.

III. Stellung: Aufnahme bei flektiertem Unterarm wie in Stellung (I) und schräger Strahlenrichtung seitlich von außen.

Diese drei Positionen geben uns ein für fast alle Fälle ausreichendes Bild über die Verhältnisse des Ellenbogengelenkes.

Die Aufnahme in *Stellung I* wird in der Weise vorgenommen daß, das Ellenbogengelenk bei rechtwinklig flektiertem Unterarm und pronierter Hand auf die Kassette aufgelegt wird, so daß der Condylus int. auf der Mitte derselben liegt. Eine Einwicklung mittels elastischer Binde fixiert Ober- und Unterarm in genügender Weise. Patient nimmt jetzt auf einem niedrigen, neben dem Untersuchungstisch stehenden Bock Platz und legt den auf die Kassette bandagierten Arm auf die Tischplatte fest auf. Der Bock muß so niedrig, respektive die Tischplatte so hoch sein, daß der Oberarm genau in Schulterhöhe liegt und die Tischkante fest in die Achselhöhle hineinreicht. Ein Sandsack fixiert den Humerus oberhalb der Kassette. Mittels eines zweiten Sackes wird die auf dem Tisch liegende Hand beschwert. Als Einstellungspunkt dient der Condylus ext. Auch hier wird die kreisförmige Blende und ihr Abstand entsprechend der Plattengröße nach der vorstehenden Tabelle bemessen. Die Röhre soll möglichst weich sein (W 6 B W 5). Namentlich bei Kindern, bei denen viele Partien des Gelenkes knorpelig sind, und der Knochen noch außerordentlich transparent ist, muß die Röhre von hervorragender Weichheit sein (W 5. B W 4). Die Expositionszeit beläuft sich, je nach der Dicke des Arms oder dem Alter des Patienten, auf $1/_2$ — 2 Minuten. Ein solches Bild wird die Verhältnisse des Ellenbogens in außerordentlicher Klarheit zeigen, es sei denn, daß der Kranke eine Bewegung macht und dadurch Unschärfe entsteht.

Die Aufnahme in *Stellung II* findet so statt, daß der Arm gestreckt in Supinationsstellung gebracht und auf der Kassette aufbandagiert wird. Das Olekranon soll auf der Mitte der letzteren liegen. Bei nicht verletztem Ellenbogengelenk ist diese Stellung unschwer zu erreichen, etwas anderes ist es dagegen, wenn es sich um einen entzündlichen Prozeß oder um eine Verletzung im Gelenk handelt. In diesem Falle wird die zweite Stellung dem Patienten außerordentliche Schmerzen bereiten, welche häufig dazu führen, auf die vollständige Streckung des Unterarms verzichten zu müssen. In solchen Fällen wird die dritte typische Stellung gewählt.

Stellung III: Der Arm wird wie in Stellung I gelagert und die Röhre seitlich nach außen verschoben, so daß die Strahlenrichtung auf das Olekranon gerichtet ist. Es ist namentlich bei Kindern ratsam, stets zuerst die Aufnahme bei Seitenlage des Armes, welche schmerzlos ist, zu machen, wodurch man das Vertrauen der kleinen Patienten gewinnt und nicht mit Unruhe zu kämpfen hat. Macht man dagegen zuerst die schmerzhaften Aufnahmen in Supination, so werden die Kinder für die zweite Untersuchung schwer zu haben sein. Läßt sich aus den genannten Gründen der Arm bei Supinationsstellung nicht völlig strecken, so muß man, wenn man auf diese Aufnahme nicht ganz verzichten will, was zugunsten von Stellung III anzuraten ist, mit einer unvollkommenen Streckung vorlieb nehmen. Hierdurch wird das Bild in gewissem Sinne beeinträchtigt, da die Unterarmknochen der Platte nicht fest aufliegen. Man erhält jedoch auch so meist einen genügenden Einbilck in die Gelenkverhältnisse, um zur Diagnose zu kommen.

Die Aufnahme in der ersten und zweiten resp. dritten Stellung ist unerläßlich, da es außerordentlich leicht möglich ist, bei den Ellenbogenuntersuchungen Knochensprünge, selbst ganze Frakturen, zu übersehen. So ist beispielsweise der Bruch oberhalb der Kondylen des Humerus, welcher bei Kindern oft vorkommt, in Stellung I manchmal absolut nicht nachzuweisen. Erst Stellung II oder III zeigt uns durch eine geringe Abweichung der beiden Bruchenden, daß eine Fraktur vorliegt. Das gleiche gilt von der nicht so seltenen Fraktur des Radiusköpfchens. Auch hier müssen wir, um eine Diagnose stellen zu können, beide Stellungen betrachten. Als weiteres Beispiel möchte ich noch die isolierte Luxation des Radiusköpfchens anführen, welche in Seitenlage mit Vorliebe übersehen wird.

Ist eine vollständige Streckung des Unterarms, wie schon erwähnt, nicht möglich, so bleibt nichts anderes übrig, als denselben in Supinationsstellung und Außenrotation bei leichter Beugung auf einen Sandsack zu lagern und festzulegen.

Wesentlich günstiger gestalten sich auch hier wieder die Verhältnisse, wenn wir nach der Kompressionsblendenmethode verfahren.

Stellung I mit auf den Condylus extern. gerichteter Lichtachse, zeigt das Olekranon, den anliegenden Kondylus, sowie den Radius, welch letzterer indessen zum Teil von der Ulna überdeckt ist.

Stellung II (Fig. 104) dagegen zeigt den Radius vollständig frei, so daß man die Gelenkfläche des Kapitulum usw. übersichtlich vor sich hat. Namentlich bei den Frakturen am Radiuskopf ist die letzte Stellung unbedingt erforderlich, da bei der seitlichen

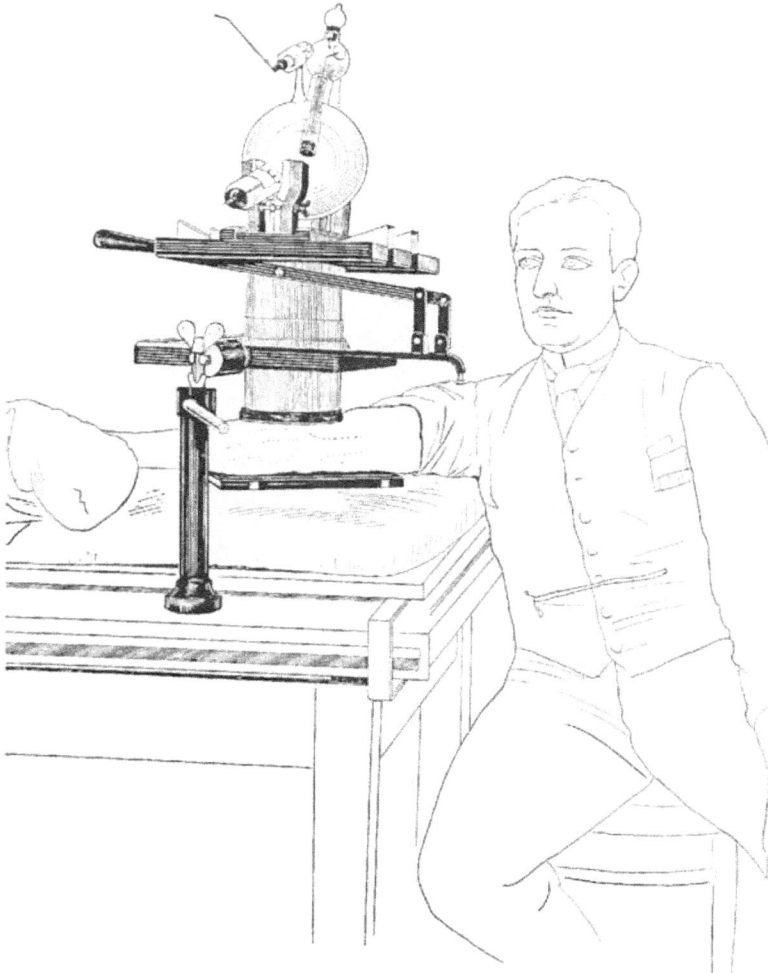

Fig. 104.

Aufnahme unter Umständen sehr leicht eine Verletzung übersehen werden kann. Die Lichtachse verläuft bei dieser Stellung genau durch die Mitte des Gelenkes (Fig. 105). Es ist indessen nicht zu bestreiten, daß die Supinationsstellung dem Patienten bei Ellbogen-

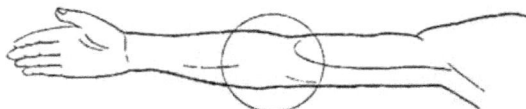

Fig. 105.

gelenksverletzungen außerordentliche Schmerzen bereitet und häufig
überhaupt nicht eingenommen werden kann.

Um dem Patienten die Schmerzen zu ersparen und den
Radius isoliert von der Ulna zu erhalten, benutzen wir

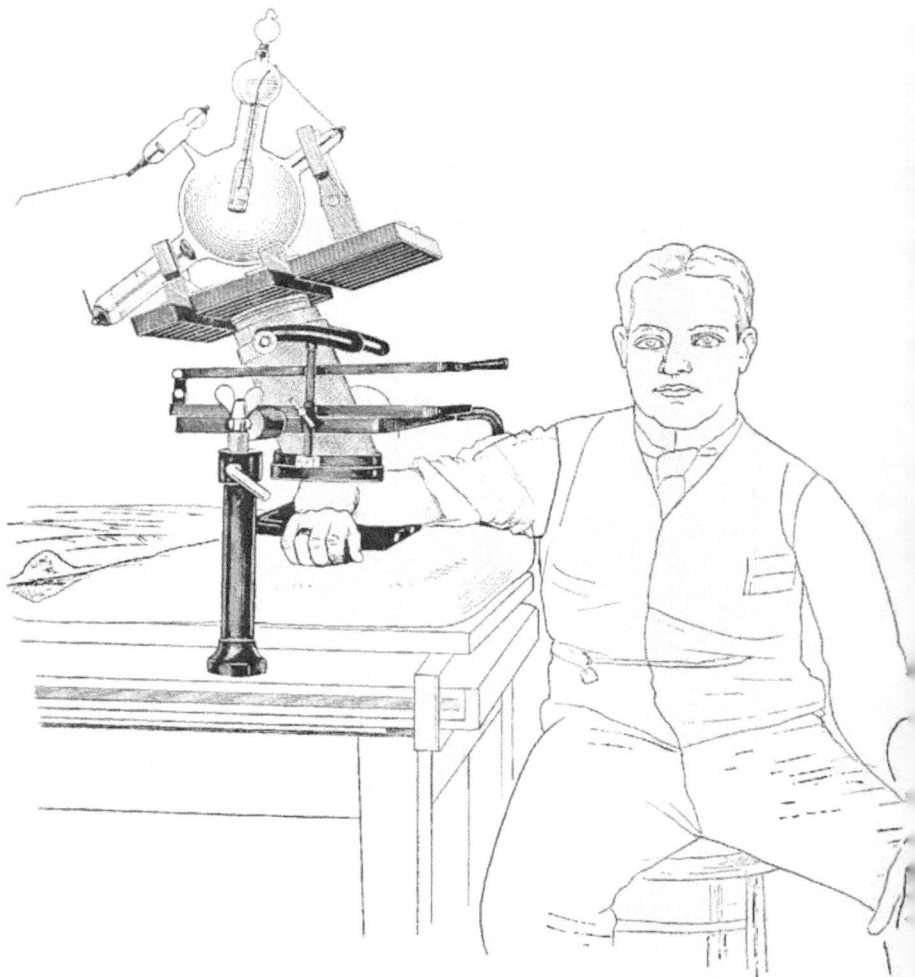

Fig. 106.

Stellung III. Der Arm wird, wie Fig. 106 zeigt, leicht flektiert auf die Kassette gelegt, sodann der Stereoskopzylinder (siehe
unten) nach genauer Einstellung so weit herabgedrückt, wie es
der Patient ohne Schmerzen aushalten kann. Selbstverständlich
wird ein mit Watte prall ausgefüttertes Kissen zwischen den
Kompressionsring und den Körperteil gelegt. Nachdem der Ellbogen in der vorbeschriebenen Weise fixiert ist, wird der drehbare
Zylinder in vollständige Schrägstellung gebracht und festgestellt,

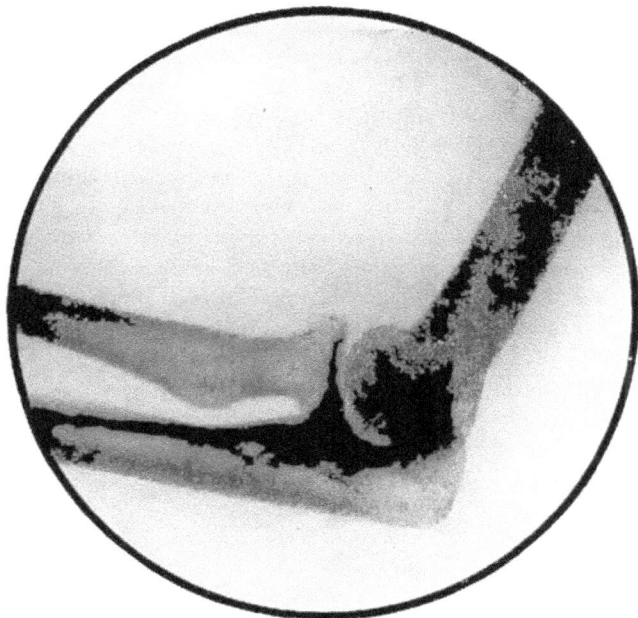

Fig. 107.

sodann das die Röhre tragende Brett aufgesetzt und exponiert. Mit
dieser schrägen Aufnahme wird man in vielen Fällen vollständig
auskommen, da die einzelnen Knochen des Ellenbogengelenkes
außerordentlich gut voneinander isoliert sind. (Fig. 107.)

Ist man nicht im Besitz des drehbaren Stereoskopzylinders, so
kann dieselbe Aufnahme auch mit Zylinder (13 cm) gemacht werden.
In letzterem Falle erreicht man die Schrägstellung durch Drehen
des den Zylinder tragenden Rahmens.

Für stereoskopische Untersuchungen des Ellenbogengelenkes
in Seitenansicht empfehlen sich zwei Platten, welche in Stellung I
und III gemacht sind. (Vgl. das Kapitel Stereoskopie.)

18*

Bei kleinen Kindern ist selbstverständlich die Aufnahme technisch sehr viel schwieriger, da sie oft überhaupt nicht in der Lage sein werden, ihren Arm auch nur für einen Augenblick still zu halten, besonders dann nicht, wenn sie infolge von Schmerzen unruhig und ängstlich geworden sind. Da es indessen oft vorkommt, daß Kinder auch in diesem Alter wegen Ellbogenverletzung untersucht werden müssen, bleibt nichts anderes übrig, als hier zur Momentaufnahme oder wenigstens zur Aufnahme mit allerkürzester Expositionszeit zu greifen. Für Knochenaufnahmen ist das Momentverfahren, welches ohne Zweifel technisch in vielen Fällen möglich ist, im allgemeinen nicht anzuraten. Handelt es sich aber um Fälle, wie die vorgenannten, so kann die Methode doch unter Umständen Nutzen stiften. Man bandagiert den Arm des Kindes in der vorher auseinandergesetzten Methode auf die Platte, nimmt eine weiche Röhre (W 5 BW 4) und läßt einen Gehilfen den Arm auf der Kassette festhalten. Durch einen der Untersuchung vorhergehenden Versuch hat man sich zu überzeugen, wie stark die Röhre, ohne blaues Licht zu zeigen, belastet werden kann. Ist dieser Grad der maximalen Belastung gefunden, so stellt man den Widerstand auf denselben ein. Während nun der Gehilfe den Arm in der beschriebenen Weise mitsamt der Platte festhält, sucht man durch ein Geräusch, durch Händeklatschen oder dergleichen die Aufmerksamkeit des Kindes für einen Moment abzulenken. Erschrickt dasselbe und ist es für einen Augenblick ruhig, so muß die Röhre schon eingeschaltet sein. Die Ausschaltung erfolgt entweder unmittelbar, oder wenn das zu untersuchende Kind wirklich ruhig halten sollte, nach 1—2 Sekunden. Jedenfalls muß die Qualität der Röhre eine so vorzügliche sein, daß bei sofortigem Ausschalten doch schon ein genügendes Bild auf der Platte erzielt worden ist. Benutzt man weiche Wasserkühlröhren, so kann man in erstaunlich kurzer Zeit eine Aufnahme, die man schlechterdings als Momentaufnahme bezeichnen kann, zuwege bringen. Wir werden noch weiter unten bei den Untersuchungen der inneren Organe auf diese Technik zurückkommen müssen.

V. Der Unterarm.

Die Untersuchungen des Unterarms werden in der gleichen Weise und nach denselben Prinzipien vorgenommen, wie die des Oberarms. Man hat hier günstige Verhältnisse, da die Knochen der Platte sehr nahe zu bringen, und die Weichteile am Unterarm meist von mäßiger Dicke sind. Vorwiegend werden es auch hier wieder Frakturen sein, namentlich am unteren Ende des Radius und der Ulna, welche das Röntgenverfahren indizieren. Diese Brüche können unter Umständen sehr schwer zu erkennen sein, so daß es nicht selten vorkommt, daß dieselben trotz wohl-gelungener Röntgenbilder übersehen werden. Wenn das untere Bruchfragment des Radius in der seitlichen Richtung nicht ab-gewichen ist, so kann der Bruchspalt dem Beschauer der Platten entgehen. Man wird in solchen Fällen eventuell die meist vor-handene Absprengung des Proc. styloideus der Ulna bemerken und sich darüber wundern, daß diese Fraktur, welche sonst fast immer in Verbindung mit einer Querfraktur des Radius aufzutreten pflegt, im vorliegenden Falle isoliert vorhanden ist. Wird indessen der Unterarm auf die Ulnakante gestellt und in Seitenansicht röntgenographiert, so erkennt man den Irrtum bald, denn in dieser Richtung läßt sich meist eine Abweichung des unteren Bruch-fragmentes nachweisen. Ganz besonders wichtig ist die Aufnahme in beiden Ebenen bei Kindern. Hier kommt bei der Stellung der Diagnose als erschwerendes Moment die sehr bedeutend aus-geprägte Epiphysenlinie in Betracht. Frakturen, welche in derselben verlaufen, sind in Volarsicht häufig gar nicht zu konstatieren, erst die Seitenansicht schafft Aufklärung. Wie bei den Frakturen, so ist selbstverständlich auch bei den übrigen Affektionen der Unterarm-knochen, seien es nun osteomyelitische oder tuberkulöse Prozesse, die Aufnahme in zwei Ebenen unbedingt erforderlich. Bei Be-nutzung des Kompressionsblendenverfahrens bedient man sich zweck-mäßig der Kastenblende. Die Einstellung braucht hier nicht wieder-holt zu werden, da sich dieselbe mit den an anderen Stellen beschriebenen Angaben deckt.

VI. Die Hände.

Die Handuntersuchungen, welche die leichtesten in der ganzen Röntgentechnik sind, können mit wenigen Worten erledigt werden. Vor allen Dingen muß man darauf achten, daß exakte Struktur-bilder erzielt werden, denn es ist nicht selten und wird wohl schon jedem Untersucher passiert sein, 'daß Frakturen, namentlich der Metakarpalknochen, übersehen werden. Man erkennt nur bei äußerst sorgfältiger Betrachtung einen minimalen, sehr feinen Bruchspalt, während die Knochenfragmente sich nicht im mindesten gegeneinander verschoben haben. Eine solche feine Bruchlinie kann unter Umständen nicht bemerkt werden, und wenn Patient dann nach einigen Wochen wieder zur Beobachtung des Arztes

kommt, stellt sich heraus, daß an dem Mittelhandknochen, welchen
man für völlig intakt gehalten hatte, sich inzwischen ein kleiner
Kallus entwickelt hat. Vor solchen Irrtümern schützt nur die
genaueste Betrachtung des Negativs, da eine Aufnahme in Seitenansicht bei dem Mittelhandknochen nicht möglich ist. Bisweilen wird
ein Röntgenogramm in Schräg- oder Dorsalansicht bessere Resultate
für die Diagnose ergeben, als in Volaransicht, so daß ich empfehlen
möchte, in zweifelhaften Fällen die Hand in verschiedenen Lagen
zu untersuchen. Zur Erkennung etwaiger Handwurzelknochen-
verletzungen ist es unerläßlich, Volar- und Dorsalseite auf die
Platte zu bringen, da gerade bei diesen kleinen Knochen die
Diagnose bisweilen schwierig sein kann. Die Darstellung der Gelenkspalten des Carpus findet am besten mittels Dorsalaufnahme
statt. Handelt es sich um eventuelle Verletzungen oder Erkrankungen der Finger, so stehen einer Aufnahme in Seitenansicht
keine Schwierigkeiten entgegen, so daß man hier wohl selten
etwas übersehen wird.

Die Technik der Handuntersuchung ist verhältnismäßig einfach. Man lege die Hand mit leicht gespreizten Fingern auf die
Kassette und wickele sie mit einer Gummibinde von den Fingern
beginnend bis zum Handgelenk fest auf dieselbe. Bestehen
Schwellungen oder verhindern Schmerzen bei etwaigen Frakturen
das Aufbandagieren in völlig flacher Stellung, so verzichtet man
auf die Volaransicht und legt die Hände von vornherein in Dorsal-
stellung. Man bekommt alsdann die Metakarpen näher an die Platte
heran und erhält einwandsfreie Bilder. Die Röhre muß so eingestellt werden, daß das vom Fokus gefällte Lot über der Mitte
des dritten Mittelhandknochens liegt. Ein Abweichen von dieser
Einstellung bedingt Verschiebung der Metakarpen, sowie Projektion
derselben übereinander. Die Röhrenqualität ist weich zu nehmen,
(W 5—6 BW 4—5). Die Exposition beträgt je nach der Röhre
und der Dicke der Hand zehn Sekunden bis eine halbe Minute.
Man kann, wenn man eine gute Röhre im Besitz hat, von der
Hand sehr schöne Momentaufnahmen machen. Ein einmaliges
Ein- und sofortiges Ausschalten genügt unter Umständen schon
vollständig, um ein scharfes Strukturbild zu bewerkstelligen.
Namentlich bei Kindern ist die Exposition so kurz wie möglich
zu bemessen. Es wird bei der Hand sehr oft der Fehler der
Überexposition gemacht, wodurch dann die feinen Knochenzeich-
nungen, welche gerade hier so hervorragend schön zutage treten,
verloren gehen. Ein ideales Handbild soll neben schärfster
Strukturzeichnung sämtlicher knöchernen Teile, inklusive des
Radiokarpalgelenkes auch noch deutlich Weichteile zeigen. So

muß beispielsweise das Unterhautzellgewebe von den Muskelzügen zu differenzieren sein, ferner sollen die Nägel sich abheben. Vielfach sieht man Hand- und Unterarmaufnahmen, bei welchen wohl die Finger und auch die oberen zwei Drittel der Metakarpalknochen, scharfe Struktur zeigen, bei denen indessen die Handwurzelknochen, sowie das Handgelenk infolge Unterexposition keine Knochenzeichnung mehr aufweisen. Solche Bilder sind fehlerhaft gemacht. Die Röhre ist zu weich gewesen, um innerhalb der Expositionszeit die dickeren Knochenpartien der Hand genügend zu durchdringen, so daß infolgedessen nur die dünneren Teile, wie die Finger, deutlich geworden sind. Ferner sieht man oft Bilder, welche sehr schöne Knochenzeichnungen aufweisen, bei welchen indessen von Weichteilen der Hand absolut nichts mehr zu entdecken ist. Sie sind zu lange exponiert, so daß sich die Weichteile infolge Überexposition nicht mehr markieren. Bei genau ausgemessener Expositionszeit und guter Röhre wird das Bild weder in der einen noch in der anderen Richtung Fehler aufweisen. Das Sichtbarwerden der Weichteile bei guten Strukturbildern läßt sich häufig durch photographische Kunst fördern. Ein Handbild, welches vollkommene Struktur und gleichzeitig alle Weichteile zeigt, ist eher unter- als überexponiert. Die Verstärkung einer solchen Platte bringt dann durch Hervorheben der Knochenstrukturpartien und durch besseres Sichtbarwerden der Weichteile, sowie durch allgemeine tiefere Schwärzung der übrigen belichteten Teile der Platte den Eindruck hervor, welchen wir von einem vollkommen guten Bild verlangen.

Die Anwendung der Kompressionsblende ist für den Untersucher bei der Hand außerordentlich bequem, da durch die Festlagerung das Aufbandagieren überflüssig wird und man sich um die richtige Einstellung nicht zu bekümmern braucht. Auch die Längsblende gibt gute Resultate und kann daher empfohlen werden. (Fig. 108.) Der Nutzen der Kompressionsblende liegt bei den Handaufnahmen weniger in der Blendenwirkung, als in der leichten Einstellung und sicheren Festlagerung. Wenn man eine genügend weiche Röhre nimmt, wird man scharfe Strukturbilder infolge der Dünne der Hand auch ohne Blende erzielen.

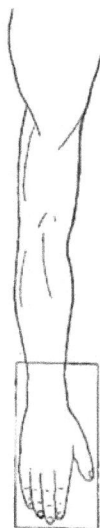

Fig. 108.

16. Kapitel.

Nierensteine.   Ureterensteine.   Blasensteine.

I. Nierensteine.

Treten wir der Frage des Nierensteinnachweises theoretisch näher, so müssen wir uns zunächst darüber klar sein, daß wir nur dort Eindrücke auf der photographischen Platte erhalten, wo es sich um Gegenstände handelt, welche ein von ihrer Umgebung verschiedenes Absorptionsvermögen für die Röntgenstrahlen haben. Wir sehen das Herz und die Aorta, weil dieselben in der Umgebung der Lungen liegen, und weil das lufthaltige Lungengewebe wesentlich durchlässiger ist als das Herz und die blutgefüllte Aorta. Würden die Lungen das gleiche Absorptionsvermögen wie die Kreislauforgane haben, dann könnten wir von den letzteren nichts differenzieren. Das gleiche gilt von den Knochen, welche nur deswegen so deutlich zur Anschauung zu bringen sind, weil ihr Absorptionsvermögen größer ist als das der umgebenden Muskulatur usw. Selbstverständlich spielen diese Verhältnisse auch bei dem Nachweis von Nierensteinen eine bedeutende Rolle, denn dieselben können sich nur dann auf der Platte markieren, wenn ihr Absorptionsvermögen größer ist, als das der sie umgebenden Nieren. Aus den Untersuchungen von Walter und Voller hat sich nun aber ergeben, daß das Absorptionsvermögen eines Körpers für die Röntgenstrahlen außer von seiner Dichte in erster Linie von dem Atomgewicht seiner elementaren Bestandteile abhängt. Das heißt, daß von zwei chemischen Elementen dasjenige mit höherem Atomgewicht auch stets den größeren Bruchteil derselben Röntgenstrahlung zurückhält. (Walter.)

Da nun die organischen Verbindungen vorwiegend Kohlenstoff, Sauerstoff, Wasserstoff und Stickstoff, sämtlich Elemente von niedrigem Atomgewicht, enthalten, so ist es ohne weiteres klar, daß wir von Weichteilen des Körpers, also auch von reinen Gallensteinen, keine oder nur mangelhafte Bilder bekommen. Erst das Hinzutreten anorganischer Salze, wie z. B. bei den Knochen, erhöht das Absorptionsvermögen und gewährt dadurch die Darstellungsmöglichkeit auf der photographischen Platte. Prüfen wir also die Nierensteine auf das Atomgewicht ihrer Bestandteile, resp. auf ihr

Absorptionsvermögen, so ergibt sich, daß, gleiche Dichte der zu vergleichenden Steine vorausgesetzt, die Phosphatsteine bezüglich ihres Atomgewichtes am günstigsten dastehen.

In der Tat sind aber die oxalsauren Steine bei weitem die dichtesten, und somit kommt ihnen das höchste Absorptionsvermögen zu. An zweiter Stelle stehen die Phosphatsteine. Die ungünstigsten Verhältnisse bieten die harnsauren Konkremente. Daß letztere jedoch in einzelnen Fällen dennoch darzustellen sind, erklärt sich durch den vielfach in harnsauren Steinen vorhandenen Kalk. Xanthin und Cystinsteine dürften demnach theoretisch die ungünstigsten Chancen bieten.

Praktisch verhält sich die Sache indessen manchmal anders, wie der von Rumpel beschriebene Fall von Cystinsteinen beweist. Die kleinen nur erbsengroßen Steine hatten sich außerordentlich deutlich auf der Platte abgezeichnet.

Um also das Absorptionsvermögen der Steine festzustellen, bedarf es der Kenntnis ihres spezifischen Gewichtes und des Atomgewichtes ihrer einzelnen Bestandteile.

Die folgende von Cowl aufgestellte Tabelle orientiert uns am besten über diese Verhältnisse:

	Atom.-Gew.	Spez. Gew.	enthalten in:
Calcium	40	1,6	Oxalatsteinen
Magnesium	24	1,7	Phosphatsteinen.
Phosphor	31	2,0	
Kalium	39	0,9	Uratsteinen.
Natrium	23	1,0	

Bisweilen bestehen die Steine aus Mischungen obiger Bestandteile.

Woher kommt es nun, daß trotz der theoretisch günstig erscheinenden Aussichten doch so viele Mißerfolge bei der Untersuchung auf Nierensteine erzielt werden? Es liegt dieses vorwiegend an der mangelhaften Technik.

Wenn man einen Patienten mit dem Rücken auf die photographische Platte legt, die Röhre auf die Nierengegend einstellt und nun eine gewisse Zeit bestrahlt, so kann man unter Umständen, bei günstig liegenden Verhältnissen, event. vorhandene große Nierensteine auf der Platte erhalten. Der Grund, weshalb kleine Steine sich bei dieser Art der Untersuchung nicht markieren, liegt in der Tatsache, daß die von den Röntgenstrahlen getroffenen Gewebe ihrerseits entogene Sekundärstrahlen aussenden und zwar um so mehr, je dichter die Schicht der zu durchdringenden Weichteile

ist. Bei einem Körperteil von geringer Dicke, wie z. B. der
menschlichen Hand, ist die Menge der Sekundärstrahlen gering.
Die die Hand senkrecht durchsetzenden Strahlen treffen unmittelbar die untergelegte photographische Platte und rufen auf
derselben ein ungemein scharfes Knochenbild, welches alle Feinheiten der Struktur zeigt, hervor. Wesentlich anders sehen schon
die ohne Blenden gemachten Beckenbilder aus, von Knochenzeichnung ist meist wenig zu erblicken, die ganzen Platten erscheinen leicht grau verschleiert, ein Phänomen, welches wir bei
den Nierensteinaufnahmen in erhöhtem Maße beobachten. Diese
Verschleierung wird durch die im menschlichen Gewebe entstehenden Sekundärstrahlen verursacht. Die der Platte aufliegenden
Körperteile — also in vorliegendem Falle die Nieren und die sie
umgebenden Weichteile — werden nicht nur senkrecht durch die
Strahlen getroffen, sondern sie selber, sowie die übrigen umgebenden Weichteile senden nach allen Seiten Sekundärstrahlen aus, wodurch der scharfe Schattenwurf aufgehoben, die Platte verschleiert
und etwaige Steine undeutlich werden oder ganz verschwinden.

Die Anwendung der Blenden gestattet nun, die Entstehung
der Sekundärstrahlen wesentlich zu beschränken, und gewährt dadurch die Möglichkeit, auch kleine Konkremente, welche ohne Blende
überhaupt nicht sichtbar sind, zur Darstellung zu bringen.

Das Prinzip des hierfür erforderlichen, schon bei der Lendenwirbelsäule beschriebenen Apparates (Fig. 38) besteht darin, daß
aus dem zu untersuchenden Körper, in diesem Falle also aus der
Nierengegend, kleine Partien herausgeblendet und für sich
untersucht werden. Hierbei ergibt sich, daß das Bild um so
schärfer ausfällt, je enger die zwischen Röhre und Patienten gebrachte Blende gewählt wird und je näher sich dieselbe der photographischen Platte befindet, mit anderen Worten, daß die die Platten
verschleiernde sekundäre Strahlung sich durch die Blenden so
wesentlich verringert, daß die Verschleierung teilweise aufgehoben
wird und dadurch schärfere Bilder entstehen. Da nun jeder Blendenweite bei gleichem Abstand der Blende von der Platte ein
bestimmter Belichtungskreis entspricht, so folgt, daß, falls der zu
röntgenographierende Bezirk größer ist als der Belichtungskreis, nur
eine Aufnahme nicht ausreichen würde, um alle Teile des ersteren
auf der Platte zu sehen. Wir müssen demnach einzelne Partien des
zu untersuchenden Objektes auf Einzelplatten bringen, deren Summe
zum Schluß das Gesamtbild ergibt.

Ich verfahre demnach bei der Untersuchung des Patienten mit
der Tisch- oder Wandarmblende folgendermaßen:

Da es a priori sehr schwer zu sagen ist, wo die eventuellen

Nierensteine liegen werden, ob in der Niere selbst, ob im Nieren-
becken, oder im Ureter usw., so untersuche ich einen Bezirk, dessen
Grenzen die Wirbelsäule, die vorletzte Rippe, die Crista ossis ilei
und die freie Körperseite bilden, also eine Fläche von ca. 16 qcm.
Innerhalb dieses Quadrates liegen sicher die eventuellen Steine mit
Ausnahme der bereits im Becken befindlichen Ureterensteine.

Bei einem Blendendurchmesser von $2^1/_2$ cm, einem Blenden-
abstand von der Platte von 30 cm decken fünf Belichtungskreise
diese Fläche von 16 qcm vollständig (Fig. 109).

Man verfährt auf folgende Weise:

Zunächst wird unter ungefährer Einhaltung der oben beschriebenen anatomischen Grenzen dem Patienten ein Quadrat von
16 cm Seitenlänge mit Fettstift auf die Rückenhaut gezeichnet und
in dem ersteren die Punkte 1—5, die Zentren der ebenerwähnten
fünf Belichtungskreise, markiert. Mittels eines mit Wasserwage
versehenen Tasterzirkels werden diese fünf Punkte auf die Bauchhaut übertragen. Nunmehr wird Patient in Rückenlage gebracht
und ihm eine Platte vom Format 13/18 derartig untergelegt, daß
der Mittelpunkt derselben zunächst genau unter Punkt 1 (Rückenpunkt) zu liegen kommt. Jetzt wird der Mittelpunkt der Bleiblende
senkrecht über den dem Punkt 1 entsprechenden Punkt 1 auf der
Bauchhaut bei 30 cm Abstand von der Platte eingestellt und zum
Schluß die Röhre über der Blende zentriert. Es befinden sich also
Mittelpunkt der Antikathode, Zentrum der Blende, Bauchpunkt 1,
Rückenpunkt 1 und Mittelpunkt der Platte senkrecht übereinander.
Nachdem exponiert und entwickelt ist, zeigt die Platte den Be-
leuchtungskreis Nr. 1, womit $^1/_4$ des Quadrates abgesucht ist. Die
übrigen drei Viertel werden genau in gleicher Weise röntgenographiert. Da nun aber ein eventueller Stein zufälligerweise genau
auf Punkt 5, dem Schnittpunkt sämtlicher vier Beleuchtungskreise,
liegen könnte, so wird auch noch eine fünfte Platte genommen
und auf Punkt 5 eingestellt.

Dieses Verfahren hat indessen gewisse Nachteile, welche darin
bestehen, daß die Zentrierung sämtlicher Punkte schwer und die
Untersuchung sehr zeitraubend ist. Die Methode ist infolgedessen
durch Herstellung der Holzrahmenblende (siehe Fig. 38) vereinfacht
worden. Auf dem unteren Brett ist die Mittellinie markiert und neben
dieselbe das bekannte Quadrat von 16 cm mit den fünf Belichtungs-
kreisen so eingezeichnet, daß die Mittellinie die Tangente EF der
Kreise 1 und 4 bildet (vgl. Fig. 109). Die Zentra der fünf Kreise
sind geometrisch auf dem beweglichen zweiten Brett festgestellt
und aus demselben mit einem Durchmesser von $2^1/_2$ cm ausgesägt.
Desgleichen sind die Zentra der fünf unteren Kreise mit dem

gleichen Durchmesser ausgeschnitten. Wenn also dieses Gestell auf dem Untersuchungstisch steht, braucht man nur das obere Brett abzuheben den Patienten mit der Nierengegend auf das Quadrat $ABCD$ zu lagern, das Brett wieder überzuschieben, die Bleiblenden auf das zunächst zu benutzende Loch zu legen (natürlich muß das Bleistück, welches die Blende enthält, genügend groß sein, mindestens 24/30), eine Platte auf den mit dem betreffenden Blendenloch korrespondierenden Mittelpunkt des auf dem unteren Brett eingezeichneten Belichtungskreises zu schieben und die Röhre senkrecht über dem Blendloch einzustellen.

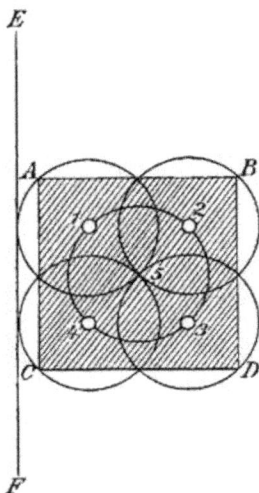

Fig. 109.

Es findet jetzt fünfmaliger Wechsel des oberen Blendenloches und der Platte statt, und die Untersuchung ist beendet.

Um dem Patienten die Platten ohne Schwierigkeiten geometrisch genau unterzuschieben, bedarf es einiger Orientierungslinien auf dem unteren Brett, deren Konstruktion sich aus der Kassettengröße unmittelbar ergibt. In Fig. 38 sind die Linien, sowie das Quadrat usw. nicht eingezeichnet. Es empfiehlt sich ferner, die Mittellinie durch eine dünne aufgenagelte Leiste zu markieren, gegen welche die Kassette beim Unterschieben stößt. Hierdurch wird ein Überschreiten der Mittellinie verhindert. Um die Röhre genau senkrecht über dem betreffenden Blendenloch einzustellen, werden Visierstäbe, je vier für jedes Loch, an den Seiten des oberen Brettes benutzt. Man visiert also einmal die Quer- und einmal die Längsachse der Röhre, was in wenig Sekunden geschehen ist. Würde man den Patienten genau mit der Wirbelsäulenachse auf die Mittellinie legen, dann wäre die Folge, daß unter Umständen nichts von der Wirbelsäule in die Belichtungskreise hineinfiele, ein bedeutender Fehler, da die Proc. transversi als Textobjekte für die richtige Belichtung sichtbar sein müssen. Es empfiehlt sich also, den Kranken etwas über die Mittellinie hinüberzulegen. Das ganze Verfahren ist so einfach, daß man nach einigen Versuchen leicht damit fertig werden wird. Man kann die Einstellung auch in der Weise, wie bei der Lendenwirbelsäule beschrieben worden ist, vornehmen, (vgl. daselbst: Visieren durch ein in der Tischplatte angebrachtes Loch).

Je nach dem zu untersuchenden Fall kann man die Blendenweite und die Plattengröße variieren. Es ist nämlich nicht in allen
Fällen absolut nötig, fünf Aufnahmen zu machen, bisweilen werden
bei größerer Blendenweite drei genügen. Am schwersten bleibt
unter allen Umständen die Untersuchung korpulenter Personen,
bei welchen stets die meisten Mißerfolge zu verzeichnen sein
werden.

Daß sich dieses Blendensystem natürlich auch für Ureteren und
Blasensteine eignet, ist selbstverständlich, und ist in einem solchen
Falle nur die Lage des Patienten zu ändern.

Die vorstehend beschriebene Methode habe ich nur deswegen
so ausführlich dargestellt, um auch denen, welche nicht im Besitz
der Kompressionsblende sind, eine wenigstens einigermaßen brauchbare Technik an die Hand zu geben.

———————

Wesentlich besser sind die Ergebnisse bei Benutzung der
Kompressionsblende.

Wenn es, wie bekannt, bei vorsichtiger, allmählich in die Tiefe
dringender Palpation schließlich in geeigneten Fällen gelingt, die
Nieren zu fühlen, so muß es auch möglich sein, mit einem stumpfen,
nicht zu großen Gegenstand, bei langsamem Druck allmählich fast
unmittelbar an die Nierengegend heranzukommen. Hierzu wird der
Kompressionszylinder (10 cm), welcher dem Patienten in die Nierengegend gedrückt wird, gebraucht. Liegt der zu Untersuchende auf
einer photographischen Platte, so erreicht man es unschwer, die
Entfernung zwischen der unteren Rohrapertur und der Platte
um 5—10 cm zu verringern. Bei einer so geringen Distanz können
wir selbstverständlich auch eine weichere und kontrastreichere,
mithin weniger zur Sekundärstrahlenbildung Anlaß gebende Röhrenqualität benutzen (W 6 BW 5). Es werden also auch solche Konkremente, welche ein niederes Absorptionsvermögen haben, wie
harnsaure Steine, infolge der Weichheit der Röhre darzustellen sein.

Da es meist gelingt, scharfe Bilder des Musculus psoas und
Quadratus lumborum ja sogar der Niere selbst zu erzielen, mithin
Weichteile zur Darstellung zu bringen, so wird in solchen
Bildern, welche derartige Differenzierungen zeigen, sich meines Er-
achtens ein Konkrement bis etwa Erbsengröße fast unter allen
Umständen abzeichnen müssen.

Als Forderung für ein technisch genügendes Bild der Nierengegend sind folgende Bedingungen zu formulieren:

    1. Sichtbarkeit der Processus transversi der
       Wirbelsäule (Struktur),

2. deutliche Sichtbarkeit der letzten beiden Rippen,
mit Struktur,
Differenzierung des Musculus psoas, eventuell
auch des Quadratus lumborum.

Zeigt eine Aufnahme diese Qualität und sind keine für Nierensteine sprechenden Schatten vorhanden, so stehe ich nicht an, nach
meinen jetzigen Erfahrungen im allgemeinen das Vorhandensein
größerer Konkremente (etwa bis Erbsengröße) auszuschließen.

Daß auch bei technisch scheinbar vorzüglichen Platten Fehldiagnosen gestellt werden können, lehrt folgender Fall.

Patient L. von magerer Körperbeschaffenheit war bereits zweimal
ohne positives Resultat auf Nierensteine untersucht worden. Wegen andauernder Blutungen mußte eine dritte Untersuchung vorgenommen werden, bei
welcher eine zweifelhaft positive und eine negative Platte erhalten wurde.
Da die Röhre sehr weich war, so zeigten die Platten verhältnismäßig wenig
Knochenstruktur. Um den Befund nachzukontrollieren, wurde eine etwas
härtere Röhre genommen und ein Bild damit erzielt, welches gute Struktur
der Wirbelsäule und Rippen aufwies. Es fand sich ein für einen kleinen
Stein sprechender Schatten mit verwaschenen Konturen. Da immer noch
Bedenken bezüglich der Richtigkeit der Diagnose vorlagen, wurde nach
einiger Zeit eine vierte Untersuchung vorgenommen. Es gelang nicht, den
Schatten wiederdarzustellen. Auf Grund einer positiven und vieler negativen
Platten wurde die Diagnose Stein nicht gestellt. Die einige Monate später
vorgenommene Operation (Prof. Israel) förderte einen etwas über erbsen-
großen bröckeligen, wahrscheinlich harnsauren Stein zutage.

Der Fall lehrt 1. daß unter ungünstigen Umständen vorhandene Steine
aus unbekannten Ursachen selbst bei mageren Personen übersehen werden
können, 2. daß die Fehldiagnose nicht gestellt worden wäre, wenn man den
Mut gehabt hätte, auch auf Grund einer positiven Platte bei der Diagnose
zu bleiben. Letzteres wird indessen nur derjenige verantworten können, der
durch jahrelange Übung in der Plattendiagnose die nötige Erfahrung zu
haben glaubt.

Die Konkrementschatten sind bisweilen so außerordentlich
schwach, daß sie kaum vom Auge wahrgenommen werden. Man wird
solche Platten bei Abblendung alles seitlichen Tageslichtes sowohl im
feuchten wie im getrockneten Zustand in der Durchsicht betrachten
müssen, wobei es sich empfiehlt, die Negative nicht nur vertikal, sondern
auch horizontal zu halten, da dann bisweilen eventuelle Steinkonturen
deutlicher hervortreten. Diese haben stets etwas Charakteristisches,
so daß man sie nicht leicht mit den durch Darminhalt bedingten
Schatten verwechseln kann. Sie besitzen zum Teil ziemlich scharfe
und nicht verwaschene Konturen, während Schatten des Darminhalts
unscharfe Umrisse zeigen. Bisweilen zeigen die Nierensteine infolge
respiratorischer Bewegung der Niere an der der Crista ilei zugewandten
Seite Unschärfe, so daß der Schatten einen kammartigen Eindruck

macht. Aus dieser infolge der Bewegung des Steines entstandenen
Unschärfe, kann man unter Umständen den Schluß ziehen, daß sich
das Konkrement in der Niere befindet. Diese merkwürdige kamm-
artige Form (Fig. 110) kommt so zu stande, daß der Stein beim
inspiratorischen Heruntertreten der Niere, seine untere Kontur verwischt. Da er nun aber beim Hinauftreten der Niere, stets wieder
in seine alte Lage zurücktritt und nicht über dieselbe hinaufsteigt,
so bleibt die obere Kontur scharf. Aus dieser durch die Atmung
bedingten Verschiebung des Steines kann man schließen, daß die
Niere bei ruhiger Respiration gleichzeitig mit dem Zwerchfell in-
spiratorisch heruntertritt, daß sie dagegen auf der Höhe der Exspiration in ihre Normalstellung zurück, aber nicht
darüber hinaus nach oben sich bewegt.

Besonders charakteristisch ist die Form der
Steine, wenn sie aus dem Nierenbecken einen
spornförmigen Fortsatz in den Harnleiter hinein-
senden. Auch die in den Nierenkelchen befindlichen Zacken markieren sich in vielen Fällen.
Die Haustra des Darmes sind namentlich dann,

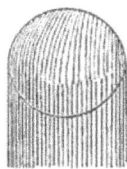

Fig. 110.

wenn der letztere mit Luft gefüllt ist, oft sehr deutlich sichtbar und
können unter Umständen mißdeutet werden.

Bei der Untersuchung älterer Personen auf Nierensteine ist
besonders darauf zu achten, ob die knorpeligen Partien der vorderen
Rippenbögen, wie dieses häufig vorzukommen pflegt, verknöchert
sind. Auf den Platten markieren sich diese Verknöcherungen als
weiße Flecke, welche unter Umständen mit Nierensteinschatten
verwechselt werden können. Die Flecken liegen indes stets streifen-
förmig in der Längsachse der Rippen angeordnet, so daß man schon
aus diesem Verhalten, sowie aus ihrer mehr peripheren Lage auf
ihre wahre Natur schließen kann. Man hüte sich vor allem, die
Processus transversi der Wirbelsäule für Konkremente auszusprechen,
wozu man dann besonders leicht verleitet werden kann, wenn, wie
dieses nicht selten vorkommt, die äußeren Spitzen der Fortsätze
stark verkalkt sind und daher besonders helle Flecken auf der
Platte geben.

Auch über die Verschiedenheit der Lage der Steine muß man
orientiert sein. In einer Anzahl der Fälle finden wir die Konkrementschatten um die letzte Rippe herumliegend. Auch noch oberhalb
derselben kommen solche vor; decken sie sich mit der Rippe, so
sind sie schwer zu differenzieren. Alsdann erstreckt sich das Gebiet
ihres Auftretens entlang der Wirbelsäule, bei Hydronephrose herunter
bis zur Crista ilei, wobei die Ureterensteine mit eingeschlossen sind.
Gewöhnlich liegen die Steine zirka drei Querfinger breit von der

Wirbelsäule entfernt, bisweilen auch noch mehr nach außen. Liegen
sie hart an der Wirbelsäule oder decken sie sich mit den Quer-
fortsätzen, dann befinden sie sich im Nierenbecken oder im
Harnleiter. Bei der vorstehenden Schilderung der Lage ist selbstverständlich eine senkrechte Einstellung des Diaphragma vorausgesetzt gewesen.

Daß die ungewöhnliche Lage eines als Konkrement an-
genommenen Schattens zu großer Vorsicht in der diagnostischen
Deutung veranlassen muß, lehrt folgender Fall.

Ich untersuchte eine Patientin, bei welcher die röntgenographische
Aufnahme einen wallnußgroßen Schatten dicht oberhalb der Crista ossis ilei
ergab. Kontrollaufnahmen bestätigten den Befund; sogar auf dem Leuchtschirm konnte man den Stein deutlich demonstrieren. Derselbe hatte eine
ovale Form und einen dunklen länglichen Kern. Die Diagnose wurde auf
Nierenstein entweder im erweiterten Nierenbecken oder im oberen Teil des
Harnleiters gestellt. Die Operation ergab eine völlig normale Niere ohne
Steine, auch die Sondierung des Harnleiters von oben ließ keine Konkremente nachweisen. Der Befund war zunächst sehr überraschend und un-
begreiflich. Es mußte ein Stein vorhanden sein, dafür sprachen die äußerst
prägnanten Schatten. Der weitere Verlauf des Falles erklärte dann die Sachlage. Nach der Operation war in der Nierengegend eine nicht zur Heilung
kommende Fistel übrig geblieben. Als diese nach geraumer Zeit sondiert
wurde, fühlte man deutlich einen rauhen Körper. Es war zweifelhaft, um
was es sich hier handelte. Die Möglichkeit, daß die Beckenschaufel sondiert
wurde, lag vor. Sehr bald gelang es indessen, aus der Fistel mittels Korn-
zange einen Stein herauszuziehen, dessen Größe genau dem auf der Platte
erhobenen Befunde entsprach. Der Stein enthielt in seinem Innern eine
Höhlung, welche mit Haaren usw. ausgefüllt war. Seine Schale bestand aus
Kalk. Es handelte sich um einen perforierten Kotstein, welcher extra-
peritoneal hinter der Nierengegend lag und somit Veranlassung, für einen
Nierenstein angesprochen zu werden, gegeben hatte. Der Verlauf war im
übrigen ein guter.

Vor solchen Irrtümern wird man sich nur schwer schützen können.
Zum Glück werden derartige Fälle außerordentlich selten sein. Ich möchte
jedoch darauf hinweisen, daß schon auf der Röntgenplatte der Stein einen
dunklen Kern zeigte. Es läßt dieses auf einen Hohlraum schließen, ein
Merkmal, welches man eventuell differenzial-diagnostisch gegenüber den
Nierensteinschatten, welche diese Hohlräume nicht zeigen, benutzen kann.
In den meisten Fällen zeigen Kotsteine eine konzentrische Schichtung.
Der Fall lehrt ferner, wie wichtig es ist, neben der Röntgenuntersuchung
die übrigen klinischen Methoden aufs genaueste zur Anwendung zu bringen.
Im vorliegenden Falle fehlte Blut im Urin. Trotzdem würde wohl kein
Chirurg, Bedenken getragen haben, bei derartig markanter Platte zu operieren.

Für die Nieren- und Ureterensteinuntersuchung mittels der Kompressionsmethode kommen für jede Seite *drei typische Stellungen* in
Betracht.

Stellung I: Dieselbe kommt in erster Linie bei Frauen zur Anwendung und zwar aus dem Grunde, weil der Rippenbogen der letzteren weiter als beim Mann herunterreicht und schwerer mit

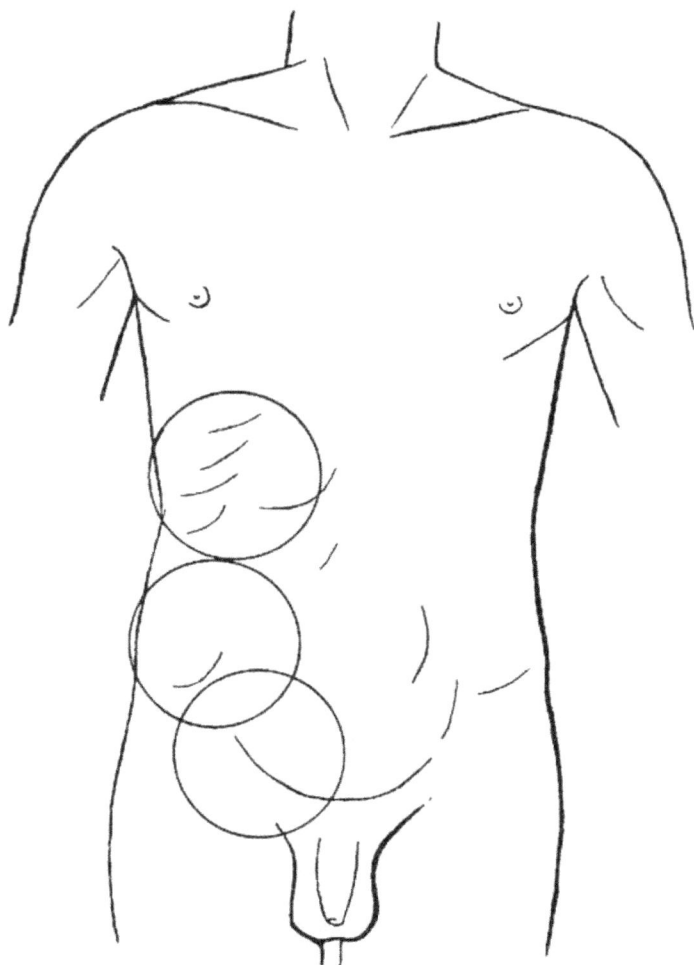

Fig. 111.

dem Kompressionszylinder, wie unter Ia beschrieben, in die Höhe gehoben werden kann.

Patient befindet sich in Rückenlage. Damit die Nierengegend der Platte unmittelbar anliegt, wird zum Ausgleich der mehr oder weniger entwickelten Lordose, wie in Fig. 113 u. 114 angegeben, ein dreieckiger Bock unter die Kniegelenke geschoben. Die untere

Apertur des Zylinders (13 cm) wird, wie in Fig. 111 der oberste
Kreis zeigt, so auf die Rippen aufgesetzt, daß die Lichtachse
durch den knorpeligen Teil des unteren Rippenbogens geht. Eine

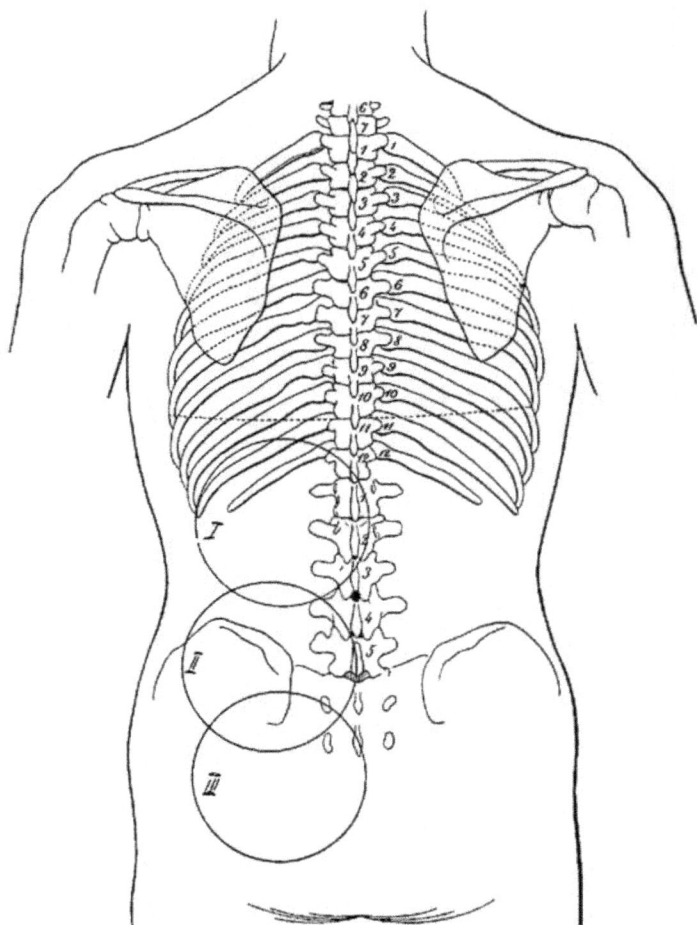

Fig. 112.

Kompression läßt sich nicht anwenden, da der letztere nicht elastisch
genug ist.

Diese Einstellung ergibt ein Bild (Fig. 112 Kreis I), welches
die 12. und einen Teil der 11. Rippe und etwa die Hälfte des
12. Brust- sowie Teile des 1.—3. Lendenwirbels zeigt. Nach unten
und außen ist die Aufnahme nicht begrenzt. Der Psoas erscheint

als weißes Dreieck, dessen Spitze in der Gegend der 12. Rippe
liegt. Die innere Seite des Dreiecks wird von der Wirbelsäule begrenzt, die äußere erstreckt sich schräg nach unten und außen.

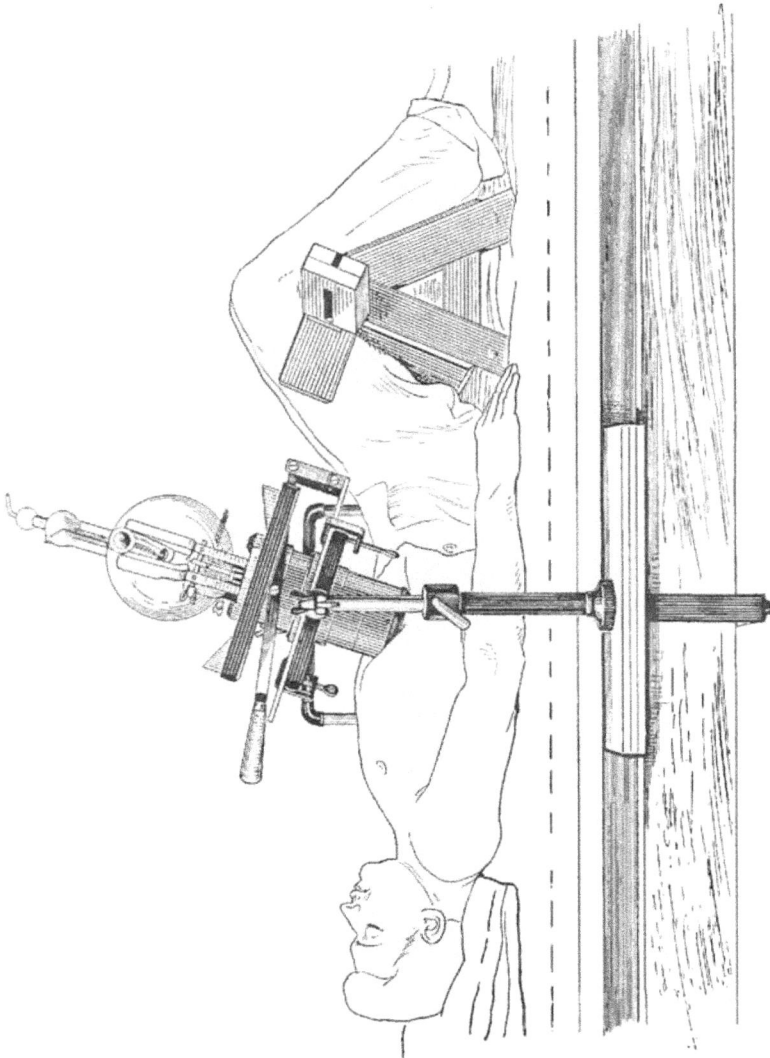

Fig. 113.

Parallel zur Wirbelsäule, einige Zentimeter von ihr entfernt,
verläuft der schmal erscheinende Quadratus lumborum. Die
Ränder beider Muskeln setzen sich deutlich gegeneinander und
gegen ihre Umgebung ab. An der Außenseite des Quadratus lum-

borum erscheinen die Darmschatten, je nach ihrem Gasgehalt mehr
oder weniger ausgeprägt. Sehr oft erkennt man bei diesen Aufnahmen deutlich die ganze Nierenkontur in ihrer charakteristischen
Form, allerdings erscheint sie, wie jede Röntgenaufnahme, etwas
vergrößert. Besonders bei Fettleibigen sieht man die Niere, da das

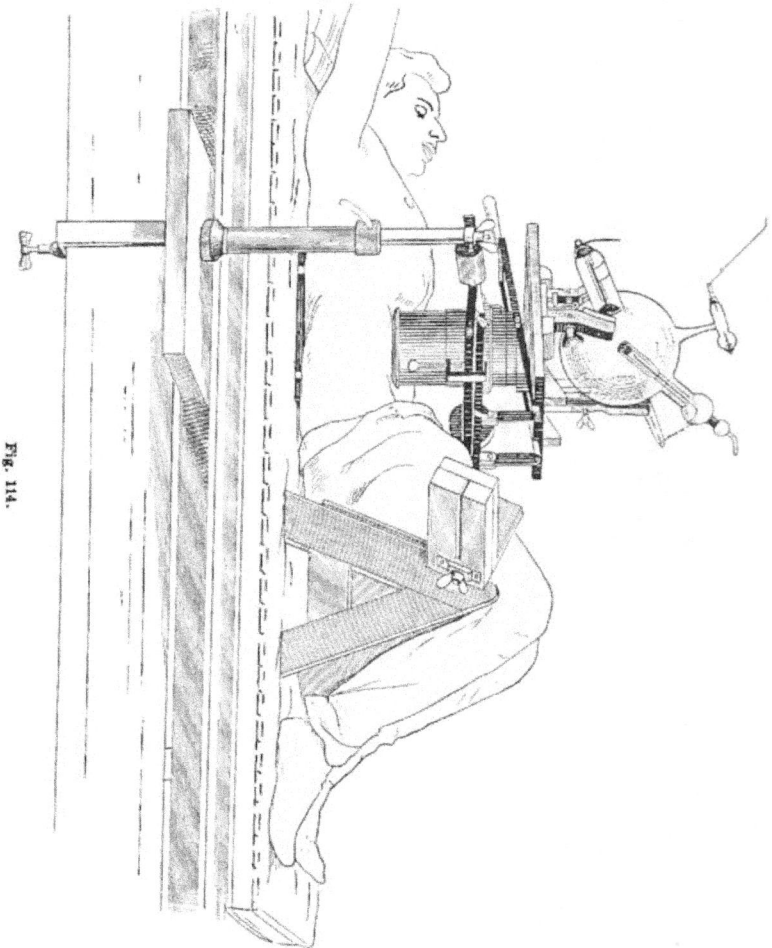

Fig. 114.

die letztere umgebende Fett wesentlich durchlässiger als die feste
Nierensubstanz ist, wodurch eine überraschende Kontrastwirkung zu
stande kommen kann.

Stellung Ia: Lagerung des Patienten wie bei Stellung I, Zylinder
(13 oder 10 cm), mit Schrägstellung des Zylinders wie Fig. 113

zeigt. Diese Stellung, welche hauptsächlich beim Manne zur Anwendung kommt, ist bei weitem die wichtigste. Dicht unterhalb des Rippenbogens wird der Zylinder (10 cm) möglichst tief senkrecht wie in Fig. 114 eingedrückt. Nachdem er ohne den Patienten zu belästigen, den tiefsten Stand erreicht hat, wird er vermittelst des drehbaren Rahmens in Schrägstellung gebracht und in dieser fixiert, hierbei hebt der untere Zylinderrand den Rippenbogen, falls die Bauchdecken nicht allzu prall gespannt sind, in die Höhe. Die Licht- oder Zylinderachse geht nunmehr unter dem Rippenbogen hindurch und trifft direkt die Niere und das Nierenbecken. Da namentlich dann, wenn man mit dem kleinen 10 cm - Zylinder arbeitet, die Entfernung zwischen Niere und Röhre außerordentlich verringert wird, so erhält man, ganz abgesehen davon, daß der kleine Zylinder noch eine bessere Abblendung als der große zuläßt, sehr kontrastreiche Bilder der Nierengegend. Ich habe bei männlichen Patienten bisweilen in Stellung I mit Zylinder (13 cm) ein negatives Resultat erzielt, während Stellung Ia mit Zylinder (10 cm) sofort ein einwandfreies positives Ergebnis zeitigte. Irgend ein Schaden kann dem Patienten selbst dann, wenn entzündliche Prozesse in den Nieren vorliegen, nicht zugefügt werden, da man den Grad der Kompression vollständig in der Gewalt hat und je nach dem Einzelfall bemessen kann.

Handelt es sich um fettleibige Patienten, so drückt man, bevor man senkrecht komprimiert, sowohl bei dieser, wie bei Stellung II und III das Abdomen mitsamt den Intestinis manuell auf die Seite. Die weggedrückten Partien werden durch den Zylinder am Zurückgleiten verhindert.

Während Stellung I und Ia nicht ohne alle Unbequemlichkeit für den Kranken ist, verursachen die folgenden Stellungen keine Beschwerden.

Stellung II. Lagerung des Patienten wie bei I und Ia. Zylinder (13 cm) wird dicht unterhalb des unteren Rippenbogens senkrecht so tief wie möglich eingedrückt. (Siehe Fig. 111 u. Fig. 114.) Das Bild zeigt ungefähr die Hälfte des 4. und 5. Lendenwirbels, den mittleren Teil der Ureterengegend, ein Stück der Beckenschaufel und des Kreuzbeines und der Synchondrosis sacroiliaca. Wie in Stellung I sieht man einen Teil des schräg verlaufenden Psoas. (Fig. 112 Kreis II.)

Je nachdem der Zwischenraum zwischen letzter Rippe und Crista ilei groß oder klein ist, was bei den einzelnen Individuen sehr verschieden zu sein pflegt, zeigt Stellung II etwas höhere Partien als soeben beschrieben, so daß bisweilen der untere Teil des Nierenbeckens mit gefaßt wird.

Stellung III. Lagerung des Patienten mit ausgestreckten Beinen. Zylinder (13 cm) wird hart am Os pubis vorbei derart, daß der mediane Rand des Zylinders die Mittellinie des Körpers berührt (siehe Fig. 111), senkrecht oder mit einer leichten Schrägrichtung der Lichtachse nach vorne eingedrückt.

Hierbei ergibt sich ein Bild, welches die Linea innominata, die Synchondrosis sacroiliaca, den unteren Teil des Kreuzbeines und das Steißbein zeigt. (Fig. 112. Kreis III.)

Diese Aufnahme entspricht dem unteren Teil des Harnleiters, seiner Eintrittsstelle in die Blase, sowie dem oberen Teil der Letzteren.

Stellung II und III kann man kombinieren und durch eine Aufnahme mit der Kastenblende ersetzen. Dieselbe muß dann, wie in Fig. 115 abgebildet, so aufgesetzt und eingedrückt werden, daß der Nabel in der rechten Ecke der Blende steht. Die obere Kante liegt 1 — 2 cm oberhalb der Nabelhorizontalen. Die mediane Kante überschreitet die Längsachse des Körpers ebenfalls um 1 — 2 cm. Diese Vereinfachung empfiehlt sich sehr, da bei richtig gewähltem Diaphragma genügend scharfe Bilder erzielt werden. Man bekommt so den Ureter in seinem ganzen Verlauf bis zum Eintritt in die Blase auf die Platte.

Wird eine doppelseitige Steinuntersuchung gemacht, so kann man beide Ureteren, soweit dieselben im kleinen Becken liegen, auf eine Platte bringen. Man stellt alsdann Zylinder (13 cm) genau median ein und zwar so, daß sein vorderer Rand hart an der Symphyse vorbei in die Tiefe dringt. Auch hier empfiehlt sich, wie oben beschrieben, eine geringe Schrägstellung, so daß die Lichtachse unter der Symphyse hindurch geht.

Wir haben mithin je drei Aufnahmen zu machen, welche die Gegend vom oberen Pol der Niere bis hinunter zur Einmündung des Ureters in die Blase deutlich zur Darstellung bringen.[1])

Um das Wesentliche der Untersuchung auf Nierenstein nochmals zusammenzufassen, so empfiehlt es sich, namentlich in solchen Fällen, bei welchen die Angaben über Schmerzen bezüglich der Körperseite unklar sind, beide Nierengegenden vollständig zu untersuchen. Es kommen vereinzelt Fälle vor, in welchen die Schmerzen auf der entgegengesetzten Seite lokali-

---

[1]) Es ist von Eppinger empfohlen worden, bei rechtsseitiger Nierensteinuntersuchung das Kolon mit Luft aufzublasen. Ähnlich wie bei der Steißbeinuntersuchung sollen hierdurch die Durchstrahlungsverhältnisse günstigere werden. Ich habe mich von der Güte dieser Methode nicht überzeugen können. Die dem Patienten eingeblasene Luft verursachte starke Leibschmerzen und ging nur langsam wieder ab.

siert werden als dort, wo wirklich ein Stein vorhanden ist. Es empfiehlt sich ferner, ebenfalls ein Bild beider Ureteren bis zu ihrer Einmündungsstelle in die Blase herzustellen, denn auch hier können in der Lokalisation der Schmerzen so irreleitende

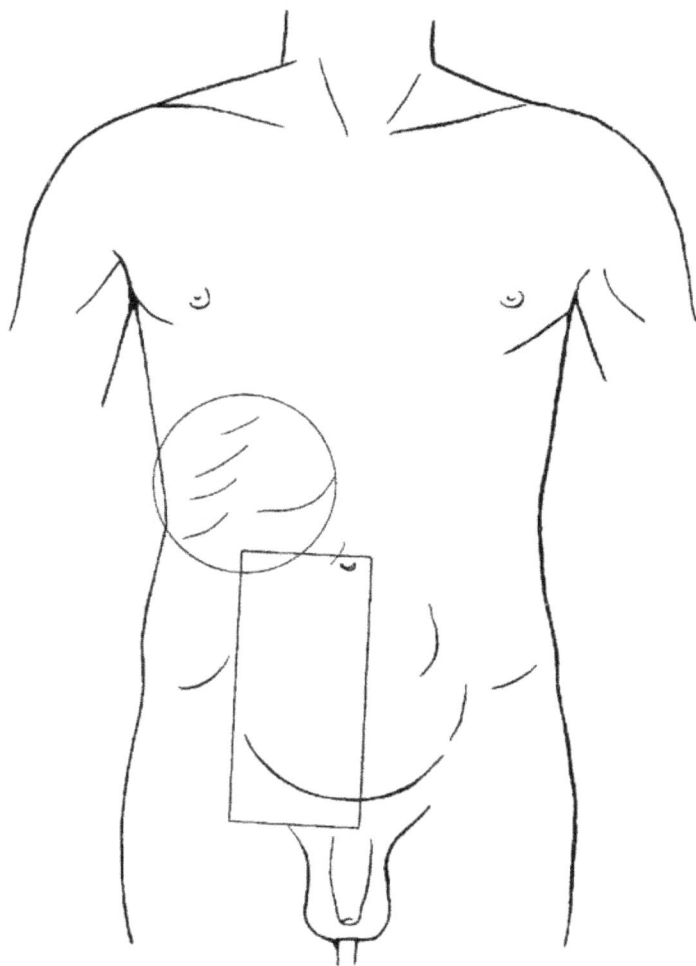

Fig. 115.

Angaben gemacht werden, daß man unter Umständen auf einen Nierenstein untersucht, während in Wirklichkeit ein Stein an der kritischen Stelle, dicht oberhalb des Eintritts des Harnleiters in die Blase, gelegen ist. Wenn man ganz sicher gehen will, so soll man ebenfalls die Blase in Berücksichtigung ziehen und das Vorhandensein von Konkrementen in derselben bei Untersuchungen auf Nierensteine ausschließen.

Falls Wiederholungen einzelner Platten oder Kontrollaufnahmen erforderlich sind, so nehme man die Untersuchungen, schon event. Verbrennungen wegen, an verschiedenen Tagen vor.

Bei der Anwendung der Kompressionsmethode ist allerdings die Möglichkeit einer Verbrennung auf ein Minimum herabgemindert, da durch den Apparat alle die nicht zur Untersuchung kommenden Körperteile durch Bleiplatten geschützt sind, und da ferner die Röhre ihren Stand ca. 28 — 30 cm von der Körperoberfläche unveränderlich einnimmt. Schließlich bedarf es nur einer Expositionszeit von 2, höchstens 3 Minuten, eine Zeit, die zu gering ist, um bei 29 cm Röhrenabstand Verbrennungen hervorrufen zu können. Eine längere Exposition als höchstens 3 Minuten, oder gar das nähere Heranrücken der Röhre an den Körper, wie solches früher öfter geschah, ist, da man den Patienten einer schweren Verbrennung aussetzen würde, durchaus zu verwerfen. Die Untersuchung an verschiedenen Tagen hat außerdem den Wert, daß die Füllungszustände im Darm wechseln, so daß man eventuell Aussichten hat, das zweitemal unter günstigeren Umständen zu arbeiten.

Ist das Resultat ein einwandfreies, d. h. sind auf der Platte deutliche, kräftig ausgesprochene Schatten vorhanden, welche die Form und die Größe etwaiger Konkremente haben und scharfe Konturen zeigen, so kann man die Untersuchung als im positiven Sinne abgeschlossen, betrachten. Anders ist es, wenn die Schatten bezüglich ihrer Deutung zweifelhaft sind. Man sieht wohl weißliche Flecken in der Gegend der Niere, aber man kann doch nicht mit absoluter Bestimmtheit angeben, ob dieselben einer Konkrementbildung zugrunde liegen oder nicht. Ist die Konturzeichnung nicht ganz scharf und präzise herausgekommen, so wird es sich empfehlen, nach einigen Tagen die Untersuchung zu wiederholen, denn nicht selten geben mit Kot gefüllte Darmschlingen zu zweifelhaften Befunden Veranlassung. Solche Kotballen können namentlich dann, wenn es sich um dicke Leute handelt, ein Konkrement vortäuschen. Findet man bei der nach einigen Tagen wiederholten Untersuchung diese zweifelhaften Schatten nicht wieder, so kann man getrost seine Diagnose im negativen Sinne unter den noch zu besprechenden Kautelen stellen. Oft markiert sich eine Darmschlinge, welche mit Kot gefüllt ist, in ausgedehntem Verlauf, namentlich dann, wenn auch Gasmengen in dem Darmrohr enthalten sind. Man wird bei einiger Übung dahin kommen, diese Schatten auf ihre richtige Ursache zurückzuführen. Es empfiehlt sich, um nicht Täuschungen durch Darminhalt ausgesetzt zu sein, dafür zu sorgen, daß die Patienten, bevor sie zur Untersuchung kommen, nach Möglichkeit ihren Darm entleeren.

Es ist selbstverständlich, daß sich der Chirurg nicht einzig und allein durch die Röntgenuntersuchung leiten lassen darf, daß er vielmehr auch die übrigen klinischen Methoden zu Rate ziehen und erst unter Berücksichtigung sämtlicher Ergebnisse einen eventuellen chirurgischen Eingriff vornehmen wird.

Auch für den Röntgenologen kommen die klinischen Untersuchungsmethoden sehr wesentlich mit in Betracht. Wenn beispielsweise in einem Fall von Nierensteinverdacht die Röntgenplatte negativ ausfällt und trotzdem Blut im Harn gefunden wird, so kann man sich mit dem Ergebnis der Röntgenuntersuchung ohne weiteres nicht zufrieden geben, sondern man wird durch Wiederholung der Aufnahme feststellen müssen, ob dauernd Nierensteinschatten auf den Platten fehlen. Es ist überhaupt nicht angezeigt, sein Urteil auf dem Ergebnis einer einzigen Untersuchung aufzubauen, da es genügend Fehlerquellen gibt, welche auch dem geübten Untersucher verhängnisvoll werden können.

Ich lasse von fast jedem Patienten, welcher zur Nierensteinuntersuchung kommt, eine Sedimentuntersuchung der sedimentierten und dann zentrifugierten 24stündigen Harnmenge vornehmen. Der mikroskopische Nachweis einiger roter Blutkörperchen oder Blutkörperchenschatten gibt einen wertvollen Fingerzeig für die Diagnose. Desgleichen ist es anzuraten, die Gefrierpunktbestimmung, sowie in geeigneten Fällen den Harnleiterkatheterismus hinzuzuziehen. Die Sondierung des Ureters kann, obwohl in ihm ein oder mehrere Steine vorhanden sind, indessen unter Umständen glatt, und ohne daß man auf ein Hindernis stößt, von statten gehen. Ich verfüge über mehrere derartige Fälle, in denen die Sondierung bei positivem Röntgenbefund negativ ausfiel.

Wenn der positive Blutbefund auch wesentlich zugunsten von Steinen spricht, so darf man doch nicht vergessen, daß auch eine chron. hämorrh. Nephritis vorliegen kann.[1]

---

[1] M a r t e n s berichtet über einen Fall von linksseitigen Kolikanfällen, periodischen Blutungen und hohem Fieber bei einer Patientin mit chronischer Nephritis. Da die Schmerzen stets nur links bestanden, so wurde an die Möglichkeit gedacht, daß es sich um Steine handeln könnte. Die Freilegung und Spaltung der Niere und die Sondierung des Harnleiters ergaben das Fehlen eines Steines. Dagegen fand sich, auch mikroskopisch bestätigt, paren. Nephritis. Vor der Operation hatte die Patientin in einem halben Jahre 12 mal periodische Fieberanfälle und schmerzhafte Koliken überstanden. 2¼ Jahr nach der Operation hat sie etwa noch 4—5 Anfälle gehabt. (Deutsche medizinische Wochenschrift 1904. Nr. 45. Freie Vereinigung der Chirurgen, Berlin 11. Juli 1904.)

Auch die essentielle Nierenblutung, die als eine der Hämophilie verwandte Affektion aufgefaßt wird, kann vorliegen. Solche Fälle habe ich bisweilen zu beobachten Gelegenheit gehabt.

Bei einem Kinde wurde wegen dauernder Nierenblutungen eine Röntgenuntersuchung mit negativem Erfolg vorgenommen. Es wurde trotzdem operiert, aber kein Stein oder sonstiger pathologischer Befund festgestellt. Ein aus der Niere exzidiertes Stückchen zeigte mikroskopisch normale Verhältnisse.

Auch äußere Traumen, Kontusionen oder dgl. können zu Nierenblutungen Anlaß geben.

Bei einem mir zur Nierensteinuntersuchung überwiesenen jungen Manne fand sich kein Konkrement, wohl aber eine Fraktur der 12. Rippe. Das Blut verschwand nach wenigen Tagen.

Ein Postbeamter wurde in der Eisenbahn, während er im Postwagen Briefe sortierte, durch einen Ruck des Zuges mit der Nierengegend gegen eine Tischecke geschleudert. Die wegen bald darauf eintretender Nierenblutung vorgenommene Steinuntersuchung fiel natürlich negativ aus.

Die Nierensteindiagnose mittels des Leuchtschirmes hat keine Bedeutung. Ich sah allerdings in einigen Fällen, in denen es sich um größere Konkremente handelte, dieselben bei enger Abblendung außerordentlich deutlich auf dem Schirm. Die Patienten waren indessen sämtlich mager.

Wie aus dem Vorstehenden ersichtlich ist, gehören die Nierensteinuntersuchungen zu denjenigen Aufgaben der Röntgenographie, welche an die Zeit und Geduld des Arztes bei weitem die größten Anforderungen stellen. Man muß daher von vornherein den Patienten darauf hinweisen, daß eine Nierensteinuntersuchung ein größeres, vor allen Dingen zeitraubendes Unternehmen ist, da man im allgemeinen erst jede Platte fertig entwickeln wird, bevor man an die nächste Aufnahme herangeht. Es ist erforderlich, mindestens 1 Stunde für eine doppelseitige, komplette Untersuchung zu reservieren. Nicht selten wird es nötig werden, wegen zweifelhafter Resultate eine nochmalige Sitzung an einem anderen Tage stattfinden zu lassen. Es ist unzweckmäßig, die Kranken zu untersuchen, ohne sie vorher auf diese Tatsachen aufmerksam gemacht zu haben, denn der Arzt wird mit sehr viel mehr Ruhe an die mühsame Arbeit herangehen, wenn er sicher ist, daß der vorher richtig instruierte Patient nicht ungeduldig wird. Um die Situation vollständig in jeder Beziehung, sowohl vom klinischen, wie vom röntgenographischen Standpunkte aus zu überblicken, empfehle ich die Anlage von Journalen unter Benutzung des nebenstehenden Schema. Es enthält alle diejenigen Punkte vorgedruckt,

Untersuchung auf Nierensteine.

Nr.   19   Datum:

Name:

Alter:

Heredität:

Blinddarmentzündung:

dumpfer Schmerz $\begin{smallmatrix} r: \\ l: \end{smallmatrix}$

Kolikanfälle:....

   wie oft?

     Kollaps. Erbrechen. Schüttelfrost. Fieber. Hoden. Nebenhoden.

     Glanz. Oberschenkel. Blase. Seitenlage.

Körperbeschaffenheit:

   Umfang des Leibes (über dem Nabel gemessen):

Urin: Menge: Strahl:

     Reaktion: Spez. Gew.

     Ziegelmehlsediment........................... Gries

     Abgang von Steinen

       $^0/_{00}$ Eßbach.   Blut, mikroskopisch im zentri-

   fugierten Sediment der 24stündigen Harnmenge.   Eiter.

     Nierenbeckenepithelien. ....Zylinder.   Urate

     freie Harnsäure.   Gefrierpunkt.

Röntgenuntersuchung:	I.	II.	III. Untersuchg.
Übersichtsaufnahme: Abstand:			
Exposition:			
Röhre:			
Ergebnis:			
Detailaufnahme: Abstand:			
Exposition:			
Röhre:			
Ergebnis:			
Kompressionsblendenaufnahme:			

Verlauf:

welche von Bedeutung sind, so daß das Übersehen wichtiger Momente in der Anamnese ausgeschlossen erscheint. Es ist nötig auch etwaiger früherer Blinddarmentzündungen Rechnung zu tragen, da es nicht selten vorkommt, daß unbestimmte, ziehende Schmerzen in der rechten Seite fälschlich auf Nierensteine bezogen werden, während in Wirklichkeit die Schmerzen auf Residuen einer alten Appendicitis zurückzuführen sind.

Ist die Diagnose auf Nierensteine in einem Falle, welcher einen deutlichen und klaren Befund auf der Platte ergeben hat, gestellt, so kann man getrost die Verantwortung für eine Operation auf sich nehmen, da unter allen Umständen die Steine gefunden werden müssen. Es ist indessen wichtig zu wissen, daß es nicht genügt, eine Niere, welche bei der Operation freigelegt ist, zu palpieren und nach dem Ausfall der Palpation das Vorhandensein von Steinen oder das Fehlen derselben festzustellen, denn, wie ich mehrfach zu konstatieren Gelegenheit hatte, konnte in Fällen, in welchen es sich um einen fast kirschgroßen Phosphatstein handelte, bei der Palpation nichts gefühlt werden. Erst nachdem die Niere gespalten worden war, zeigte sich, daß die Platte, welche den Steinschatten gezeigt hatte, recht behielt.

In Fällen, welche zweifelhaft sind, ist es sehr mißlich, die Verantwortung für eine Operation auf sich zu nehmen, da man sich unter allen Umständen in Mißkredit bringen dürfte, wenn man einen Stein, der später nicht gefunden wird, diagnostiziert. In solchen Fällen muß das Hauptgewicht für die Operationsindikation auf die klinischen, resp. chemischen Untersuchungsergebnisse gelegt werden, wobei der Röntgenbefund als Ergänzung zu verwerten ist.

Sind die Platten negativ ausgefallen, d. h. sind beim genauesten Betrachten derselben auf Konkremente diesbezügliche Schatten nicht zu sehen, so kann man sich dahin aussprechen, daß größere Steine von der chemischen Zusammensetzung der Phosphat- und Oxalatsteine mit Sicherheit nicht vorhanden sind, daß dagegen eventuell harnsaure Konkremente anwesend sein können. Ferner können auch bei negativem Befunde kleine *unter erbsengroße* Phosphat- und Oxalatsteine vorhanden sein. Konkremente von diesen geringen Größen markieren sich in vielen Fällen, namentlich bei korpulenten Personen nicht.

Die Steinuntersuchung mittels Röntgenstrahlen findet vorwiegend ihre Aufgabe darin, die Entscheidung zu liefern, ob ein vorhandenes Konkrement bereits eine derartige Größe erreicht hat, daß es den Harnleiter nicht mehr spontan zu passieren imstande ist.

Ich habe einen Stein von 2 cm Länge 1 cm Breite und 8 mm Dicke den Ureter passieren sehen.

Wir sehen also aus dem Vorstehenden, daß die Röntgen-
diagnose der Nierensteine eine nur teilweise Selbständig-
keit beanspruchende Methode ist. Es ist deshalb außerordentlich unangebracht, die therapeutischen Maßnahmen
einzig oder in erster Linie auf den Röntgenbefund zu
basieren. Der Methode kommt nur ein die übrigen klinischen Methoden ergänzender Wert zu. Letzterer ist
indessen nicht zu unterschätzen und von solcher Bedeutung, daß man es nicht unterlassen sollte, jeden nieren-
steinverdächtigen Patienten der Röntgenuntersuchung
zu unterziehen. Diejenigen Fälle, in welchen die Diagnose sofort und unzweideutig im positiven Sinne gestellt
werden kann, sind natürlich für den Untersucher die
dankbarsten, jedoch dürfen Erfolge in dieser Richtung
nicht zu der Annahme verleiten, daß stets und bei allen
Kranken die Untersuchung ein sicheres Ergebnis zeitigt.

II. Ureterensteine.

Die Technik des Ureterensteinnachweises ist bereits bei der
Besprechung der *typischen Stellung III* abgehandelt worden. Die
Ergebnisse sind wesentlich bessere, als bei der Nierensteinaufnahme,
da infolge der für die Röntgenuntersuchung anatomisch besonders
günstigen Lage selbst sehr kleine Konkremente sich deutlich markieren.

Dicht oberhalb des Eintrittes des Harnleiters in die Blase
pflegen sich die Steine meist festzusetzen. Sie sind hier oft derartig
tief in die Schleimhaut eingebettet, daß sie bei der Operation
geradezu herausgeschält werden müssen. Bei der Untersuchung ist
daher dieser Gegend besondere Aufmerksamkeit zu widmen. Die
Röntgenographie ist meines Erachtens zum Nachweis hier liegender
Steine den anderen diagnostischen Methoden entschieden überlegen.
Wenig Verlass ist auf die Sondierung der Ureteren, da selbst bei
solchen Steinen, welche man mit der Hand z. B. per vaginam palpieren kann, die Sonde glatt und ohne auf ein Hindernis zu stoßen,
vorbeigleiten kann.

Liegen die Ureterensteine lange Zeit im Harnleiter, dann erweitert
sich das zentrale Ende desselben bis hinein in das Nierenbecken.
In diesem erweiterten Stück können unter Umständen die Steine
vorübergehend wieder in die Höhe steigen.

Patientin C. hatte seit Jahren fünf perlschnurartig aufgereiht liegende
Ureterensteine. Wegen andauernder Schmerzen und Blutungen wurde ihre
Entfernung versucht. Bei der Operation (Kümmell) wurden etwa 5 cm des

Harnleiters oberhalb der Blase freigelegt, aber keine Steine, mit Ausnahme eines ganz kleinen Konkrements, gefunden. Nach der Operation stellte sich durch eine neue Röntgenaufnahme heraus, daß wiederum drei Steine hintereinander im Ureter lagen. Eine Röntgenographie mit eingelegter Ureterensonde bewies, daß die letztere noch über die Steine hinausragte. Auch bei der Palpation wurden zwei Steine gefühlt, welche deutlich ein schabendes und aneinander reibendes Gefühl hervorriefen. Während der Palpation verschwand der eine Stein nach oben. Bei einer abermaligen Nierensteinuntersuchung wurde nun die merkwürdige Tatsache konstatiert, daß im Harnleiter nur ein Stein lag, während in der Nierengegend zwei Steine nachgewiesen wurden. Auf den ersten Blick schien es, als ob sich in der Niere zwei neue Steine gebildet hätten. Da nun aber kein Stein inzwischen abgegangen war, so muß man den eigentümlichen Befund so erklären, daß höchstwahrscheinlich eine erhebliche Erweiterung des Harnleiters vorlag, und daß die Steine hoch hinauf bis an die Niere oder vielleicht bis in das Nierenbecken hinein sich verschieben konnten.

Ebenso wie bei den Nierensteinen ist auch bei den Ureterensteinen einiger Fehlerquellen zu gedenken.

Innerhalb des kleinen Beckens kommen bei Männern und Frauen Schatten vor, welche leicht mit Ureterensteinen verwechselt werden können. Sie sehen kreisrund aus und haben Linsen- bis Erbsen-

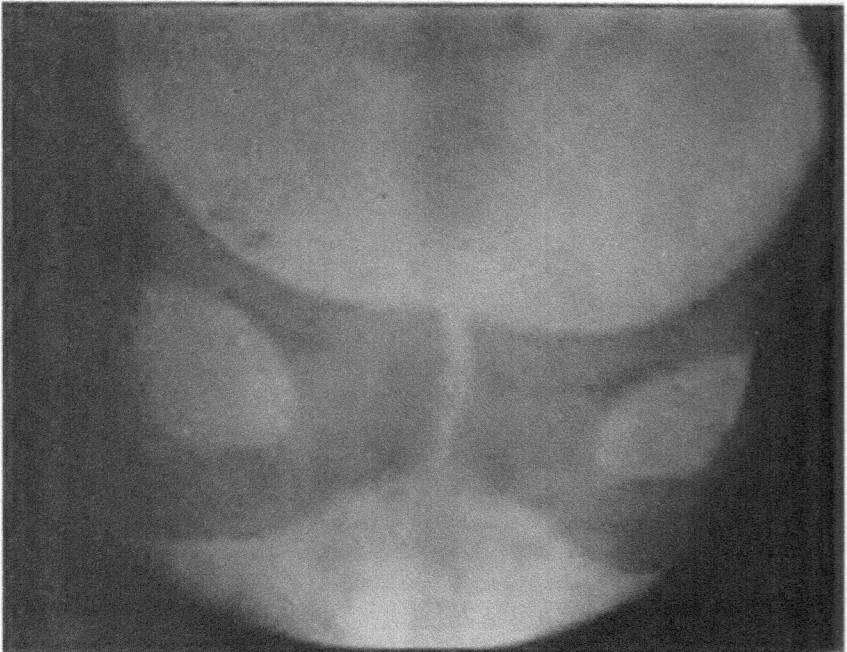

Fig. 116.

größe. Ihre Lage ist indessen weiter nach außen als die der Harn-
leitersteine. Sie treten hart an der Linea innominata und bisweilen
dicht oberhalb des horizontalen Schambeinastes auf. Auf Darminhalt können diese Schatten nicht zurückbezogen werden, denn wir
finden sie auch dann, wenn der ganze Mastdarm durch Einläufe
gründlich entleert worden ist. Ich habe bis zu zehn solcher kleiner
runder Schatten neben dem Os pubis gesehen. Bei Frauen kann
es sich um Phlebolithen, welche im Plexus venosus der Parametrien
nicht selten vorkommen, handeln. Da diese Schatten, besonders
die über dem horizontalen Schambeinast liegenden, sehr häufig auftreten, so können sie zu schwerwiegenden diagnostischen Irrtümern
Veranlassung geben.

Mir ist ein Fall bekannt geworden, in welchem auf diesen vermeint-
lichen Ureterensteinbefund hin operiert wurde. Die Patientin, welche an
den Folgen der Operation starb, wurde seziert, aber trotz genauester Untersuchung fand sich keine Erklärung für die rätselhaften Schatten. Die
Ureteren waren frei von Konkrementen, desgleichen die Venen.

Stieda glaubt die links- und rechtsseitigen Flecken als
Schatten von mitunter vorkommenden Verdichtungen bzw. knopf-
artigen Verdickungen im Bereiche der Spina ischiadica erklären zu
können. Ich kann mich dem nicht anschließen, da diese genau vor
der Spina liegenden, gewissermaßen als Fortsetzung der letzteren
zu betrachtenden Schatten eine ganz andere, viel höhere Lage als
die von mir beobachteten Beckenflecken haben.

Nach Béclères stereoskopischen Untersuchungen entspricht
die Lage dieser Schatten nicht der des Ureters, da sie weiter nach
hinten, möglicherweise in dem Lig. sacroiliac. liegen.

Man kann sich nur dadurch vor Fehldiagnosen schützen, daß
man sich genau die Lage, in welcher Ureterensteine vorzukommen
pflegen, einprägt. Schließlich sei noch auf das seltene Vorkommen
von Ureteren - Divertikelsteinen hingewiesen, welche zu denselben
Beschwerden wie die Ureterensteine führen können, aber eine mehr
exzentrische Lage haben. Die Diagnose wird aus dem unveränder-
lichen Sitz derselben, sowie aus dem durch Sondierung gewonnenen
Untersuchungsergebnis gestellt.

III. Blasensteine.

Die Blasensteine lassen sich in vielen Fällen ebenfalls mittels
der Röntgenmethode nachweisen, jedoch nimmt dieselbe hier entschieden die zweite Stelle unter den diagnostischen Hilfsmitteln
ein. Die Palpation mit der Sonde dürfte nach wie vor die

sicherste Art der Feststellung von Konkrementen sein. Ein ge-
übter Untersucher wird in außerordentlich viel kürzerer Zeit und
mit größerer Sicherheit die Diagnose mittels des Katheters als mit

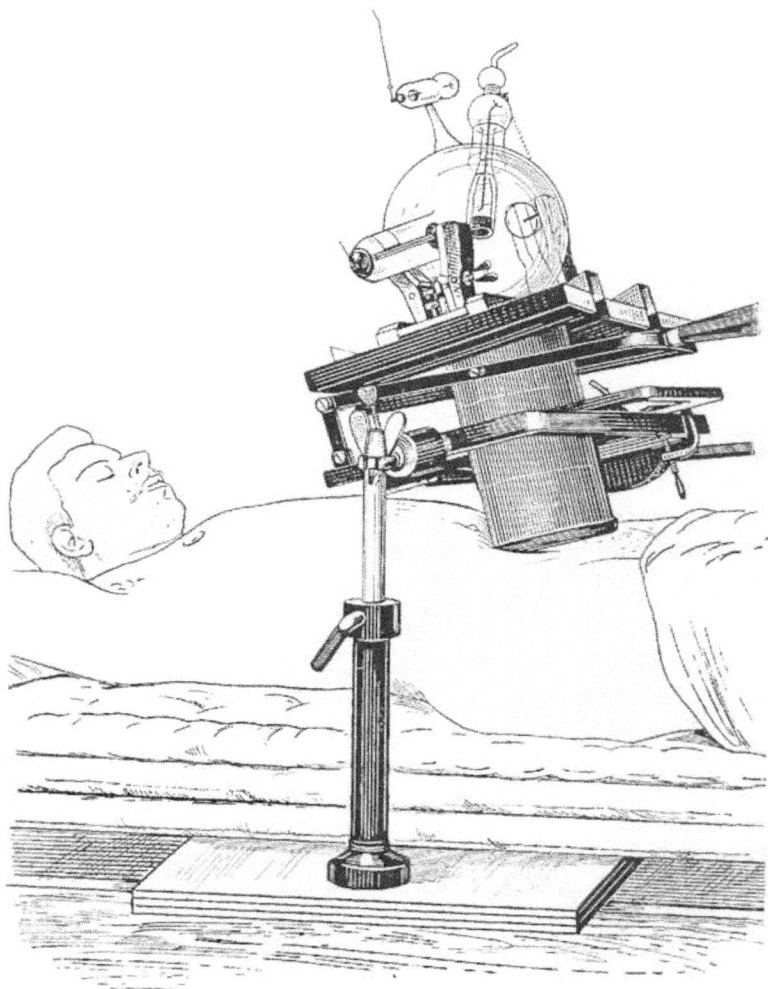

Fig. 117.

der Röntgenographie stellen. Es bleiben immerhin einige Fälle
übrig, in denen man dem Röntgenapparat den Vorzug geben wird,
namentlich, wenn es sich um solche Kranke handelt, die aus irgendwelchen Gründen nicht katheterisiert werden wollen oder dürfen.

Die Technik der Blasensteinuntersuchung ist verhältnismäßig einfach. Man legt den Patienten mit dem Rücken auf eine Kassette vom Format 18/24, so daß der untere Rand der letzteren noch zwischen den Schenkeln sichtbar ist und stellt die Blende auf den oberen Rand der Symphyse ein. Benutzt man das Kompressionsrohr, so soll der Rand der unteren Zylinderapertur hart am horizontalen Schambeinast in die Tiefe eingepreßt werden. (Fig. 117.) Es empfiehlt sich, das Rohr in schräger Stellung einzudrücken, so daß man die Lichtachse unter dem Schambogen hindurch leitet. Die Exposition beträgt auch hier nur etwa 1 — 2 Minuten. Als Kriterium für ein gut gelungenes Bild kann das Steißbein, welches Struktur auf der Platte zeigen muß, dienen. Dieser äußerst dünne Knochen kann außerordentlich leicht und bei zu intensiver Belichtung überexponiert werden, so daß das deutliche Hervortreten seiner Zeichnung ein sehr wertvolles Kriterium dafür ist, daß mit der passenden Röntgenröhre (W 6 BW 5) und mit der richtigen Expositionszeit gearbeitet worden ist. Bei senkrechter Durchstrahlung, d. h. bei nicht schräggestelltem Kompressionszylinder, sind die Steine meist dicht unterhalb des Steißbeinschattens und häufig, wenn viele vorhanden sind, nebeneinanderliegend gut zu erkennen. Kleine Steine unter Erbsengröße dürften schwer diagnostizierbar sein, große wird man indessen wohl mit ziemlicher Sicherheit finden können. Schwierig kann unter Umständen die Feststellung sein, ob die Konkremente sich bereits in der Blase befinden, oder ob dieselben noch im Ureter verweilen. Eine Sondierung kann hier als ergänzendes Hilfsmittel angewendet werden. Außer der vorstehend beschriebenen Untersuchung in Rückenlage kann auch die Bauchlage in Betracht kommen. Die Platte kommt hierbei genau unterhalb der Blase zu liegen, und die Röhre befindet sich in etwas schräger Stellung über der Rima ani. Wegen der zu durchdringenden starken Muskelpartien hat hier die Expositionszeit länger als 2 Minuten zu dauern.

Cowl, Wittek und Eppinger raten, die Blase mit Luft aufzublasen, um dadurch günstigere Durchleuchtungsbedingungen zu schaffen. Ich halte die Methode wegen event. Luftembolien für gefährlich. Allenfalls kann man sich, wenigstens für einzelne Teile der Blase, durch Rektumaufblasungen helfen.

Cowl empfiehlt die Blasenaufnahme in sitzender Stellung des Patienten zu machen. Die Beine sollen leicht erhöht werden, um eine Verlegung des Gewichtes auf die Sitzhöcker zu erzielen. Die Röhre wird so eingestellt, daß die Lichtachse in einem Winkel von 45° zur Platte steht.

Es muß hier an das bei den Ureterensteinen beschriebene Auf-

treten von weißen, runden Flecken oberhalb des horizontalen Schambeinastes, links häufiger als rechts, erinnert werden, da dieselben
unter Umständen zur fälschlichen Annahme eines Blasensteines
führen können.

Der Nachweis von Fremdkörpern in der Blase, welche per
urethram hineingekommen sind, wie Haarnadeln und andere Instrumente, ist in vielen Fällen leicht, da sich diese Fremdkörper
gewöhnlich mit Salzen inkrustieren und dadurch deutlich auf der
Platte markieren.

Der Nachweis von Blasensteinen bei Kindern wird in
gleicher Weise wie bei Erwachsenen vorgenommen. Infolge der
günstigen Verhältnisse wird man wohl stets ein brauchbares und
erschöpfendes Ergebnis erreichen.

Blasendivertikel werden so dargestellt, daß man 400 ccm
$10^0/_0$ Wismutemulsion mittels Katheters in die Blase bringt. Die
Aufnahme findet in Rückenlage statt. Auf den Platten erkennt
man das Divertikel als wurstförmigen Anhang der Blase.

17. Kapitel.

Gallensteine.

Seit Beginn der Röntgenuntersuchungen ist es ein sehnlicher
Wunsch aller Chirurgen gewesen, auf dem Gebiet der Gallensteine
durch die Röntgenstrahlen ein Unterstützungsmittel der Diagnose
zu bekommen. Leider ist bis jetzt keine Aussicht vorhanden, hierin mit Sicherheit etwas Positives zu leisten.
Es sind zwar einige Fälle bekannt, in denen es gelungen ist, Steine
in der Gallenblase (Beck, Albers-Schönberg, Köhler) oder im
Ductus cysticus (Treplin) nachzuweisen, gegenüber den vielen
hunderten indessen, in welchen die Diagnose ein negatives Resultat
ergab, d. h. in welchen man wegen Unvermögens der Methode nicht
imstande war, eine Diagnose zu stellen, kommen diese wenigen Fälle
nicht in Betracht. Handelt es sich um Gallensteine, welche einen
erheblichen Kalkgehalt (Mischprodukte aus Cholesterin oder

Bilirubin mit Calciumphosphat oder Calciumkarbonat) haben, so dürfte nichts im Wege sein, dieselben röntgenographisch darzustellen. Es sind dieses indessen sehr seltene Fälle, denn in weitaus der Mehrzahl (90 % aller Gallensteine bestehen aus Cholesterin) kommen nur solche Konkremente in Betracht, welche frei von Kalk sind und infolgedessen, da sie nur aus organischen Bestandteilen bestehen, kein Absorptionsvermögen für Röntgenstrahlen haben.

Legt man einen Gallenstein auf eine photographische Platte und durchstrahlt denselben, so markiert er sich mit seiner inneren Struktur sehr deutlich. Legt man dagegen einen Gallenstein in ein für Röntgenstrahlen durchlässiges, mit Galle gefülltes Gefäß, so erscheint der Stein, da er dasselbe Absorptionsvermögen wie die Galle hat, nicht auf der Platte.

Aus diesem Grunde ist es unmöglich, ein Bild von Steinen, welche in der Gallenblase liegen, hervorzubringen. Die Sekundärstrahlenbildung in der Leber ist eine zu bedeutende und auch durch Blenden bisher nicht zu beseitigende gewesen. Es ist indessen nicht zu bezweifeln, daß wir bei fortschreitender Technik auch diese Schwierigkeiten überwinden werden, und daß die Röntgenmethode in späterer Zeit mit Sicherheit Konkremente wird nachweisen können. Die Möglichkeit, die photographische Platte nahe an die Gallenblase heranzubringen, ist ohne weiteres gegeben, da die Zwischenschichten wesentlich dünner sind als bei den Nieren, mithin bezüglich Anlage der Platte die Gallensteine noch günstiger dastehen, als die Nierensteine. Es handelt sich nur darum, mittels der Strahlung einer weichen Röhre durch die Leber hindurchzudringen. Über die Methode ist indessen zurzeit noch nichts Positives auszusagen, jedoch ist anzunehmen, daß das Ziel auf dem Wege verbesserter Abblendung zu erreichen sein wird.

Man hat bei dem Studium von Gallensteinplatten besonders auf die Lage etwaiger Schatten zu achten. Gewöhnlich wird angenommen, daß sich die Steine vorwiegend rechts seitlich unter dem Rippenbogen auf der Platte projizieren. Dieses ist indessen nicht immer der Fall, denn es kommen die genannten Schatten auch hart an der Wirbelsäule, ungefähr in derselben Gegend, wie die Nierensteine, vor.

18. Kapitel.

Thoraxaufnahmen.

Herz und Lungen.

Die Weichteiluntersuchungen erfordern im allgemeinen keine wesentlich andere Technik als die Aufnahmen von Skelettteilen. Ihre Indikation ist eine beschränkte, da wir hauptsächlich auf die Thoraxorgane angewiesen sind, denn von den Abdominalorganen ist nur höchst selten und unter ganz besonders günstigen Umständen etwas zu differenzieren. Vor allen Dingen sind es die Lungen, ferner das Herz und die großen Gefäße, welche zu Aufnahmen Veranlassung geben können.

Zur Diagnose bei Herz- und Gefäßaffektionen ist die Schirmuntersuchung außerordentlich viel wichtiger als die Fixierung auf der photographischen Platte. Dennoch gibt es eine Reihe von Fällen, in denen man den auf dem Leuchtschirm gesehenen Befund auch röntgenographisch darstellen möchte. Neuerdings wendet sich die Technik wieder ganz besonders den Lungenuntersuchungen zu und mit Recht, denn der diagnostische Wert guter Lungenröntgenogramme ist für lungenchirurgische Zwecke nicht zu bestreiten.

Der röntgenographischen Untersuchung von Phthisikern kommt, wie die Arbeiten von Bade, Rieder, Immelmann, Holzknecht und anderen zeigen, entschieden eine große Bedeutung zu, denn sie ergänzen die üblichen physikalischen Methoden und sind ein sehr wertvolles Kriterium der letzteren. Wenn es sich um die Entscheidung der Frage, welche Teile des Lungengewebes noch lufthaltig und welche bereits infiltriert sind, handelt, gibt die Platte einen übersichtlicheren Eindruck als die Perkussion und Auskultation. Letztere beiden Methoden lassen keine einwandfreie Untersuchung der zentralen Lungenpartien zu, infolgedessen wird man mit ihnen im allgemeinen optimistischere Resultate als mit der Röntgenographie erhalten.

Die richtige Deutung der Platten wird dem Anfänger manche Schwierigkeiten machen, da die Bronchien und Gefäße ganz bestimmte Zeichnungen bedingen, welche unter Umständen mit pathologischen Prozessen verwechselt werden können. Es gehört nicht in den

Rahmen dieser Darstellung, auf die Diagnostik näher einzugehen, es soll hier nur die Technik der Lungenaufnahmen besprochen werden.

Die Thoraxübersichtsaufnahmen geben von dem darstellbaren Inhalt der Brusthöhle im allgemeinen ein brauchbares Bild. Dadurch, daß das Herz und die großen Gefäße zwischen den lufthaltigen Lungen liegen, markieren sich die ersteren außerordentlich deutlich und prägnant, allerdings häufig mit leicht verwaschenen Konturen, was seinen Grund in der Pulsation und Atembewegung der Organe hat.

Zur Herstellung der Thoraxübersichtsaufnahmen mit Verstärkungsschirm wird der Kranke entweder in liegender oder sitzender Stellung mit der Brust oder mit dem Rücken, je nach dem vorliegenden Falle, gegen eine Kassette, welche mit einer 30 × 40 oder 40 × 50 cm großen Platte armiert ist, gesetzt. Um den Thorax während der Aufnahme möglichst ruhig zu stellen, immobilisiert man nach Cowl zweckmäßig den Schultergürtel in der Weise, daß man am Ellenbogen Sandsäcke befestigt. Auf die Platte ist im Dunkelzimmer ein Schelitverstärkungsschirm, der die Eigenschaft hat, unter der Einwirkung der Röntgenstrahlen an den belichteten Stellen stark und andauernd zu fluoreszieren, gelegt worden. Eine Röhre, welche eine hohe Belastung verträgt und von weicher Qualität ist (W 6 B W 5), wird hinter dem Patienten derart angebracht, daß der Fokus in der Höhe des Proc. xyph. des Brustbeines liegt. Nur bei dieser Einstellung erhält man die Zwerchfellkuppen topographisch richtig. Mittels des außerordentliche Energiemengen liefernden elektrolytischen Unterbrechers wird nun der Röhre so viel Strom zugeführt, als dieselbe zu ertragen imstande ist. Die Expositionszeit wird möglichst kurz bemessen, sie beträgt zwischen 2—5 Sekunden. Die fluoreszierende Wirkung des Schelitschirmes auf die photographische Platte ist eine so nachhaltige, daß diese kurze Belichtungszeit vollkommen ausreicht, um genügende Eindrücke hervorzubringen.

Es besteht kein Zweifel darüber, daß man in dieser Weise in der Atempause mit guten Röhren auf gewöhnlichen Schleußner-Platten sehr feine Lungenbilder herstellen kann. Die Verästelung der Gefäße und Bronchien kommt auf solchen Negativen in genügender Weise zum Vorschein, die Zwerchfellkontur, sowie die Herzumrisse sind scharf gezeichnet, etwaige Infiltrationen heben sich markant hervor. Es ist allerdings nicht in allen Fällen möglich einen völligen Atem-

stillstand zu erzielen, denn kurzluftige Patienten werden schon
vor vollendeter Exposition Atembewegungen, welche unter Umständen das ganze Bild verderben können, machen. Um diesem
Übelstand abzuhelfen, versuchten Rieder und Rosenthal die
sogenannte Momentröntgenographie des Thorax technisch auszuarbeiten, was ihnen auch, wenn man die Expositionszeit von
ca. $^1/_6$ Sekunde als Moment gelten lassen will, gelungen ist. Hiergegen ist keineswegs etwas einzuwenden, denn während der außerordentlich kurzen Zeit des sechsten Teils einer Sekunde wird jeder
Patient die Atmung mit Leichtigkeit anhalten können. Die Autoren
verfahren in der Weise, daß sie äußerst lichtempfindliche Films
zwischen zwei Verstärkungsschirme legen und nun mittels einer
sehr kontrastreichen Röhre und stärkster Belastung mit einem
großen Induktor exponieren. Diese Bilder zeigen genügend
Details der Lungen. Es läßt sich indessen nicht bestreiten,
daß sie dem ohne Verstärkungsschirm in der Atempause gemachten Röntgenogramm an Güte doch wesentlich nachstehen.
Die Schirme geben den Platten immer ein gekörntes Aussehen
und bedingen eine, wenn auch nur geringe, so doch deutlich nachweisbare Unschärfe. Ich habe wiederholt die Expositionszeit dadurch abkürzen können, daß ich französische Lumière-Platten
(Marke Sigma) benutzte, welche wohl die höchste heutzutage her-
stellbare Lichtempfindlichkeit haben. Auf diesen Platten gelang es
mir, mit Expositionen von 2—3 Sekunden gute und kontrastreiche
Bilder ohne Verstärkungsschirm herzustellen. Die Technik ist allerdings eine schwierige, denn sie erfordert eine sorgfältige Kritik der
Röhre. Dieselbe muß sehr kontrastreiches Licht (W 3—4) und dabei
doch eine möglichst große Durchdringungsfähigkeit haben. Auf dem
Leuchtschirm erscheinen Lungenbilder bei Benutzung solcher Röhren
sehr dunkel. Die Rippen sowie der Herz- und die Begleitschatten
sind tiefschwarz. Ist die Röhre auch nur um ein weniges zu hart, was
bisweilen auf dem Leuchtschirm kaum erkannt werden kann, so werden
diese hochempfindlichen Sigmaplatten sofort vollständig verschleiert.
Auch Rieder und Rosenthal wenden neuerdings Lumière-Films
(Marke Sigma) mit doppeltem Verstärkungsschirm an. Mit ihnen
sind sie imstande, die Expositionen noch mehr abzukürzen, so daß
die Aufnahmen in der Tat als Momentaufnahmen bezeichnet werden
können. Die Einschaltung des Stromes muß durch einen besonderen Apparat bewerkstelligt werden, über dessen Konstruktion die
Originalarbeit nachzulesen ist.[1]) Die Rieder-Rosenthalschen Auf-

---

[1]) *Münchener med. Wochenschrift 1905, Nr. 17.*

nahmen bedeuten für die Diagnostik einen außerordentlichen Fortschritt, denn die Güte der Bilder reicht für die Praxis vollkommen
aus. Vom Standpunkt der Technik dagegen muß dahin gestrebt
werden, Momentaufnahmen ohne Verstärkungsschirm zu machen.
Es wird dieses nur auf dem Wege verbesserter Platten und Röhren
zu erzielen sein.

Die Benutzung eines Verstärkungsschirmes kann bei einer
Reihe von Erkrankungen der Brustorgane mit Vorteil angewendet
werden, beispielsweise zur Erkennung von Projektilen in der Lunge
oder im Pleuraraum, ferner zur oberflächlichen Darstellung von
Aneurysmen, Herzverlagerungen oder Vergrößerungen usw.

Bessere Bilder erzielt man, wenn man auf den Verstärkungsschirm und die kurze Expositionszeit verzichtet und etwa 15—20
Sekunden belichtet. Der Patient ist sehr wohl imstande, während
dieser Zeit die Atmung anzuhalten, infolgedessen werden die
Lungen, die Zwerchfellkontur und die Bronchien, ebenso wie
die Arterien und Venen der Lunge wesentlich deutlicher erscheinen.

Besonders dann, wenn es sich um Aufnahmen von tuberkulösen
Lungen oder von pathologischen Prozessen in den Spitzen handelt,
ist es von Wichtigkeit, eine Platte zu haben, welche ohne Verstärkungsschirm hergestellt ist, da das Korn der mit letzteren gemachten Negative eine einwandfreie Diagnose von Spitzenaffektionen usw. nicht zuläßt.

Für alle diese Aufnahmen empfehle ich die oben erwähnten
Lumièreschen Sigma-Platten, welche so empfindlich sind, daß man
bei ihrer Anwendung sehr kurz exponieren kann. Die Platten
müssen mit großer Vorsicht behandelt und entwickelt werden, da
sie sehr zur Schleierbildung neigen.

Bei den Aufnahmen ohne Verstärkungsschirm verfährt
man derartig, daß man den Patienten entweder in sitzender oder liegender Stellung, die erstere ist vorzuziehen, mit der Brust oder dem
Rücken gegen eine photographische Platte vom Format 30/40 oder
40/50 setzt resp. legt. Wenn man nicht über besondere Thorax-
aufnahmestühle verfügt, kann man die Kassette am besten so
befestigen, daß man an einem Untersuchungstisch zwei senkrecht
stehende Schienen anbringt, in die man die Kassette von oben
hineinschieben kann. Nun setzt sich der Patient entweder mit
der Brust gegen die Kassette, indem er die Beine unter den
Untersuchungstisch stellt, oder mit dem Rücken gegen dieselbe,
indem er die letztere wie eine Stuhllehne benutzt. Die Röhre,
welche zur Anwendung kommt, muß von weicher Qualität sein

(W 6 BW 5) und eine außerordentliche Belastung, ohne blaues
Licht zu zeigen, vertragen können. Am besten hat sich mir bislang die Müllersche Wasserkühlröhre hierfür bewährt, da dieselbe
eine sehr starke Beanspruchung zuläßt und ein außerordentlich
intensives und zugleich kontrastreiches Röntgenlicht aussendet.
Die Einstellung findet so statt, daß, wie bei den Momentaufnahmen,
der Fokus horizontal zum Proc. xyph. sterni steht. Die Blende
kommt nicht zur Anwendung, da es sich um Übersichtsaufnahmen
handelt. Nur dann, wenn beispielsweise kleinere Partien der einen
Lungenseite, die Lungenspitzen oder nur der Aortenbogen dargestellt werden soll, kann man eine Blende zwischenschalten.
Nachdem der Patient mehrere Male tief hintereinander Atem ge-
holt hat, hält er nach vorheriger Instruktion auf der Höhe der
Inspiration die Luft an. Ist er nicht mehr imstande den Atem
anzuhalten, so bewegt er als Zeichen hierfür den kleinen Finger.
Im Moment, in welchem der Höhepunkt der Inspiration erreicht
ist, wird die Röhre mit voller Belastung eingeschaltet; sobald der
Kranke durch Bewegen seines Fingers das verabredete Zeichen
gibt, wird wieder ausgeschaltet.

Die Bilder fallen unter günstigen Umständen meist so gut
aus, wie derartige Bilder überhaupt ausfallen können. Sie interessieren uns besonders dann, wenn es sich um tuberkulöse Prozesse
in den Lungen, Gangrän, Abszesse u. a. m., handelt, deren Darstellung sehr schön möglich ist. Besonders gut markieren sich verkalkte Lungenpartien, da die Kalkplättchen als helle, weiße Flecke
im dunklen Lungenschatten liegen. Aber auch diffuse, tuberkulöse
Infiltrationen, sowie peribronchitische Herde, ferner Bronchialdrüsen
kann man auf der Platte recht gut erkennen.

Die Lungenspitzen röntgenographiert man am besten mittels
der Kompressionsblende. Patient wird mit dem Rücken auf ein
flaches Keilkissen gelegt. Zylinder (13 cm) wird, ohne wesentlich
zu komprimieren, schräg aufgesetzt (vergl. Fig. 73), so daß das
Kinn fest auf dem oberen Zylinderrande aufliegt. Die Exposition
beträgt mit einer weichen Röhre (W 6 BW 5) eine Minute, bei
Benutzung der hier besonders zu empfehlenden Lumière-Sigma-
Platten, 10 Sekunden. Eine derartige Aufnahme (Fig. 118) ergibt
in sehr schöner Weise auf einer Platte 18/24 beide Lungenspitzen, sowie einen Teil der beiderseitigen Oberlappen. Durch
die Schrägstellung der Lichtachse erreicht man ein Auseinander-
weichen der Rippenschatten und ein Tiefertreten der Claviculaschatten. Bisweilen erkennt man durch die Lungenspitzen hindurch
Randteile der Scapula. Die geschilderte Stellung muß genau ein-

gehalten werden, da man anderenfalls leicht eine Überlagerung der
Spitzen durch die Clavicula erhalten kann.

Ich konnte vermittelst dieser Aufnahmen bei Benutzung weicher
Röhren beginnende Spitzenaffektionen zu einer Zeit, wo klinisch
noch kein Befund zu erheben war, nachweisen. Der spätere Verlauf
bestätigte dann die Diagnose. Die fertigen Negative müssen aus
einiger Entfernung betrachtet werden, da die zarten Schatten-

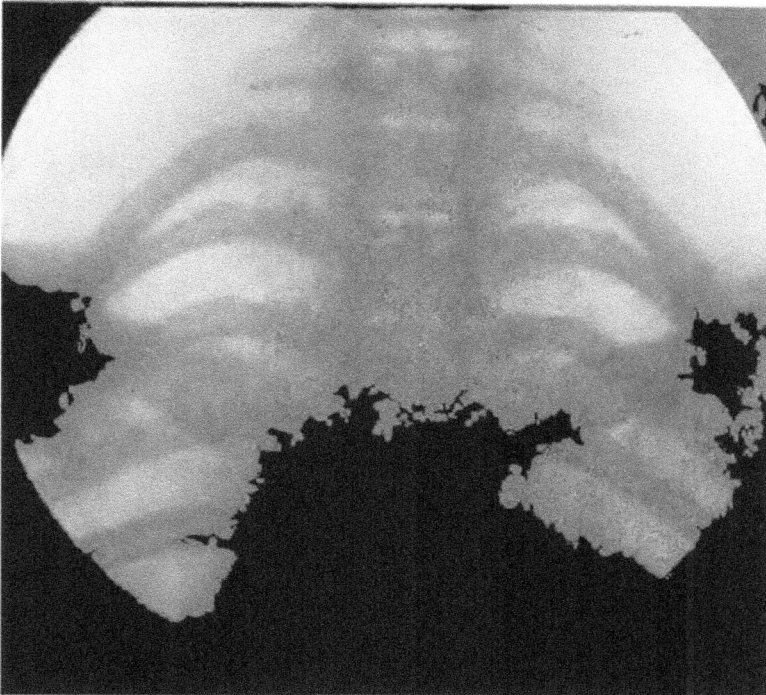

Fig. 118.

differenzen und Trübungen in den Intercostalräumen alsdann am
deutlichsten werden. Man beachte auch den Schatten der Clavicula.
Letzterer erscheint auf der kranken Seite oft getüpfelt, was dadurch zu erklären ist, daß man durch den diffusen Schlüsselbeinschatten hindurch die fleckige Lungenzeichnung sieht. Auch auf
die unterhalb der Schlüsselbeine liegenden Interkostalräume ist
sorgfältig zu achten. Die Lungenspitzenröntgenographie hat unzweifelhaft eine große Zukunft vor sich, da sie bei richtiger Technik
in vielen Fällen der Auskultation und Perkussion wesentlich überlegen ist.

Sehr empfehlenswert ist die Thoraxaufnahmetechnik mittels der
Bleikistenblende. Die Beschreibung der Konstruktion der letzteren
folgt im Kapitel „Durchleuchtung". Man ist imstande mittels dieser
Technik Aufnahmen, sowohl in den *geraden* und *schrägen* als auch im

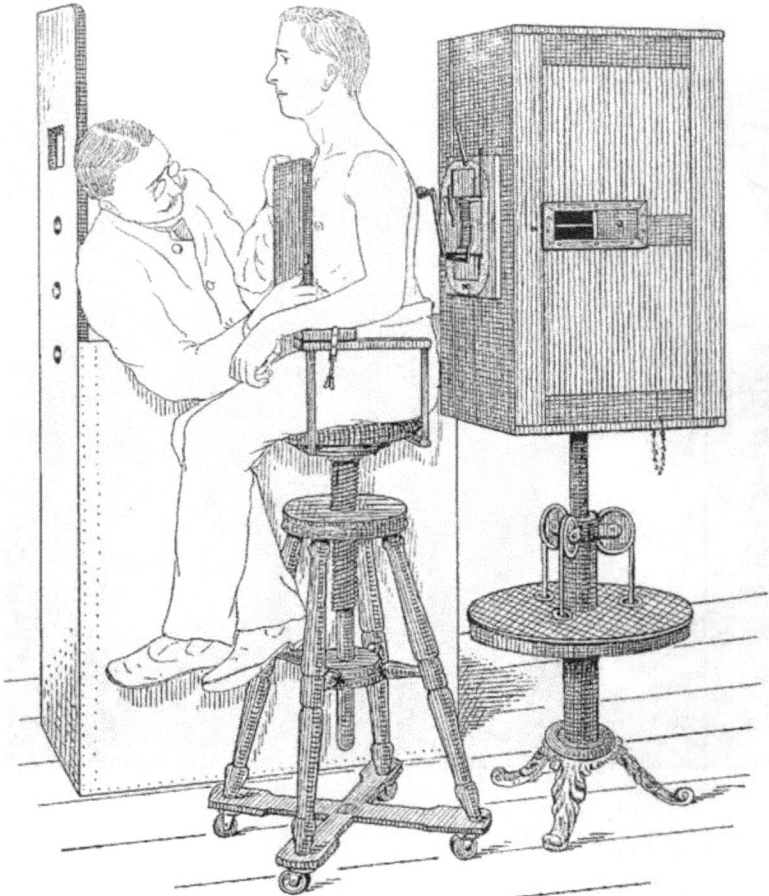

Fig. 119.

frontalen Durchmesser zu machen. Die Sagittalaufnahmen werden,
wie in nebenstehender Figur abgebildet, hergestellt. Patient sitzt auf
einem leicht drehbaren Bock. Auf einem vor ihm befindlichen Brett
wird der Leuchtschirm befestigt. Die Bleikistenblende wird so hoch

resp. tief gestellt, daß die Mitte des Diaphragma in der Höhe des
Proc. ensiform. sterni steht. Die erforderliche Weite des Diaphragma bestimmt man nach dem Bild auf dem Leuchtschirm und
zwar wird die erstere so eng genommen, daß gerade noch alle zu
untersuchenden Partien auf dem Schirm deutlich erscheinen. Sind
diese Bedingungen erfüllt, so wird der Leuchtschirm, ohne daß
Patient sich bewegt, durch eine mit Lumière-Sigma-Platte ohne
Verstärkungsschirm, oder, falls man nach Rieder-Rosenthal verfährt, durch eine mit Film und doppelten Schelitschirmen armierte

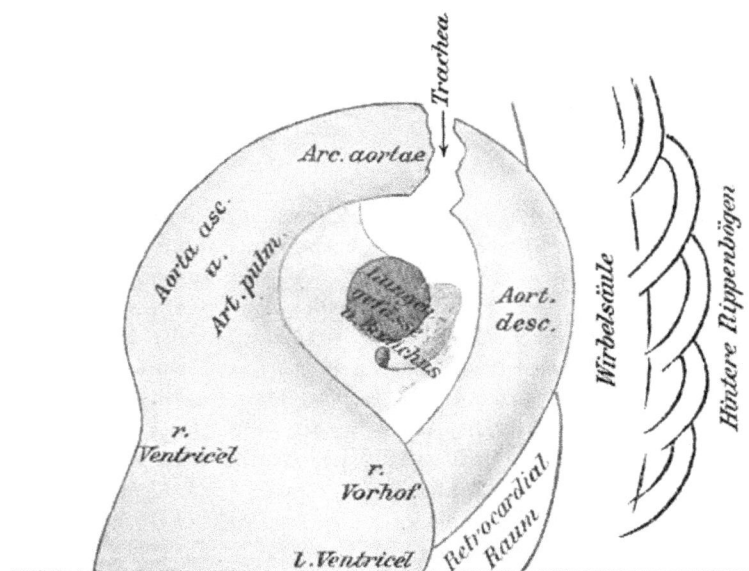

Fig. 120.

Kassette ersetzt. Die Exposition erfolgt je nachdem es sich um
Zeit- oder Momentaufnahmen handelt.

Die Aufnahmen in schrägen Durchmessern sind mittels der
Bleikistenblende sehr gut zu machen. Man bringt zunächst wieder
im Durchleuchtungsbild durch Drehen des Bockes den Patienten
in die richtige Stellung, so daß man Wirbelsäule, helles Mittelfeld
und Aorta gut voneinander getrennt sieht. Ist dieses erreicht, so
wird der Schirm gegen die Kassette ausgewechselt und exponiert.

Die Frontalaufnahmen von Holzknecht und Rieder
regten mich zu dem Versuche, ebenfalls Frontalaufnahmen zu
machen, an. Ich muß indessen Rieder beistimmen, daß es nur aus-

nahmsweise gelingt, ein einwandfreies Bild zu erhalten, und zwar
nur dann, wenn es sich um magere Personen handelt.

Ich habe auf der Röntgenstation des Allgemeinen Krankenhauses
St. Georg-Hamburg, eine ältere, magere Frau, welche an einer Verkalkung
der Aorta litt, untersucht. Schon bei dem Ventralbild fiel der stark her-
vortretende schwarze Aortenschatten auf. Man erkannte sehr gut den ab-
steigenden Teil der Aorta als zart angedeuteten Bogen neben dem tiefen Gefäßschatten der Aorta ascendenz. Bei der Drehung der Patientin nach rechts
trat der Bogen der Aorta, sowie die Deszendenz am deutlichsten bei fast
frontalem Strahlengange hervor. In dieser Stellung wurde eine Aufnahme,
welche in Fig. 120 skizziert ist, gemacht. Man sieht hier die Wirbelsäule mit
dem hinteren Rippenbögen, ferner das Herz, den Schatten der mit der Arteria
pulmonalis zusammenfallenden Aorta ascendenz, sowie den durch die Trachea
unterbrochenen Bogen der Aorta und fast die ganze Aorta descendenz bis
zur unteren Herzgrenze. Die Deutung der sichtbaren Herzteile dürfte nicht
ganz leicht sein. Hinter dem Herzen erscheint der Retrokardialraum als
etwas helleres Viereck. Auch die Lungengefäße und der Bronchus markieren
sich scharf.

Ich möchte auf die Frontalaufnahmen des Herzens besonders
hinweisen, denn es ist wohl nicht zu bezweifeln, daß für die Diagnose
des Aortenaneurysma ein derartiges Bild von großem Wert sein
kann. Bezüglich der Technik ist außer dem bereits mitgeteilten
folgendes zu erwähnen. Der Patient sitzt auf dem drehbaren Bock,
dessen seitliche Lehnen so eingerichtet sind, daß mittels Klemmschrauben ein die Platte oder den Leuchtschirm tragendes Brett aufgesetzt werden kann. Die Arme werden über den Kopf gelegt.
Die Einstellung erfolgt zunächst auf dem Leuchtschirm durch Drehung des Untersuchungsstuhles. Die Blende wird ebenfalls nach
dem Leuchtschirmbilde bestimmt. Die Exposition wird man nicht
zu kurz bemessen dürfen, da eine verhältnismäßig große Körperpartie zu durchdringen ist (Fig. 121).

Über die Herzbilder und ihre Bedeutung hat man wohl
heutzutage die Ansicht, daß ihnen infolge der perspektivischen
Verzeichnungen kein großer diagnostischer Wert zukommt. Der
Schwerpunkt der Herzuntersuchung liegt mehr auf dem Gebiete
der exakten Herzmessung, wozu die später zu besprechenden orthoröntgenographischen Methoden in Anwendung kommen.

Die Orthoröntgenographie kann unter Umständen durch die
Aufnahmen auf große Distanz, $1^{1}/_{2}$—2 m Fokusabstand, ersetzt
werden. Zu diesen Aufnahmen eignet sich in erster Linie die
Bleikistenblende. Man verfährt genau wie oben bei den Sagittal-

aufnahmen beschrieben wurde, nur daß Patient statt nahe vor der Blende etwa 2 m von derselben entfernt sitzt. Besonders wichtig ist hier die auf dem Leuchtschirm genau festzustellende Blendenweite.

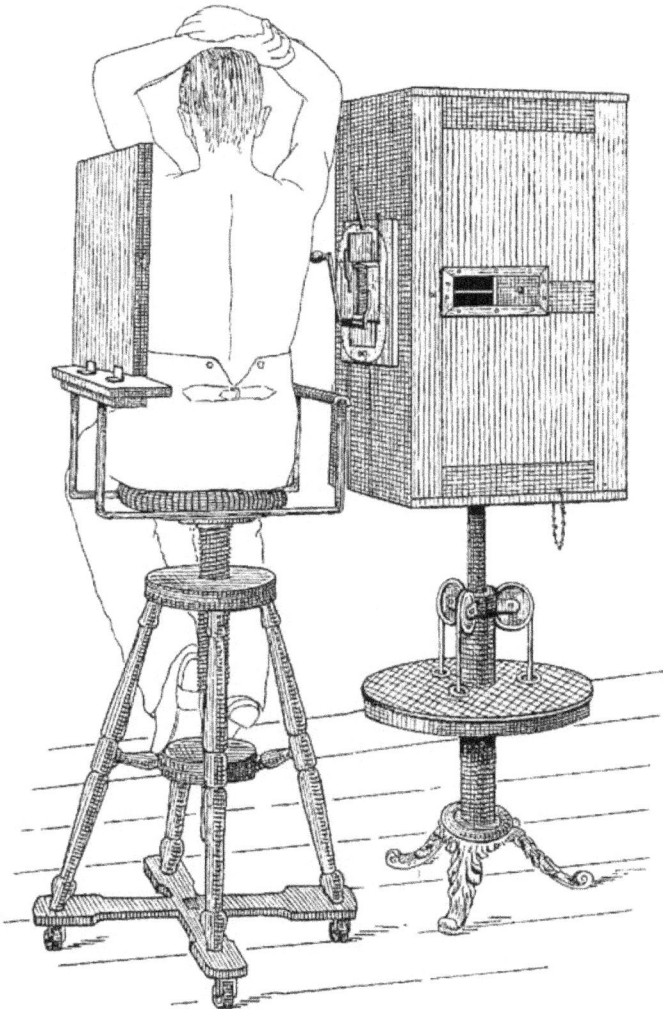

Fig. 121.

Die Exposition muß je nach der Röhrenqualität mehr oder weniger langdauernd genommen werden. Selbstverständlich erfüllen nur Röhren allerbester Qualität derartige Aufgaben.

Die auf Distanz röntgenographisch gewonnene Herzgröße entspricht mit einer für die Praxis vollständig ausreichenden Genauigkeit den orthoröntgenographisch gefundenen Herzgrößen. Wie Cowl nachgewiesen hat, beträgt bei einem Abstand von 50 cm zwischen dem Fokus und einem z. B. kugelförmigen Gegenstand von 10 cm Durchmesser die Vergrößerung nur 1 cm und bei 75 cm Abstand nicht ganz 0,7 cm in der Breite. Bei 100 cm oder gar bei 200 cm Abstand kommt die Vergrößerung nur noch vom mathematischen Standpunkt aus in Betracht. Da die Methode der Distanzaufnahme indessen bei korpulenten Personen versagt, wird sie die Orthoröntgenographie niemals verdrängen können.[1])

Wichtiger als die Herzröntgenographie ist der röntgenographische Nachweis der Aortenaneurysmen. Letztere kann man in der beschriebenen Weise durch sagittale und schräge Aufnahmerichtungen namentlich dann, wenn es sich um größere Erweiterungen der Aorta handelt, zur Darstellung bringen. Diagnostisch ist indessen zu bedenken, daß ein scheinbar normalbreiter Gefäßschatten noch kein Beweis für das Fehlen eines Aneurysma ist, ferner daß ein groß erscheinender Aneurysmaschatten ebenfalls noch keinen Beleg für die wirkliche Größe des Aneurysma bietet.

Eine Methode, die Aneurysmen in klinisch brauchbarer Weise zu fixieren, ist die Aufnahme mittels der Schirmblende. In gleicher Weise, wie der Patient für die Sternalaufnahme in schräger Richtung durchleuchtet wird, geschieht dieses auch bei der Röntgenographie des Aortenbogens. Man stellt den Kranken vor eines der Löcher, welches sich genau in Höhe des Arkus in der Schirmblende befindet. Hinter der rechten Schulter befestigt man eine lederne Rolle, so daß der Strahlengang zwischen Wirbelsäule und Aortenbogen hindurchgeht. Man erkennt den seitlich nach rechts (vom Patienten) projizierten Wirbelsäulenschatten, ferner das helle Mittelfeld und den bandförmigen Aortenschatten, welcher je nach der Größe des Aneurysma mehr oder weniger deutlich ausgesprochene Keulenform zeigt. Ist dieses Bild auf dem Leuchtschirm zur Anschauung gebracht, so wird dem Patienten eine Platte auf die Brust gelegt und mit einer weichen Röhre (W 6 BW 5) 5—10 Sekunden exponiert. Man erhält den Aortenbogen mit gut gezeichneten Konturen, sowie einen Teil des linken Ventrikels.

---

[1]) Auch Köhler befürwortet neuerdings die Herstellung von Distanzaufnahmen. *Wiener klin. Rundschau 1905. Nr. 16.*

Auch vom Sternum wird man Teile sehen, jedoch stören dieselben das Bild wenig. Verkalkte Drüsen, welche an den Hilus
gefäßen liegen und auf diesen Platten eventuell mit erscheinen,
markieren sich als weiße Flecke um den Herzschatten herum.

Ob es möglich ist verkalkte Koronararterien röntgenographisch darzustellen, halte ich für bislang noch nicht entschieden.
Ich besitze ein derartiges Bild, welches ich indessen für nicht vollständig einwandfrei halte. Indessen ist nicht einzusehen, weshalb bei
einer guten röntgenographischen Technik und exakter Abblendung
die Darstellung von Verkalkungen der genannten Gefäße nicht
möglich sein sollte. Auf dem Leuchtschirm lassen sich dieselben
natürlich nicht sehen.

Die Echinokokken im Thoraxraum markieren sich infolge
der großen Absorptionsfähigkeit ihrer Flüssigkeit sehr deutlich.
Es glückt ferner, die Zwerchfellhernie auf röntgenographischem
Wege festzulegen. Indessen auch hier, wie bei den Echinokokken,
ist der direkten Schirmuntersuchung bei weitem der Vorzug zu
geben.

Die Bedeutung der Thoraxübersichtsaufnahmen schrumpft,
wie wir sehen, auf ein ziemlich kleines Gebiet, auf welchem sie
aber, besonders was die Lungenspitzen und Lungenübersichtsauf-
nahmen angeht, von größter Wichtigkeit ist, zusammen. Sämtliche
Indikationen für Herzaufnahmen lassen sich in besserer und voll-
kommenerer Weise erfüllen, wenn man die nötige Übung in der
direkten Schirmuntersuchung hat. Es sind eigentlich nur einzelne
besondere Fälle, bei welchen man den Wunsch hat, durch Feststellung
des Befundes Material für die Krankengeschichte zu gewinnen.

19. Kapitel.

Ösophagusuntersuchungen. [1]

Es ist erforderlich, an dieser Stelle der röntgenographischen Darstellung pathologischer Prozesse in der Speiseröhre zu gedenken. In erster Linie kommen metallische oder ähnliche Fremdkörper, die gelegentlich durch Verschlucken in die Speiseröhre hineingeraten, in Betracht. Vor allen Dingen sind es Nadeln oder künstliche Zähne, ja sogar ganze Gebisse. Man wird sich im allgemeinen mit der Stellung der Diagnose auf dem Leuchtschirm begnügen können, um so mehr, als die therapeutischen Maßnahmen, namentlich Extraktionen der Fremdkörper, meist direkt an die Durchleuchtung angeschlossen werden und zwar unter Benutzung des Schirmbildes. Es ist indessen unter Umständen gut, durch eine Platte das Vorhandensein oder das Fehlen eines Fremdkörpers nachzuweisen. Die Aufnahmen finden entweder bei Seitenlage oder Rückenlage des Patienten genau in derselben Weise wie die anfangs beschriebene Halswirbeluntersuchung statt. Soweit der Ösophagus vor den darstellbaren Halswirbeln liegt, kann man hier jeden Fremdkörper finden, diejenigen Partien dagegen, bei welchen die frontale Durchleuchtung wegen der Breite des Thorax oder der Schultern nicht möglich ist, muß man in der schrägen Richtung entweder von *rechts hinten* nach *links vorn* oder umgekehrt untersuchen. Auch hier wird der Fremdkörper zunächst auf dem Leuchtschirm, bevor man zur röntgenographischen Aufnahme schreitet, zu bestimmen sein. Ist dieses geschehen, so stellt man genau wie bei der Sternum- und Aortenbogenuntersuchung die betreffende Stelle auf der Schirmblende mittels Leuchtschirm ein, legt dem Patienten die Platte in der beschriebenen Weise auf die Brust und durchstrahlt mit einer weichen Röhre zwei Minuten.

Die Untersuchung des Ösophagus ist indessen außer bei Fremdkörpern noch bei einigen Erkrankungen indiziert, namentlich bei den Stenosen der Speiseröhre. Hier kann eine Feststellung der funktionellen Beschaffenheit manches Licht bringen, indem man konstatiert, ob wirklich eine auf organische Ursachen zurückzuführende Stenose oder ein hysterischer Kardiospasmus vorliegt. Es wird sich dieses vorwiegend auf dem Leuchtschirm erledigen

---

[1] Siehe auch das Kapitel „Trochoskop und seine Technik".

lassen, unter Umständen aber ebenso wie bei den Untersuchungen
auf Divertikel das röntgenographische Verfahren einzuschlagen sein.

Man verfährt in der Weise, daß man dem Patienten Wismut,
welches in Oblaten verpackt ist und sich an etwa verengerten
Stellen ablagert, zu schlucken gibt. Sehr zweckmäßig ist hierfür
eine Mischung von Kartoffelbrei mit Wismut (20—25 g Wismut
auf einige Löffel Brei).[1]) Eine mit Bleidraht armierte Sonde eignet
sich ebenfalls zur Darstellung in der Speiseröhre oder in Divertikeln.
Handelt es sich z. B. um eine Stenose des Ösophagus, welche
durch ein Karzinom bedingt ist, so wird der Wismutbolus auf
der stenosierten Partie liegen bleiben und zwar so lange, bis die
Oblate aufgeweicht ist und hierdurch dem Wismut den Austritt

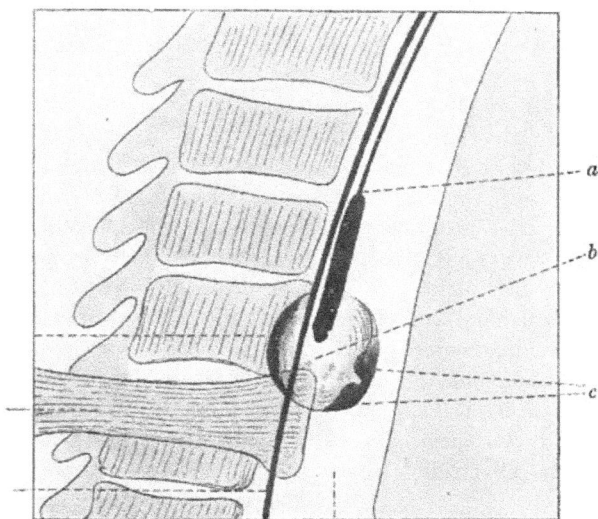

Fig. 122.

und das Durchgleiten durch die verengte Stelle gestattet. Man
sucht möglichst den Augenblick zur Aufnahme zu benutzen, in
welchem das Wismut auf der Stenose liegen bleibt, stellt den
Patienten schnell in den beschriebenen schrägen Durchmesser und
röntgenographiert, während die Platte auf die entsprechende Partie

---

[1]) Wismutschädigungen sind bisher nicht bekannt geworden. Moneret
hat bis zu 60 grm. Wismut pro Tag gegeben cit. von Holzknecht:
Wiener klin. Wochenschrift 1905. Nr. 18. Seite 314.

Auch Rieder hat keine nachteiligen Wirkungen nach größeren Wismutgaben gesehen.

der Brust gedrückt wird. Häufig gelingt es in solchen Fällen auch,
die Ausdehnung einer Stenose festzustellen, da das Wismut sowohl
am Anfang der Verengerung wie am Ende derselben haften zu
bleiben pflegt. Man erkennt meist deutlich, wie sich das Wismut
wurmförmig durch die stenosierte Stelle hindurchschlängelt. Befindet
sich die Stenose in der Gegend der Cardia, so führt der Bolus
oder die Sonde deutliche, vom Herzen fortgeleitete, pulsatorische
Bewegungen aus. Unter Umständen empfiehlt es sich, namentlich
dann, wenn man eine Dilatation des Ösophagus, welche meist in
seinem unteren Teil lokalisiert ist, nachweisen will, zunächst einen
Brotbolus zu geben. Letzterer lagert sich auf die stenosierte Stelle
und verstopft den Durchgang. Läßt man reichlich Wismutemulsion
nachtrinken, so kann man die erweiterte, mit Emulsion gefüllte
Partie auf das deutlichste röntgenographieren.

Bei mageren Patienten kann man die Aufnahmen, wie zuerst
von Damsch angegeben, in Rückenlage machen. Zunächst wird
der Patient sorgfältig gelagert und die Röhre genau eingestellt.
Alsdann muß er 20 g Bismuth. subnitr. in wenig Wasser auf-
geschwemmt, im Liegen schlucken. Das Wismut sedimentiert
schnell im Ösophagus und läßt denselben im Mittelschatten als
helles Band auf der Platte erscheinen. Etwaige Verziehungen der
Speiseröhre oder sonstige Formveränderungen können auf diese
Weise gut dargestellt werden. Bei korpulenten Personen versagt
die Methode bisweilen.

Bei Aufnahme von Divertikeln Fig. 122 bringt man eine
Sonde (a) in das letztere und zwar eine solche, welche mit einem
kleinen Gummiballon (b) armiert ist, der im Innern des Divertikels mit Luft aufgeblasen werden kann. Man erkennt schon
auf dem Leuchtschirm eine helle lufthaltige Kugel, welche dem
aufgeblähten Divertikel entspricht. Verbessern kann man das
Bild dadurch, daß man außerdem reichlich Wismut zu schlucken
gibt, welches sich am Boden des Divertikels ablagert und hierdurch
einen tiefen Schatten (c) bedingt. Eine zweite Sonde ist dann
durch die Speiseröhre hindurch am Divertikel vorbeizuführen, um
den Verlauf des Ösophagus zu markieren. Gelingt es mittels Sonde
und Wismut die beschriebene Manipulation erfolgreich durchzu-
führen, so kann man ein solches auf dem Schirm beobachtetes, sehr
prägnantes Bild in der beschriebenen Weise auf der Platte mit
ausreichender Deutlichkeit fixieren.

20. Kapitel.

Die Durchleuchtung.

I. Chirurgie.

Die Untersuchungen auf dem Leuchtschirm bilden eine der Hauptaufgaben, welche an den Röntgenuntersucher herantreten. Die Indikationen sind zurzeit bereits außerordentlich zahlreich und versprechen bei weiterer Ausgestaltung des Verfahrens von Jahr zu Jahr weiter zuzunehmen. In der chirurgischen Diagnostik treten gegenüber der internen die Schirmuntersuchungen zurück, da die Exaktheit, welche die Platte gibt, nicht durch die Schirmbilder erreicht werden kann. Dennoch bleibt eine Reihe von Fällen der direkten Untersuchung vorbehalten. Es sind dieses in erster Linie die an leicht zu durchstrahlenden Körperpartien befindlichen Fremdkörper, besonders Projektile oder Nadelfragmente, welche in Extremitäten oder auch an anderen Stellen des Körpers eingedrungen sind. Jeder Untersucher wird, bevor er in einem Fall von Fremdkörper iu einer Extremität zur Herstellung einer Platte schreitet, zunächst den Versuch der groben Lokalisation auf dem Leuchtschirm machen, denn einerseits wird für den Patienten das Verfahren verbilligt, andererseits können die röntgenographischen Aufnahmen mit größerer Treffsicherheit, wenn man bereits ungefähr über den Sitz des Corpus alienum im klaren ist, gemacht werden. Ein negatives Resultat bei Untersuchungen auf Fremdkörper mittels Leuchtschirm berechtigt noch nicht dazu, definitiv einen solchen auszuschließen. Hier entscheidet allein die Platte.

Ich untersuchte ein Mädchen, welches sich mehrere Nähnadeln, die ich unter der Haut palpieren konnte, in die Brust gestoßen hatte. Trotz exakter Durchstrahlung waren die Nadeln auf dem Schirm nicht zu sehen, während sie auf der Platte einwandfrei erschienen.

Die Fremdkörper, z. B. in der oberen Extremität, wird man in der Weise auf dem Schirm betrachten, daß man in zwei aufeinander senkrecht stehenden Ebenen durchleuchtet. Außerdem aber empfiehlt es sich, durch Drehungen der Extremität sich darüber Aufklärung zu verschaffen, in welcher Ebene der Fremdkörper zu suchen ist. Je nachdem derselbe größere Exkursionen auf dem

Schirm ausführt, als der gleichzeitig mit beobachtete Knochen, wird
man einen Schluß ziehen können, ob er vor oder hinter dem
letzteren gelegen ist, denn es ist klar, daß ein Fremdkörper, welcher
beispielsweise im Unterarm an der dem Beschauer zugewendeten
Seite sich befindet, größere Exkursionen bei einer Drehung ausführen wird, als der entfernter liegende Radius respektive die Ulna
(Levy-Dorn).

Eine im Thorax befindliche Kugel macht bei Drehungen des
Patienten um dessen Längsachse, wenn sie der dem Schirm an-
liegenden Körperhälfte angehört, gleichnamige, im entgegengesetzten
Fall ungleichnamige Bewegungen.

Neuerdings ist eine Methode angegeben worden, welche die
Bestimmung der Fremdkörper mittels in die Extremität einge-
stoßener aseptischer Nadeln ermöglichen soll. Dieses Verfahren,
auf welches noch später zurückzukommen sein wird, bietet so viele
Vorteile, daß schon allein aus diesem Grunde in der Chirurgie die
Methode der direkten Durchleuchtung in Anwendung gebracht
werden sollte. Für den Operateur ist es sehr nützlich, die nötige
Sicherheit in der Handhabung des Leuchtschirms zu besitzen,
denn es ist für den Patienten von nicht geringer Bedeutung, wenn
gleich in derselben Sitzung, in welcher die Durchleuchtung vorgenommen wird, auch der Fremdkörper entfernt werden kann.
Während wohl in allen Teilen der oberen Extremität ein Projektil oder eine größere Nadel mittels Leuchtschirm nachzuweisen
sein wird, ist dieses in der unteren Extremität mit einigen
Schwierigkeiten verbunden, so daß hier die Schirmuntersuchungen
sich wohl hauptsächlich auf den Fuß und Unterschenkel beschränken
werden. Leichter sind größere Fremdkörper (Projektile) innerhalb
des Thorax zu finden, da hier die große Durchlässigkeit der Lungen
sehr günstige Verhältnisse für die Schirmuntersuchungen schafft.
Es ist jedoch davor zu warnen, das Vorhandensein eines Geschosses in der Thoraxhöhle dann auszuschließen, wenn das-
delbe auf dem Leuchtschirm nicht manifest geworden ist, denn es
sind genügend Fälle bekannt, in denen bei negativem Durchleuch-
tungsbefund dennoch sich später Kugeln gefunden haben.

Besonders bei den Untersuchungen des Thorax spielt die Durchleuchtungstechnik eine bedeutende Rolle, da wir hier in verschiedenen Ebenen und Strahlenrichtungen, um sämtliche Partien der
Brusthöhle eingehend zu durchmustern, untersuchen müssen.

Mittels des Bariumschirmes innerhalb der Bauchhöhle nach
kleineren Fremdkörpern[1]) zu suchen, dürfte mit Ausnahme bei

---

[1]) Murphyknöpfe sind sichtbar.

Kindern ein vergebliches Bemühen sein, da wir nicht imstande
sind, durch die voluminösen Weichteile hindurch deutliche Bilder
zu erhalten.

Somit beschränkt sich der Fremdkörpernachweis
mittels des Leuchtschirmes vorwiegend auf die obere
Extremität, den Hals, die Brusthöhle, sowie auf die untere
Extremität abwärts vom Knie und unter Umständen auf
den Schädel. Bei allen übrigen Partien des Körpers
kommt die Untersuchung mittels Platte zur Anwendung.

Bei den Frakturen spielt die Durchleuchtung ebenfalls eine
untergeordnete Rolle; hauptsächlich ist sie dann angezeigt, wenn
man für eine nachfolgende röntgenographische Aufnahme die
günstigste Einstellung bestimmen will. Selbstverständlich ist ein
Knochenbruch, welcher zur Dislokation der Bruchenden geführt
hat, auf dem Schirm sowohl in der oberen, wie in der unteren
Extremität deutlich zu erkennen. Sobald indessen keine nennenswerte Verschiebung der Bruchenden vorliegt, ist die Diagnose auf
Fraktur nicht mehr zu stellen, da Knochensprünge feinerer oder
gröberer Art in der Mehrzahl der Fälle auf dem Durchleuchtungsschirm nicht mit Sicherheit zu erkennen sind. Es können also die
Schirmuntersuchungen, wenn es sich um Ausschluß einer Fraktur
handelt, nicht in Betracht kommen, allein die Platte vermag hier
ein einwandfreies Resultat zu geben.

Wenn man bedenkt, daß selbst auf den Negativen unter Umständen Frakturen übersehen werden, so leuchtet es ohne weiteres
ein, daß das schwache Bild, welches der Bariumschirm zeigt, niemals ausreichen wird, um eine sichere Diagnose zu stellen. Handelt es sich um Knochenbrüche anderer Teile des Skelettes, wie
Rippen-, Wirbel-, Schenkelhals-, Beckenbrüche, so ist selbstverständlich mit der Schirmuntersuchung gar nichts zu erreichen und
ausschließlich das Plattenverfahren in Anwendung zu bringen.
Mit Vorteil verwendet man indessen die Schirmuntersuchungen
bei Frakturen dann, wenn es sich darum handelt, die Lage einer
solchen im Gipsverbande zu kontrollieren, wobei zu bemerken ist,
daß ein trockener Gipsverband durchlässiger als ein feuchter ist.
Ein einfaches Übersichtsbild genügt, da wir nicht die Bruchlinien
suchen, sondern nur feststellen wollen, ob die beiden Bruchenden
in der richtigen Weise zueinander stehen.

Günstiger sind die Aussichten bei den Luxationen. Hier
kann die Schirmuntersuchung sehr wohl in vielen Fällen für
die Plattenuntersuchung eintreten. Ihre eigentliche Domäne ist
die Luxation im Schultergelenk. Wenn dieselbe wegen großen
Blutergusses mittels der üblichen klinischen Methoden nicht zu

erkennen sein sollte, so genügt ein Blick auf den Leuchtschirm, um uns sofort die nötige Klarheit über die vorliegenden Verhältnisse zu verschaffen. Man kann sogar sagen, daß die Bilder eines luxierten Oberarms auf dem Schirm instruktiver sind als auf der Platte, da wir durch seitliche Drehungen des Patienten uns auch über die Sagittalebene einen Aufschluß, den die Platte nicht gewährt, verschaffen können. Das gleiche gilt von den Luxationen im Ellbogengelenk, wenn auch mit einiger Einschränkung, denn nicht in allen Fällen dürfte es beispielsweise möglich sein, eine Luxation des Radiusköpfchens auf dem Schirm mit Sicherheit zu bestimmen. Hier wird man besser tun, neben der Schirmuntersuchung auch das röntgenographische Verfahren in Anwendung zu bringen. Die Luxation im Handgelenk, sowie die der Finger, ferner die Luxation im Fußgelenk und in den Zehengelenken eignen sich durchweg für die Schirmuntersuchung. Durchleuchtungen bei der Hüftgelenksluxation, sowohl der angeborenen, wie der traumatischen, bieten jetzt keine Schwierigkeiten mehr.

Die angeborene Hüftverenkung ist unter allen Umständen gut auf dem Schirm zu diagnostizieren. Die Details, wie z. B. die Beschaffenheit des Pfannendaches, zeigt nur die Platte genügend gut.

Man kann sagen, daß die Güte des Durchleuchtungsbildes des Hüftgelenkes vom Erwachsenen ein Kriterium für die Röhre, Blende und den Induktor ist.

Bei den Untersuchungen entzündlicher Knochenprozesse, ferner bei Tuberkulosen, Osteomyelitis, und Syphilis läßt die Schirmuntersuchung fast vollständig im Stich. Hier überwiegt die Güte des auf der Platte erhaltenen Bildes den diagnostischen Wert der ersteren so sehr, daß man sich füglich die Mühe einer Durchleuchtung ersparen kann und gut tut, sofort zum Plattenverfahren zu greifen.

Das gleiche gilt bei dem Nachweis von Konkrementen. Nierensteine mit dem Schirm zu suchen, ist ein Versuch, welcher nur in seltenen Fällen von Erfolg begleitet sein wird. Es ist mir einigemal einwandfrei gelungen, größere Steine bei dünnen Frauen zu sehen, in allen übrigen Fällen aber, in welchen ich den Versuch anstellte, ist das Resultat ein negatives geblieben. Wenn schon das Plattenverfahren bei Nierensteinen beträchtliche Schwierigkeiten bietet, so ist selbstverständlich die viel ungenauere Untersuchung mit dem Leuchtschirm von vornherein zurückzuweisen. Das gleiche gilt von den Blasensteinen.

Auch bei den Zahnuntersuchungen bietet uns der Leuchtschirm verhältnismäßig wenig Vorteile. Es ist nicht zu bestreiten, daß man Zahnanlagen auf dem Schirm sieht, indessen sind die Bilder

ungenau und verwaschen, so daß wohl jeder, der sich mit der Zahn-
diagnostik beschäftigt hat, unbedingt dem Film-Verfahren oder der
Platte den Vorzug geben wird.

Aus dem Gesagten geht also hervor, daß die Schirmuntersuchungen in der Chirurgie eine relativ kleine Bedeutung
haben, wenngleich eine vollständige Vernachlässigung
derselben nicht statthaft ist.

II. Innere Medizin.

Eine wesentlich größere Bedeutung kommt der Durchleuchtung
in der inneren Medizin zu. Hier liegen die Verhältnisse umgekehrt
wie in der Chirurgie. Während bei letzterer meist Knochen zur
Untersuchung kommen, welche sich durch hohes Absorptionsvermögen auszeichnen, haben wir bei den Untersuchungen zu
inneren Zwecken stets solche Teile des menschlichen Körpers vor
uns, deren Absorptionsvermögen ein außerordentlich geringes ist.
Schon aus diesem Grunde findet die Aufnahme auf der Platte
unter ungünstigen Bedingungen statt. Als hauptsächlich erschwerendes Moment kommt aber die Bewegung der zu untersuchenden
Organe in Betracht. Da es sich vorwiegend um das Herz handelt,
können bei seinen permanenten Kontraktionen keine scharfen Bilder
auf der Platte erzeugt werden, es sei denn, daß man Momentaufnahmen macht. Ganz anders ist es dagegen mit der Schirmuntersuchung, hier stören die Bewegungen nicht. Im Gegenteil ist
es von hoher klinischer Bedeutung, gerade sie genau zu beobachten
und zu kontrollieren, da manche Diagnose auf der Betrachtung
dieser Verhältnisse aufgebaut wird. Vorwiegend sind es die Untersuchungen der innerhalb der Brusthöhle gelegenen Teile, insbesondere des Herzens, der großen Gefäße, der Lungen, der Speiseröhre,
des Zwerchfells, welche uns interessieren.

Infolge der verschiedenen Absorptionsverhältnisse dieser Organe
gelingt es gut, dieselben von einander zu differenzieren, so daß man
prägnante Bilder auf dem Schirm erblickt, aus denen sich mancher
wertvolle Schluß für die Diagnose ziehen läßt.

Bei den Herzuntersuchungen kann man namentlich zur Bestimmung der Spitze, sowie der unteren Grenze, diese Helligkeits-
differenzen dadurch steigern, daß man den Patienten kurz vor
der Untersuchung ein Brausepulver nehmen läßt. *Natr. bicarb. 2,0*
wird in Wasser gelöst zuerst getrunken und hierauf das ebenfalls
gelöste *Acid. tartaric. 1,5* genommen.

Die physiologischerweise oft vorhandene Magenblase wird hierdurch vergrößert, so daß man durch sie hindurch die erwähnten Herzabschnitte deutlich sieht.

Ein günstiges Feld für die Durchleuchtung bietet die Untersuchung der Lungenspitzen. Bei dorsoventraler Strahlenrichtung wird die Röhre in der Höhe des vierten oder fünften Halswirbels eingestellt. Steht die Röhre zu hoch, so decken sich der Claviculaschatten und die Lungenspitzen. Bei der umgekehrten Strahlenrichtung wird die Lichtachse in der Höhe des Manubrium sterni eingestellt. Bei niedrigerer Einstellung würden die Schlüsselbeinschatten die Spitze verdecken. Bei ventrodorsaler Strahlenrichtung haben die Lungenspitzen die Form eines Winkels, bei der umgekehrten Richtung die eines Halbkreises oder Kreises, ungefähr von der Größe eines silbernen Fünfmarkstückes. Zur Überblickung der gesamten Lungenspitzen bedient man sich vorteilhaft der schrägen Durchleuchtung, so zwar, daß die Röhre hinter dem betreffenden Schultergelenk steht. Auf diese Weise wird das Spitzenfeld um einen medianen, früher im Mittelschatten verborgenen Lungenanteil vermehrt.

Mit der Untersuchung der Thoraxorgane ist das Gebiet der internen Röntgenoskopie fast abgeschlossen. Im Abdomen können wir, wie bei den Fremdkörpern besprochen, außer bei seltenen Nierensteinfällen, keinerlei Schattenunterschiede wahrnehmen. Die einzige Ausnahme machen der Magen und Darm, deren Größen- resp. Lagebestimmung usw. mittels eingeführter Wismutpulver auf diesem Wege vorgenommen werden kann.

Man läßt den Patienten entweder Wismut in Oblate oder in Kartoffelbrei verrührt (vgl. Ösophagusuntersuchungen) schlucken. Auf den Proc. xyph. sterni wird eine Bleimarke fixiert und nunmehr die Röhre so eingestellt, daß der Fokus sich in der Höhe zwischen Proc. xyph. und Nabel befindet. Man erkennt bei einiger Abblendung das Wismut so deutlich, daß man seinen Stand auf der Bauchhaut markieren kann. Die untere Magengrenze ist auf diese Weise bestimmt. Will man sehr genau verfahren, so wendet man den Orthoröntgenographen an. Die beschriebene Methode ist wesentlich genauer als die mittels Sonden, Aufblähung oder Auffüllung, da die untere Kurvatur durch das minimale Gewicht des Wismut nicht in ihrem Stand beeinflußt wird.

Es ist nicht die Aufgabe dieses Buches, auf die Diagnostik der Erkrankungen der Thoraxorgane mittels Röntgenstrahlen näher einzugehen. Holzknecht, Kienböck, Moritz, Levy-Dorn, de la Camp und viele andere haben in einer Anzahl grundlegender Arbeiten dieses Kapitel abgehandelt. Es bleibt für ein Lehrbuch der Technik nur übrig, diejenigen Methoden anzugeben, mit welchen

sich die verschiedenen von den genannten Forschern angestellten
Untersuchungen am besten ausführen lassen. Es ist nicht zu bestreiten, daß die Röntgenoskopie in der inneren Medizin noch immer
sehr vernachlässigt wird. Es hat dieses seinen Grund darin, daß
zu viele und komplizierte Nebenapparate nötig sind, die der Praktiker, welcher nicht über ein größeres Untersuchungslaboratorium
verfügt, nicht in Anwendung bringen kann.

III. Instrumentarium.

Der Bariumplatincyanürschirm, welcher zu den Untersuchungen benutzt wird, ist das Hauptrequisit, und von seiner
Güte hängt außerordentlich viel ab. Man sei sehr vorsichtig in
der Wahl desselben, da nicht alle Exemplare gleichmäßig gut
fluoreszieren. Biegsame Schirme, welche in früheren Jahren empfohlen worden sind, kann man entbehren, da die Verhältnisse,
welche an und für sich schon schwierig zu deuten sind, bei Betrachtung auf dem gebogenen Schirm an Kompliziertheit noch gewinnen. Es wird vollständig ausreichen, wenn man einen festen
Leuchtschirm vom Format 30/40 besitzt. Zweckmäßig ist es
außerdem, noch einen kleinen Schirm vom Format 13/18 zu haben,
um bei Betrachtung kleiner Bezirke nicht durch die gleichzeitig
mitfluoreszierende große Schirmfläche gestört zu werden. Fluoro-
skope, Kryptoskope u. dgl. sind unpraktisch und nicht zu empfehlen.
Die Aufbewahrung der Schirme muß an einem trockenen Orte
im Dunkeln stattfinden. Man vermeide die Nähe eines Ofens, da
durch Verlust von Kristallwasser die Leuchtfähigkeit beeinträchtigt
wird. Es wurde seinerzeit angeraten, die Schirme gerade dem
hellen Tageslicht auszusetzen, da sie dadurch an Fluoreszenzkraft
für die Röntgenstrahlen gewinnen sollten, eine Vorschrift, die sich
indessen nach meinen Erfahrungen nicht bewährt hat. Ich möchte
im Gegenteil behaupten, daß man hierdurch den Schirm allmählich
zugrunde richtet. Zweckmäßig ist es, über der die Bariumplatin-
cyanürschicht deckende Bleiglasplatte eine dünne Zelluloidfolie
befestigen zu lassen, um auf dieser eventuell zeichnen oder schreiben
zu können.

Da die Röntgenstrahlen das Auge, die Gesichtshaut und den
Bartwuchs des Untersuchers bei berufsmäßiger sich immer wieder-
holender Anwendung schädigen, ist die Belegung der Schirme mit
Bleiglasplatten um so mehr geboten, als das letztere die Güte des
Bildes nicht im mindesten beeinträchtigt (vgl. das Kapitel „Schutz-
vorrichtungen“).

Nächst dem Schirm brauchen wir eine vorzügliche Röhre, welche imstande ist, bei voller Beanspruchung möglichst lange ihren Härtegrad zu konservieren. Eine ausgiebige Durchleuchtung dauert, namentlich dann, wenn das Bild Zuschauern demonstriert werden soll, unter Umständen 5—10 Minuten. Während dieser Zeit muß die Röhre konstant bleiben, d. h. sie darf weder härter noch weicher werden. Je nach der Dicke des Patienten wird man mit mehr oder weniger harten Röhren arbeiten. Im allgemeinen gilt aber die Regel, daß bei den Untersuchungen der Brustorgane das Bild um so besser und intruktiver ausfällt, je weicher die Röhre gewählt wird. Es ist Holzknecht durchaus beizustimmen, wenn er sagt, daß es nicht auf den Grad der Helligkeit ankommt, sondern vor allem auf den des Konstrastes. Es ist immerhin schwierig, eine solche Röhre stets zur Hand zu haben, da gerade die weichen bei einigermaßen intensiver Beanspruchung sehr schnell niedrig werden und bald ein Stadium erreichen, in welchem sie überhaupt nicht mehr zur Durchleuchtung geeignet sind. Es ist zu empfehlen, für diese Untersuchungen solche Röhren zu bevorzugen, welche eine große Glaskugel haben, da dieselben sehr stabil in ihren Evakuationsgraden sind; außerdem haben sie den großen Vorzug, daß ihnen eine lange Lebensdauer zukommt. Vorzüglich sind die besprochenen Wasserkühlröhren großen Kalibers (Müller) für lang dauernde Untersuchungen geeignet. Diese Röhren stehen bei richtiger Beanspruchung außerordentlich lange, da die Erhitzung der Antikathode infolge der Wasserkühlung in Fortfall kommt.

Es kommen ferner die großen Dauerröhren der Firma Gundelach in Betracht, welche ebenfalls recht gute Bilder geben. Bei ihnen ist es indessen nötig, eine Ventilröhre vorzuschalten. Man bevorzuge die Exemplare, welche eine tellerförmige, flache, nicht verstärkte Antikathode haben, da ihr Licht ein besonders gutes und intensives ist. Bei allen Röhren ohne Wasserkühlung ist die Gefahr des Durchschmelzens der Antikathode, wodurch die Röhre zugrunde gerichtet wird, eine sehr große. Mit kleinen Röhren kann man selbstverständlich ebenfalls gute Durchleuchtungsresultate erzielen, wenngleich die Auswahl hier im allgemeinen schwerer fallen wird und auch infolge des geringeren Rauminhaltes der Kugel schneller ein Weich- oder Hartwerden eintreten wird.

Als Unterbrecher benutzen wir je nach Belieben den Quecksilbermotorstiftunterbrecher, die Turbine oder den elektrolytischen Stromunterbrecher. Letzterer gibt das hellste Licht und hat die schon erwähnten Vorzüge, welche ihn auch für das Gebiet der Schirmdiagnostik zum besten Apparat stempeln. Die Stromzufuhr

zur Röhre muß, um eine Überlastung nach Möglichkeit zu vermeiden, sehr genau dosiert werden. Die Einschaltung der Röhre,
sowie ihre Ausschaltung soll vom Untersucher in bequemer
Weise vorgenommen werden können, damit vor allen Dingen kein
Ortswechsel des Arztes während der Durchleuchtung stattfindet.

Von ausschlaggebender Bedeutung für die Erzielung
brauchbarer diagnostischer Resultate ist die gründliche
Vorbereitung der Augen des Untersuchers und derjenigen
Personen, welchen die Durchleuchtung demonstriert werden soll.

Der Unterlassung dieser Vorbereitung ist es zum Teil zuzuschreiben, daß manche klinische Chefs die interne Untersuchung
mittels Röntgenstrahlen noch nicht genügend würdigen. Wer gelegentlich der Hauptvisite für wenige Augenblicke im Röntgenlaboratorium
vorspricht, ist für mindestens zehn Minuten derart geblendet, daß
er die feinen Schattendifferenzen nicht wahrnimmt und nur den
Bariumschirm schwach leuchten sieht.

Nach Cowl kommt der Netzhaut die Fähigkeit zu, durch
längeren Aufenthalt im Dunkeln ihre Lichtempfindlichkeit viele
hundertmal zu steigern, so daß sie nach dieser Adaptation selbst
minimale Helligkeitsunterschiede zu perzipieren imstande ist. Zur
Erreichung der höchsten Differenzierungsfähigkeit sind mindestens
zehn Minuten erforderlich.

Sehr zweckmäßig ist es, die Vorbereitungen zur Durchleuchtung,
sowie das Auskleiden des Patienten nur im indirekten Licht (vgl.
Kapitel 4) vornehmen zu lassen, so dass sich die Augen des Untersuchers unterdessen allmählich adaptieren.

Das Haupterfordernis bei der internen Untersuchung ist die
leichte, in allen Richtungen des Raumes mögliche Beweglichkeit der Röhre. Wenn wir uns die Lageverhältnisse im Thorax
vergegenwärtigen, wie das Zwerchfell als Halbkugel in die
Brusthöhle hineinragt, so daß sowohl vorn wie hinten Lungenpartien
über die Kuppe hinübergelagert sind, so wird ohne weiteres klar,
daß diese leztgenannten Teile bei horizontalem Strahlengange, da
das Zwerchfell als Hindernis im Wege steht, nicht zu Gesicht
kommen. Es können also z. B. sehr wohl Projektile, welche in den
untersten Randpartien der Lungen oder des Pleuraraumes stecken,
infolge Deckung durch den Zwerchfellschatten dem Untersucher
verborgen bleiben. Anders werden die Verhältnisse, wenn die
Lichtquelle so einstellbar ist, daß die Strahlen entweder von *hinten*
unten nach *vorn oben*, oder von *vorn unten* nach *hinten oben* verlaufen. In diesem Falle können auch die Randpartien der Lunge
genau untersucht werden. Bedingung für die Erzielung dieser

Strahlenrichtuugen ist es, daß die Röhre so gestellt werden kann,
daß ihre Antikathode nach jeder Richtung die gewünschte Strahlung
aussendet.

Wie dieses zu erreichen ist, wird aus der Beschreibung der
Blendenvorrichtungen erhellen.

Ebenso wichtig wie bei der röntgenographischen Technik ist
die Blende bei der röntgenoskopischen Untersuchungsmethode. Ich
möchte fast sagen noch wichtiger, da manche Diagnosen nur bei
richtiger Blendentechnik gestellt werden können. Es kommt darauf
an, daß man eine Blende besitzt, welche es erlaubt, einesteils aus-
gedehnte Bezirke zu überblicken, anderenteils durch Verengerung
ihres Diaphragma kleine Partien abgeblendet zu zeigen. Zweckmäßig ist es, sich der Kapitel 3, II beschriebenen Schiebeblende zu
bedienen, welche ähnlich wie die Irisblende beliebige Weitegrade
durch einfache Verschiebung ihrer Teile annehmen kann.

Die von Holzknecht angegebene, an Flaschenzügen äquilibriert
aufgehängte Blende hat manche Vorzüge, vor allen den großer
Handlichkeit. Es ist indessen nicht zu bestreiten, daß sie noch
nicht allen Anforderungen genügt, da keine absolute Abblendung mit ihr zu erzielen ist, denn auch dann, wenn zwischen
Röhre und Patient eine Bleiplatte mit Diaphragma gehalten wird,
stören die rings im Raum befindlichen Sekundärstrahlen. Außerdem ist der Arzt diesen vagabondierenden Strahlen preisgegeben,
so daß bei der strikten Anforderung der vollständigen Sicherstellung
des Untersuchers diese Methode der Abblendung nicht als technisch
vollkommen anerkannt werden kann. Es muß verlangt werden,
daß nur durch das Diaphragma der Blende Röntgenstrahlen
dringen,·daß alle übrigen Strahlungen vollständig ausgeschaltet werden. Hierzu dient der nebenstehend abgebildete
Apparat, welcher in seinen verschiedenen Ausführungen folgendermaßen konstruiert ist.

Die Bleikistenblende.

Der Kasten e, welcher durch eine Tür f zu verschließen ist,
trägt im Innern die Röntgenröhre h. Die Kabelzuführung findet
durch seitlich eingesetzte Hartgummistangen i statt. Im Innern
ist sowohl der Kasten, wie die Tür mit Blei belegt, so daß die
Strahlung der Röhre nach außen vollständig abgeschlossen ist. In
der Wand, der Tür gegenüber, in der Figur nicht sichtbar, befindet sich ein mit schwarzem Papier beklebter Ausschnitt, vor
welchen Bleidiaphragmen mit beliebig weiter Öffnung eingesetzt

werden können. Die Röhre ist also im Innern des Kastens so zu
zentrieren, daß eine Horizontale, welche man durch den Fokus legt,
durch den Mittelpunkt des eingesetzten Bleidiaphragma hindurchgeht. Der Kasten ist zunächst in dem eisernen Rahmen *D* derart
befestigt, daß er sich leicht um seine Längsachse bei *k* drehen
läßt. Der Rahmen *d* ist wiederum in dem eisernen Rahmen *c* so
angebracht, daß sich der erstere um seine Querachse bei *g* dreht.

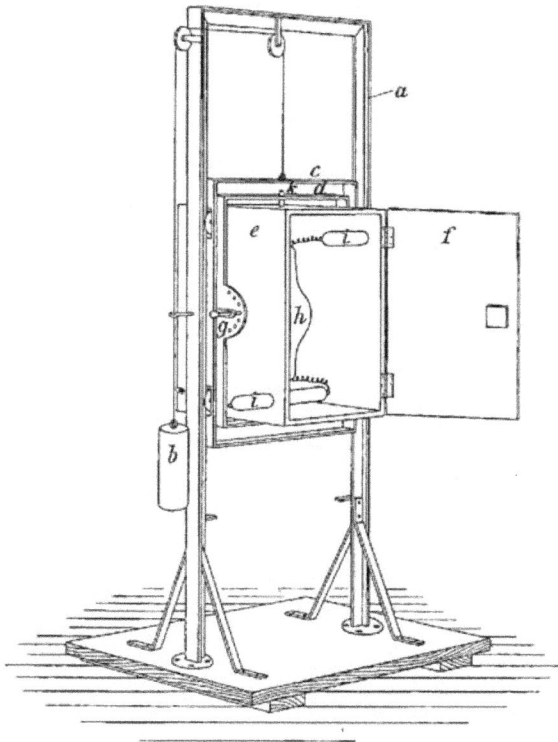

Fig. 123.

Die Feststellung geschieht durch einen Stift, welcher bei *g* in die
dort eingezeichneten halbkreisförmig angeordneten Löcher hineinzu-
schieben ist. Diese Aufhängung erlaubt also eine Drehung des
Kastens *e* um seine Längs- und Querachse. Die erstere Drehung
würde bei Durchleuchtungen in den verschiedenen *schrägen* Durchmessern zur Anwendung kommen, die letztere bei Durchstrahlungen *von oben nach unten* und umgekehrt. Der Rahmen *c* trägt
seitlich zwei Rollen, die auf Schienen in dem großen Gestell *a*

laufen, und ist bei *c* mittels Stahldrahtes durch ein Gewicht *b*
äquilibriert aufgehängt. Die dritte Art seiner Beweglichkeit von
oben nach unten und umgekehrt erhält er also durch Hinauf-, resp.
Herunterschieben in den Schienen.[1])

Wir sehen, daß die Röhre in ihrem Bleigehäuse vollständig für die Außenwelt unschädlich gemacht ist, da infolge der
Bleipanzerung nach keiner Richtung Strahlen austreten können.
Nur durch das vorne angebrachte Diaphragma dringen die gewünschten
und für die Untersuchung wichtigen Fokusstrahlen heraus. Die
Beweglichkeit der Röhre ist trotzdem im vollsten Maßstabe garantiert, denn wir vermögen dieselbe hinauf und herunter zu schieben.
Außerdem gestattet die Aufhängung des Kastens eine Drehung
um die Längs- und Querachse der Röhre. Mithin sind alle nur
gewünschten Durchleuchtungsrichtungen zu erreichen, um so mehr
als auch der Patient, welcher vor dem Kasten Aufstellung findet,
gedreht werden kann. Es läßt sich nicht leugnen, daß mit dieser
Bleikistenblende außerordentlich gut untersucht werden kann und
daß für alle Anforderungen der Praxis vollauf gesorgt ist. Ein
Nachteil besteht indessen darin, daß die großen Röhrenformate in
dem Kasten nicht untergebracht werden können, da ihre Pole den
Wandungen zu nahe kommen, wodurch ein Funkenüberschlag in
die Kastenwände stattfindet. Diese gibt oft Veranlassung zum
Durchschlagen und damit zur Zerstörung der Röhre. Ein Kasten
von der entsprechenden Ausdehnung für große Röhren würde infolge der Bleipanzerung ein derartiges Gewicht haben, daß er in
der vorstehend beschriebenen Weise nicht mehr leicht bewegt werden
könnte.

Von dem Gesichtspunkte ausgehend, daß für die bei weitem
größte Mehrzahl der Fälle ein Auf- und Niederbewegen der Röhre
genügt, indem durch eine Drehung des Patienten die Drehbewegungen
um die Längsachse ersetzt werden, benutze ich seit Jahren die von
mir für die Praxis verbesserte Waltersche Bleikistenblende
(siehe auch Fig. 119 u. 121), welche den Vorteil hat, für Röhren aller
Formate brauchbar zu sein. Dieselbe ist folgendermaßen konstruiert:

In dem schweren Eisenstativ *St* ist das Eisenrohr *B* leicht
auf- und abwärts verschiebbar. Letzteres ist mit einer festen Eisen-
platte *E* versehen, auf welcher der Blendenkasten *C* befestigt ist.
Derselbe besteht aus Nußbaumholz und ist im Innern mit Blei ausgeschlagen (Höhe 90 cm, Breite 45 cm, Tiefe 50 cm). Um ein
Überspringen der Funken, von der Röhre nach dem Bleiblech zu
vermeiden, ist die Hartgummiplatte *H* angebracht. An der Vorder-

[1]) Zu beziehen durch Siemens & Halske.

seite des Kastens ist die Seite 80 beschriebene Bleischiebeblende B
befestigt, welche es ermöglicht, aus dem zu durchleuchtenden Körperteil ein beliebig großes und beliebig geformtes Stück herauszu-
blenden. Die Röhre wird durch den an der Hartgummistange F
befestigten Röhrenhalter gehalten. Im Innern der Stange F befindet sich die Stromzuführung für die Kathode. Durch Lösen der

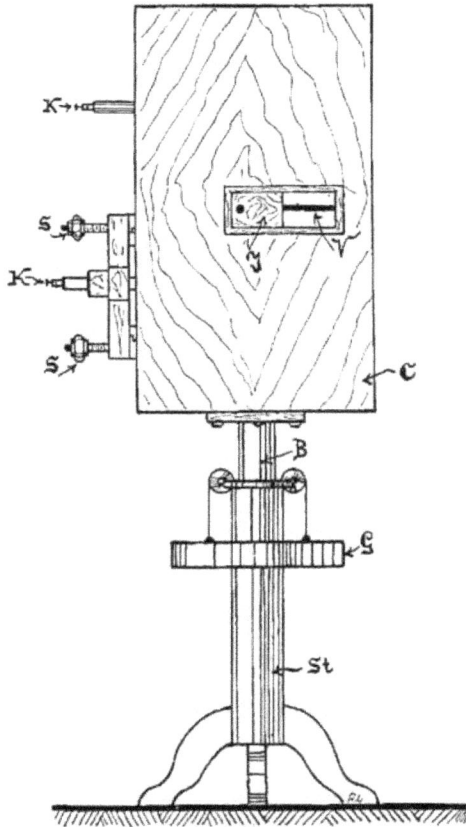

Fig. 124.

Schrauben S ist eine Verstellung der Röhre in horizontaler durch
S_1 in vertikaler Richtung möglich Durch Lösen der Schraube S_2
hat man außerdem die Möglichkeit, die Röhre je nach ihrem Kugeldurchmesser vor- oder zurückzustellen, d. h. der Hartgummiplatte
zu nähern oder von derselben zu entfernen. Um zu prüfen, ob die
Röhre in der richtigen Höhe, d. h. vor der Mitte der Blende steht,

ist an den beiden Seiten der Kiste je ein Bleiglasfenster mit zwei
horizontalen Visierstäben V angebracht.

Während der Durchleuchtung lassen sich die Fenster durch
die Schieber J schließen, so daß der Untersucher vollständig geschützt ist. Die Stromzuführung erfolgt durch die Klemmen K.
Der Kasten C ist mit dem Gegengewicht G genau ausbalanciert,

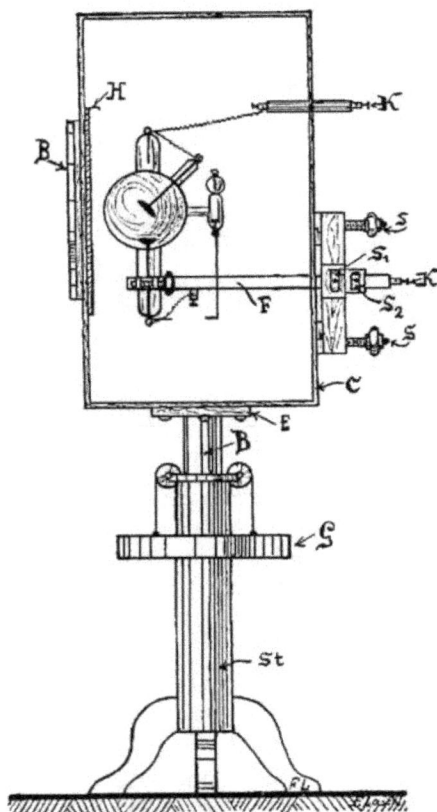

Fig. 125.

so daß man ihn, und somit die Blende, je nach der Höhe des zu
durchleuchtenden Körperteiles, ohne großen Kraftaufwand mit
dem Fuß oder mittels einer in der Figur nicht sichtbaren Stange,
mit der Hand hoch und niedrig stellen kann. Der Apparat ist mit
der Erde in leitender Verbindung, so daß keine Gefahr für den
Untersucher oder Patienten besteht, elektrische Schläge zu be-

kommen.[1]) In etwas anderer Ausführung zeigt Fig. 126 die beschriebene Bleikistenblende.

Für solche Fälle, welche eine Durchleuchtung in der Richtung

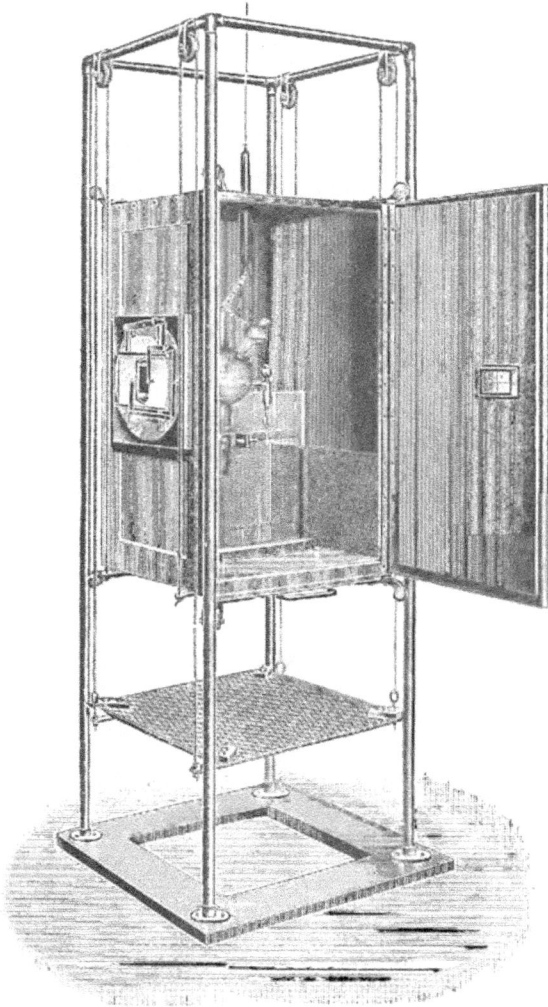

Fig. 126.

von *hinten oben* nach *vorn unten* oder umgekehrt erfordern, ist der vorstehend beschriebene Apparat nicht zu gebrauchen, weil er um die

---

[1]) Zu beziehen von Rich. Seifert & Comp., Hamburg.

Querachse infolge seines großen Gewichtes nicht drehbar gemacht
werden konnte. Da indessen solche Fälle verhältnismäßig selten
sind, so kann man sich in einfacher Weise dadurch helfen, daß die
Seite 81 beschriebene Wandarmblende, statt wagerecht, senkrecht
gerichtet wird. Da das Brett, welches die Röhre trägt, und auf
welchem sich gleichzeitig die Schiebeblende befindet, um seine
Querachse drehbar ist, so erhellt ohne weiteres,
daß jede beliebige Schrägrichtung *von unten
nach oben* oder umgekehrt hergestellt werden
kann, (siehe Fig. 127). In dieser senkrechten Stellung läßt sich die Wandarmblende überhaupt für alle Durch-
leuchtungszwecke der internen Praxis
in genügender Weise verwenden. Sie
erfüllt also mit gewissen Einschränkungen den
Zweck der Bleikisten- und anderer Blendenapparate und hat gleichzeitig die Eigenschaft,
auch für alle chirurgischen Untersuchungen
anwendbar zu sein, so daß wir in ihr eine
Blendenvorrichtung haben, welche man mit
Recht ein Universalinstrument nennen kann.
Dabei ist jedoch zu bemerken, daß die
Sekundärstrahlen nur in unvollkommenem
Maße abgeblendet werden, daß mithin so schöne und deutliche
Durchleuchtungsbilder, wie sie mit den geschlossenen Kistenblenden erzielt werden, hiermit niemals zu erreichen sind. Außerdem ist der Untersucher nicht vollkommen gegen die Bestrahlung
geschützt, ein Nachteil, welchen der Apparat mit der Holzknecht-
schen Blende teilt. Ich empfehle daher, wenn es die Mittel erlauben,
eine der geschilderten Kistenblenden für direkte Durchleuchtungs-
zwecke in Anwendung zu bringen.

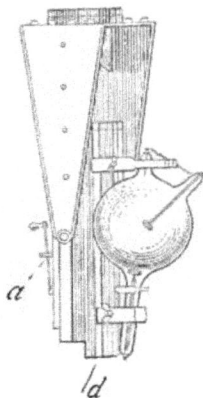

Patient wird auf den Seite 314 oder 340 beschriebenen drehbaren Stuhl so gesetzt oder vor die Kistenblende so gestellt, daß
zwischen seinem Rücken resp. seiner Brust und der Schiebeblende
noch einige Zentimeter Spielraum gelassen sind. Die Drehungen
in den ersten, resp. in dem zweiten schrägen Durchmesser werden direkt am Kranken vorgenommen. Zunächst wird mit weiter
Blende das Übersichtsbild der Brustorgane betrachtet, sodann der
näher zu untersuchende Teil mittels enger Blenden eingestellt. Man
kann hier die letzteren so eng nehmen, daß beispielsweise nur der
Aortenbogen innerhalb des Belichtungsfeldes liegt und der übrige
Leuchtschirm vollständig dunkel erscheint. Bei dieser schmalen
Blendenweite treten dann die Pulsationen viel deutlicher und

Fig. 127.

schöner hervor, als wir sie bei weiten Blenden zu sehen gewohnt
sind.

Für die Untersuchungen der Ösophagusfunktion läßt sich die
Bleikistenblende ebenfalls sehr gut benutzen. Es wird derart verfahren, daß der Patient einen Teelöffel, in welchem sich ein Wismutbolus befindet, in die linke Hand nimmt. Die Kiste wird
vollständig in die Höhe geschoben, so daß der Anfangsteil des
Halses eingestellt ist. Bei einer leichten Drehung in den schrägen
Durchmesser erkennen wir die Lage des Ösophagus und der
Trachea. Jetzt wird der Patient aufgefordert, den Wismutbolus
zu schlucken. Man sieht, wie derselbe als dunkler, schwarzer
Schatten den Ösophagus hinabgleitet. Durch einen Druck
auf den Blendenkasten wird bewirkt, daß derselbe sich mit der
gleichen Geschwindigkeit wie der Bolus hinuntersenkt. Man kann
somit das Wismut bis in den Magen verfolgen. Dieses Hinunter-
gehen mit der Blende muß sehr exakt ausgeführt werden, was mit
der leicht auf- und niedersteigenden Blendenkiste vorzüglich zu
erreichen ist. Benutzt der Untersucher den Fuß, um die letztere
zu bewegen, so hat er den Vorteil, beide Hände für andere Manipulationen frei zu behalten.

Für Institute, welche die Bleikistenblende zum Zwecke der
Durchleuchtung und Aufnahme in vertikaler Stellung des Patienten
ausgiebig benutzen, ist der nachfolgend beschriebene Untersuchungsstuhl sehr zu empfehlen. Derselbe ist folgendermaßen
konstruiert. Der Holzsitz (a) ist mit seitlichen Lehnen versehen,
welche eine solche Höhe haben, daß der Patient seine Unterarme
in rechtwinkliger Flexion bequem auf dieselbe aufsetzen kann.
Der Sitz läßt sich um seine eigene Achse auf der Scheibe (b) drehen.
Die Letztere gleitet mit dem Holzsitz nach rechts und nach links
auf den Metallrahmen (c). Sowohl die Dreh- wie die Gleitbewegungen
können durch je eine Flügelschraube (d und e) festgestellt werden.
Eine hoch und niedrig stellbare Fußbank (f) ist an den vorderen
Beinen des Stuhles angebracht. Der ganze Sessel rollt in der
Richtung von hinten nach vorn auf zwei Metallschienen, welche
wie Figur 128 zeigt nicht scharfkantig, sondern gewölbt sind.
Diese Form ist deswegen gewählt, um ein Stolpern des Untersuchers über die Schiene zu verhindern. Die Form der Rollen an
den vier Beinen des Sessels ist der Schienenform genau angepaßt.
An der Lehne des Holzsitzes befindet sich eine in der Figur
nicht abgebildete Vorrichtung, welche den Leuchtschirm trägt.
Mittelst einiger Scharniere und Gelenke läßt sich derselbe *hoch*
und *niedrig*, ferner *schräg* und *gerade* an den Patienten anlegen und

in der gewünschten Stellung fixieren. Das Festhalten des Schirmes mit der Hand kann also völlig vermieden werden, was für den Untersucher, da die mit Bleiglas gedeckten Leuchtschirme ein beträchtliches Gewicht repräsentieren, eine große Erleichterung bedeutet.

Bei Benutzung dieses Stuhles in Verbindung mit der Bleikistenblende kann man sämtliche für eine genaue Durchleuchtung erforderliche Röhren- resp. Patientenverschiebungen auf das Leichteste ausführen. Die Hoch- und Niedrigstellung der Lichtquelle geschieht durch die entsprechende Verschiebung der Bleikistenblende. Die Drehung um die Sagitalachse des Patienten wird durch Drehung

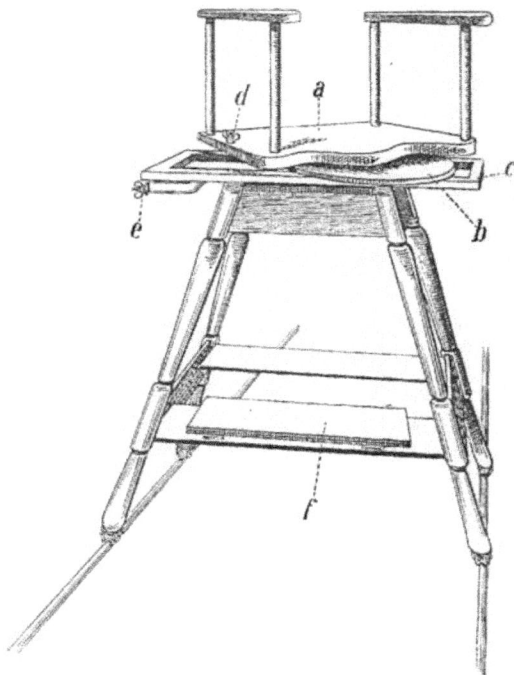

Fig. 128.

des Holzsitzes (a) erreicht. Die seitlichen Verschiebungen des Patienten, wie solche erforderlich sind wenn die Röhre hinter der rechten oder linken Schulter stehen soll, bewerkstelligt man durch die Verschiebung der Scheibe (b) auf den Metallrahmen (c). Die Annäherung oder Entfernung von der Lichtquelle erreicht man durch Verschiebung des Stuhles auf den Schienen.

Bei Distanz-Aufnahmen oder -Durchleuchtungen, wie solche zur annähernden Größenbestimmung des Herzens mit Nutzen ausgeführt werden, kommt diese Bewegungsrichtung zur Anwendung. Man verfährt dann folgendermaßen:

Der Stuhl wird nahe an die in der Bleikiste befindliche Lichtquelle heran geschoben und der Patient so eingestellt, daß der senkrechte Röntgenstrahl zwischen den Schulterblättern durch die Wirbelsäule hindurchgeht. Hierauf wird der Holzsitz durch Anziehen der beiden Flügelschrauben fest fixiert, der Leuchtschirm resp. die Platte eingestellt und der Untersuchungsstuhl auf den Schienen bis auf zwei Meter Entfernung vorgezogen. Der ganze Vorgang ist außerordentlich schnell vollendet, so daß eine Distanzuntersuchung mit großer Exaktheit mittelst dieses Stuhles in kürzester Frist vorgenommen werden kann.

21. Kapitel.

Das Trochoskop und seine Technik.

I. Konstruktion des Trochoskop.[1])

Eine wesentliche Bereicherung hat die Röntgentechnik durch das von Holzknecht und Robinsohn konstruierte Trochoskop erhalten. Nach den Angaben seiner Erfinder soll der Apparat den vielseitigsten Zwecken dienstbar gemacht werden können. Von diesen erscheinen mir die *horizontalen Durchleuchtungen* und *Aufnahmen*, sowie die *Operationen im direkten Röntgenlicht* die hauptsächlichsten zu sein. Das Trochoskop ist im wesentlichen ein Untersuchungstisch, bei welchem sich die Röhre unterhalb der Tischplatte befindet, und zwar ist sie daselbst beweglich angeordnet durch Kombination zweier Bewegungen, erstens in der Längsrichtung des Tisches und zweitens kreisförmig, um einen in der Längsachse des Tisches liegenden Mittelpunkt. Es kann also jeder Punkt der Tischplatte von unten her senkrecht oder schräge bestrahlt werden. Durch zweckmäßig konstruierte Kontakte ist die Aufgabe gelöst, die Röhren während der Funktionen mittels Drehungen von Kurbeln, welche an der Außenseite des Tisches angebracht sind, leicht zu bewegen und auf gewisse Punkte einzustellen.

---

[1]) Hergestellt von Reiniger, Gebbert & Schall (Erlangen).

Die Konstrukteure beschreiben ihren Apparat wie folgt:

Das Trochoskop besitzt zwei ca. 20 cm vom Erdboden und 40 cm voneinander entfernte Holzleisten, auf welche der ganzen Länge nach zwei Eisenschienen aufmontiert sind. Diesen ist ein leichter Wangen aufgesetzt, der mittels Riemen und kleinen Schnurrollen mit der an der Stirnseite des Tisches angebrachten ersten Kurbel über die ganze Länge des Tisches geschoben werden kann. Die Eisenschienen dienen auch gleichzeitig als Zuleitungsschienen und werden direkt mit den sekundären Ableitungsklemmen des Induktors verbunden. Im Zentrum des Wagens ist eine Achse angebracht, die, durch ein Zahnrad getrieben, mit einer zweiten Kurbel von der Stirnseite des Tisches aus in rotierende Bewegung gesetzt werden kann. Bei der Längsbewegung schaltet sich das Zahnrad selbsttätig vom Triebe ab, so daß man mit der einen Kurbel die Längsbewegung, und mit der anderen die Kreisbewegung des Wagens mit der darauf befindlichen Röhre machen kann. Die Röhre ist zum Höher- und Tieferstellen eingerichtet und gestattet eine Annäherung bis zu 12 und eine Weitestentfernung bis zu 26 cm von der unteren Seite des zu durchleuchtenden Objektes. Auf der sich drehenden Achse sind vier Stützen für eine Zinkplatte von 60 cm Durchmesser und 1 mm Stärke angebracht, auf welcher eine gegen das Zentrum zu verschiebbare Irisblende montiert ist. An der Irisblende sind mehrere Zapfen (kleine Handgriffe) eingeschraubt, welche man mit der Hand durch den an der Längswand des Tisches angebrachten Schlitz erreichen kann, wodurch eine leichte Verstellung der Blende möglich ist. Für die Zuleitung des Stromes wird im Boden ein Schacht gegraben, durch welchen die beiden sekundären Ableitungsdrähte des Induktors geführt sind, damit man ohne Gefahr von den elektrischen Schlägen um den Tisch herum tätig sein kann. Wenn die Untergrundleitung nicht durchführbar ist, so können die Kabel an der freien Stirnseite des Tisches zugefügt werden, da der Röntgenologe und der Chirurg sich an der Stirnseite, welche die Kurbeln trägt, aufhalten. Die Weiterleitung von den Schienen erfolgt durch die Metallräder des Wagens, von hier durch eine im Innern mit Draht versehene Holzsäule, wo die Weiterleitung auf eine kleine federnde Rolle führt, die den Strom an einen darauf schleifenden großen Metallring abgibt, der mit der Röhre verbunden ist. Der zweite Pol führt zur Achse im Innern des Tisches und von hier zur Röhre. Die obere Platte des Tisches hat einen Rahmen, welcher mit dicht gestellten Gurten und einem festen Stoff überzogen ist, auf welche das zu durchleuchtende Objekt gelegt wird. Der Tisch ist außen mit einem waschbaren weißen Lack lackiert und wird bei Operationen mit Billroth-Battist, sonst mit Leintüchern bedeckt.

So einfach und zweckmäßig diese ganze Konstruktion zu sein scheint, so erwiesen sich doch bei intensivem Arbeiten mit dem Trochoskop, um den Tisch für die Zwecke eines größeren Krankenhausbetriebes nutzbar zu machen, bald eine größere Reihe konstruktiver Änderungen als nötig. Im folgenden sollen die Modifikationen, welche ich an der Konstruktion vorgenommen habe, näher besprochen werden.

1. Die Kabelzuführung, welche aus praktischen Gründen nicht in allen Fällen durch einen Schacht unterhalb des Fußbodens be-

werkstelligt werden kann z. B. wenn das Institut im ersten Stock-
werk liegt, muß so erfolgen, daß die Untersucher unter allen Umständen vor elektrischen Entladungen bewahrt werden. Hierzu
wurden zwei Meter hohe Hartgummistangen von 3 cm Dicke,
welche im Innern je eine Metallstange enthalten, die an beiden
Enden mit Metallösen versehen ist, benutzt. Diese Stangen sind
an der den Kurbeln gegenüber liegenden Schmalseite des Trochoskops in vertikaler Stellung angebracht. Sie reichen nach oben
bis 140 cm über Kopfhöhe nach unten bis auf den Fußboden herab
und werden hier mit den aus dem Trochoskop herauskommenden
Zuführungskabeln verbunden. Ein Holzkasten ist über die unteren
Enden der Hartgummistangen und über ihre Verbindungsstücke
mit dem Trochoskop so herübergeschoben, daß ein Berühren dieser
Stellen mit dem Stiefel ausgeschlossen ist. Da die Hartgummistangen zerbrechlich sind, so sind dieselben durch ein Gitter (in
der Fig. 129 nicht eingezeichnet) welches die Schmalseite des
Trochoskops umgreift, vor jeder Berührung geschützt. Durch diese
Hartgummistangen läßt sich der Strom mit Sicherheit in das Innere
des Trochoskops geleitet, ohne daß ein Untersucher, wenn er zufällig
in die Nähe der Zuleitungen kommt, von elektrischen Schlägen
getroffen werden kann. Bevor wir diese Art der Stromzuführung
hatten, waren die Kabel frei durch die Luft an die Kontakte am
Trochoskop geführt. Gelegentlich einer Untersuchung kam einer
der Ärzte versehentlich zwischen die beiden Kabel und erhielt den
elektrischen Strom mit voller Kraft durch den Kopf. Er brach
für einen Augenblick betäubt zusammen, jedoch hatte dieser Zwischen-
fall irgendwelche Schädigungen nicht im Gefolge.

2. Die Riemen, welche das die Röhre tragende, fahrbare
Gestell ziehen resp. die Röhre drehen, versagten bei Witterungs-
wechsel fast regelmäßig. Entweder drehten sich die Drehscheiben
auf der Stelle, ohne daß das fahrbare Gestell dadurch vorwärts kam,
oder die kreisförmige Drehung der Röhre fand ruckweise statt,
wodurch regelmäßig beim Einstellen auf dem Leuchtschirm weit
über das Ziel geschossen wurde. Um diesen Übelstand zu beseitigen wurden die Drehscheiben mit Metallhäkchen versehen, welche
ein Gleiten an den Treibriemen absolut ausschließen. Mit Hilfe
der so konstruierten Scheiben läßt sich die Röhre jetzt mit Sicherheit schnell und langsam vor- und rückwärts ziehen, sowie seitlich
drehen.

3. In der Form, in welcher das Trochoskop ursprünglich in
den Handel gebracht wurde, gewährte es keinen Strahlenschutz,

da es weder mit Blei ausgeschlagen war, noch Bleiglasfenster hatte.
Zum Selbstschutz der Untersucher genügt die Anwendung der gewöhnlichen Leder-Schutzschürzen (Kohl) mit undurchlässiger Füllung
und dergleichen nicht, da sie bis zu einem gewissen Grade durchlässig

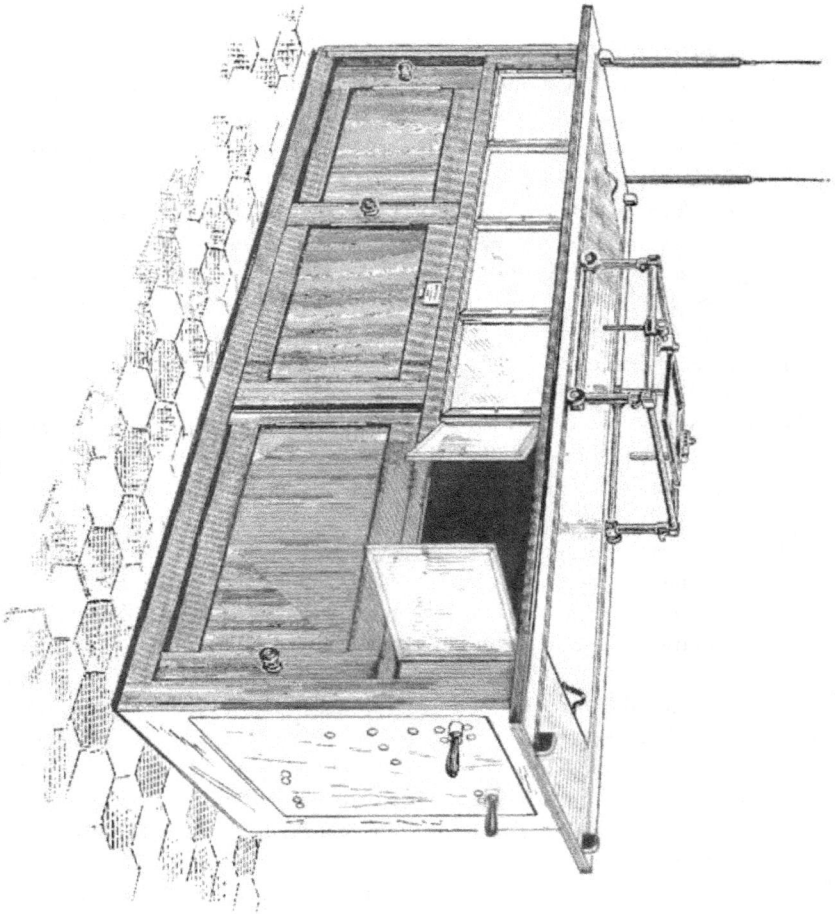

Fig. 129.

sind. Die Kautschukbleischürzen wiederum sind in ihren Nähten
zu wenig widerstandsfähig, um längere Zeit hindurch benutzt werden
zu können. Überdies ist das Arbeiten in derartig schweren Schürzen,
namentlich im Sommer lästig, ganz besonders dann, wenn man sich
bücken muß, um an der Röhre Handgriffe vorzunehmen. Nicht
weniger zuverlässig sind die Bleiglashüllen für Röhren, welche

neuerdings in den Handel gebracht sind. Man kann sich mittels
des Leuchtschirms sehr leicht davon überzeugen, daß der durch sie
gewährte Schutz kein vollständiger ist. Um dem Arzt das Arbeiten
mit schweren Schürzen zu ersparen, wurde das Trochoskop inwendig
vollständig durch Blei oder Bleiglasscheiben ausgekleidet. Es war
dieses sehr leicht auszuführen, störende Ladungserscheinungen beim
Betrieb der Röhre wurden niemals bemerkt. Das Trochoskop ist
hierdurch wirklich strahlendicht geworden, da nur noch durch das
Diaphragma Strahlen das Innere des Apparates verlassen können.

4. Für operative Zwecke empfehlen die Konstrukteure Billrot-
Battist oder Leinentücher als Unterlage zu benutzen. Für chirurgische Eingriffe zum Zweck der Entfernung von Fremdkörpern
reichen diese Unterlagen aus, wenn es sich aber um die Anlegung
von Gipsverbänden handelt, so sind solche Tücher nicht zu empfehlen. Auch der dem Apparat beigegebene mit starkem Segeltuch
überspannte Rahmen, auf welchem der Patient ruht, ist bei Gips-
arbeiten nicht anwendbar. Ich habe einen Rahmen konstruieren
lassen, welcher mit einem wachstuchartigen Stoff, der nicht rissig
wird und gründlich sterilisiert werden kann, überzogen ist. Wir
besitzen also jetzt drei Bedeckungen des Trochoskops

a) für Aufnahmezwecke: Den mit Segeltuch bespannten
Rahmen,

b) für blutige Eingriffe: Die Belegung des Rahmen mit
den genannten sterilen Stoffen,

c) für Gipsverbände usw.: Das abwaschbare Wachstuch.

5. Die Tischplatte wurde wesentlich verbreitert, so daß sie auf
jeder Seite 9 cm übersteht. Dieses gewährt den großen Vorteil, daß man Extensionsapparate an das Trochoskop anschließen, und daß ferner letzteres mit verschiedenen anderen
Hilfsapparaten leicht in Verbindung gebracht werden kann.
Auch die Kompressionsblende läßt sich mit dem Trochoskop
mühelos vereinigen. Statt der vorgeschriebenen drei Stativsäulen (Fig. 39 b b_1 b_2) der letzteren, welche den um seine
Längsachse drehbaren Rahmen (e) tragen, werden bei der
Kombination mit dem Trochoskop auf jeder Seite zwei
solche Stativsäulen benutzt. Dieselben stehen auf festen,
kurzen Brettern, welche, wie Figur 130 zeigt, die
überstehende Tischplatte, auf welcher sie leicht hin und
her gleiten, umgreifen. Genau wie bei dem gewöhnlichen Untersuchungstisch für Kompressionsblendenaufnahmen kann mittels dieser

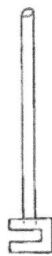

Fig. 130.

Vorrichtung die Blende über dem Patienten hin und her geschoben
werden, ohne daß der letztere bewegt zu werden braucht.

6. Um das Halten des Leuchtschirms oder der photographischen
Platte mit der Hand zu vermeiden und um die Platte z. B. bei
Thoraxaufnahmen ruhig und fest über der Brust des zu Untersuchenden fixieren zu können, wurden in der Längsrichtung des
Tisches Metallschienen angebracht, auf welchen ein Metallgestell
fährt (Fig. 129). Das letztere besteht aus einem auf vier Rädern laufenden viereckigen Rahmen, welcher je nach Bedürfnis hoch und niedrig
gestellt werden kann. Er trägt mittels zweier Arme die Platten
oder den Leuchtschirm. Bis zum gewissen Grade kann die Platte
auch seitlich schräg angelegt werden, indem dann das Gestell auf
der einen Seite hoch, auf der anderen tief eingestellt wird. Genügt
diese Art der schrägen Anlegung nicht, so wird das Gestell zur
Seite gerollt, und der Schirm durch den Assistenten gehalten. Man
hat also die Möglichkeit je nach den zu erfüllenden Aufgaben den
Schirm entweder in der Hand zu halten z. B. bei Durchleuchtungen
oder denselben resp. die Platte festzustellen, wie z. B. bei Operationen oder Thoraxaufnahmen.

7. Der größte Nachteil, welcher dem Trochoskop in gleicher
Weise wie dem Horizontalorthoröntgenographen und ähnlichen
Apparaten anhaftet, bestand darin, daß die Benutzung von Wasserkühlröhren bisher ausgeschlossen war, denn die Anwendung derselben scheiterte an dem Ausfließen des Wassers aus dem Kühl-
behälter. Bei anderen Modellen ohne Wasserkühlung hatte man
mit dem Übelstand zu kämpfen, daß die Röhren mitten im Betrieb
weich wurden und keine Sicherheit für die Konstanz des Vakuums
bei längeren Arbeiten boten. Erschwert wurde die Benutzung dieser
Röhren auch ganz besonders dadurch, daß sie infolge ihrer An-
ordnungen unter dem Tisch nur schwer zugänglich waren. Wir
erlebten häufig bei langdauernden Untersuchungen z. B. von Frakturen, daß plötzlich die Röhre bei zu langer Belastung überweich
wurde, wodurch dann den Untersuchungen ein schnelles Ende bereitet
wurde. Durch Einführung der im Kapitel „Röhren“ beschriebenen
Wasserkühlröhre für horizontale Lage ist dem Übelstand abgeholfen
worden. Da indessen diese Röhre nicht vollständig horizontal,
sondern mit einer gewissen Neigung zur horizontalen Ebene nach
der Seite der Kathode zu eingestellt werden muß, da andernfalls
das Kühlwasser die Antikathode nicht berühren würde, so wurde
der beifolgend abgebildete Röhrenhalter (Fig. 131) konstruiert. In
gleicher Weise wie der für das Trochoskop gelieferte Halter kann

auch dieser hoch oder niedrig eingestellt werden. Mit Einführung
der Wasserkühlröhre in die Trochoskoptechnik ist die Arbeit leicht
und sicher geworden, da wir uns nicht mehr um die Röhre und
ihre Funktion während der Untersuchung zu bekümmern brauchen,
denn wie l. c. beschrieben, behalten diese Wasserkühlröhren lange
Zeit ihren richtigen Härtegrad.

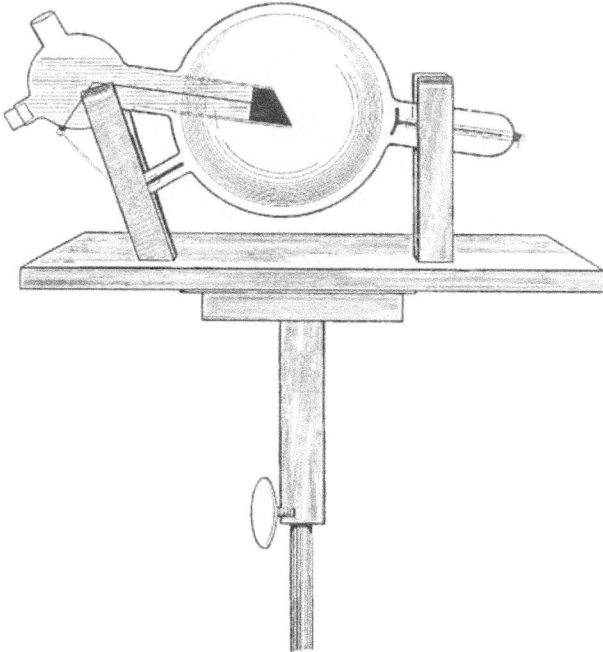

Fig. 131.

8. Die bequeme Einschaltung und Adjustierung der Röhre
bedingte, daß die zur Abblendung dienende runde Zinkplatte,
welche die Irisblende trägt, beweglich gemacht wurde. Nach Entfernung der Platte kann man in leichter Weise die Einstellung
der Röhre und ihre übrige Behandlung besorgen, eine Tätigkeit,
welche durch die Fenster des Trochoskops nur mit Unbequemlichkeit vorgenommen werden kann. In dem ursprünglichen Apparat ist
die horizontale Scheibe auf ihren vier hölzernen Trägern mit
Schrauben befestigt. Ich habe auf diese vier hölzernen Träger
Metallzapfen setzen lassen, welche in entsprechende Löcher der
horizontalen Scheibe hineingreifen. Die Platte, welche durch diese
Zapfen vollständig festgehalten wird, läßt sich nun je nach Bedarf
abheben und wieder aufsetzen.

Wir sehen aus der Beschreibung der vorstehenden acht
Punkte, daß unter Wahrung des konstruktiven Prinzips des Apparates der letztere in vieler Beziehung verbessert worden ist. Alle
diese Veränderungen haben sich im Laufe der Zeit aus der praktischen Verwendung des Trochoskops ergeben.

II. Die Anwendung des Trochoskops.

Die hauptsächlichsten und wichtigsten Anwendungsgebiete für
die Trochoskoptechnik sind:

1. die Durchleuchtungen und Aufnahmen in horizontaler
   Lage des Patienten,
2. die Röntgenkontrolle beim Eingipsen von Knochen-
   brüchen,
3. die Operationen (Fremdkörperentfernungen) im wechseln-
   den Röntgen- und künstlichen Licht,
4. die Benutzung des Trochoskops als Untersuchungstisch
   für orthoröntgenographische Aufnahmen mittels gewisser
   zu diesem Tisch passender Apparate.

Die Aufnahmen des Thorax in Rückenlage des Patienten mit
dorsoventraler Strahlenrichtung (reziproke Aufnahmen nach Holzknecht) haben besonders dann großen Wert, wenn es sich um
schwerkranke Patienten handelt, welche man ohne Gefahr nicht in
die vertikale Stellung bringen kann. Auch Vergleichsdurchleuch-
tungen in vertikaler und horizontaler Position sind häufig besonders
bei Herzuntersuchungen von Bedeutung.
Die Aufnahmen im Sitzen, welche auch bei kurzen Expositionen
oft an dem Fehler leiden, daß infolge Wackelns der Platte Unschärfe in das Bild gebracht wird, kann man sehr zweckmäßig
durch Trochoskopaufnahmen in horizontaler Lage ersetzen. Letztere
haben den Vorteil der absoluten Ruhelage des Patienten, infolgedessen auch die Platten überraschend schöne Resultate, besonders
exakte Lungenzeichnung geben. Es läßt sich allerdings nicht
leugnen, daß viele Aufnahmen aus diagnostischen Gründen besser in
sitzender Stellung gemacht werden z. B. bei Exsudaten, Empyemen usw.,
da die darzustellenden Flüssigkeitsmengen bei horizontaler Lage des
Kranken eine für die Aufnahme ungünstige Stellung im hinteren
Pleuraraum einnehmen. Handelt es sich dagegen um Erkrankungen
der Lungen, wie Herdbildung, Gangrän, Abszesse, Lungentuber-
kulose, Echinokokken, Fremdkörper u. dgl., so ziehe ich wegen der
Schärfe der Bilder unbedingt die Horizontalaufnahmen den Vertikal-

aufnahmen vor. Auch die Aufnahmen in schräger Richtung, wie
sie bei Darstellung von Wismutausgüssen der Speiseröhre usw. erforderlich sind, geben in horizontaler Lage mittels der unten zu
beschreibenden Technik vorzügliche Bilder.

Wir verfahren bei der dorsoventralen Horizontalaufnahme folgendermaßen:

Der Patient wird vollständig flach auf die Segeltuchunterlage
des Trochoskops gelegt und erhält zur Stütze des Kopfs ein kleines
niedriges Kissen. Der Untersuchende steht seitlich neben dem
Trochoskop und kommandiert von hier aus die Schwestern oder
Assistenten, deren einer den Rheostaten, deren anderer die beiden am Ende des Trochoskops befindlichen Kurbeln bedient.
Nachdem verdunkelt worden ist, wird eingeschaltet und durch den
Assistenten die Röhre in der Längsachse des Tisches so eingestellt, daß der Thorax vollständig auf dem Leuchtschirm erscheint. Mittels des im Kapitel „Orthoröntgenograph" beschriebenen
Ölpendels wird der senkrechte Röntgenstrahl so eingestellt, daß er
durch die Mitte des Sternum geht. Man hat nunmehr die Garantie,
daß das Bild, wenn auch unrichtig in den Größenverhältnissen, so
doch symmetrisch zur Mittellinie ausfallen wird. Während der
Einstellung beachtet der Untersuchende gleichzeitig die Qualität
der Röhre, welche sehr weich sein muß (W 4). Die Rippen
sollen tiefschwarz im Durchleuchtungsbild erscheinen, ebenso das
Herz und der Aortenbogen. Hat die Röhre eine härtere Qualität,
so wird, bevor die Platte in das Untersuchungszimmer gebracht
wird, mittels der Reguliervorrichtung der richtige Härtegrad
hergestellt. Vor der Aufnahme ist die Platte bereits in das fahrbare Gestell eingeschroben worden. Nach erfolgter Einstellung
wird das letztere über den Patienten geschoben und zwar so, daß
die Oberfläche der Kassette die Haut der Brust gerade berührt. Je
nach der Sorte der zur Verwendung kommenden Platten wird sich
die Zeit der Exposition richten. Bei Lumière (Marke Sigma) wird
2—3 Sekunden und bei Benutzung von Schleußnerplatten 10—20
Sekunden Expositionszeit erforderlich sein. Die letztere wird dem
am Schalter stehenden Assistenten vorher genau angegeben. Will
man die Aufnahme in Atemstillstand machen, wozu bei Lungenuntersuchungen unbedingt zu raten ist, so instruiere man den
Patienten auf ein gewisses Kommando hin tief zu inspirieren und
dann die Luft anzuhalten. Im Moment der vollendeten Inspiration
gibt der Untersuchende das Kommando zum Einschalten. Nach
Ablauf der vorgeschriebenen Expositionszeit schaltet der Assistent
ohne weiteres Kommando den Strom aus.

Wünscht man Schrägaufnahmen zu machen, so wird Patient

in schräge Lagerung gebracht, wobei unter das der Platte abgewandte Schulterblatt und unter das Gesäß je ein Sandsack
geschoben wird. In dieser Lage kann der Kranke ohne sich zu
bewegen verharren. Selbstverständlich können diese Schrägaufnahmen ohne Lagerungsveränderung des Patienten, allein durch
die Drehungen der Röhre nicht vorgenommen werden. Man erhält
wohl Schrägansichten des Thorax aber nicht das helle Mittelfeld,
auf welches es in der Mehrzahl der Fälle ankommt.

Die Durchleuchtungen des Thorax kann man ebenfalls in
horizontaler Lage auf dem Trochoskop machen. Allerdings ist die
vertikale Stellung vorzuziehen, da der Stand des Untersuchers
ein wesentlich bequemerer ist, wenn er das Bild vor sich hat, als
wenn er sich über das Trochoskop hinüberbücken muß.

Aufnahmen von Skeletteilen werden mittels des Trochoskops nur selten vorgenommen werden. Dieselben sind mittels der
Kompressionsmethode schneller und besser als mit der Trochoskoptechnik herzustellen. Die Fixierung der Platte und die absolute
Ruhelage des zu untersuchenden Körperteils lassen sich mittels des
Trochoskops, namentlich dann, wenn die Platte nicht in ein besonderes Gestell eingeklemmt, sondern nur mit der Hand gehalten
wird, nicht erreichen. Dazu kommt, daß die Einstellung nicht
so schnell und einfach vorzunehmen ist wie mittels der Kompressionsblende. Ein Vorzug des Trochoskop vor der letzteren
besteht indessen darin, daß man vor Beginn der Aufnahme die
betreffende zu untersuchende Stelle durchleuchten und vermöge der
Drehungen der Röhre die günstigste Stellung für die Aufnahme
herausfinden kann. Die Trochoskoptechnik kommt in erster Linie
bei Schädelaufnahmen in Betracht. Handelt es sich um eine
Untersuchung, bei welcher das Gesicht der Platte anliegen muß,
wie z. B. bei Stirnhöhlenaufnahmen, so ist es für den Patienten
sehr unbequem mit dem Gesicht auf der Platte unter der Kompressionsblende zu liegen. Wenn auch die in dieser schwierigen
Stellung hergestellten Aufnahmen, was Strukturzeichnung angeht,
ungemein scharf werden, so würde ich doch im Interesse des
Kranken und aus Bequemlichkeitsgründen die Trochoskopaufnahmen
vorziehen. Die Technik ist die gleiche wie die bei den Brust-
aufnahmen beschriebene. Der Kopf wird in die Mitte des Lichtkreises gebracht, sodann wird so eng abgeblendet wie die zu untersuchende Stelle groß ist und hierauf wie beschrieben verfahren.
Von dem Vorteil der dorsoventralen Strahlenrichtung bei Hüft-
gelenksaufnahmen habe ich mich nicht überzeugen können. Der

Schenkelhals wird in der üblichen Richtung genau so gut und scharf zur Anschauung gebracht, wie mittels der Trochoskopaufnahmen. Sodann muß darauf hingewiesen werden, daß die Beurteilung der Röhre, welche sich unter dem Tisch befindet, sowie ihre Regulierung bei den Trochoskopaufnahmen sehr viel schwieriger ist als bei den Kompressionsblendenaufnahmen.

Einen hervorragenden Vorteil gewährt das Trochoskop bei Skelettdurchleuchtungen. Die richtige Einstellung z. B. bei Frakturen der unteren Extremität ist mit den anderen Methoden unter Umständen schwierig, bei Schwerverletzten oft gar nicht zu bewerkstelligen. Derartige Kranke werden auf das Trochoskop gelegt, mit wenigen Kurbeldrehungen ist die erkrankte Partie eingestellt und kann von verschiedenen Seiten durchleuchtet werden. Wenn man auch nicht imstande ist, in zwei aufeinander senkrechten Richtungen zu untersuchen, so genügen doch für die Diagnose die schrägen Einstellungen vollkommen. Diese Bilder sind indessen, wie auch von den Konstrukteuren des Trochoskops zugegeben wird, häufig schwer zu deuten. Eine brauchbare stereoskopische Durchleuchtung, von welcher man sich für derartige Fälle viel versprechen dürfte, haben wir zurzeit noch nicht. Wir müssen daher auf dem erwähnten Gebiete das Trochoskop als das zweckmäßigste Instrument bezeichnen. Besonders hat sich diese Technik bei der Kontrolle von frisch eingegipsten Frakturen bewährt, ebenso bei der Entfernung von Fremdkörpern. Wendet man die später zu beschreibende Fremdkörperpunktion nach Perthes oder die Harpunierung nach Holzknecht an, so genügt eine geringe Drehung der Röhre, um festzustellen, ob die Punktionssonde mit dem Fremdkörper in Berührung gekommen ist oder nicht.

Wir müssen schließlich noch die Kompressionsdurchleuchtung mittels des Trochoskops, welche von Holzknecht und Robinsohn beschrieben wird, erwähnen. Die Autoren verfahren so, daß hölzerne Röhren von verschiedener Größe mit in dieselbe eingesetztem, entsprechend großem Leuchtschirm auf den betreffenden zur Untersuchung kommenden Körperteil eingedrückt werden. Das Bild, beispielsweise ein Fremdkörper in der Abdominalhöhle, erscheint dann mit zunehmendem Kompressionsdruck immer deutlicher auf dem Leuchtschirm. An Stelle des Leuchtschirms lassen sich Platten in diese Holzröhren hineinschieben, welche die röntgenographische Aufnahme des gesehenen Bildes gestatten. Für letztere Technik empfehle ich die Kombination der Kompressionsblende mit dem Trochoskop und Einsetzen von Platten in die Kompressions-

zylinder. Dieses Verfahren der Kompressionsdurchleuchtung wird
sein Hauptgebiet beim Nachweis von Fremdkörpern in der Bauchhöhle haben. Auch glaube ich, daß man auf diesem Wege vielleicht
dem Gallensteinnachweis näher kommen wird. Ob die Nierensteintechnik durch die Methode einen Nutzen haben wird, scheint mir
zum mindesten zweifelhaft zu sein, da bei der Konstruktion des
Apparates eine Kompression, welche in schräger Richtung unter
den Rippenbogen hindurchgeht, nicht möglich ist. Dazu kommt,
daß wir bereits heutzutage mittels der Kompressionsblendenmethode
imstande sind, den Nachweis der Nierensteine genügend exakt zu
führen. Holzknecht verspricht sich indessen speziell für die
Nierensteintechnik einen Erfolg von seiner Methode, infolgedessen
weitere Publikationen bevor man zu einer endgültigen Kritik kommt,
abgewartet werden müssen.

Soll das Trochoskop als orthoröntgenographischer Untersuchungstisch benutzt werden, was besonders für diejenigen Ärzte
in Betracht kommt, welche den neuesten Orthoröntgenographen
nach Levy-Dorn (Reiniger, Gebbert & Schall) besitzen, so wird
die den Kurbeln am nächsten liegende Schiebetür geöffnet und durch
dieselbe die die Röhre und die Blende tragenden Arme des Orthoröntgenographen geschoben. Die Kabelverbindung erfolgt durch
direkten Anschluß an die im Innern des Trochoskop liegenden eisernen Schienen, wobei natürlich darauf zu achten ist, daß die auf dem
dreh- und fahrbaren Gestell befindliche Röhre vorher ausgeschaltet
werden muß. Diese Vereinigung des Orthoröntgenographen mit dem
Trochoskop ist deswegen eine sehr empfehlenswerte, weil der
Untersucher gegen jede Bestrahlung von unten, infolge der lichtdichten Abdeckung des Trochoskop geschützt ist. Auch für eine
direkte orthoröntgenographische Benutzung des Trochoskop tritt
Holzknecht ein. Er gibt indessen selber zu, daß die Methode
etwas schwierig auszuführen ist.

Bei der vorstehend gegebenen Schilderung des Trochoskops,
seiner Konstruktion, und seiner Anwendungstechnik habe ich teilweise die Vorschriften, welche die Konstrukteure geben, teilweise
meine eigenen Erfahrungen beigebracht. Der hohe Preis wird
einstweilen die Anschaffung des Trochoskops nur auf einen kleinen
Kreis von Untersuchern beschränken. Es ist indessen zu hoffen,
daß nach weiterer Ausbildung seiner Technik sich dieser Apparat
mehr und mehr, namentlich in größeren Instituten einbürgern wird.
Ich stehe nicht an, das Trochoskop zu den besten technischen Neu-
konstruktionen, welche in den letzten Jahren auf den Markt gebracht
worden sind, zu zählen.

22. Kapitel.

Die Orthoröntgenographie.

Unter Orthoröntgenographie versteht man die Methode mittels Röntgenstrahlen die wahre Größe eines Gegenstandes aus seinem Schattenbilde festzustellen. Es ist diese Technik bislang in der Medizin noch viel zu wenig zur Anwendung gekommen, was wohl hauptsächlich seinen Grund darin hat, daß die erforderlichen Apparate kompliziert und kostspielig sind. Dennoch verdient die Orthoröntgenographie, für gewisse Zwecke benützt zu werden, da sie bei der Messung von Organen, sowie bei der Lokalisation von Fremdkörpern sehr exakte Resultate zu geben imstande ist.

Die Indikationen für diese Meßmethode sind zahlreich. Vor allen Dingen wird sie dann zur Anwendung gebracht, wenn die Größenverhältnisse des menschlichen Herzens exakt bestimmt werden sollen.

Es ist eine bekannte Tatsache, daß die Perkussion unter Umständen ungenaue Resultate gibt, sogar bisweilen ganz im Stiche läßt, namentlich dann, wenn es sich um korpulente oder an Emphysem leidende Patienten handelt. Sobald das Herz teilweise oder ganz von Lungengewebe überlagert ist, kann man die relative Herzdämpfung nicht mehr genau herausperkutieren. Die Bestimmung der Grenzen des rechten Vorhofes ist auch bei normal gebauten gesunden Erwachsenen häufig mit Schwierigkeiten verbunden, so daß man sagen kann, daß eine exakte Größenbestimmung durch die Perkussion nicht unter allen Umständen zu garantieren ist. Dieses Ziel ist dagegen mittels der Orthoröntgenographie verhältnismäßig leicht und vollkommen zu erreichen.

Auf die kritische Würdigung der Methode vom medizinischen Standpunkte aus einzugehen, liegt nicht im Rahmen dieser Darstellung, es sind diesbezüglich die Originalarbeiten von Moritz, Levy-Dorn, Karfunkel, de la Camp u. a. m. einzusehen. Besonders möchte ich auch auf das Werk von Holzknecht[1]: *„Die röntgenologische Diagnostik der Erkrankungen der Brusteingeweide"* hinweisen.

Nächst der Messung des Herzens ist die Größenbestimmung der Aortenaneurysmen ein Gebiet, auf welchen man mit Vor-

---

[1] Verlag von Lucas Gräfe & Sillem, Hamburg.

teil die Orthoröntgenographie anwenden kann. Man ist imstande
festzustellen, ob sich ein Aneurysma innerhalb einer gewissen Zeit
vergrößert hat oder nicht.

Ferner kommt die Orthoröntgenographie in Anwendung, wenn
der Sitz eines Fremdkörpers oder eines zentralen Lungenherdes
genauer lokalisiert werden soll. Auf diese Technik wird bei der Besprechung der Fremdkörper näher eingegangen werden. Bevor ich
zur Beschreibung der Methode übergehe,
sollen die zurzeit gebräuchlichsten Apparate
besprochen werden. Sie alle beruhen im
wesentlichen auf dem im folgenden beschriebenen Prinzip.

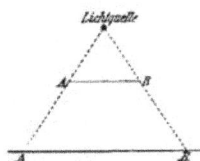

Die Tatsache, daß alle Röntgenbilder
eine perspektivische Verzeichnung und eine
Vergrößerung ihrer normalen Form er-
fahren, hat seinen Grund darin, daß die Röntgenstrahlen von einem
Punkte kegelförmig divergierend ausgehen. Die Spitze des Kegels
liegt im Brennpunkt auf der Antikathode. Wird ein Gegenstand
$A\,B$ (Fig. 132) unter die Lichtquelle gebracht, so wird auf dem
darunter liegenden Leuchtschirm derselbe in wesentlich vergrößertem
Maßstabe $A_1\,B_1$ projiziert. Handelt es sich beispielsweise um einen
Teil des menschlichen Skelettes, so wird infolge der Divergenz der
Strahlen dieser Skeletteil um so größer erscheinen, je näher die
Lichtquelle und je weiter der Leuchtschirm
von dem Objekt entfernt ist, d. h. die
Schattenbilder sind vergrößert und
zwar direkt proportional der Entfernung des Körpers vom Projektionsschirm und umgekehrt proportional dem Abstand der Lichtquelle
von dem zu messenden Körper. Auf
der Erkenntnis dieses Gesetzes gründeten verschiedene Autoren
wie Levy-Dorn, Moritz und andere, eine Methode, welche die
Darstellung der Gegenstände in natürlicher Größe zum Zweck
hat. Wenn die Lichtquelle, (Figur 133) einmal senkrecht über den
Punkt A geführt wird, so wird sich dieser Punkt auf dem Leuchtschirm senkrecht unter A bei A_1 markieren. Wird nunmehr die
Lichtquelle derart verschoben, daß sie senkrecht über B zu stehen
kommt, so wird der Punkt B senkrecht auf dem Schirm in B_1
projiziert. Die Linie $A_1\,B_1$ hat also dieselbe Größe wie die Linie
$A\,B$, mithin ist es gelungen, die Linie $A\,B$ in ihrer natürlichen
Größe auf den Leuchtschirm zu projizieren. Man nennt diese
Art der Aufzeichnung die Markierung mit dem senkrechten

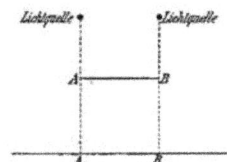

Fig. 132.

Fig. 133.

Röntgenstrahl. Um nun in dieser Weise die natürlichen Größenverhältnisse der zu untersuchenden Gegenstände aufzuzeichnen, ist nach Moritz nichts weiter nötig, „als aus dem ganzen Strahlenbündel, das von der Antikathode ausgeht, einen bestimmten, und zwar den senkrecht zum Projektionsschirm gerichteten Strahl in geeigneter Weise kenntlich zu machen und nur mit diesem einen Strahl die einzelnen Punkte des Umrisses des aufzunehmenden Gegenstandes auf dem Schirm zu projizieren und dort zu bezeichnen." Es soll an dieser Stelle besonders hervorgehoben werden, daß Moritz als erster auf die Idee gekommen ist, eine bewegliche Röntgenröhre mit einem fixen Zeichenstift in Verbindung zu bringen, eine Idee, auf deren Ausgestaltung die im folgenden beschriebenen Apparate beruhen.

I. Der Orthoröntgenograph nach Moritz

(altes Modell).

Polyphos Elektrizitäts-Ges. (München).

Der älteste, etwas schwerfällige aber exakt arbeitende Apparat ist der von Moritz angegebene Orthoröntgenograph.

Er besteht im wesentlichen aus dem in einer Ebene, z. B. der Horizontalen, nach jeder Richtung hin leicht beweglichen, die Röntgenröhre A und die Zeichenvorrichtung R aufnehmenden Rahmen. Weitere notwendige Teile sind der Durchleuchtungstisch und ein Bariumplatincyanürschirm.

Zusammenbau des Apparates (Fig. 134). Man schraube in den Durchleuchtungstisch die vier Füße, entsprechend den vorgesehenen Bezeichnungen I, II, III, IV, ein. Die beiden Barren D an der Längsseite des Tisches mit je einer vernickelten Walze G sind unter Zurückziehung des an der einen Schmalseite des Tisches befindlichen Arretierungsstiftes mit Handgriff F soweit nach oben zu bewegen, daß sie ca. zwei Handbreit oberhalb des Tisches stehen. Die Feststellung der Walzen in irgend einer bestimmten Höhe geschieht dadurch, daß der Stift nach seiner Freigabe in die unter dem Durchleuchtungstisch befindliche Lochscheibe eingreift. Beim Anziehen, bzw. Drehen des Handgriffes F mit der einen Hand, muß natürlich das Parallelogramm mit den Längswalzen mit der anderen Hand festgehalten werden.

Der Rahmen besteht aus einem oberen, einem unteren und zwei Seitenteilen. Der obere rechtwinkelige trägt vier vernickelte

23*

Walzen, welche quer auf die beiden erwähnten Längswalzen G gelegt werden. Die Seitenteile werden mit ihren Enden in die Rohrenden des Oberteiles hineingeschoben und vermittels der Flügel-

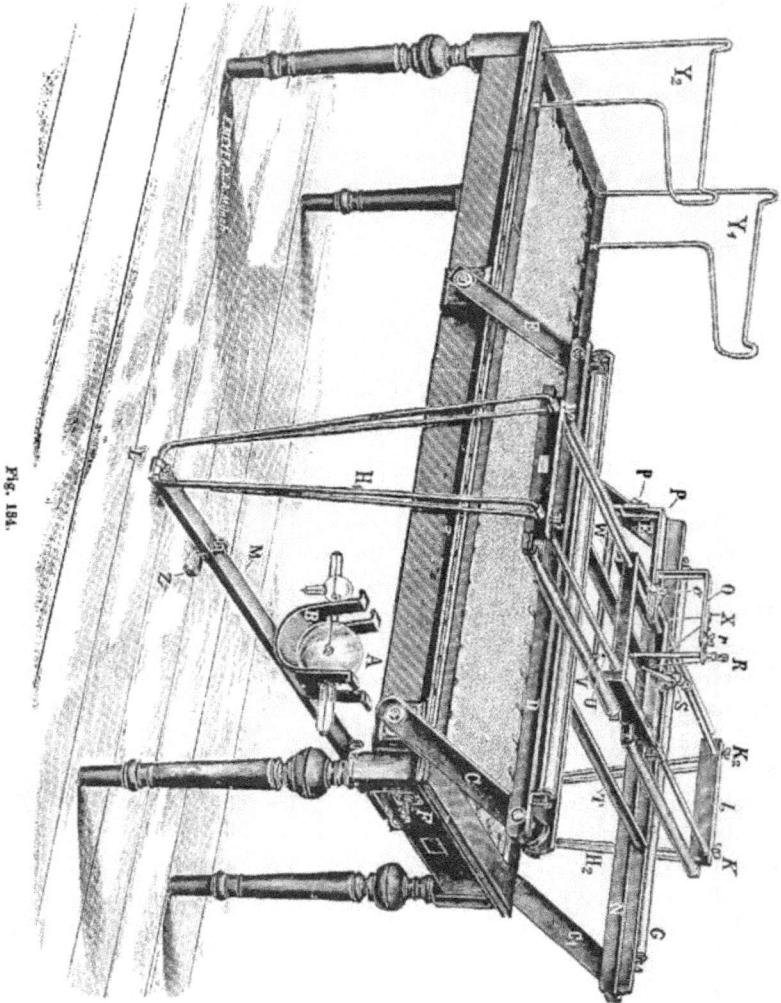

Fig. 184.

muttern K 1 und K 2 befestigt. Nachdem der Unterteil M mit Hilfe seiner beiden Klammern und Flügelmuttern L mit den Seitenteilen H 1 und H 2 verbunden ist, ist der Apparat in der Hauptsache zusammengestellt.

Die Befestigung der Vakuumröhre erfolgt mittels Gummibändern, die einerseits an der Röhre *A*, andererseits an den Vorsprüngen des Röhrenhalters *B* anliegen.

Die Aluminiumträger *Y* 1 und *Y* 2 werden an dem einen Ende des Tisches in die hierfür vorgesehenen Löcher eingesteckt und dienen dazu, den ganzen beweglichen Rahmen zu tragen, wenn die Längswalzen um den Patienten auf den Tisch zu bringen, herabgelassen werden. Man achte darauf, daß beim Auflegen des Rahmens in diese Träger die Röhre und die Zeichenvorrichtung nirgends anstößt.

Bevor man die Längswalzen herablassen kann, müssen der Rahmen *T*, sowie die beiden Führungsleisten *N* abgenommen werden.

Der Apparat gibt die Möglichkeit, statt auf ein auf dem Bariumplatinzyanürschirm liegendes Pauspapier, direkt auf den Thorax usw. zu zeichnen. Zu diesem Zweck ist ein beweglicher Schirm vorgesehen, der an Stelle der Bleimarke V zu befestigen ist. Durch die Öffnung in diesem Durchleuchtungsschirm fällt der Zeichenstift direkt auf den Thorax. Es kommt dabei natürlich der große Bariumplatinzyanürschirm und der Rahmen, in dem dieser liegt, ganz in Wegfall, und das Bild, z. B. des Herzens, erscheint nur auf dem kleinen beweglichen Schirm. An Stelle der Bleimarke tritt die Öffnung in dem letztgenannten.

Der Schreibstift (Glasröhrchen) wird an seinem unteren Ende mit etwas Watte versehen, die mit roter Tinte getränkt ist. Zu diesem Behuf hat dasselbe eine kleine seitliche Öffnung, in welche man die Tinte einbringen kann.

Die mit Hartgummiplatte versehene Bleiblende wird durch die Hartgummiklemmen des Röntgenröhrenhalters festgehalten, und zwar so, daß die Hartgummiplatte der Röhre zugewandt ist.

Als Lot zur Einstellung des Apparates dient ein kleines Glasgefäß mit Pendel, dessen Boden so weit mit Öl bedeckt ist, als der Pendelkörper reicht, damit sich derselbe schneller einstellt.

Bei der erstmaligen Benutzung des Apparates ist es empfehlenswert, zunächst etwa die Umrisse einer viereckigen Metalldose zu bestimmen und zwar einmal ohne Zuhilfenahme des beweglichen Rahmens, also bedeutend vergrößert, und das andere Mal mit Hilfe desselben.

Zu erwähnen wäre noch, daß die Einstellung der Zeichenvorrichtung unter Benutzung des Pendels so geschieht, daß zunächst mittels der Schraube *o* der Metallring auf das Bild des Pendels auf dem Durchleuchtungsschirm im Dunkelraum eingestellt wird. Der Zeichenstift *R* kann dann nachträglich, nachdem die Röhre

wieder ausgeschaltet ist, mittels der Schraube *r* auf das Zentrum
der Bleimarke gestellt werden.

In der Fig. 134 ist die Röhre verkehrt eingesetzt, dieselbe muß

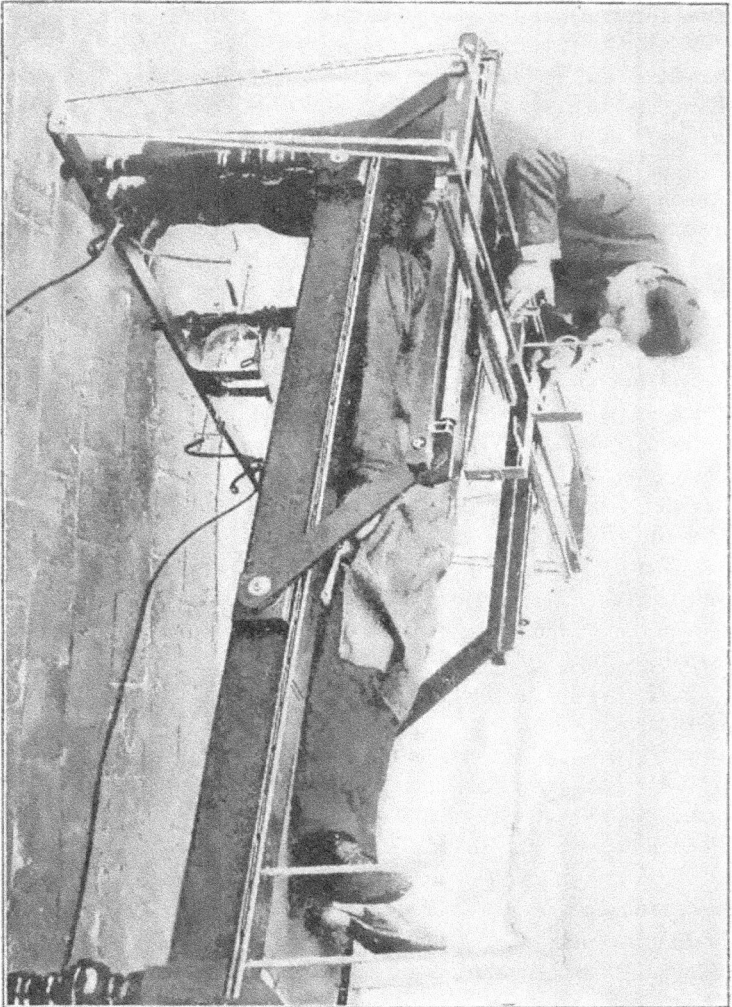

Fig. 135.

so angebracht werden wie Fig. 135 zeigt, da sonst die Strahlung
den Untersucher treffen würde. Fig. 135 zeigt den Apparat in
Funktion.

Ich habe jahrelang mit dem vorbeschriebenen Moritzschen Horizontalorthoröntgenographen gearbeitet und mich immer wieder von der Exaktheit der mit ihm erzielten Resultate überzeugt. Es wird indessen in der Praxis sehr oft das Verlangen nach Messungen in Vertikalstellung des Patienten gestellt, auf deren Bedeutung ich nach Erledigung der Apparatenbeschreibung zurückkommen werde. Um diesen Wünschen gerecht zu werden sind die neueren Modelle, welche mannigfache konstruktive Abänderungen des ursprünglichen Moritzschen Orthoröntgenographen zeigen, zu nennen.

II. Der Orthoröntgenograph nach Levy-Dorn

(altes Modell).

Die einfachste und billigste Konstruktion ist die von Levy-Dorn.

„Von dem Gesichtspunkte ausgehend, daß es in der Praxis notwendig ist, möglichst ohne komplizierte Apparate auszukommen, hat der genannte Autor zwei Verfahren ausgebildet, das Herz mit genügender Exaktheit parellelo- und orthoskopisch zu messen. — Das eine[1]) setzt kein weiteres Instrumentarium voraus, als in jedem Röntgenlaboratorium ohnehin vorhanden ist, nämlich eine Röntgenröhre, einen Fluoreszenzschirm und ein Schirmstativ. — Patient wird so hingestellt, daß das eine Mal der am weitesten nach links, das andere Mal der am weitesten nach rechts liegende Punkt dieselbe Stelle des Schirms, die irgendwie markiert sein kann, berührt. In jeder der beiden Stellungen wird ein Punkt auf die Haut gemacht, am besten durch ein Loch im Schirm hindurch. Das letztere dient dann zugleich als Marke, auf welche die Herzgrenzen einzustellen sind.

Das andere Verfahren[2]) bringt nur zwei einfache und billige Apparate hinzu, nämlich ein zu einem Brett senkrecht gestelltes Rohr, um den Normalstrahl zu bestimmen, und einen Dermographen, der das auf dem Schirm Gesehene ohne Durchbohrung des ersteren auf die Haut übertragen läßt. — Mit Hilfe der zweiten Methode lassen sich ohne Mühe vollständige orthoskopische Herzfiguren auf der Haut des Patienten gewinnen, während die erste nur die Entfernung der am meisten interessierenden Hauptpunkte des Herz-

---

[1]) Die Untersuchung des Herzens mittels Röntgenstrahlen. Kongreß für innere Medizin 1899.

[2]) Verhandlgn. der Berlin. med. Gesellschaft u. Deutsche med. Woch. 1900 Nr. 35—37.

bildes einigermaßen bequem wiedergibt. — Beide Methoden finden
wesentlich am stehenden Patienten Anwendung.

Zu noch größerer Bequemlichkeit und zuverlässigerer Arbeit,
sowie für Untersuchungen in allen möglichen Körperstellungen hat
Levy-Dorn ein besonderes Stativ (Fig. 136) angegeben, das er

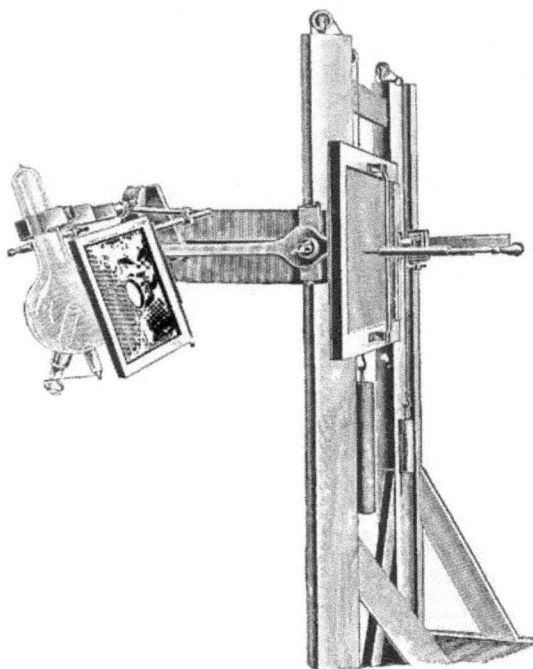

Fig. 136.

unter dem Namen „Universalstativ" beschrieben hat. An diesem
ist dafür Sorge getragen, daß alle praktisch in Betracht kommenden Stellungen mittels gradliniger Zwangsführungen bewerkstelligt
werden können.

Auch die orthoskopische Untersuchung kann damit bei allen
Stellungen des Objekts (Rücken-, Seitenlage und Stehen) vorgenommen werden. Das Rohr mit zugehöriger Blende und Schirm
ist durch einen [-förmigen Rahmen fest verbunden, der letztere
kann nach *oben* und *unten*, *rechts* und *links*, *hinten* und *vorn* verschoben werden. Die Aufzeichnung der Schatten findet entweder
auf der Haut des Patienten, oder auf einem an einem besonderen
Stativ befestigten, mit Papier bedeckten Brette statt.

Der Zeichenapparat besteht aus einem Rohr mit einem Gummiballon voll Stempelfarbe, die durch einen langen Docht nach der schmalen Spitze desselben geführt wird. Ein zum Schirm senkrechtes Rohr mit leichter Spiralfeder führt den Zeichenstift durch ein Loch im Schirm hindurch. Das letztere wird so gestellt, daß die von der Antikathode auf den Schirm gefällte Senkrechte dasselbe trifft. Mit Hilfe der Spiralfeder kann der Zeichenstift leicht hin und hergeschoben werden.

Es ist ferner ein zweiter Zeichenapparat derselben Art, aber ohne durchlochten Schirm konstruiert worden, mit welchem man auf die Glasplatte eines feststehenden Schirmes zeichnen kann, was unter Umständen das bequemste ist.

Der Patient bleibt also, wie es bei allen modernen Apparaten zu ähnlichem Zweck üblich ist, während der Untersuchung in unveränderter Stellung.

Bei gewöhnlichem Gebrauch·des Stativs, also bei nicht orthoskopischen Untersuchungen, wird der Zeichenapparat abgeschraubt. Auch dann ist es natürlich möglich, den Patienten in allen Stellungen zu untersuchen. Es ist nur nötig, die Schrauben an dem Arme, der zum Halten des Rohres dient, und das Rohr selbst in seiner Klammer entsprechend zu drehen. Die gradlinigen Führungen gestatten unter anderem auch, Stereoskopaufnahmen, Lokalisationen von Fremdkörpern durch Verschiebung des Rohres, sowie Messungen vorzunehmen."

III. Der Orthoröntgenograph von Siemens & Halske.

Der Apparat (Fig. 137 u. 138) besteht aus einer auf der Grundplatte *a* befestigten vertikalen Säule *b*, auf der ein horizontaler Träger *c*, der in vertikaler Richtung auf *b* verschiebbar angeordnet und mittels des Knebels *d* festgestellt werden kann, angebracht ist. Das kürzere Ende von *c* besitzt einen zylindrischen Ansatz *e* und einen vierkantigen Ansatz *f*, auf welch' letzteren das bewegliche System mittels des vierkantig ausgehöhlten Ansatzstückes *g* aufgeschoben ist, und durch den Knebel *h* festgestellt werden kann. Mit *g* ist eine horizontale Achse *i* verbunden, um welche der Arm *k* (in einer vertikalen Ebene) drehbar angeordnet ist und unten das verstellbare Gewicht *l* trägt. Auf die mit *k* fest verbundene horizontale Achse *m* ist der Arm *n* aufgeschoben, der das Gewicht *o* und den rechtwinklig gebogenen Arm *p* trägt. Auf dem einen Teil von *p* ist der Röhrenhalter *q*, auf dem anderen Teile der Fluoreszenzschirm *r* befestigt. Mit dem Rahmen *r* ist ein Metallstück *s*

verbunden, welches einen kleinen Hohlzylinder t trägt, dessen Achse
senkrecht zur Ebene des Fluoreszenzschirmes steht und durch
welchen der den Schreibstift tragende Metallstift u hindurch-
geschoben werden kann. Zwischen der Röntgenröhre und dem
Fluoreszenzschirm ist ein zur Aufnahme des Zeichenpapieres v be-

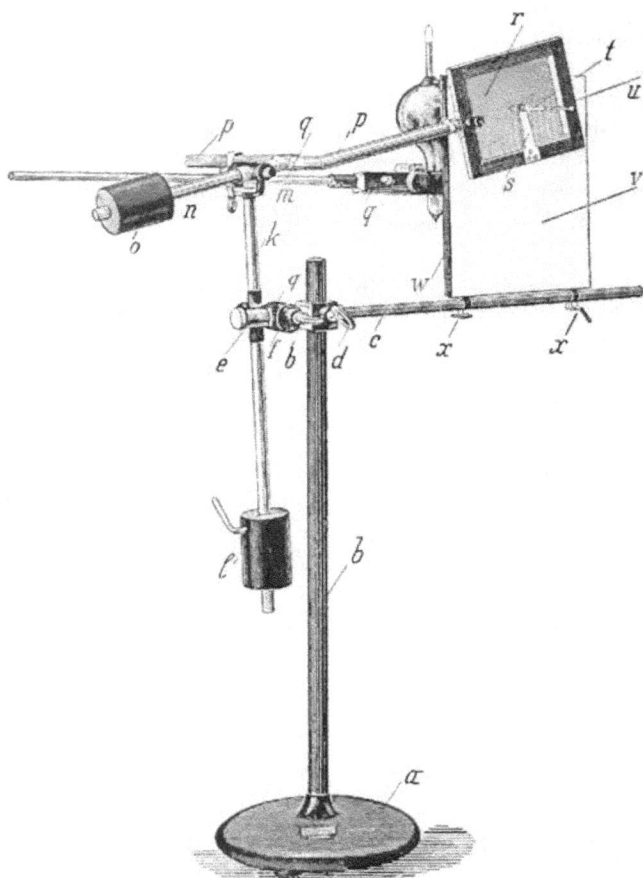

Fig. 137.

stimmter Holzrahmen w angeordnet, der in der Längsrichtung der
Stange c verschoben oder auch um die Achse von c gedreht und
mittels der Knebel x festgestellt werden kann; für aufrechte (bzw.
liegende) Stellung des Patienten wird der Rahmen w vertikal (bzw.
horizontal) aufgestellt.

Der Apparat wird folgendermaßen benutzt:

1. Bei aufrechter Stellung des Patienten (Fig. 137).

Es wird zunächst, nachdem das bewegliche System durch Verstellung der Gewichte *o* und *l* möglichst leicht beweglich eingestellt
worden ist, der Rahmen *w* in die horizontale Ebene gebracht, so
daß der Raum zwischen Röhre und Fluoreszenzschirm frei ist; dann
schiebt man den Stift *u* durch *t* und die an dem Fluoreszenzschirm
angebrachte Öffnung ganz hindurch. Die Röhre ist nun so einzustellen, daß die Abbildung des durch den Fluoreszenzschirm
ragenden Teiles von *u* nicht als Grade, sondern als Punkt auf dem

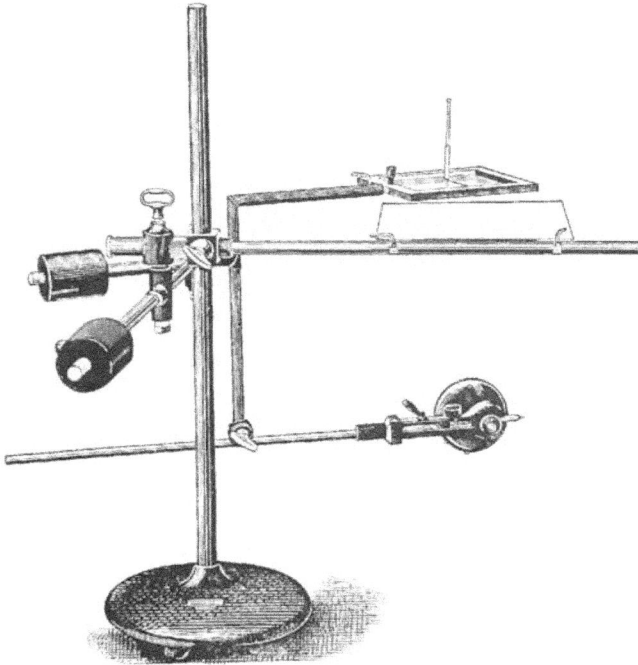

Fig. 138.

Schirm erscheint. Nunmehr wird der Rahmen *w* wieder vertikal
gerichtet und der Patient zwischen Röhre und Zeichenblatt aufgestellt.

2. Bei liegender Stellung des Patienten (Fig. 138).

Für diesen Fall, wird das bewegliche System von dem vierkantigen Stück *f* der Querstange *c* nach Lockerung des Knebels *h*
abgeschoben und auf das zylindrische Ende *e* aufgeschoben, dann

um 90° gedreht und wieder auf f aufgeschoben und durch den
Knebel h festgestellt. Der Apparat wird nun so eingestellt, daß
das obere Drittel des Patiententisches zwischen Röhre und Fluoreszenzschirm zu liegen kommt.

IV. Der Orthoröntgenograph nach Levy-Dorn

(neues Modell).

Reiniger, Gebbert & Schall (Erlangen).

Der Apparat besteht aus einem niedrigen, schweren, guß-
eisernen Stativ S mit Rollen und Fixierschrauben F, um einesteils
den Apparat leicht fortbewegen, und anderenteils das Stativ so
äquilibrieren zu können, daß ein an der Säule des Statives angebrachtes Lot L richtig einspielt.

Das bewegliche System des Orthoröntgenographen besteht aus
einem, in einer wagrechten Kulisse C auf vier Räderpaaren laufenden
leichten Wagen W, durch den senkrecht zur Bewegungsrichtung
die drehbare Achse A geht, welche ihrerseits die Röntgenröhre R
und den Bariumplatincyanürschirm B trägt. Die allseitige Beweglichkeit des mit der Röntgenröhre starr verbundenen Bariumplatin-
cyanürschirmes in der Zeichnungsebene kommt durch die gradlinige
Bewegung des Wagens und die Drehbewegung der Achse A, an
welcher die den Schirm und die Röhre tragenden Rohrgestänge R
bzw. R_1 befestigt sind, zustande. Die vier Rollenpaare des Wagens
(in neuerer Zeit sind es nur noch drei Rollenpaare) und die Stahl-
rohrachse A laufen sämtlich in gehärteten Kugellagern, so daß sich
die ganze Zeichenvorrichtung außerordentlich leicht bewegen läßt.

Die Laufbahn der Kulisse C ist genau geschliffen, so daß der
Wagen trotz der leichten Beweglichkeit nicht wackelt. Ein weiterer
auf der Achse A befestigter Rohrarm R_2 trägt die auswechselbare
Blendenscheibe Q oder auch eine Irisblende. Das auf dem Stahl-
rohr R_3 sitzende Gegengewicht G dient zur Ausbalancierung der
Röntgenröhre, des Leuchtschirmes und der Blende mit ihren Ge-
stängen. Je nach der Art der verwendeten Röntgenröhre und der
Stellung der Gestänge R, R_1 und R_2 zueinander, wird der Arm R_3
in der Längsrichtung der Achse A und das Gegengewicht G auf
diesem Arm verschoben, bis das ganze bewegliche System in sich
völlig ausbalanciert ist.

Wie aus der Fig. 139 ersichtlich, ist das Gegengewicht G
ziemlich klein, wodurch, verbunden mit dem geringen Gewicht des
Wagens und des dünnwandigen Stahlrohrgestänges, die Trägheit

der ganzen bewegten Zeichenvorrichtung sehr gering ist. Es ist dies ein Vorzug des Zeichenstatives, der für die leichte Beweglichkeit des Systems als wesentlicher Faktor in Frage kommt. Irgendwelche, den Arzt oder den Patienten behindernde, bewegliche Teile sind nicht vorhanden. Die Drehbewegung der Zeichenvorrichtung

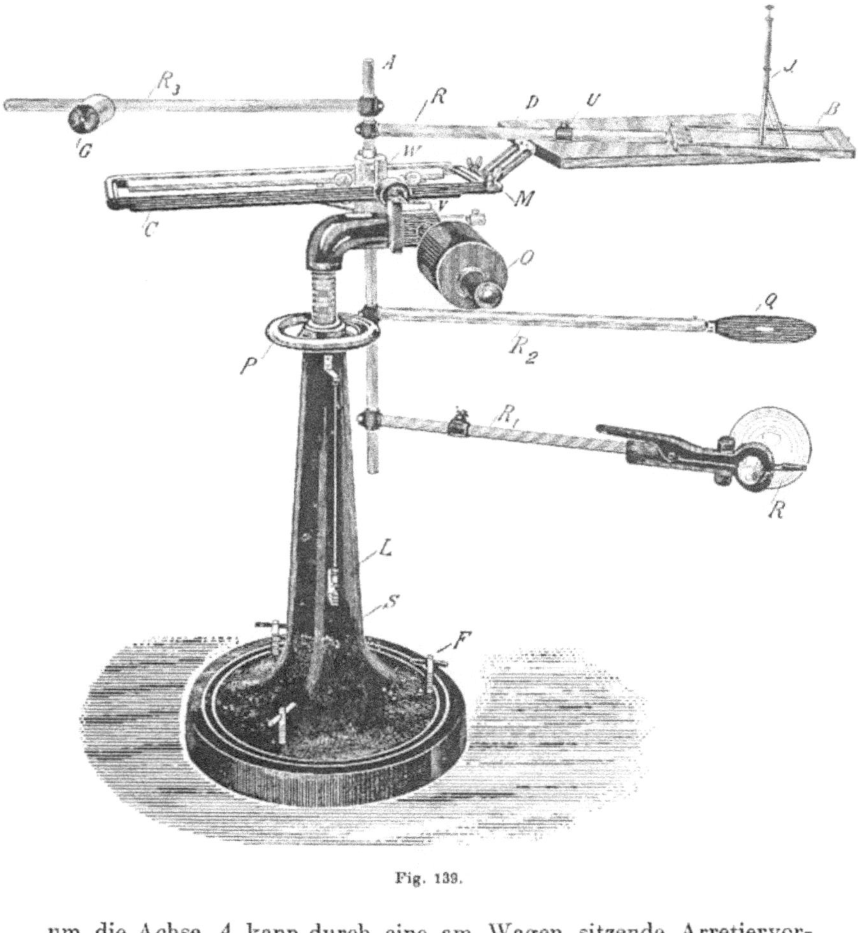

Fig. 139.

um die Achse A kann durch eine am Wagen sitzende Arretiervorrichtung aufgehoben werden, so daß es möglich ist, mit der Zeichenvorrichtung nur horizontale Bewegungen auszuführen, was für Breitenmessungen nicht ohne Wert ist.

Eine an der Kulisse C befestigte Skala T, auf welche ein am Wagen angebrachter Zeiger Z einspielt, ermöglicht die direkte Ablesung bei den vorgenommenen Breitenmessungen. Eine zweite

Skala T_1, über der ein an der Achse A befestigter Zeiger Z_1 spielt, dient zur Ablesung der Höhenverschiebung der Zeichenvorrichtung am Leuchtschirm. Die Aichung dieser Skala ist so hergestellt, daß nicht die Länge des mit der Zeichenvorrichtung beschriebenen Bogens, sondern die Sehnenlänge desselben, d. h. also direkt die Höhenverschiebung abgelesen werden kann.

Beide Skalen bestehen entweder aus Metall und besitzen durch die Zeiger leicht verschiebbare Marken, oder sie sind mit phosphoreszierender Farbe, in der die Skalenteile und Zahlen eingedrückt sind, überzogen, damit die Horizontal- und Vertikalverschiebung der Zeichenvorrichtung entweder nach vorgenommener Messung im wieder erleuchteten Zimmer, oder im verdunkelten Laboratorium vermittelst der leuchtenden Farbe direkt abgelesen werden kann. Man wird sich der Skalen insbesondere dann bedienen, wenn es sich um direkte Zeichnung auf der gewölbten Brustwand, oder um Lokalisation von Fremdkörpern handelt.

Soll direkt auf der Haut gezeichnet werden, so ist das, in Fig. 139 sichtbare, aus dünnem strukturfreiem Pappelholz bestehende Zeichenbrett D abzuschrauben, was durch einfaches Lockern der Flügelmuttern M geschieht.

Bei Benutzung der Zeichentafel wird auf der dem Leuchtschirm zugewandten Fläche ein auf die Größe des Brettes zugeschnittenes Blatt Papier mittels Reißzwecken oder Klammern festgespannt. Da bei Benutzung der Zeichentafel durch Bewegung des Patienten leicht Fehler in der Aufzeichnung des Herzens entstehen können, ist es notwendig, den Körper der betreffenden Personen durch zwei an dem starken Holzrahmen des Zeichenbrettes angeknöpfte Riemen, welche auf dem Bilde nicht sichtbar sind, zu fixieren. Rufen seitliche Körperschwankungen des Patienten bei direkter Zeichnung auf der Haut keinen Fehler hervor, so trifft dies bei Verdrehung des Thorax nicht mehr zu. Soll auch dieser Fehler vermieden werden, der je nach der Größe der Verdrehung nicht unbeträchtlich sein kann, so ist es notwendig, daß man sich auch bei dieser Art der Messung einer Fixiervorrichtung, welche in Fig. 140 sichtbar ist, bedient. Diese wird an die Stelle der Zeichentafel mittels der erwähnten Flügelmuttern an der Kulisse festgeschraubt, und besteht aus einer vertikalen Schiene E, an welcher verschiebbar eine graduierte Traverse H befestigt ist. Auf dieser gleiten zwei Metallklötze, K bzw. K_1, die ihrerseits die eigentliche Einstellvorrichtung, zwei Pelotten P bzw. P_1 tragen. Die Stangen dieser Pelotten besitzen wieder Zentimeterteilung, so daß es bei wiederholten Untersuchungen ein und derselben Person möglich ist, die einzelnen Messungen stets unter genau den gleichen Bedingungen

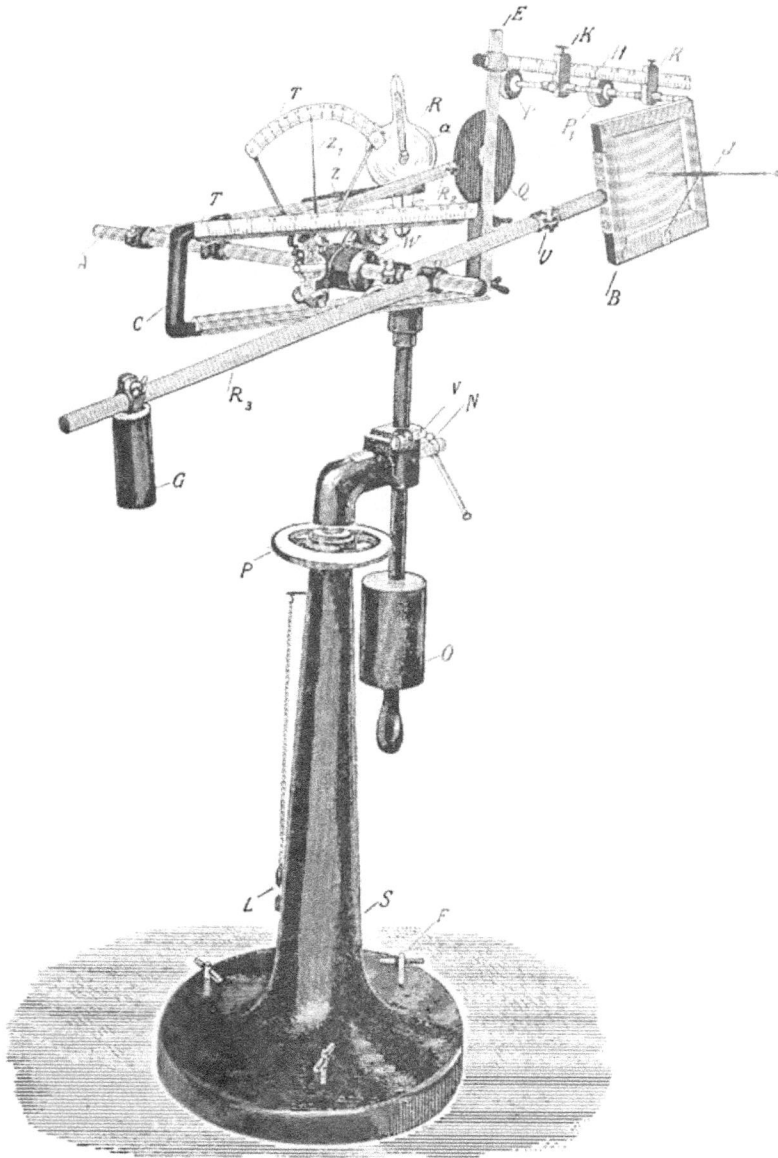

Fig. 140.

vorzunehmen, indem die Metallklötze K und K_1 und die Pelotten P und P_1, an die sich der Patient mit den Schultern leicht anlehnt, immer in dieselbe Lage gebracht werden.

Damit der Wagen, der die Zeichenvorrichtung trägt, nicht das Bestreben hat, stets nach einer Seite hin zu rollen, müssen die Fixierschrauben F stets so eingestellt werden, daß das Lot L an die Säule S gut einspielt. Die Gleitbahnen der Kulisse C liegen dann genau in der Horizontalebene.

Ist es aus irgendwelchen Gründen notwendig, die Herzmessung, oder irgend eine andere Messung oder Lokalisation am liegenden Patienten vorzunehmen, so wird die Kulisse C mit dem ganzen beweglichen Mechanismus um den Zapfen N gedreht. Das mit einer Handhabe versehene Gegengewicht O gleicht dabei das Gewicht der Zeichenvorrichtung zum größten Teil aus, so daß das Umklappen ohne Anstrengung möglich ist. Der Drehzapfen N ist in einem winkelförmigen Gußstück festgeschraubt, welches seinerseits an einer starken Spindel befestigt ist, die durch das Handrad P aus der Säule S, ohne sich zu drehen, heraus-, bzw. hineingeschraubt werden kann.

Hierdurch ist es möglich, die Zeichenvorrichtung für jede Körperhöhe bei vertikalen, und für jede Tischhöhe bei horizontalen Messungen, sowie für Messungen in halb sitzender Stellung des Patienten (45^0) leicht einzustellen, was ein nicht zu unterschätzender Vorzug des Apparates ist. Zur Erkennung der horizontalen und vertikalen Lage der Zeichenvorrichtung dient ein an dem winkelförmigen Gußstück angebrachter Anschlagstift V.

Die Einstellung der Zeichenvorrichtung erfolgt derart, daß zunächst die Drehbewegung der Achse A und damit die Drehbewegung der Zeichenvorrichtung arretiert wird. Es können dann die Gestänge, welche die Röntgenröhrenblende, den Leuchtschirm und das Gegengewicht tragen, in der Längsrichtung und Drehrichtung verstellt werden, je nachdem es die körperliche Beschaffenheit des Patienten, die Konstruktion der verwendeten Röhre, und schließlich die Art der vorzunehmenden Messung in bezug auf die Größe des fluoreszierenden Feldes auf dem Leuchtschirm erfordert.

Die Einstellung des senkrechten Röntgenstrahles auf die Zeichenvorrichtung des Leuchtschirmes erfolgt bei Arretierstellung in grober Annäherung durch Hindurchschauen durch die Dermographenhülse J. Man muß dabei durch das Blendenloch der Blendenscheibe Q frei hindurch auf die Antikathode der Röntgenröhre sehen können. Nachdem auf solche Weise die Zeichenvorrichtung grob eingestellt ist, erfolgt die feinere Einstellung mittels eines langen Messingrohres, das in die Dermographenhülse J eingeschoben wird.

Dieses Fixierrohr trägt an seinem, dem Beschauer zugekehrten Ende einen kleinen, kreisrunden Leuchtschirm. Leuchtet dieser konzentrisch in allen seinen Teilen auf, so ist die Einstellung genau. Leuchtet er dagegen sichelförmig, so muß, je nach der Lage der Sichel, der Leuchtschirm um die Längsachse des ihn tragenden Stahlrohres R gedreht, oder in radialer Richtung der Achse A verstellt werden, was leicht möglich ist, da der Arm R aus zwei ineinandergeschobenen Stahlrohren besteht. Mittels einer, in beiden Figuren sichtbaren Feststellmuffe U, welche übrigens in gleicher Gestalt zur Befestigung aller Gestänge und auch des Gegengewichtes dient und durch einen beigegebenen Schlüssel festgezogen bzw. gelockert werden kann, ist diese Bewegung bei verdunkeltem Zimmer und in Tätigkeit befindlicher Röhre leicht möglich. Fällt jetzt die Lochmitte des Leuchtschirmes mit den auf dem Schirm senkrecht stehenden mittleren Strahl genau zusammen, wobei übrigens noch zu bemerken ist, daß die Dermographenhülse J selbstverständlich genau senkrecht zur Leuchtschirmebene stehen muß, so kann die Arretierung gelöst und die Gleichgewichtslage durch Verschiebung des Gegengewichtes G auf dem Arm R_3 vorgenommen werden. Die Gleichgewichtslage in Längsrichtung der Achse A wurde vorher schon durch Verstellung des Armes R_3 hergestellt.

In Fig. 140 besteht die Zeichenvorrichtung des Leuchtschirmes noch aus zwei Röhren, bei den neueren Apparaten sind mehrere, zu einem festen Gestelle vereinigte Röhren angewendet, wie dies Fig. 139 zeigt.

Es werden dem Orthoröntgenographen entweder pneumatische Punktiervorrichtungen mit Bleistift, oder Anilinfarbe, oder Bleistiftträger, bei denen die Punktierung durch Druck auf eine zurückfedernde Vorrichtung vorgenommen wird, mitgegeben. Alle diese Zeichenapparate werden in die Hülse J eingeschoben und in einer beliebigen Lage mittels einer Klemmutter festgestellt. Die Schreibvorrichtungen sind lang genug, um sowohl auf dem Zeichenbrett D, als auch auf der gewölbten Brustwand des Patienten zeichnen zu können. Im allgemeinen sind die pneumatischen Vorrichtungen, da sie ein leichteres Arbeiten ermöglichen und bei direkter Zeichnung auf der Haut infolge ihrer großen Exkursion die Verstellung des Zeichenstiftes während der Messung unnötig machen, vorzuziehen.

V. Der Orthoröntgenograph nach Moritz

(neues Modell).

Polyphos Elektrizitäts-Ges. (München).

Fig. 141 zeigt eine Seitenansicht, Fig. 142 eine Ansicht von oben. Auf einer schweren Säule *A* ist eine, durch Handgriff *B* feststellbare, Drehachse *C* angeordnet. In der durch die beiden Figuren dargestellten Lage ist der Orthoröntgenograph für vertikale Stellung

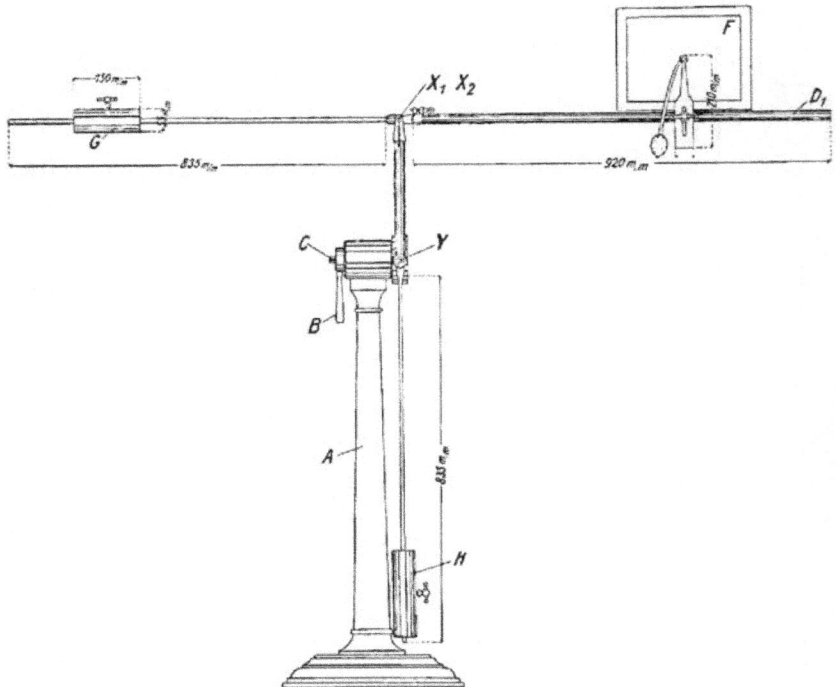

Fig. 141.

des Patienten eingestellt. Wird die Achse *C* um 90° gedreht, so dient er für horizontale Aufnahmen, denn es befindet sich dann die Röntgenröhre unten und der Durchleuchtungsschirm oben.

Während bei dem, ausschließlich der Horizontalorthoröntgenographie dienenden Apparat (siehe S. 355) die allseitige Beweglichkeit des die Röntgenröhre und den Durchleuchtungsschirm (bzw. eine Marke) tragenden Rahmens durch eine Walzenbewegung erzielt wurde, wird beim Vertikal- und kombinierten Vertikalhorizontalorthoröntgenographen die allseitige Bewegung des die Röhre E und den Schirm F tragenden Rahmens D_1, D_2, D_3 durch zwei Drehbewegungen erhalten; die eine um die Achse X_1, X_2, die andere um die Achse Y.

Wie aus Fig. 141 ersichtlich, ist durch die verstellbaren Gegengewichte G und H der Rahmen D_1, D_2, D_3 so ausbalanciert, daß er sich leicht nach allen Richtungen bewegen läßt.

Vor der Röhre E ist eine Bleiblende J angebracht, um zwecks Erzielung schärferer Bilder nur ein abgegrenztes Strahlenbündel auszublenden.

Der Arm K (Fig. 142) dient dazu, einen Schreibschirm L zu halten, auf welchem mittels der Schreibvorrichtung M, die durch

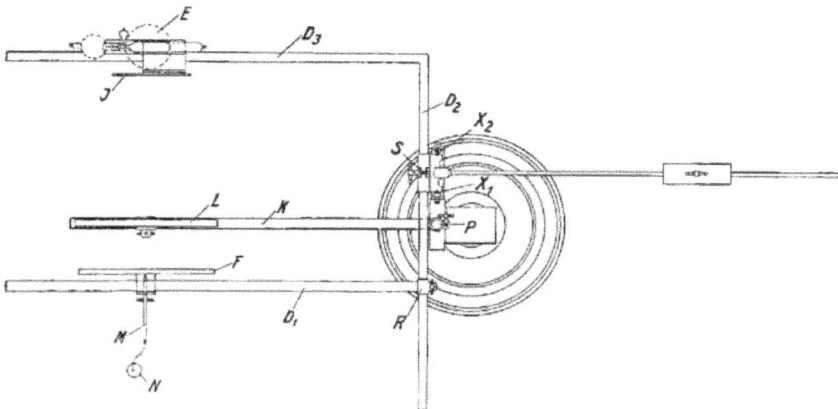

Fig. 142.

einen Gummiballon betätigt wird, die orthoröntgenographische Skizze ausgeführt werden kann.

Soll direkt auf die Thoraxwand gezeichnet werden, so kann K um die Achse P zur Seite gedreht werden.

Bei R und S sind durch Schrauben feststellbare Hülsen vorgesehen, mit deren Hilfe die Entfernung von D_1 und D_3 und damit auch die Entfernung des Schirmes F von der Röhre R beliebig verändert werden kann.

Stativ für Vertikalröntgenographie nach Moritz.

Eine möglichst vollkommene Feststellung des Patienten bei der Orthoröntgenographie ist von allergrößter Bedeutung. Während bei dem Horizontalapparat diese Feststellung sich von selbst ergibt, ist bei der Vertikalorthoröntgenographie ein eigenes Stativ hierzu

24*

notwendig. Ein solches wurde von Moritz angegeben. Fig. 143 a u. b
zeigt dasselbe in Vorder- und Seitenansicht. Ein Rahmen A, B, C
ist auf einem Fußtritt D befestigt und mit Segeltuch bespannt.
Gegen letzteres kann sich der Patient anlehnen, während er durch
zwei verstellbare ausgehöhlte Achselstücke E und F an der Schulter

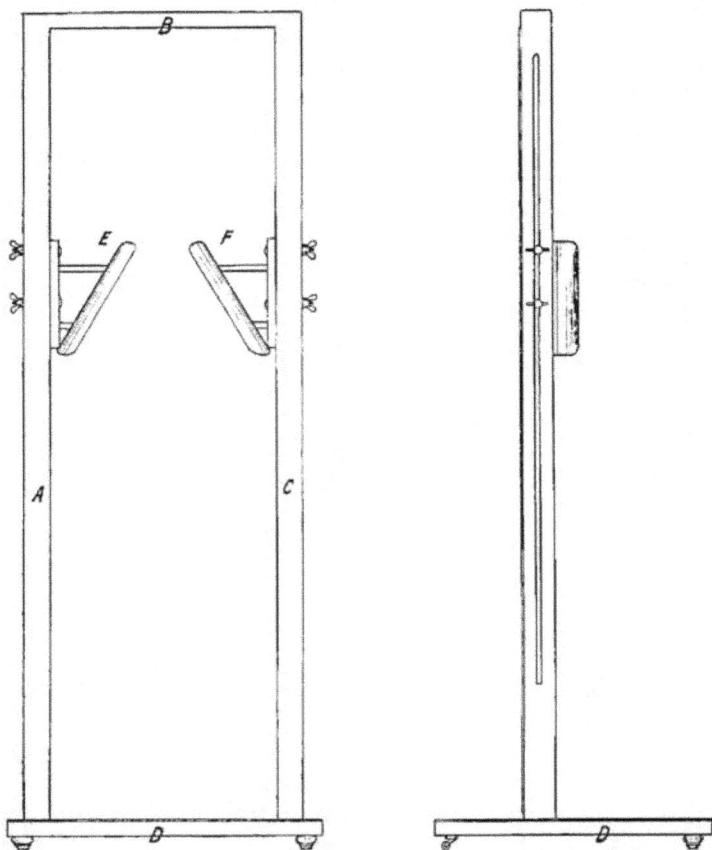

Fig. 143 a u. b.

gegen seitliche Schwankungen festgehalten wird. Dieses Stativ
kann auch mit einem Rahmen versehen werden, an welchem sich
eine Zeichenfläche befindet, so daß die in Fig. 142 mit K und L
bezeichnete Vorrichtung in Wegfall kommen kann. Das ganze
Stativ wird zwischen die beiden Stangen D_1, D_3 (siehe Fig. 142)
in den Orthoröntgenographen eingeschoben.

VI. Der Orthoröntgenograph von W. A. Hirschmann.

Der Hirschmannsche Apparat (Fig. 144 u. 145) zur Orthoröntgenographie ist so konstruiert, daß der Patient bei der Aufnahme in vertikaler Stellung eine feste Stütze erhält und seitliche Bewegungen, die durch Mitwirkung des Patienten unterdrückt werden müssen, ausgeschlossen sind. Zwischen dem Zeichenapparat und der gleichzeitig mit diesem beweglichen Röntgenröhre ist eine Stütze für den Körper angeordnet, die derartig gestellt ist, daß der Patient in schräger Lage, ungefähr 30 Grad von der senkrechten, im Rücken gehalten wird. Der Oberkörper kann durch eine verstellbare Rückenstütze mehr oder weniger geneigt werden, um so eine dichte Anlage des Durchleuchtungsschirmes oder der Zeichenfläche gegen den Körper zu erzielen. Der Stützapparat bildet den feststehenden Teil des Orthoröntgenographen, während der Träger des Zeichenapparates und der Röntgenröhre nach vorn und nach hinten verschoben werden kann. Eine Verschiebung nach vorn findet statt, wenn der Patient in die Aufnahmelage gebracht werden soll, um einen genügend freien Raum zwischen Zeichenapparat und Rückenstütze zu schaffen. Hat der Kranke die richtige Lage erhalten, so wird der Apparat so weit nach hinten geschoben, bis die Zeichenfläche, welche eine Röhrenverstellung besitzt, sich gegen die Brust des Patienten legt. Die Verstellung des Apparates, der sich auf großen Rollen bewegt, ist sehr leicht. Der Bewegungsmechanismus, der die Röntgenröhre und Zeichenvorrichtung vereinigt, besteht aus zwei horizontalen Achsen, von denen die eine in einem festen, die zweite in einem beweglichen Lager ruht. Durch die Anordnung der Achsen oberhalb des Körpers wird eine sehr gleichmäßige Bewegung der Zeichenvorrichtung erzielt. Es fehlt auch bei seitlichen Bewegungen jeder Widerstand und ist der Übergang aus der vertikalen in die horizontale Richtung ohne Schleuderbewegung und ohne Kraftaufwendung möglich, so daß nach geringer Übung eine sichere Führung des Zeichenstiftes zu erzielen ist.

Die Röntgenröhre wird durch einen Röhrenhalter getragen, der mit einem Schutzmantel umgeben ist, um seitlich austretende Strahlen abzuschließen. Außerdem befindet sich vor dem Röhrenhalter eine Irisblende, die die Größe des Lichtkegels begrenzt. Die Befestigung der Röntgenröhre ist eine derartige, daß sowohl einfache Röhren, wie auch Wasserkühlröhren verwertet werden können. Die Zeichenvorrichtung kann in der Weise benutzt werden, daß entweder die Herzgrenzen mittels eines farbigen

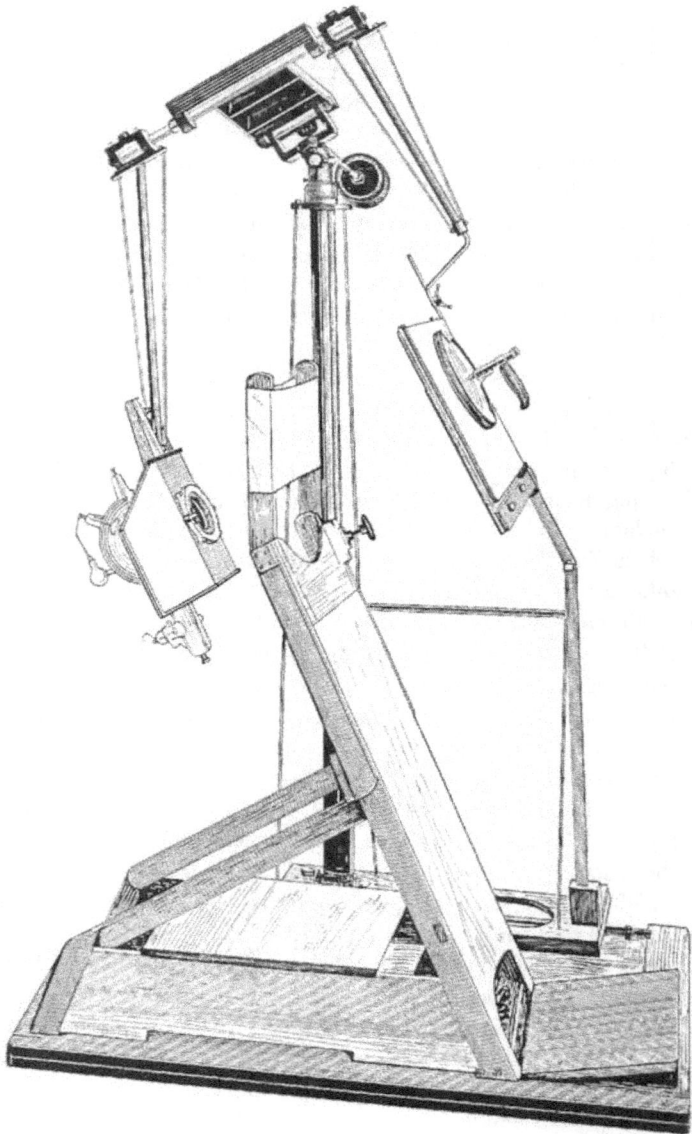

Fig. 144.

Stiftes direkt auf den Körper oder auf ein vor demselben liegendes Zeichenblatt gebracht werden. Ebenso kann unter Benutzung eines großen Durchleuchtungsschirmes das Bild auf ein Zeichenblatt, das diesen Schirm bedeckt, übertragen werden. Außerdem ist es möglich, eine orthoröntgenographische Aufnahme, nach Immelmann, vorzunehmen. Es wird für letzteren Fall die Zeichenplatte durch eine Aufnahmekassette ersetzt und die Blende aufs äußerste verkleinert. Für sämtliche Methoden ist die Schrägstellung des Körpers sowie des Zeichenapparates ein wesentlicher Vorteil, weil die senkrechte Stellung der Zeichentafel die Führung der Zeichenvorrichtung erschwert, während durch die Schrägstellung normale Verhältnisse, wie wir sie für das Schreiben und Zeichnen gewohnt sind, geschaffen werden.

Sämtliche Orthoröntgenographen leiden bis jetzt noch an dem Mangel, daß der Untersucher nicht genügend vor den Einwirkungen der Röntgenstrahlen geschützt ist. Es wird in Zukunft auf diesen Faktor von den Fabrikanten besonders Rücksicht zu nehmen sein. Einstweilen hilft man sich in der im Kapitel „Schutzvorrichtungen" beschriebenen Weise.

Die Technik der Orthoröntgenographie.

Die Ausübung des Verfahrens gestaltet sich nun folgendermaßen: Patient wird beispielsweise auf den Moritzschen Tisch, wie Figur 135 zeigt, in Rückenlage gebracht. Man achte darauf, daß beide Schultern der Unterlage gleichmäßig flach aufliegen. Der Kopf wird durch ein niedriges Kissen oder eine Nackenrolle etwas gestützt. Es ist außerordentlich wichtig, daß der Körper genau horizontal auf dem Tische ruht, da anderenfalls die gewonnenen Resultate unrichtig ausfallen können. Das die Zeichenvorrichtung tragende Gestell wird nunmehr auf die Metallwalzen gehoben und der durchbohrte Leuchtschirm an der Zeichenvorrichtung angebracht. Es wird dann das Gestell, an welchem sich die Metallwalzen befinden, so weit heruntergelassen, daß sich der Leuchtschirm 1—2 cm oberhalb der Brusthaut befindet. Bevor die Röhre eingeschaltet wird, hat man sich zu vergewissern, daß das Bleidiaphragma genau senkrecht über dem Fokus der Antikathode liegt. Ist dieses der Fall, so setzt man die Röhre in Funktion. Auf dem Leuchtschirm erblickt man in der üblichen Weise das Herz und erkennt deutlich die Pulsation desselben. Zunächst stellt man die Metall-

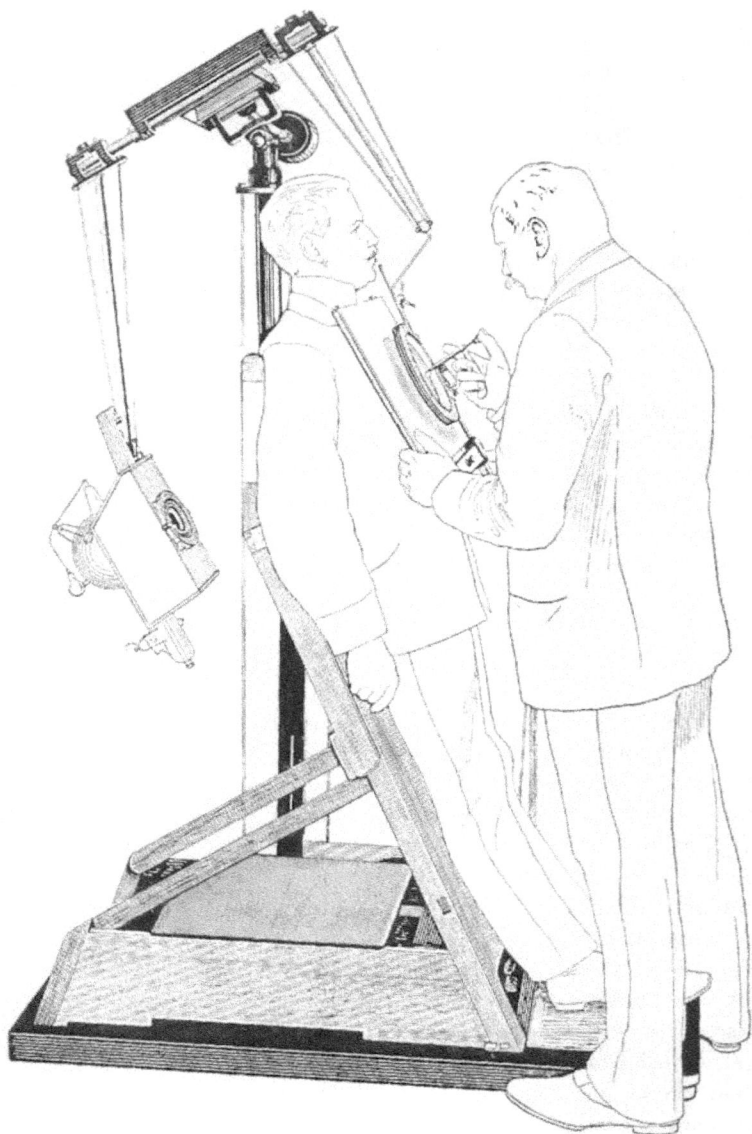

Fig. 145.

marke, welche die Durchbohrung des Leuchtschirmes markiert, ge-
genau auf die Herzspitze ein. Dieses gelingt nur bei mittlerem
Zwerchfellstand. Bei Hochstand des letzteren ist die Spitze verdeckt. In diesem Falle haben wir die sogenannte *flache Form* des
Herzens, während bei tiefem Zwerchfellstand die *steile Herzform*
beobachtet wird.

Man sucht das Ende der Diastole bei mittlerer Respirationsstellung (niemals bei tiefster Inspiration) zum Markieren auf der
Haut zu benutzen, was in der Weise geschieht, daß man im Moment
derselben den Zeichenstift durch die Schirmdurchbohrung hinunter
senkt, wodurch auf der Haut des Patienten ein Punkt gezeichnet
wird. In gleicher Weise fährt man nun fort, stets in der Diastole,
entlang der Grenze des linken Ventrikels, Punkte auf die Haut des
Patienten zu bringen. Nachdem die ganze linke Herzgrenze aufpunktiert ist, geht man zur rechten Körperhälfte über und verfährt
in genau der gleichen Weise mit der Grenze des rechten Vorhofes.
Hierbei hat man darauf zu achten, daß man zunächst mit der
Schreibvorrichtung und dem das Loch in der Durchbohrung des
Schirmes markierenden Ring in die helleren Lungenpartien hinein-
geht und von dort seitwärts sich der Herzgrenze nähert. Auf
diese Weise ist es leichter, den manchmal nur zart angedeuteten
Rand genau zu differenzieren. Besonders hat man bei der rechten
Vorhofsgrenze darauf zu achten, daß man denjenigen Punkt markiert, wo ihr Schatten in den der rechten Zwerchfellkuppe übergeht. Es ist dieser Punkt deswegen von Wichtigkeit, weil er, wie
wir später sehen werden, bei der Größenbestimmung des rechten
Ventrikels benutzt wird. Ebenso wie die Herzgrenzen werden
dann die Schattenkonturen der Zwerchfellkuppen in mittlerer Respirationsstellung aufgezeichnet.

Handelt es sich um Erweiterung der Aorta, so wird in gleicher
Art der Aortenbogen oder das Aneurysma auf die Haut punktiert.
Nachdem die genannten Konturen sämtlich auf den Thorax des
Patienten projiziert worden sind, schaltet man die Röhre aus und
entfernt das die letztere tragende Gestell. Mittels Dermographen
werden jetzt die einzelnen Punkte der linken sowie der rechten
Herzgrenze und die der Zwerchfellkuppen miteinander verbunden.
Die Zeichnungen, die so auf der Brusthaut entstanden sind, ent-
sprechen genau den gesehenen Herzgrenzen und können mit geringen
Einschränkungen als ein absolut richtiges Maß betrachtet werden.

Es sind nun einige Linien erforderlich, welche als Ergänzung
zu den soeben gefundenen dienen. In Fig. 146 ist die obere sowie
die untere Herzgrenze durch eine punktierte Linie angegeben.
Letztere ist nicht auf orthoröntgenographischem Wege bestimmt,

sondern durch Fortführung der Bogenrichtung, welche die Grenzlinien des rechten Vorhofes und des linken Ventrikels zeigen, konstruiert worden.

Man sieht also, daß man auf diese Weise ein sehr exaktes Bild des Herzens auf die Brusthaut zu projizieren imstande ist.

Da die üblichen Orientierungspunkte, *Mamillar-*, *Sternal-* und *Parasternallinie* bei jedem Individuum verschiedenartig liegen und

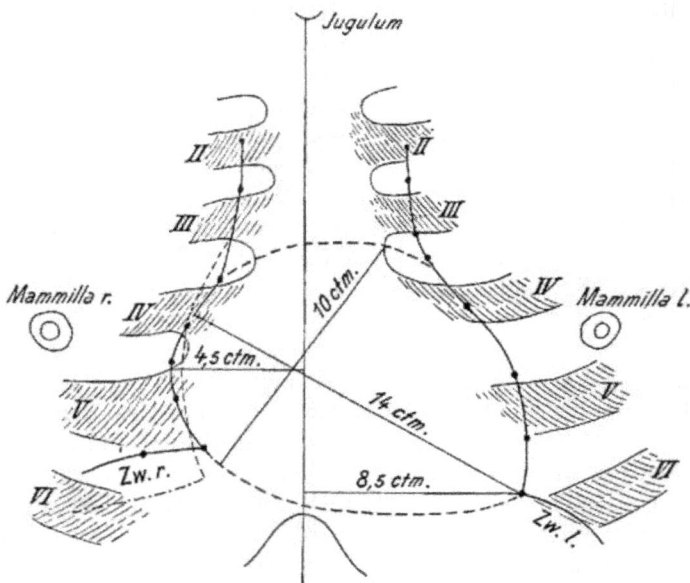

Fig. 146.

daher unzuverlässig sind, so bedient sich die Orthoröntgenographie gewisser fixer Punkte. Alle Maße der orthoröntgenographisch gefundenen Herzfigur werden auf die *Mittellinie*, d. h. die Verbindungslinie von Jugulum und Nabel bezogen. Man spricht alsdann von Teilen des Herzens, welche links von derselben im Brustkorb untergebracht sind und solchen, welche rechts von ihr im Thorax liegen. Nach Einzeichnung dieser Linie wird von der Herzspitze, sowie von dem Punkte der größten Konkavität rechts zur Mittellinie eine senkrechte gezogen. Diese beiden Linien entsprechen, die erstere ungefähr dem Durchmesser des linken Ventrikels, die letztere annähernd dem des rechten Vorhofes. Die Entfernung links, von der Spitze zur Mittellinie, wird „*Medianabstand links*", die

korrespondierende Linie rechts „*Medianabstand rechts*" genannt.
Alsdann wird eine Verbindungslinie vom Punkt der größten
Konkavität rechts bis zur Herzspitze gezogen. Dieselbe entspricht
dem größten Durchmesser des Herzens oder dem sogenannten *Ge-
samt- oder Sektionsdurchmesser*. Sie ist die wichtigste sämtlicher
Messungslinien, da sie die absolute Größe des Gesamt-
herzens bestimmt. Eine Verbindungslinie von der Übergangsstelle
der rechten Vorhofslinie zur Zwerchfellkuppe nach der größten Kon-

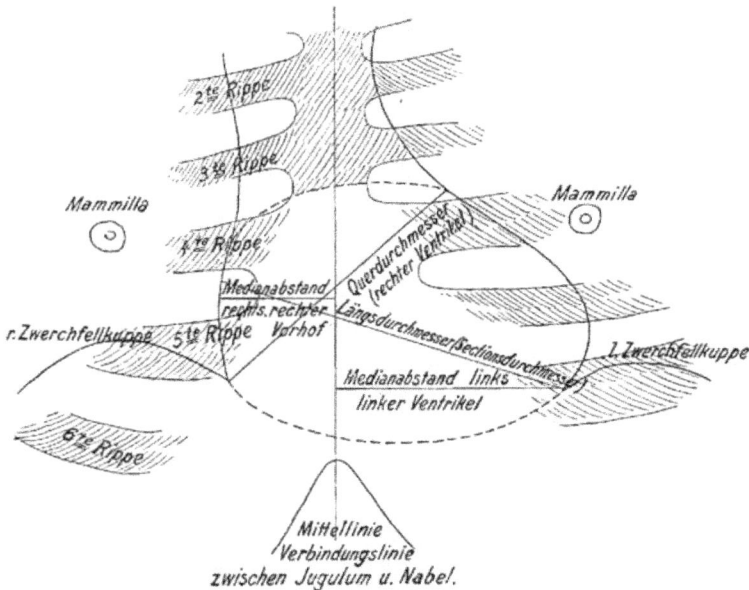

Fig. 147.

kavität links oben entspricht annähernd dem Durchmesser des
rechten Ventrikels. Sind diese sämtlichen Linien und Ergänzungs-
linien auf die Haut gezeichnet, so werden sie mittels Zentimetermaßes nachgemessen und aus den gefundenen Größen Schlüsse auf
die Herzmaße gezogen.[1])

---

[1]) Es ist, allerdings mehr vom theoretischen als praktischen Gesichtspunkt, wichtig zu wissen, daß bei erheblicher linksseitiger Herzvergrößerung
infolge von Abweichung der Herzspitze nach hinten eine Verkürzung des
Längsdurchmessers eintreten kann. Hierfür hat Moritz ein Korrektur-
verfahren angegeben, welches in der Tiefenbestimmung der Herzspitze besteht, wodurch der Grad einer eventuellen Schräglagerung des größten Längsdurchmessers festgelegt wird. (*Fortschritte a. d. G. der Röntgenstrahlen
Bd. 7., S. 169.*)

Für die topographische Orientierung ist es wichtig das Jugulum, die Rippen, das Sternum, die untere Thoraxapertur und die Mamillen aufzuzeichnen. Für die Bestimmung der Lage des Herzens im Thorax leisten, wie noch neuerdings von Moritz hervorgehoben wurde, dem ich mich aus eigener vielfacher Erfahrung anschließe, Mamillen- und Zwerchfellstand nichts. Der Stand der Brusthaut zu den Rippen wechselt je nach In- und Expiration, sowie bei horizontaler und vertikaler Körperhaltung. Jugulum, Rippen, Sternum und Thoraxapertur sind dagegen für die anatomische Orientierung zuverlässig zu gebrauchen.

Der Vergleich zweier Orthoröntgenogramme kann nur unter gewissen Kautelen vorgenommen werden. Nach Moritz sind als Merkzeichen für zwei zum Vergleich aufeinander zu legende Herzsilhouetten die Mamillen trügerisch, da dieselben keine fixen Punkte bilden. Der Mamillenstand kann ein wertvolles Hilfsmittel sein, aber er ist für sich allein nicht maßgebend. Bei Vergleichen zweier Orthoröntgenogramme gibt der Gefäßtrunkus den Anhalt. Der Zwerchfellstand ist wertlos, da er außerordentlich variabel ist. Zum Vergleich von Herzsilhouetten ist man nur dann imstande, wenn Herzspitze und unterer Teil des rechten Vorhofes genügend ausgezeichnet sind, so daß man die Gesamtoberfläche des Herzens, besonders die untere Herzgrenze, übersehen kann.

Um eine Kopie dieser auf der Körperoberfläche befindlichen Zeichnung zu erhalten, legt man dem Patienten eine Glasplatte auf die Brust und zeichnet die Figur durch. Von der Glasplatte wiederum läßt sich das Bild auf Pauspapier kopieren und von diesem auf Karton übertragen. Wir erhalten alsdann ein Schema wie in Fig. 146 und 147 abgebildet.

Diese Übertragung des Orthoröntgenogramm von der Haut auf eine Glastafel durch Visieren ist ein schwacher Punkt der Methode, da es außerordentlich schwer ist, den senkrechten Punkt für das Auge oberhalb des zu visierenden Punktes zu finden. Hierbei können leicht kleine Abweichungen entstehen. Unter Umständen wird der Fall eintreten, daß dieses Bild nicht vollständig dieselben Maße zeigt, wie man sie soeben auf der Körperoberfläche mittels des Zentimetermaßes festgestellt hat. Es liegt dieses daran, daß man eine Zeichnung, welche auf einer gewölbten Fläche sich befindet, auf eine horizontale Ebene übertragen hat. Die Schwankungen in den Maßen auf der Körperoberfläche und auf dem Papier werden im übrigen nur gering sein. Maßgebend bleiben unter allen Umständen aber die direkt durch Messung auf der Körperhaut gefundenen Größenverhältnisse.

Für die Übertragung von Orthoröntgenogrammen, besonders

solcher, welche in der noch zu beschreibenden Vertikalstellung angefertigt sind, empfiehlt sich die photographische Aufnahme des
Patienten. Wenn es auch als Regel gilt, die Übertragung stets
in derselben Körperlage des Patienten vorzunehmen, in
welcher das Orthoröntgenogramm angefertigt wurde, so
kann man bei kräftigen, nicht fettleibigen Personen, bei denen ein
Herabsinken der Brusthaut bei aufrechter Lage nicht zu befürchten
ist, von dieser Vorschrift abgehen.

Die Methode ist die folgende:

Nachdem die Herz- und Zwerchfellgrenzen, sowie die übrigen
Merklinien und verschiedenen Durchmesser dem Patienten auf die
Haut punktiert sind, werden dieselben mit einem schwarzen (nicht
blauen) Fettstift nachgezeichnet. Sodann wird der Patient aufrecht gegen ein an der Wand befestigtes Kissen gestellt und aus
einer gewissen Entfernung mittels Blitzlicht photographiert. Das
erhaltene Bild gibt in sehr übersichtlicher Weise die gefundenen Verhältnisse wieder und hat, namentlich wenn man ein
größeres Format (18/24) wählt, den Vorzug, daß es einwandfrei
mit später vorgenommenen orthoröntgenographischen Messungen
verglichen werden kann. Hierzu ist indessen erforderlich, daß die
Aufnahmen stets bei gleichem Abstand des photographischen
Apparates gemacht werden. Um dieses zu ermöglichen, ist auf
dem Fußboden eine Marke anzubringen, auf welche der ein für allemal gleichmäßig eingestellte photographische Apparat postiert wird.
Die Bilder fallen in der Größe so gleichmäßig aus, daß man die
zu verschiedenen Zeiten aufgenommenen Platten einfach überein-
anderlegen und in der Durchsicht betrachten kann. Dieses Verfahren eignet sich besonders zum Anstellen von Vergleichen bei
Herzvergrößerungen oder bei Aneurysmen.

Das nebenstehende Bild Fig. 148 (Aneurysma aortae) veranschaulicht ein in dieser Weise reproduziertes Orthoröntgenogramm.
Es ist selbstverständlich, daß der Patient mit dem Rücken fest gegen
die Wand gelehnt stehen und mit den Hacken die letztere berühren
muß. Zweckmäßig übernagelt man die Wand mit einer Filzdecke
oder einem gepolsterten Kissen, da anderenfalls der Kranke durch
Kältegefühl belästigt werden würde.

Die orthoröntgenographischen Untersuchungen sind, wie schon
gesagt, von außerordentlichem Wert und sollten häufiger als dieses
bisher der Fall ist, vorgenommen werden. Besonders in Krankenhäusern, welche über ein reiches Material verfügen, müßte an eine
jede Durchleuchtung bei Herzkranken sich eine orthoröntgeno-

graphische Aufnahme anschließen. Bei engen Räumlichkeiten bietet dieses beträchtliche Schwierigkeiten, da der Apparat erst aufgestellt und die Röhre durch Visieren richtig eingestellt werden muß. Diese Unbequemlichkeiten geben oft genug Veranlassung, auf die Ortho-

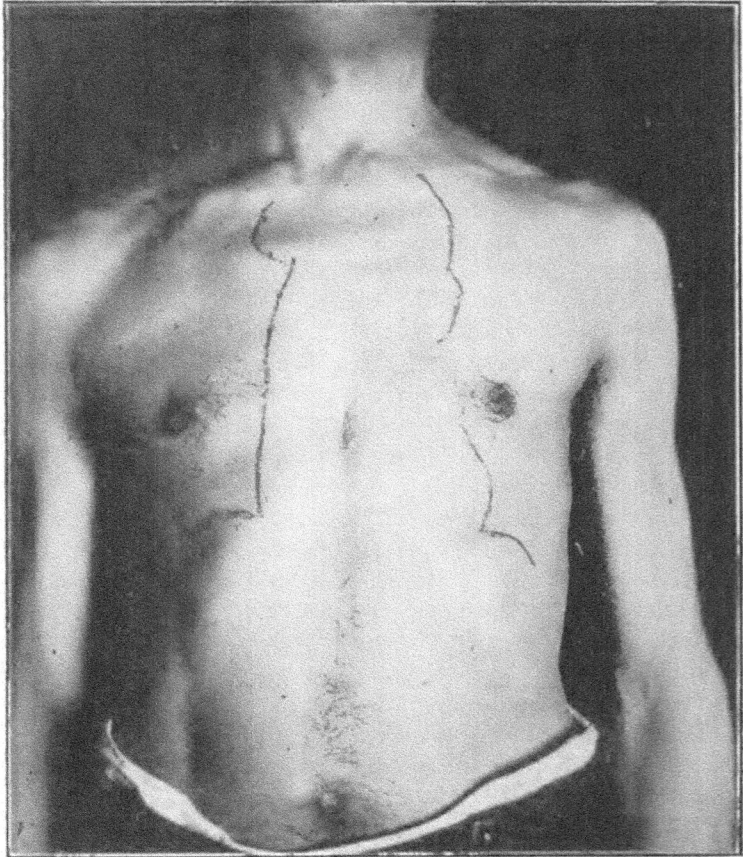

Fig. 148.

röntgenographie überhaupt zu verzichten. Will man von der letzteren wirklichen Nutzen haben, so muß der Orthoröntgenograph mit richtig eingestellter Röhre jederzeit gebrauchsfertig sein, so daß der Patient nach vollendeter Durchleuchtung innerhalb weniger Minuten orthoröntgenographiert werden kann. Man erreicht diesen Zweck dadurch, daß man einen besonderen Untersuchungstisch für die

Orthoröntgenographie reserviert. Die Kabelzuführung muß wie im Kapitel „Krankenhauseinrichtungen" beschrieben, definitiv unter dem Tisch an Porzellanrollen angebracht sein, so daß man nur den Induktor an die Kabel anzuschließen braucht. Die Röhre wird aufs genaueste zentriert und dann mittels solider Schrauben derart fest-gestellt, daß eine Verschiebung nicht stattfinden kann. Da sich die Röhre unter dem Tisch befindet, ist auch keine Gefahr für das Zerbrechen derselben vorhanden. Wählt man eine gute mittelweiche Röhre zur Orthoröntgenographie, so empfiehlt es sich, dieselben bei anderen Aufnahmen nicht zu gebrauchen, damit man ihre Leistungs-fähigkeit für orthoröntgenographische Untersuchungen nicht herab-setzt. Von großem Nutzen sind hier die Horizontal-Wasserkühlröhren. In einem in der vorstehenden Weise eingerichteten Laboratorium kann die Orthoröntgenographie mit der sich sofort anschließenden Blitzlichtaufnahme innerhalb fünf Minuten gemacht werden.

Bei den Blitzlichtaufnahmen hat man häufig damit zu kämpfen, daß das Blitzlichtpulver infolge mangelhaften Zündpapiers nicht anbrennen will. Hierdurch entsteht eine Verzögerung des Verfahrens und der Patient, namentlich Kinder werden unter Um-ständen unruhig. Es empfiehlt sich daher, den Induktor zum Ent-zünden des Blitzlichtpulvers zu benutzen. Auf ein, mit einer Blechplatte benageltes Holzbrett, wird ein von dem Blech isolierter gekrümmter Kupferdraht so angebracht, daß seine Spitze 2 cm ober-halb der Blechplatte sich befindet. Unter die Spitze wird das Blitzlichtpulver auf die Blechplatte gestreut. Die Spitze des Drahtes darf nicht unmittelbar in das Pulver hineinreichen, sondern muß etwa $1/2$ cm über der Oberfläche des letzteren frei enden. Wird nun der eine Pol des Induktors mit der Blechplatte, der andere mit dem Kupferdraht verbunden, so genügt ein einziger Funken-überschlag, um das Blitzlichtpulver[1]) mit absoluter Sicherheit zu entzünden. Der Rauch ist ein verhältnismäßig geringer und kann schnell durch Lüftung wieder entfernt werden. Auf den fertig-gestellten Blitzlichtaufnahmen der orthoröntgenographierten Patienten werden die näheren Daten, Tag der Aufnahme, Alter, Größe des Patienten und der gefundenen Maße usw. genau vermerkt. Hat man auch die Grenzen, welche durch Perkussion gefunden sind, dem Patienten auf die Brusthaut gezeichnet, so empfiehlt es sich auf der fertiggestellten photographischen Reproduktion perkutorische und orthoröntgenographische Zeichnungen durch verschiedene Farben nachträglich kenntlich zu machen. Die Photogramme können kartoniert oder nicht kartoniert der Krankengeschichte einverleibt

---

[1]) Friedrich Bayer & Co., Elberfeld.

werden. Sie geben ein wesentlich übersichtlicheres und natür-
licheres Bild, als die bekannten Orthoröntgenogramme auf Pauspapier.

Es ist von Moritz vorgeschlagen worden, ein Flächenbestimmung der gefundenen Figur in Quadratzentimetern vorzunehmen.
Dieses läßt sich in der Weise ausführen, daß man quadriertes (cm)
Papier nimmt und die Herzfigur auf dasselbe überträgt und aus-
schneidet. Man braucht alsdann nur die Quadrate zu zählen und
die Bruchteile der letzteren hinzuzurechnen.

Es ergibt sich also aus dem Vorstehenden, daß man imstande
ist, mittels der Orthoröntgenographie eine Messung des Herzens
vorzunehmen, welche an Exaktheit nichts zu wünschen übrig läßt.
Aus der ganzen Konstruktion der Apparate, welche streng
nach optischen Grundsätzen gebaut sind, erhellt ohne weiteres, daß
hier ein Irrtum oder ein Fehler so gut wie ausgeschlossen ist.
Versuche an leblosen Gegenständen, sowie an Leichen haben im
übrigen ausreichend die Exaktheit der Methode erwiesen.[1] Es
finden indessen gewisse Abweichungen der so gefundenen Herzgrenzen
von der perkutorisch festgestellten relativen Dämpfung statt, über
deren nähere Erklärung die Originalarbeiten einzusehen sind.
(Moritz u. andere.)

Man hat, wenn man im Besitz eines Orthoröntgenographen für
horizontale und vertikale Untersuchungen ist, die Wahl zwischen diesen
beiden Stellungen. Vom anatomischen Standpunkt ist die erstere
zu bevorzugen, weil sich nach Moritz, Holzknecht, Rieder u. a.
sowie nach meinen eigenen Erfahrungen die Herzlage im Stehen
gegenüber derjenigen im Liegen sehr erheblich verändert, so daß
man unter Umständen bei vertikalen Aufnahmen eine bestehende
Vergrößerung übersehen kann. Das Herz tritt beim Stehen in der
Regel etwas tiefer, wodurch die Herzabmessungen sich verkleinern,
so daß Differenzen von 1 cm nicht selten sind.
Ferner bedingt die geringste Verdrehung des Patienten um

---

[1] Es ist darauf hinzuweisen, daß auf dem Medizinischen Kongreß in
Leipzig 1904 eine eingehende Debatte über die Bestimmung der Herzgröße
und ihre Technik stattgefunden hat. Das Endergebnis ist zusammenzufassen
in folgender Schlußfolgerung:
  Die wertvollste, weil exakteste und ergiebigste, Herzgrößenbestimmungs-
methode ist:
    „die Perkussion der absoluten Herzdämpfung" und
    „die Orthoröntgenographie".

seine Sagittalachse derartige Projektionsfehler bei der Vertikalstellung, daß die gewonnenen Herzbilder vollständig unbrauchbar sind.

Rieder schreibt in seiner Arbeit über die Untersuchungen der
Brustorgane[1]) folgendes:

„Bei aufrechter und liegender Körperstellung ergeben sich, wenn die
Arme stets in der gleichen Höhe gehalten werden und bei gleich stark ge-
fülltem Magen, bekanntlich wesentliche Unterschiede nur in bezug auf den
Herzschatten. Derselbe ist, da bei horizontaler Lage das Herz sich besser
an die Brustwand anlegen kann, breiter als bei vertikaler Körperstellung,
doch beträgt auf ventralen Thoraxbildern normaler Menschen der Unterschied
in der basalen Herzbreite bei einer Fokusdistanz von 50 cm nur ungefähr
1 cm.“

Ferner an anderer Stelle:[2])

„Es ist zu bemerken, daß das Herz für gewöhnlich bei Vertikalstellung
des zu Untersuchenden nicht bloß länger und schmäler ist, sondern auch
infolge seiner Schwere weiter nach abwärts tritt. Auch legt es sich, wie
schon früher erwähnt, bei horizontaler Lage in größerer Breite an die Thoraxwand an, wobei namentlich die linke mediane Linie der basalen Herzbreite
länger erscheint, als bei Untersuchung in Vertikalstellung.“

Für die Beurteilung der Größenverhältnisse des menschlichen
Herzens auf Grund von Orthoröntgenogrammen wäre es wünschenswert, feste Normalmaße für die einzelnen Lebensalter, Geschlechter,
sowie für die Körpergröße zu haben. Es ist in dieser Richtung
auch bereits gearbeitet worden, indessen ist das Material zurzeit
noch nicht ausreichend genug, um vollständig bindende Normen aufstellen zu können. Erschwerend ist der Umstand, daß die Herzen
gleichgroßer, gleichaltriger und gleichkräftiger Menschen in ihrer
Größe nicht völlig gleich sind, so daß wir also auch hier mit
individuellen Schwankungen zu rechnen haben. Man ist indessen
jetzt so weit, daß man für die verschiedenen Körpergrößen von
Erwachsenen eine Anzahl von Normalmaßen aufgestellt hat, welche
sich zwar noch in weiten Grenzen bewegend, doch schon einen
gewissen Anhalt bei der Beurteilung der Herzgröße nach Orthoröntgenogrammen gewähren.

In der Tabelle von Moritz finden wir für drei verschiedene
Körpergrößen die *Durchschnitts-*, *Maximal-* und *Minimalmaße* verzeichnet.

---

[1]) *Fortschritte auf dem Gebiete der Röntgenstrahlen Band 6, S. 117.*
[2]) l. c. S. 119.

Erwachsene gesunde Männer (von 17—56 Jahre).

Körpergröße		Median-abstand rechts cm	Median-abstand links cm	Längs-durch-messer cm	Quer-durch-messer cm	Ober-fläche qcm cm
153—157 cm	Durchschnitt	4.4	7.9	13.0	10.2	98
	Maximum	4.8	8.0	13.5	10.5	100
	Minimum	4.0	7.8	11.5	10.0	80
161—169 cm	Durchschnitt	4.4	8.3	13.4	10.5	102
	Maximum	5.0	9.3	14.5	10.8	108
	Minimum	3.5	7.5	12.8	9.0	87
171—178 cm	Durchschnitt	4.6	8.8	14.0	10.3	100
	Maximum	5.9	9.7	15.3	11.0	126
	Minimum	3.0	7.8	12.5	9.0	92

Bei Beurteilung des Wertes der in der Tabelle gegebenen Größenverhältnisse ist zu bedenken, daß der Längsdurchmesser, da er die Gesamtgröße des Herzens mißt, der wichtigste von allen ist. Während wir es beim Medianabstand sowohl rechts wie links nur mit Annäherungswerten zu tun haben, gibt uns der Längsdurchmesser ein absolutes Maß in die Hand. Er entspricht indessen nicht dem Durchmesser der wandständigen Partie des Herzens, sondern demjenigen des größten der Brustwand parallel liegenden Frontalschnittes des letzteren. Somit ist es klar, daß man die perkutorische Grenze nicht ohne weiteres mit der orthoröntgeno-graphisch gefundenen vergleichen kann, daß vielmehr gewisse Korrekturen anzubringen sind, weil wandständige Partien des Herzens perkutiert werden, dagegen die abgelegenen Teile des Herzens perkutorisch nicht zu erreichen sind.

Die in der Rubrik als Querdurchmesser angegebenen Zahlen beziehen sich auf den Durchmesser, welchen man vom Winkel zwischen rechtem Vorhof und rechter Zwerchfellkuppe zur Ansatzstelle des Gefäßschattens nach links oben zieht. Man nimmt an, mit ihm den Durchmesser des rechten Ventrikels bestimmen zu können. Dieses Maß ist indessen sehr inkonstant.

Die Oberflächenbestimmung des Herzens in Quadratzentimetern gibt ebenfalls nur Annäherungswerte und kann infolgedessen, wenn ihr auch eine wissenschaftlich große Bedeutung zukommt, für die Praxis zurzeit noch nicht nutzbar gemacht werden.

Haben wir nun eine Vergrößerung des Herzens vor uns, so nehmen die Durchmesser entweder *sämtlich* oder nur *teilweise* zu. Erhält man einen vergrößerten Gesamtdurchmesser, so kann man mit Recht sagen, daß das Herz in toto vergrößert ist. Ist bei diesem Herzen der *Medianabstand rechts* von normaler Größe, der

Medianabstand links dagegen vergrößert, so kann man annehmen, daß die festgestellte Vergrößerung des Herzens vorwiegend auf Kosten des in der linken Thoraxseite untergebrachten Teiles des Herzens, mit anderen Worten des linken Ventrikels kommt. Das Umgekehrte ist der Fall, wenn der *Medianabstand links* die normalen Verhältnisse zeigt. Es ist indessen große Vorsicht nötig, denn eine Verlagerung des Herzens oder eine Ver-

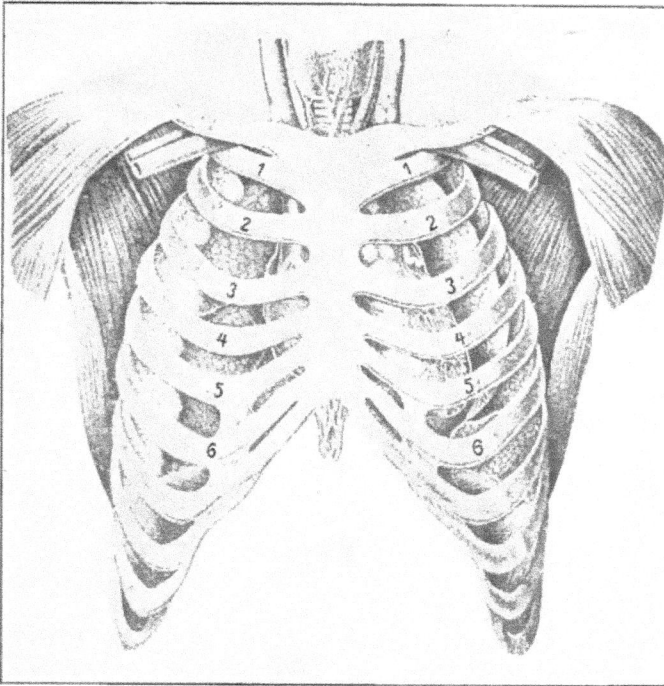

Fig. 149 (nach Luschka).

drehung desselben könnte zu den größten Fehlschlüssen Anlaß geben, wie dieses z. B. in klassischer Weise bei der Mitralstenose der Fall sein kann.

„Hier hat sich die linke Herzgrenze scheinbar nach links verschoben und zwar durch das dilatierte rechte Herz. Man findet links und rechts hinausgeschobene Grenzlinien. Die Ursache für beide Verschiebungen liegt allein an der Dimension des rechten Herzens." (Karfunkel.)

Die Frage, ob man eine Dilatation oder eine Hypertrophie vor sich hat, kann aus dem Röntgenverfahren nicht entschieden werden. Das letztere gibt uns nur die nackte Tatsache, daß

eine Vergrößerung vorliegt. Ob diese Vergrößerung auf Erweiterung des Herzens oder auf Dickenzunahme seiner Wandungen
beruht, muß der klinischen Entscheidung überlassen bleiben.

Bei der Beurteilung der normalen Herzlage sind folgende Mitteilungen von Moritz[1]) zu beachten:

„Normalerweise findet sich die Herzspitze in der Regel in dem Raum
zwischen der Mitte der fünften und dem oberem Teile der sechsten Rippe eventuell noch tiefer. Die Umbiegung des Herzrandes zu den großen Gefäßen liegt
rechts nahe dem Sternalrand, gewöhnlich in der Höhe der dritten Rippe, wie
des dritten Interkostalraumes, links meist etwas höher, in der Höhe der

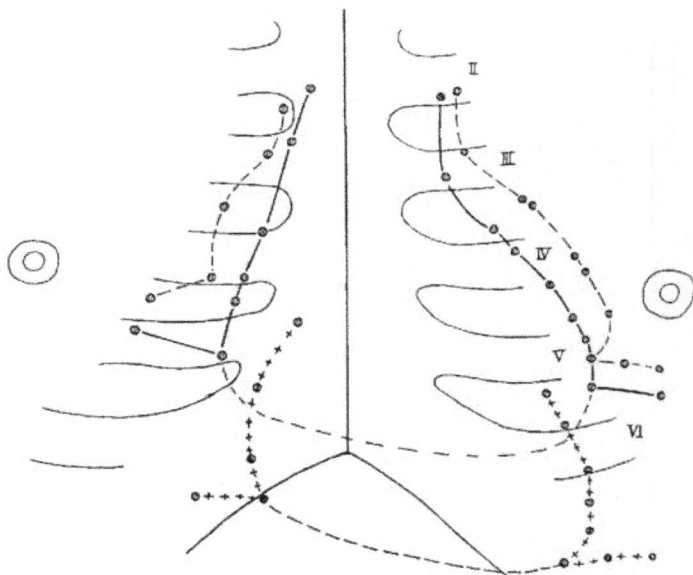

Fig. 150.

dritten Rippe bis des zweiten Interkostalraumes. Der Stand der Zwerchfellkuppe am Herzrand schwankt rechts meist zwischen Mitte der fünften Rippe
und fünftem Interkostalraum, links zwischen fünftem Interkostalraum und
sechster Rippe. Links ist er bekanntlich fast regelmäßig tiefer als rechts,
meist etwa 1—2 cm, selten weniger oder mehr. Die vorstehenden Angaben
beziehen sich auf die mittlere Respirationsstellung bei möglichst ruhiger
Atmung. Tiefere Zwerchfellatmung bedingt dagegen erhebliche Höhenverschiebungen des Herzens. Mit stärkerer Einatmung steigt das Organ sehr
merklich auf und ab, so daß ruhige Atmung oder eventuell Berücksichtigung
immer nur derselben Atmungsphase erforderlich sind, um exakte Orthoröntgenogramme aufnehmen zu können ... Bei tiefster Inspirationsstellung

---

[1]) *Münchener Medizinischen Wochenschrift Nr. 1 1902.*

haben wir in einem Falle ein Herabrücken des Herzens bis zu 5 cm gegenüber der Stellung bei ruhiger Respiration und bei tiefster Exspiration ein Heraufrücken bis zu 2,5 cm gefunden, so daß die ganze Breite der Verschiebung 7,5 cm betrug. Die Verschiebung des Zwerchfells fiel hierbei noch etwas größer aus, indem es bei der Expiration höher hinter dem Herzen hinaufstieg und bei der Inspiration sich weiter von ihm abzog. Wie ersichtlich, kann das Herz bei Inspiration zu einem beträchtlichen Teile in den Rippenbogenwinkel einrücken.«

Das nebenstehende Orthoröntgenogramm Fig. 150 bezieht sich auf die vorstehenden Worte von Moritz, dem ich zum besseren Verständnis ein anatomisches Bild nach Luschka anfüge (Fig. 149).

Wenn das Herz derartige Lageveränderungen infolge der Respiration, d. h. infolge des Auf- und Niedersteigens des Zwerchfells ausführen kann, so tritt diese Höhenverschiebung des Herzens selbstverständlich auch dann ein, wenn der Zwerchfellstand einer Seite aus irgendwelchen Gründen besonders tief ist. Nehmen wir die Lage der Mamillen normalerweise zwischen vierter und fünfter Rippe an, so kann bei Zwerchfelltiefstand ein Abstand bis zu 9,5 cm zwischen Mamille und Herzspitze erreicht werden.

Was die oft beobachtete Differenz des Abstandes der Mamillen von der Mittellinie angeht, so verweise ich auf eine Arbeit von Karfunkel[1]). Daselbst ist von 96 Fällen der Mamillenstand, zur Mittellinie gemessen, genau angegeben. Aus der Tabelle geht hervor, daß Differenzen bis zu 1 cm durchaus nicht selten sind.

In Fig. 151 und 152 sind zwei Fälle von Aortenaneurysmen abgebildet, welche ebenfalls einer Moritzschen Publikation entstammen. In Fig. 152 ist die Herzoberfläche, sowie die Oberfläche des Aneurysmaschatten in Quadratzentimetern angegeben.

Außer der direkten Aufzeichnung der Herzfigur auf die Brustwand, erlauben die verschiedenen orthoröntgenographischen Apparate auch die unmittelbare Projektion auf Papier. An Stelle des durchbohrten Leuchtschirms z. B. beim Moritzschen Horizontalorthoröntgenographen wird ein Holzrahmen, welcher einen Leuchtschirm von der Größe 30×40 trägt, eingesetzt und auf den letzteren ein Stück Pauspapier gelegt. Nach Einschaltung der Röhre erkennt man durch das Papier hindurchschimmernd das Herz auf dem Schirm. Man verfährt nun genau in derselben Weise wie bei der direkten Aufzeichnung, und zwar so, daß auf dieses Pauspapier mittels der Schreibvorrichtung die Herzgrenzen aufpunktiert werden. Auch auf dieser Zeichnung empfiehlt es sich, die nötigen Merkpunkte wie Mittellinie usw. einzutragen.

---

[1]) *Zeitschrift für klinische Medizin Band 43, Heft 3 und 4.*

Ich bevorzuge die erstere Methode, die direkte Aufpunktirung
auf die Brusthaut.

Die Aufzeichnung auf eine besondere Projektionsebene gibt
bei horizontaler Lage des Patienten zwar sehr genaue Resultate,
aber die senkrechte Projektion der Mittellinie und der übrigen
Merkpunkte ist umständlich und unsicher. Bei der vertikalen
Stellung dagegen ist die Projektion auf eine Zeichenfläche durchaus unsicher, da das völlig ruhige Stehen des Patienten sehr schwer
zu erreichen ist, und da auch hier die Bestimmung der Mittellinie
auf Schwierigkeiten stößt. Es dürfte daher, wenn man die

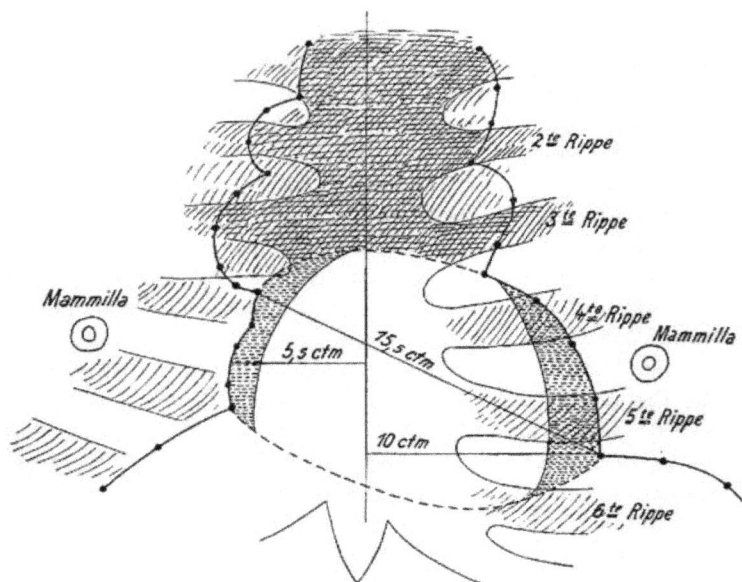

Fig. 151.

exaktesten Resultate erzielen will, angezeigt sein, in horizontaler Lage bei direkter Projektion auf die Körperhaut
zu untersuchen.

Bei Frauen ist die direkte Aufzeichnung auf die Haut meist
mit Schwierigkeiten verbunden, da ein Teil der Herzzeichnung auf
die Mammae fallen würde. Letztere gibt in der Reproduktion infolge Heruntersinken der Brust einen verkehrten Eindruck. Es ist
daher die Aufzeichnung auf ein Zeichenbrett vorzuziehen.

Es läßt sich nicht leugnen, daß die Notwendigkeit, den Kranken
horizontal zu lagern, eine Schattenseite der Methode ist, denn gerade

solche Patienten, welche herzleidend sind, empfinden häufig lebhafte Beschwerden, wenn sie in diese unbequeme Stellung gebracht werden. Um dem abzuhelfen, sind dann die vorstehend abgebildeten und beschriebenen Vertikalapparate konstruiert worden. Sie eignen sich alle ausgezeichnet zur orthoröntgenographischen Messung. Allerdings darf nicht verschwiegen werden, daß es mit großen Schwierigkeiten verbunden ist, den Kranken so aufzustellen, daß er dauernd mit der Brust dem Leuchtschirm parallel steht. Ist dieses letztere nicht der Fall, dann werden die orthoröntgenographisch gefundenen Herzgrenzen Verzeichnungen erleiden, wodurch das

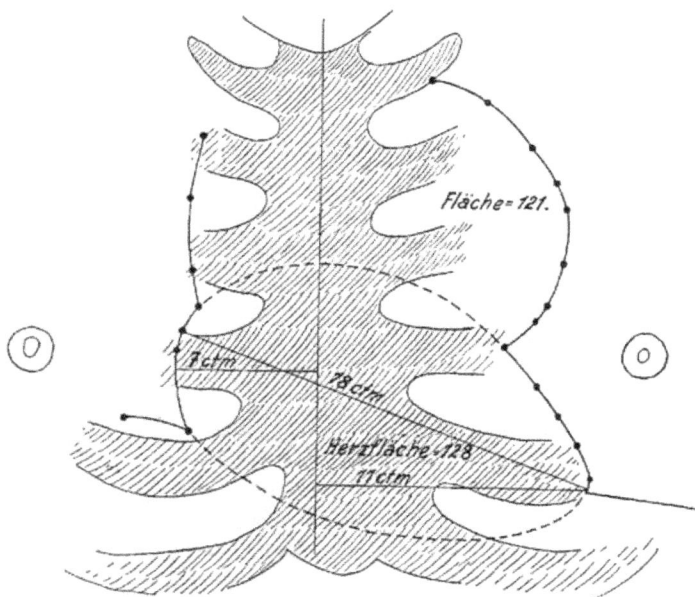

Fig. 152.

ganze Verfahren hinfällig wird. An dem Levy-Dornschen Apparat sind auf meine Veranlassung zur besseren Fixierung des Kranken Pelotten angebracht, welche gegen die Schultern des Kranken drücken, und so eine Verdrehung desselben um seine Längsachse verhindern.

Das Bedürfnis nach orthoröntgenographischen Untersuchungen des Herzens wird, je nachdem es dem Arzt darum zu tun ist, mehr oder weniger genaue diagnostische Resultate zu haben, verschieden groß sein. Ebenso verkehrt wie es sein würde, die Anforderung zu stellen, jeden Herzkranken einer Herzmessung zu unterziehen, ebenso

unangebracht ist es, die Methode als vollständig überflüssig zu
bezeichnen. Es gibt eine ganze Reihe von Kranken, bei denen
eine genaue Kontrolle und Überwachung der Herzgröße von Bedeutung ist.
Ferner möge auf die Wichtigkeit solcher exakter
Größenbestimmungen für Lebensversicherungs- und Mili-
tärdiensttauglichkeitsfragen hingewiesen werden.

---

23. Kapitel.

Fremdkörper.

Die Versuche, Fremdkörper im menschlichen Körper mit Genauigkeit zu lokalisieren und dadurch dem Operateur die Möglichkeit des schnellen Auffindens derselben zu geben, hat seit einer
Reihe von Jahren die Röntgentechnik beschäftigt. Es sind weit
über achtzig verschiedene Methoden angegeben worden, welche alle
diesem Zwecke dienen sollen. Apparate, darunter recht kostspielige,
sind erfunden, um die Lage eines Fremdkörpers festzustellen. Diese
Methoden leiden aber alle an einer mehr oder weniger großen
Schwerfälligkeit, und sind häufig mit komplizierten mathematischen
Berechnungen verbunden, Eigenschaften, welche sie nicht geeignet
machen, in der täglichen Praxis eine hervorragende Stelle einzu-
nehmen. Ganz besonders wird ihre Anwendung aber auch dadurch
erschwert, daß die Merkpunkte, welche zur Bestimmung des Fremdkörpers dienen, sich auf der Oberfläche der Haut befinden, was
den Übelstand im Gefolge hat, daß bei einer Operation, bei welcher
die Haut und das Unterhautzellgewebe durchschnitten werden,
auch die Hautpunkte ihre Lage verändern und infolgedessen nicht
mehr als genaue Orientierungsmarken dienen können. Dem Chirurgen, welcher den Fremdkörper operativ entfernen soll, wird überdies das Arbeiten nach lediglich mathematisch bestimmten Punkten
wenig angenehm sein, für ihn ist das körperliche Sehen das wichtigste, da er vermöge seiner anatomischen Kenntnisse sich sehr viel

leichter ein Bild von der Lage eines Fremdkörpers bilden kann, wenn er imstande ist, die Situation desselben zu bekannten Skelett- und Weichteilen in Beziehung zu bringen. Dementsprechend bevorzuge ich Methoden, welche fast ganz auf mathematische Konstruktion verzichten und vorwiegend das Ziel verfolgen, an Stelle einer geometrischen Lokalisation eine topographisch ana- tomische zu setzen.

Läßt sich der Fremdkörper auf dem Leuchtschirm erkennen, so ist die genaue Bestimmung seiner Lage verhältnismäßig leicht. Wir können dann allerdings eine einfache geometrische Konstruktion nicht umgehen und verfahren am zweckmäßigsten nach der von Moritz angegebenen Methode, welche im folgenden geschildert werden soll.

Als Instrument dient der Moritzsche oder einer der anderen oben beschriebenen Orthoröntgenographen.

Wir nehmen an, daß es sich um die Lokalisation eines Pro- jektils innerhalb der Brusthöhle handelt, ein Fall, welcher jedem Praktiker wohl schon vorgekommen ist und namentlich dann eine große Bedeutung hat, wenn es sich um die Entscheidung der Frage handelt, ob der Sitz des Geschosses irgendwelche nachteiligen Folgen bei dem Patienten haben kann oder nicht.

Es kommen oft Fälle vor, in denen Entschädigungsansprüche für Schuß- verletzungen, welche viele Jahre zurückliegen, erhoben werden, so namentlich von Invaliden aus den Kriegsjahren 1870/71. Daß ein Projektil im Thorax vorhanden ist, ergibt in vielen Fällen die einfache Beobachtung auf dem Leuchtschirm, ob aber dasselbe imstande ist, die Beschwerden des Patienten zu erklären, kann nur dann entschieden werden, wenn es gelingt, das Geschoß genau zu lokalisieren.

Es wird nun in folgender Weise verfahren. Der Kranke legt sich auf den Moritzschen Untersuchungstisch in Rückenlage. Mittels des Leuchtschirms, der in seiner Mitte eine Durchbohrung trägt, wird der senkrechte Röntgenstrahl so eingestellt, daß der- selbe durch den Fremdkörper geht. Der gefundene Punkt wird auf der Brusthaut des Patienten durch einen Farbpunkt fixiert. Wir wissen also, daß der Fremdkörper sich bei Rückenlage des Patienten genau senkrecht unterhalb dieser Farbmarke befinden muß. Somit ist eine Richtung, in welcher das Projektil zu suchen ist, bestimmt. Die nächste Aufgabe besteht darin, festzustellen, in welcher Tiefe der Fremdkörper auf dieser Senkrechten unter- halb der Körperoberfläche liegt. Wir verschieben die Röhre bei- spielsweise um 16 cm nach rechts, wie aus Fig. 153 zu ersehen

ist. Während bei der ersten Stellung der Antikathode in Punkt A
der senkrechte Röntgenstrahl AA' den Fremdkörper F auf dem
Leuchtschirm bei Punkt A' markiert, wird nunmehr bei seitlicher
Verschiebung des Rohres um 16 cm nach rechts bis Punkt B, der

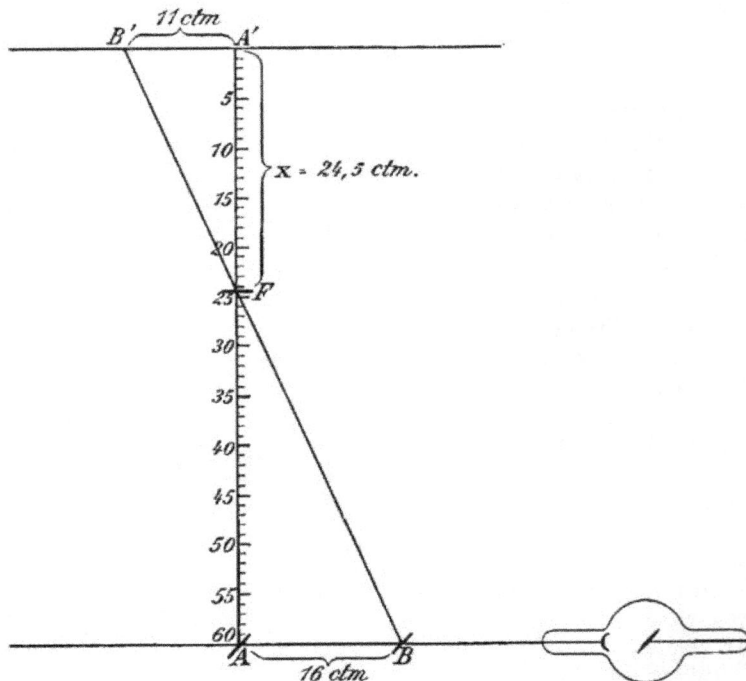

Fig. 153.

Erklärung der Figur 153.

Die untere horizontale Linie, an welcher eine Röntgenröhre schematisch
angezeichnet worden ist, stellt die Ebene dar, in welcher die Antikathode
horizontal verschoben wird. Die obere horizontale Linie entspricht der
oberen Fläche des Leuchtschirms. Die Entfernung zwischen diesen beiden
Parallelen, d. h. von der Fläche des Leuchtschirms bis zur Antikathode,
beträgt bei Anwendung des Moritzschen Orthoröntgenographen und einer
Polyphosröhre 60 cm. Wird eine andere Röhre genommen, so ändert sich
diese Entfernung und muß demnach in der Berechnung sowohl wie in der
Konstruktion eine Korrektur eintreten. F = Fremdkörper.

Fremdkörper F auf dem Leuchtschirm nach links bis Punkt B'
verschoben werden. Die Entfernung $A'B'$ messen wir mittels des
Zentimetermaßes und konstatieren, daß dieselbe im vorliegenden

Falle 11 cm beträgt. Wir haben nun die Aufgabe, zu berechnen, wie groß in dem Dreieck A' B' F die Seite A' F ist, letztere bezeichnen wir mit x. Da A' B' = 11 cm und A B = 16 cm und beim Moritzschen Orthoröntgenographen die Entfernung AA' = 60 cm ist, so ergibt sich die Gleichung:

$$\frac{11}{x} = \frac{16}{60-x}$$
$$16\,x = 660 - 11\,x$$
$$27\,x = 660$$
$$x = 24,5 \text{ cm.}$$

Wir haben somit die Länge von x bestimmt und festgestellt, wie tief der Fremdkörper unter dem zuerst gefundenen Punkt A_1 liegt. Es sind nun noch einige Zentimeter von x in Abrechnung zu bringen, welche der Entfernung von der Brusthaut bis zur Oberfläche des Leuchtschirms entsprechen. Im vorliegenden Falle nehmen wir hierfür 2 cm an. Wir können also sagen, daß der Operateur, wenn er senkrecht unter der zuerst angegebenen Marke in die Tiefe gehen würde, 22,5 cm unter derselben auf den Fremdkörper stoßen müßte. Handelt es sich um einen operativen, oder um einen Fall, der begutachtet werden soll, so ist die richtige Beurteilung der Tiefe von Wichtigkeit, um an der Hand der topographisch-anatomischen Kenntnisse zu entscheiden, ob in dieser Tiefe der Fremdkörper irgend ein Organ derartig beeinflussen kann, daß die Klagen des Patienten gerechtfertigt erscheinen.

Man kann diese Lokalisation auch so vornehmen, daß man, wie in der Figur 153 angegeben, die Linie A' A in 60 gleiche Teile einteilt und nun die Entfernungen A B und A' B', welche experimentell gefunden worden sind, auf der oberen resp. unteren horizontalen Linie einträgt, sodann B' mit B verbindet und feststellt, durch welchen Teilstrich der Linie A' A die Linie B' B hindurchgeht. Der so gefundene Teilstrich gibt die Tiefe des Fremdkörpers in Zentimetern an. Diese Art der Lokalisation, welche in wenigen Minuten zu machen ist und exakte Resultate ergibt, kann bei den auf dem Leuchtschirm sichtbaren Fremdkörpern im Schädel, im Halse, in der Brust, eventuell auch in der Bauchhöhle, sowie in sämtlichen Extremitäten angewendet werden. Die Voraussetzung, daß der Körper auf dem Schirm sichtbar ist, wird indessen nicht in allen Fällen zutreffen. Hier sind wir dann auf Methoden angewiesen, welche die röntgenographische Technik als Grundlage haben. Außerdem gibt es Fälle, wie z. B. bei abgebrochenen Nadeln, Eisensplittern usw., in der Hand oder in den Fingern, event. auch in der Fußsohle oder in den Zehen, bei welchen

die Moritzsche Methode wegen der Dünne der Körperteile nicht
so gut anzuwenden ist. Es müßte sich indessen meines Erachtens
auf Grund dieses Prinzips ein kleiner, sehr fein nach Millimetern
arbeitender Apparat konstruieren lassen, mit welchem man auch an
diesen Partien in genannter Weise die Lokalisation vornehmen
könnte. An der Hand, den Fingern und ähnlichen Körperteilen,
helfen wir uns durch andere Methoden, welche ebenfalls gute
Resultate geben.

Ein Beispiel, welches die Fremdkörperlokalisation unter Anwendung der Skalen T und T_1, welche ein Bestandteil des Levy-
Dornschen Orthoröntgenographen sind, zeigt, möge im folgenden
angeführt werden.

Es handelt sich um die Feststellung der Tiefenlage eines Fremdkörpers. Hierzu benutzt man die Formel

$$E = \frac{b}{b+r} \cdot h,$$

worin E die Entfernung des Fremdkörpers, h die des Antikathoden-
spiegels von der Fluoreszenzschicht des Schirmes, r die Ver-

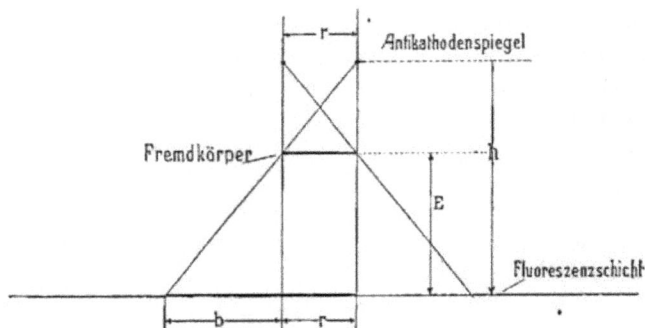

Fig. 154.

schiebung der Röntgenröhre, und b die in Betracht kommende Verschiebung des Fremdkörperbildes bedeuten (siehe Fig. 154). r wird
entweder durch den Abstand der auf die Zeichentafel projizierten
Lotpunkte ohne weiteres bestimmt, oder, wenn man auf die Haut
projiziert, durch Benutzung der Skalen erfahren. Bei Schräglage
des Körpers muß man dann die mit Hilfe der Skalen gefundenen
Maße auf zwei rechtwinkelige Koordinaten, etwa an die Seiten eines
Papierblattes übertragen und die $= r$ zu setzende Diagonale aus-
messen. $b + r$ ist mittels Maßstabes direkt auf dem Fluoreszenzschirm abzumessen.

Die Lokalisation eines Fremdkörpers mittels des Ortho-röntgenographen von Siemens & Halske geschieht dadurch, daß man zunächst das bewegliche System so einstellt, daß das Bild P_1 eines gut merkbaren Punktes P des Fremdkörpers mit der Spitze des Zeichenstiftes zusammenfällt und diesen Punkt auf dem Zeichen-papier zeichnet. Es wird nun das bewegliche System so lange verschoben, bis derselbe Punkt P mit einer kleinen, an dem Fluoreszenzschirm angebrachten Marke M zusammenfällt; für diese Stellung hat auch der Zeichenstift eine ganz bestimmte Stellung, welche auf dem Zeichenpapier mit dem Stift gezeichnet wird. Ist r die Entfernung der Antikathode der Röntgenröhre von dem Fluoreszenzschirm, p die Entfernung der beiden auf dem Zeichen-papier gezeichneten Punkte, m die Entfernung der Marke von der Achse des Zeichenstiftes bei der zweiten Einstellung desselben, dann ist die Entfernung d des Fremdkörpers vom Fluoreszenzschirm gleich:

$$d = \frac{r}{m}\,(m - p).$$

Handelt es sich um längliche Fremdkörper, Nadeln usw., so bevorzuge ich ein sehr zweckmäßiges Verfahren, welches von Holz-knecht und v. Karajan angegeben worden ist. Man bringt die Hand resp. den Finger in eine derartige Stellung, daß man den Fremdkörper in seiner Längsachse ($a\,b$) sieht (Fig. 155), so zwar, daß er auf dem Schirm punktförmig oder in seiner kürzesten Dimension erscheint. Mittels eines Schreibstiftes wird dieser Punkt so-wohl vorne wie hinten auf der Haut, z. B. des Fingers, markiert. Eine Drehung der Hand resp. des Fingers um 90° zeigt uns dann den Fremd-körper in seiner Längsausdehnung

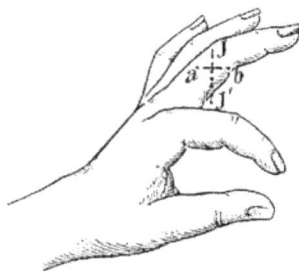

Fig. 155.

parallel dem Schirm. Es wird nun ein Strich, entsprechend dem gesehenen Schatten, auf der Haut angebracht. Eine Senkrechte auf diesem Strich $J\,J'$ gibt die Inzisionsrichtung an. Das Verfahren ist indessen nur dann mit Vorteil anzuwenden, wenn es sich um längliche Fremdkörper handelt.

Eine sehr gute Methode, welche ich besonders bei der Hand und den Fingern empfehlen möchte, ist die von Stechow und Perthes beschriebene. Man verfährt in der Art, daß eine asep-tische Nadel unter Beobachtung auf dem Leuchtschirm durch die Haut direkt auf den Fremdkörper eingestochen wird. Durch

Drehungen des Körperteils stellt man fest, ob die Nadel wirklich in Berührung mit dem Fremdkörper gekommen ist. Nunmehr genügt es, durch einen Schnitt entlang der Nadel auf den letzteren einzugehen. Es hat diese Methode indessen immerhin zur Voraussetzung, daß man sofort die Operation, d. h. die Herausnahme des Fremdkörpers, an die Untersuchung anschließen kann. Hierzu empfiehlt sich unter anderen das vorstehend beschriebene Holzknechtsche Trochoskop für Operationen im direkten Röntgenlicht, sowie der neuerdings von dem gleichen Autor angegebene kleine Operationstisch.[1] Auch von Perthes[2]) ist ein einfacher, für kleine Operationen aber völlig ausreichender Tisch angegeben worden.

Perthes beschreibt denselben folgendermaßen:

Unter der Tischplatte des Operationstisches befindet sich die Röntgenröhre, während über derselben in einem Scharnier beweglich der Fluoreszenzschirm herauf und heruntergeklappt werden kann (vgl. Fig. 156). Unten am Tische befinden sich drei Pedale, welche von den Füßen des Operateurs bedient werden. Die Bewegung des Pedals 1 hebt oder senkt den Fluoreszenzschirm, ein Druck auf Pedal 2 schaltet das elektrische Licht der Operationslampe aus (bezw. ein), während ein Druck auf Pedal 3 den Primärstrom des Induktors schließt, so daß die Röntgenröhre in Funktion tritt.

Für den Gebrauch z. B. bei der Extraktion einer im Kleinfingerballen abgebrochenen Nähnadel sitzt die Patientin, deren vorher desinfizierte Hand nach der von Braun angegebenen Methode in der nötigen Ausdehnung anästhesiert und deren Arm nach v. Esmarch blutleer gemacht ist, neben dem Operateur am Tisch. Ein Assistent findet auf der anderen Seite des Operateurs genügend Raum. Die Tischplatte trägt ebenso wie die Unterfläche des Fluoreszenzschirmes ein aseptisches Tuch. So kann der Operateur neben völliger Wahrung der Asepsis mit Leichtigkeit die Lage des Fremdkörpers bestimmen, dann bei elektrischer Beleuchtung den geeigneten Hautschnitt ausführen,

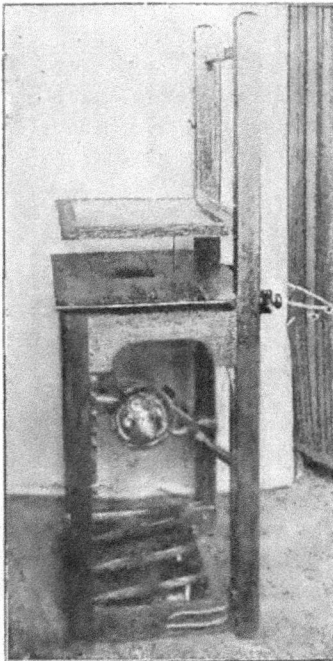

Fig. 156.

---

[1]) *Fortschritte a. d. Geb. d. Röntgenstrahlen, Bd. VIII, Heft 5, Seite 344.*
[2]) *Centralblatt für Chirurgie. Nr. 18. 1904.*

nach erneutem Übergang zur Röntgendurchleuchtung den Fremdkörper fassen und ihn endlich wieder bei elektrischem Lichte extrahieren. Die Möglichkeit, in jedem beliebigen Momente einer Operation eine nur kurz dauernde Röntgendurchleuchtung auszuführen, ist der mit der Einrichtung verfolgte und erreichte Zweck.

Es sei noch bemerkt, daß der untere Körperteil des Operateurs durch eine Bleiplatte vor den schädlichen Wirkungen der dicht vor ihm befindlichen Röntgenröhre sicher geschützt ist. Ebenso ist es möglich, die Hände des Operateurs durch auf dem Tisch liegende Metall- bezw. Glasplatten zu schützen, die ähnlich wie eine Blende nur den zu durchleuchtenden Teil freilassen, da der Operateur auf dem Schirme nicht seine Finger, sondern nur den vorderen Teil seiner Instrumente im Schattenbilde zu erkennen braucht.

Den gleichen Zweck wie Perthes verfolgt Grashey[1]) mit dem von ihm angegebenen Operationstisch, dessen Konstruktion insofern durchaus neu und originell ist, als der Leuchtschirm fast unmittel-

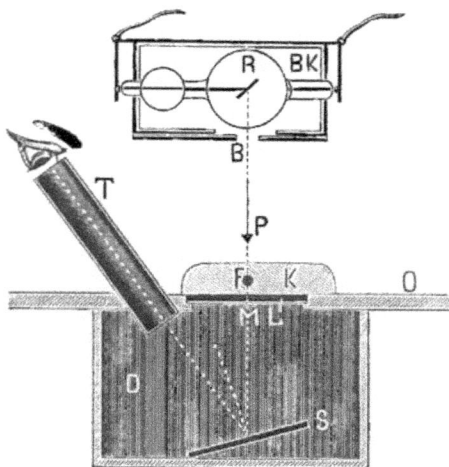

Fig. 157.

bar an das Objekt heran gebracht ist. Ferner gewährt die Konstruktion des Tisches die Möglichkeit, ohne Verdunkelung des Zimmers mit einem Auge das Röntgenbild, mit dem andern das Operationsfeld zu betrachten. Schließlich dient der Apparat dazu, den Fremdkörper mit dem senkrechten Röntgenstrahl einzustellen.

Die in das Stativ-Blendenkästchen BK eingeschobene Röhre R wirft das Schattenbild des auf dem Operationstisch O liegenden Körperteils (Hand) K auf den in die Tischplatte eingelassenen Leuchtschirm L. Das Bild wird

[1]) Münch. med. Wochenschrift. 1904. Nr. 24. Hergestellt von der Polyphos-Ges., München.

durch den in der Dunkelkammer D fest angebrachten geneigten Spiegel S
in den Tubus T und ins Auge des am Tisch sitzenden Operateurs geworfen.
Im Mittelpunkt M des Leuchtschirms L ist ein kleines Schrotkorn befestigt;
mittels des Zentrierpendels P wird der Brennpunkt der Antikathode auf
diese Marke M eingestellt. Verschiebt man den Fremdkörper F (im Körper
K), bis sich sein Schatten auf die Schrotmarke M eindeckt, so befindet er
sich im senkrechten Röntgenstrahl. Bringt man den Schatten der
Skalpellspitze ebenfalls mit M und F zur Deckung, so befindet man sich
genau senkrecht über dem Fremdkörper. (Über die Tiefe desselben

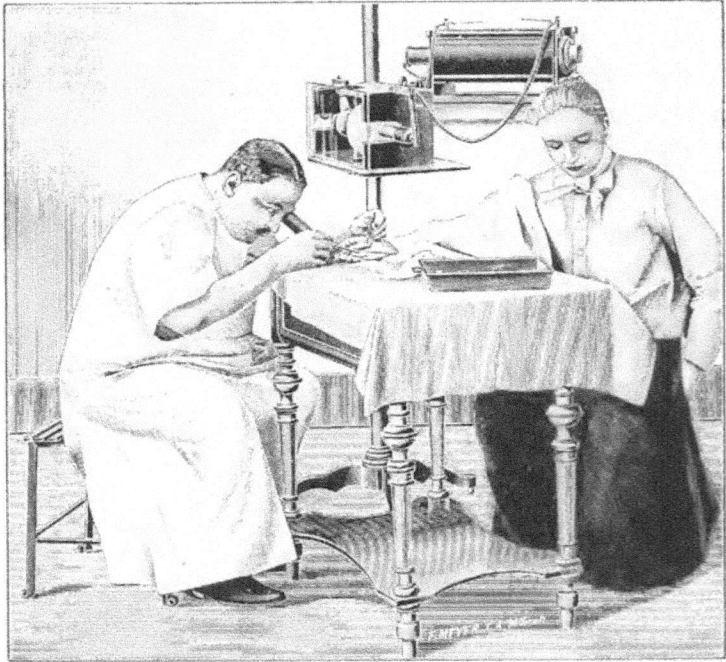

Fig. 158.

hat man sich vorher durch Drehen von K, ebenfalls orthoröntgenographisch,
d. h. im senkrechten Röntgenstrahl, der das Bild nicht verzeichnet, orientiert.)
Man schneidet senkrecht auf die Haut; trifft man nicht rasch auf den Fremdkörper, so schaltet man mittels Fußkontakt die Röhre wieder ein und blickt,
ohne den Raum verdunkeln zu müssen, mit einem Auge in den Tubus.
Hier sieht man dann im Röntgenlicht, wie eine Pinzette, die man in die
Wunde einführt und wie man mit dem andern Auge dabei im Tageslicht
verfolgen kann, sich dem Fremdkörper nähert, und schließlich sieht und
fühlt man, wie das Suchinstrument den Fremdkörper berührt. Man kann das
Röhrenkästchen während der eigentlichen Entbindung des gefaßten Fremdkörpers am Stativ zur Seite drehen; braucht man es nochmals, so ist es beim

Zurückdrehen (durch einen Anschlag) sofort wieder über dem Schirm eingestellt. Der Schutz des Operateurs und Patienten wird durch Bleiglasfenster und Revolverblende (*B*) erreicht.

Handelt es sich um Fremdkörper in anderen Teilen, wie beispielsweise im Arm oder in der unteren Extremität, so ist die sicherste Methode immer diejenige, in zwei zueinander senkrechten Ebenen zu untersuchen. Hier genügt das Leuchtschirmverfahren nicht und man muß zur Anwendung der photographischen Platte schreiten. Man verwendet zweckmäßig die Kompressionsblende, da durch dieselbe die Lage des Richtungsstrahles, d. h. desjenigen Strahles, welcher senkrecht zur Platte steht, ohne weiteres gegeben ist. Während bei Aufnahme ohne Kompressionsblende dieser Richtungsstrahl nicht mit Sicherheit aus dem Bilde ersehen werden kann, ist derselbe bei Platten, welche den Belichtungskreis des Zylinders zeigen, stets im Mittelpunkt dieses Kreises gelegen. Man ist also ohne weiteres bei jeder Aufnahme über den Stand des Röhrenfokus orientiert.

Die Aufnahme erfolgt derart, daß man die Extremität so auf die Kassette legt, daß möglichst der Punkt, wo der Fremdkörper vermutet wird, auf die Mitte der Platte, also in die Mitte des Belichtungskreises kommt. Zeigt sich, daß die Lagerung falsch war, so ist die Aufnahme zu wiederholen. Durch zwei derartig gemachte Bilder ist die Lage des Fremdkörpers ohne weiteres gegeben. Man kann dieses Verfahren mit Leichtigkeit bei den Extremitäten anwenden und daher möchte ich es für diese Körperteile als das einfachste und beste empfehlen. Die übrigen Meßmethoden, welche mit komplizierten Berechnungen einhergehen, halte ich für weniger geeignet, da sie vielfach eigene Apparate, deren Handhabung schwierig zu erlernen und deren Anschaffungskosten beträchtliche sind, zur Voraussetzung haben. Man wird in der Praxis mit dieser Methode, sobald es sich um Extremitäten handelt, vollständig auskommen.

Schwieriger ist die Lokalisation auf dem Leuchtschirm nicht sichtbarer Fremdkörper im Kopf, Thorax und Abdomen. Hier werden wir in vielen Fällen nicht umhin können, zu komplizierteren Methoden zu greifen. Die beste ist für solche Fälle stets die stereoskopische Aufnahme. Sie gibt über die topographisch-anatomische Lage des Fremdkörpers eine Anschauung in einer Deutlichkeit, wie sie für den Chirurgen wertvoller ist als die genaueste mathematische Berechnung, die namentlich dann hinfällig wird, wenn es sich, wie erwähnt, um Hautpunkte, die infolge Inzisionen bei der Operation eine Verschiebung erleiden, handelt. Die Orientierung nach bekannten Knochenpunkten ist hier eine sicherere und für den geübten

Chirurgen wertvollere als eine der vielen anderen. Der stereoskopische Nachweis der Fremdkörper kann an jedem Teile des
menschlichen Körpers vorgenommen werden, am häufigsten wird er
wohl am Kopf zur Anwendung kommen und hier wieder bei den
Fremdkörpern im Auge (vgl. das Kapitel „Kopfuntersuchungen").
Die Technik wird im Kapitel „Stereoskopie" beschrieben werden.[1]
Ein ausgezeichnetes Verfahren zur Lokalisation von Fremdkörpern wurde auf dem Röntgenkongreß 1905 in Berlin von Drüner
vorgeführt.

Die Messung beruht auf demselben Prinzip wie der Zeißsche Ent-
fernungsmesser und wird so ausgeführt, daß genau unter den gleichen
Bedingungen zuerst von dem betreffenden Körperteil eine stereoskopische
Röntgenaufnahme hergestellt wird und dann von einem stereometrischen
Maßstab, welcher an Stelle des Körperteiles auf der Kassette angebracht wird.
Der stereometrische Maßstab besteht aus vier horizontalen Metalleisten,
welche in der Höhe von 0, 5, 10 und 15 cm über der Kassette stehen und
einer schräg, im Winkel von 45° aufsteigenden Leiste. Jede der Metall-
leisten ist mit Metallzähnen im Abstande von 1 cm besetzt. Beim aufsteigenden Maßstab sind die Zähne in einem etwas größeren Abstand so angebracht, daß jeder so viel cm von der Unterlage entfernt ist, als seine Zahl
angibt. Der stereometrische Maßstab wird genau in derselben Weise stereoskopisch aufgenommen wie der Körperteil, und von den so entstandenen
beiden Stereoskopnegativen werden Diapositive hergestellt. Deckt man
diese Diapositive auf die Negative des Körperteiles, so erscheint im stereoskopischen Bilde der stereometrische Maßstab körperlich im Bilde des Körperteiles und gestattet eine viel exaktere Lokalisation als ohne dies.
	Um noch genauer die Tiefen zu messen, bedient man sich eines Meß-
zirkels. Stellt man die beiden Spitzen des Zirkels auf zwei identische Punkte
der beiden Stereoskopbilder, z. B. eine Kugel im Schädel, ein, so erscheint
die Spitze im stereoskopischen Bilde einfach und körperlich in der Höhe
der Kugel im Schädel.
	Da die Parallaxe aller Punkte in der gleichen Entfernungsebene bei
parallelstehenden optischen Achsen die gleiche ist, so kann man die so mit
dem Zirkel eingestellte Parallaxe auf den aufsteigenden Maßstab übertragen
und sehen, welcher Zahn im stereoskopischen Bilde in gleicher Höhe mit
der Kugel liegt. Man gewinnt dadurch ein Maß für die Entfernung der
Kugel von der Unterlage, d. h. von der, der Kassette aufliegenden Seite des
Kopfes. Ebenso kann man die Distanz von der, dem Beschauer zugekehrten,
Seite des Kopfes messen, wenn man an derselben Metallmarken angebracht
hat und ihre Parallaxe auf die gleiche Weise bestimmt.
	Nachdem man so die Lage des Fremdkörpers innerhalb des stereo-
metrischen Maßstabes gemessen hat, kann man durch den gefundenen Punkt
innerhalb des Maßstabes andere Maßstäbe nach jeder beliebigen Stelle der

[1] Eine ausführliche Zusammenstellung über die geometrischen Methoden
zur Bestimmung von Fremdkörpern findet sich bei *Schjerning, „Schußver-
letzungen"* Seite 30, Lucas Gräfe & Sillem, Hamburg. Es ist unmöglich, im
Rahmen dieser Darstellung auf die Methoden näher einzugehen.

Oberfläche des Kopfes legen und dann wie vorher den so veränderten, vervollständigten Maßstab stereoskopisch röntgenographieren.

Deckt man die so gewonnenen Diapositive auf das erste Negativ, so gehen im stereoskopischen Bilde die Maßstäbe durch das Projektil und nach den zu messenden Stellen der Schädeloberfläche. Man kann an den Maßstäben die Entfernungen direkt ablesen. Z. B. die Kugel ist 5 cm von der Nasenspitze, 7 cm vom Einschüß; der Schußkanal bildet mit der Horizontalebene einen Winkel von 45° und mit der Frontalebene einen solchen von 10°.

Die Messung kann natürlich an allen durch das Röntgenbild sichtbar zu machenden Körperteilen vorgenommen werden.

An Thoraxbildern kann man die Breite des Herzschattens oder die der Wirbelkörper objektiv messen. An Beckenaufnahmen den Abstand der Spinae ischiadicae und den des Promontoriums von der Symphysis usw.

Die hierzu nötigen Apparate sind:

1. ein großes Spiegelstereoskop nach dem Prinzip des Helmholtzschen Telestereoskop; dasselbe gestattet auch Thoraxaufnahmen, also Platten in Größe von 40:50 cm unmittelbar stereoskopisch zu betrachten.

2. Kassetten und Gestelle, welche, ohne den Körperteil zu bewegen, eine exakte Verschiebung der Röhre und das Auswechseln der Plattenkassetten bei zahlreichen, einander folgenden Aufnahmen, auch nach größeren Pausen gestatten.

In seltenen Fällen gelingt es, außer metallischen Fremdkörpern auch solche aus anderen Stoffen, namentlich Glas, Porzellan oder mit erdigen Bestandteilen verunreinigte Gewebsfetzen usw. nachzuweisen. Kronglas ist durchlässig, Blei- und Flintglas sind dagegen mehr oder weniger undurchlässig. Gewisse Chemikalien geben sehr intensive Schatten, so namentlich das Jodoform, welches dazu benutzt wird, um durch Ausspritzen von Fisteln ihren Verlauf im Körper kennen zu lernen. Jodipininjektionen kann man noch nach vielen Monaten nachweisen, sie geben so ausgesprochene Schatten, daß sie auf dem Leuchtschirm sichtbar sind und auf der Platte ganze Skelettpartien verdecken können. Sodann sind einzelne Medikamente von außerordentlicher Absorptionsfähigkeit für die Röntgenstrahlen, deren Nachweis indessen mehr theoretisches Interesse als direkten praktischen Wert hat. Ausgenommen sind hiervon die zu forensischen Zwecken vorgenommenen Untersuchungen auf Arsenik, wie sie von Brautlecht angestellt worden sind. Ferner die Untersuchungen von Rieder, Holzknecht und Brauner, welche aus dem Verhalten von Wismutemulsionen, die in den Magen und Darm gebracht wurden, Schlüsse auf die Magen- und Darmtätigkeit ziehen konnten.

24. Kapitel.

Die Stereoskopie.

Die stereoskopischen Untersuchungen sind eine der besten Errungenschaften der Röntgenographie. Der Wunsch, stereoskopische Bilder der einzelnen Partien des menschlichen Skelettes zu haben, ist ein außerordentlich berechtigter, da über die Tiefendimensionen, sowie über die Lage der einzelnen Knochen zueinander ferner über die Stellung von Frakturen die gewöhnliche Art der Röntgenplatten bisweilen keinen ausreichenden Aufschluß gibt. Bei der Frage der angeborenen Hüftluxation ist es von Wichtigkeit, über die Stellung des Schenkelkopfes zur Pfanne Näheres zu erfahren, da die Operationsmethode auf Kenntnis dieser Verhältnisse basiert ist. Aber auch die Fremdkörperbestimmung läßt eine gute stereoskopische Technik als wünschenswert erscheinen, da die Meßmethoden sich im allgemeinen als zu schwerfällig und umständlich herausgestellt haben.

Nicht weniger wichtig ist die Stereoskopie für die Untersuchung der Gelenke, da die flächenhaften Bilder infolge der durch die verschiedenen Projektionen bedingten Verzeichnungen oft zu völlig falschen Vorstellungen Veranlassung geben. Stereoskopische Kopfaufnahmen verwandeln das so schwer zu deutende flächenhafte Röntgenogramm des Schädels mit einem Schlage in ein lebensvolles klar verständliches Bild. Die stereoskopischen Zahnaufnahmen sowohl die auf Films gemachten, wie die Kieferaufnahmen auf Platten gewähren wie kaum ein anderes Röntgenbild geradezu einen künstlerischen Genuß.

Unter den Autoren, welche die Technik der Stereoskopie besonders gefördert haben, sind Levy-Dorn, Hildebrand, Lambertz, Walter u. a. zu nennen.

Das Verfahren, welches von Hildebrand angegeben wurde, ist für die Praxis in manchen Fällen recht geeignet, da es Resultate, welche klinisch durchaus brauchbar sind, ergibt. Hildebrand konstruierte folgenden Kassettenrahmen (Fig. 159). Auf einer Holzplatte von 85 cm Länge und 60 cm Breite befinden sich drei Leisten, an drei Seiten von $3^1/_2$ cm Höhe. Auf dieselbe ist ein Pappdeckel in der Art aufgenagelt, daß der Innenraum überall mit Ausnahme der Vorderseite vollständig abgeschlossen ist. In diesem schmalen Kasten können die gewöhnlichen großen Röntgenkassetten vom Formate 40/50 bequem hineingeschoben werden. Der Papprahmen ist an seinem einen Ende mit einer verschieblichen Bleiplatte (a) in einer Ausdehnung von 25 cm abgedeckt. Hierauf folgt ein 25 cm breiter Pappstreifen, welcher vom Blei nicht bedeckt ist, und darauf wieder eine 25 cm breite Bleiplatte (b),

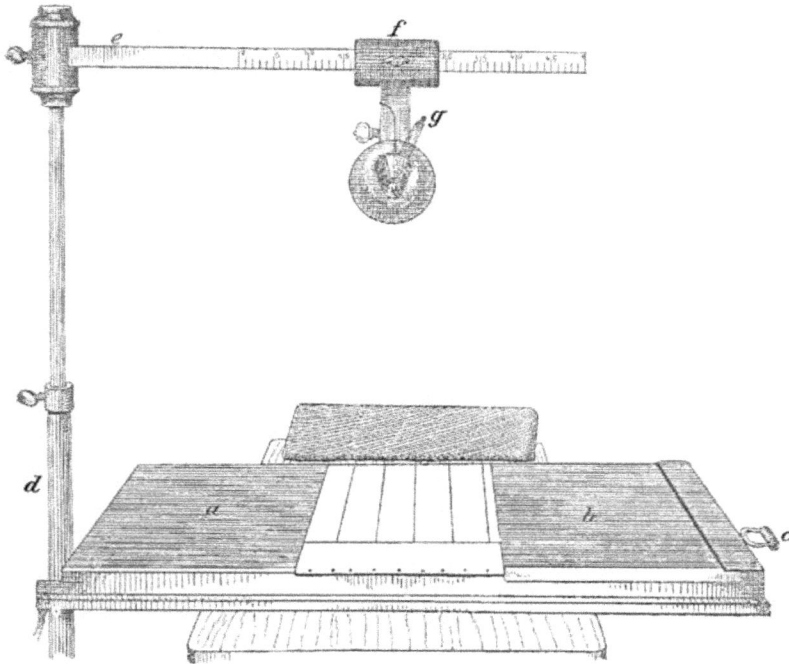

Fig. 159.

so daß also der Pappdeckel des Kassettenkastens in drei gleichgroße Teile zerfällt, von denen zwei mit Blei bedeckt sind und der mittlere ungedeckt ist. Die verschiebliche Bleiplatte (a) kann der Platte (b) beliebig genähert werden, so daß der ungedeckte Zwischenraum verkleinert wird, eine Vorkehrung, die dann von Bedeutung ist, wenn man kleine Plattenformate benutzen will. Die Röntgenkassette wird nun so in diesen Pappkasten hineingeschoben, daß die Platte zur Hälfte unter den am Ende des Kastens befindlichen Bleideckel (a) zu liegen kommt, während sich die andere Hälfte unter dem nicht mit Blei gedeckten Pappdeckel befindet. Wird nun diese freie Hälfte der Platte belichtet, so befindet sich unterdessen die andere Hälfte sicher vor der Strahlung unter dem Schutz der Bleidecke (*a*). Zieht man nach vollendeter Aufnahme die Kassette an dem Handgriff (*c*) um 25 cm nach vorn, so kommt der Teil, welcher bereits belichtet ist, unter den vorderen Bleistreifen (*b*) zu liegen und die unbelichtete Hälfte der Platte unter den nicht gedeckten Teil des Pappdeckels. Auf diese zweite Hälfte kann nun ebenfalls eine Aufnahme gemacht werden, ohne daß die bereits belichtete erste Hälfte, welche sich unter der Bleideckung (*b*) befindet, in Mitleidenschaft gezogen wird. Dieser Pappdeckel des Kassettenkastens enthält Orientierungslinien, welche die Größe der verschiedenen Plattenformate angeben, so daß man imstande ist, auch kleinere Formate in derselben Weise zur Aufnahme zu benutzen. Es bedarf dann allerdings einer Einlage von entsprechend großen Papprahmen in die Plattenkassette.

Das für die Einstellung der Röhre erforderliche Stativ (*d*) hat einen horizontal gerichteten Arm (*e*), welcher mit einer Zentimetergraduierung versehen ist und einen verschiebbaren Röhrenhalter (*g*) trägt. Man kann also die Röhre in jeder Stellung oberhalb des Kassettenrahmens fixieren und dieselbe nach Belieben auf dem Arm (*e*) hin und her schieben.[1]

Patient wird, wie Fig. 161 zeigt, derart auf den Kassettenrahmen gelagert, daß er mit dem zu röntgenographierenden Körperteil, in diesem Fall dem Becken, auf dem mit Blei nicht gedeckten Stück liegt. Die Röhre wird 50 cm über einem, $3^1/_2$ cm rechts seitlich von der Mittellinie befindlichen Punkt eingestellt und alsdann die Aufnahme gemacht. Ist dieselbe beendigt, so wird, ohne daß der Patient im mindesten seine Lage ändert, die Kassette 25 cm vorgezogen und die Röhre um 7 cm an dem mit einer Graduierung versehenen Arm verschoben, sie befindet sich jetzt am korrespondierenden Punkt $3^1/_2$ cm links von der Mittellinie. Die zweite Aufnahme findet mit derselben Röhre und gleicher Expositionszeit statt. Nach dem Entwickeln hat man auf der Platte ein doppeltes Bild, welches von zwei verschiedenen, 7 cm auseinanderliegenden Punkten aufgenommen ist. Dieses Doppelbild unterliegt nun einer Verkleinerung auf den gewöhnlichen Maßstab für stereoskopische Bilder. Die bekannten im Handel käuflichen Stereoskope ermöglichen eine Betrachtung dieser Röntgenogramme und ein genaues Studium derselben, wodurch wir ausreichend über alle anatomischen Details, sowie über die Lage von Fremdkörpern orientiert werden.

Es läßt sich nicht leugnen, daß dieses Verfahren zeit-

---

[1] Diese Stereoskopkassetten usw. werden von Dr. Wagner, Hamburg, Steindamm, entsprechend den Angaben von Hildebrand hergestellt.

raubend ist, da die Verkleinerung meist nicht sofort vorgenommen werden kann, sondern erst, nachdem die Originalplatte getrocknet ist. Besonders störend ist dieses, wenn es sich um die Lokalisation von Fremdkörpern, welche sofort entfernt werden müssen, handelt. Ferner ist es sehr mißlich, daß die Stereoskopbilder nur im verkleinerten Maßstabe hergestellt werden können, wodurch viele Strukturdetails verloren gehen, und, da man das Bild nicht in natürlicher Größe sieht, die Schätzung der wirklichen Tiefendimensionen erschwert ist.

Um diesen Mängeln abzuhelfen, sind von Walter Spiegel-, Prismen- und Linsenstereoskope[1]) angegeben worden, welche es ermöglichen, die stereoskopisch aufgenommenen Original-

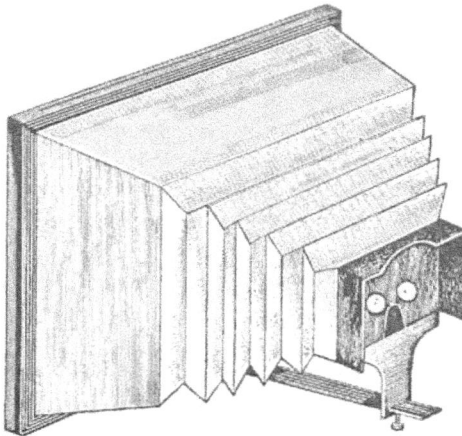

Fig. 160.

bilder direkt zu betrachten, wodurch wesentlich an Zeit gespart wird und die Verkleinerung in Wegfall kommt, was für die Beurteilung der Platten und für die Herabsetzung der Plattenunkosten sehr wertvoll ist. Die Handhabung dieser Apparate, über welche im Original nachzulesen ist, ist verhältnismäßig einfach.

Während gut dotierten Kliniken und Krankenhäusern die Walterschen Apparate zu empfehlen sind, reicht für die Praxis das Stereoskop von Bartholdy[2]) zur Besichtigung der Originalnegative vollständig aus. In ihm sind statt der üblichen Stereoskopgläser, welche prismatische Linsenausschnitte darstellen,

---

[1]) *Fortschritte a. d. Geb. d. Röntgenstrahlen.* Bd. VI, S. 18.
Zu beziehen von Ad. Krüß, Hamburg.

[2]) Zu beziehen von A. Horn, Wiesbaden, Schwalbacherstraße 73. (Preis 20—30 Mk. Je nach Ausführung.)

einfache Prismen zur Verwendung gekommen. Der Apparat besteht, wie Fig. 160 zeigt, aus einem mit einem Auszug versehenen, durch eine Zwischenwand in zwei Teile geteilten Kasten, an dessen einem Ende die zwei Rahmenschlitze, einer für die Originalplatte und einer für die Mattscheibe angebracht sind. Der Auszug endet in einem Ansatzstück, in welchem sich die Prismen in Augendistanz (6,6 cm) befinden. Der Kasten ist für Aufnahme von Platten 30×40 und abwärts eingerichtet. Für die kleineren Formate werden Einsatzrahmen benutzt. Man verfährt nun folgendermaßen:

Die mit dem stereoskopischen Doppelbilde versehene Platte wird — in eiligen Fällen im feuchten Zustand — in den vorderen Rahmenschlitz mit der Schichtseite nach vorn eingeschoben und gegen den hellen Himmel in der Durchsicht betrachtet. Der hintere Rahmenschlitz ist für die Mattscheibe bestimmt, die bei sehr schwach gedeckten Platten und bei Lampenbeleuchtung zur Anwendung kommt, in letzterem Falle, um eine diffusere Belichtung zu erhalten. Für die Korrektur verschiedener Sehweiten genügt die Verschiebung des die Prismen tragenden Vorderteiles. Für stärkere Verschiebung, wie sie z. B. bei kleinerem Plattenformat notwendig ist, empfiehlt sich die Verschiebung des Rahmenteiles. (Annäherung an die Prismen.) Der Gesamtauszug entspricht der bequemsten Sehweite für die Platte 30×40 cm. Die kleineren Platten werden in ihrem Einlegrahmen in den großen Rahmen eingeschoben. Am Laufbrett befindet sich ein Normalgewinde zum Aufstellen des Apparates auf jedem gewöhnlichen photographischen Stativ. Die Lichtklappe am oberen Rahmenteil kommt nur bei der Betrachtung von Abzügen zur Anwendung.

Um bei Extremitäten- und Gelenkaufnahmen, welche stereoskopisch hergestellt werden sollen, nicht gezwungen zu sein, stets den großen Hildebrandschen Rahmen zu benutzen, habe ich Wechselkassetten für das Plattenformat 18/24 konstruiert. Eine Platte vom genannten Format kann sowohl von der Längs- wie von der Breitseite in eine dieser Wechselkassetten hineingeschoben werden. Die seitlichen Holzteile der letzteren sind so breit, daß sie auf den Tisch fest angeschroben werden können. Man verfährt nun folgendermaßen: Die Hand oder der Arm des Patienten wird mittels Gummibinde auf der Wechselkassette aufbandagiert und die letztere alsdann mit einer Klammer auf dem Tisch festgeschroben, wodurch die Garantie gegeben ist, daß eine Veränderung in der Lage des Armes nicht stattfinden kann. Nunmehr wird eine Plattenkassette vom Format 18/24 in die seitliche Öffnung der Wechsel-

kassette hineingeschoben, die Röhre, wie oben beschrieben, eingestellt
und die erste Aufnahme gemacht. Hierauf wird die Kassette
herausgezogen, eine zweite hineingeschoben, die Röhre um 7 cm
seitlich verstellt und die zweite Aufnahme vorgenommen. Wir
haben also zwei stereoskopische Bilder auf zwei einzelnen
Platten. Ist man im Besitz des Walterschen Stereoskopes zur

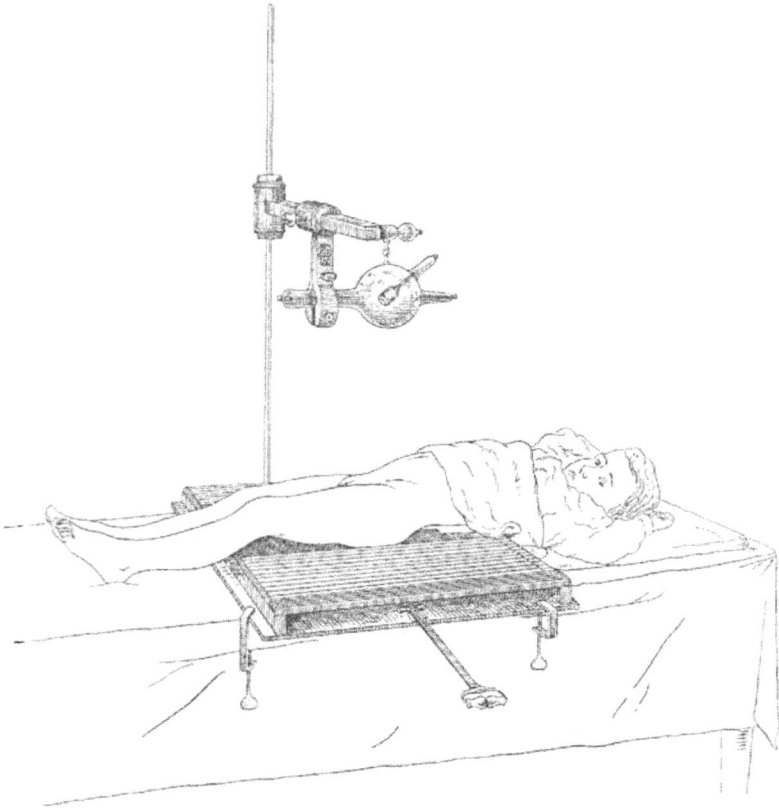

Fig. 161.

Betrachtung der Originalplatten, so ist die Aufnahme auf zwei
Platten ein Vorteil, denn bei Anwendung desselben müssen die
Negative, welche betrachtet werden sollen, in bestimmter Weise
zueinander aufgestellt werden. Sind die Aufnahmen auf einer
großen Platte vereinigt, so ist ein Auseinanderschneiden derselben
erforderlich, was bei Benutzung der von mir angegebenen fest-
zuschraubenden Wechselkassetten für kleine Formate in Fortfall

kommt. Auch für die Aufnahme des Kopfes empfiehlt es sich, mit
diesen Kassetten zu arbeiten, da man auf dieselben den Kopf besser
aufbandagieren kann, als es auf den großen möglich ist.

Eine der Hauptindikationen für die Stereoskopie, nämlich die
Aufnahme der angeborenen Hüftgelenksluxation bei Kindern
kann, wenn man Übersichtsbilder haben will, mittels des großen
Hildebrandschen Kassettenkastens (Fig. 161) gemacht werden, wobei zu beachten ist, daß derselbe mit einer Schraube fest am Tisch
befestigt werden muß, da sonst außerordentlich leicht beim Wechseln
der Platte eine Verschiebung stattfinden kann. Die Aufnahme ist nicht
ganz einfach und wird häufig von Mißerfolgen begleitet sein, da es
schwer hält, kleinere Kinder bei den mannigfachen Manipulationen
in absoluter Ruhelage zu halten. Bei größeren Kindern, welche
auf Zureden hören, dürfte dieses Hindernis wegfallen.

Man hat bisher stets die Verschiebung der Röhre um 7 resp.
9 cm vorgenommen, ohne besondere Rücksicht auf den Durchmesser
des stereoskopisch darzustellenden Körpers zu nehmen. Für die
Praxis hat dieses Verfahren im allgemeinen genügt, um so mehr,
als fast immer der Abstand der Röhre von der Platte 50 cm betrug.

Durch die Untersuchungen von Marie und Ribaut ist gezeigt
worden, daß ein solches schematisches Verfahren theoretisch unangebracht ist.[1]

Um einen körperlich richtigen Eindruck von einem Gegenstand
zu haben, ist es erforderlich, die Größe der Röhrenverschiebung in
ein gewisses Verhältnis zur Dicke des zu untersuchenden Körperteiles zu setzen. Geschieht dieses nicht, so erhalten wir entweder
einen unzureichenden oder einen übertriebenen stereoskopischen Effekt.

Dicke des Körperteils (d) cm	Fokusabstand (r) von der Oberfläche des Körperteils				
	20	30	40	50	cm
2	4,4	9,6	16,2	—	
4	2,4	5,4	8,8	13,9	
6	1,7	3,6	6,1	9,3	
8	1,4	2,8	4,1	7,3	= Röhrenver-
10	1,2	2,4	4,0	6,0	schiebung
15	—	1,8	2,9	4,3	
20	—	1,5	2,4	3,5	
25	—	1,3	2,1	3,0	
30	—	1,2	1,9	2,7	

Tabelle nach Marie und Ribaut.

[1] Archives d'Electricté médicale 15 juillet 1899.

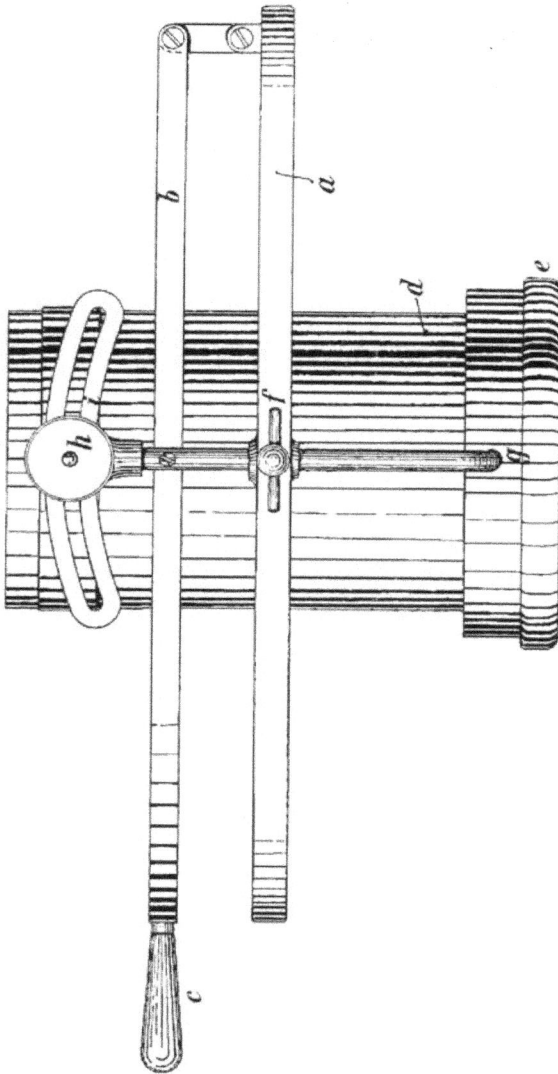

Fig. 162.

Die vorstehende Tabelle gibt die nötige Anweisung für den Grad
der Röhrenverschiebung. In der ersten Rubrik sind verschiedene
Dicken der zu untersuchenden Körperteile in Zentimetern angegeben, in den darauffolgenden vier Abteilungen ist die Größe
der Röhrenverschiebung in Zentimetern eingetragen und zwar für
mehrere Fokusabstände von der Oberfläche des zu untersuchenden
Körperteils.

Aus der Tabelle geht hervor, daß die Röhrenverschiebung um
so bedeutender sein muß, je kleiner der Durchmesser des zu untersuchenden Körperteils, und um so geringer, je größer der letztere
ist. Es ist indessen nicht erforderlich, daß man sich genau an diese
Zahlen bei der Herstellung stereoskopischer Aufnahmen hält, geringe Abweichungen werden noch keine nennenswerten Fehler des
Bildes bedingen. Immerhin ist es wertvoll, an der Hand dieser
Tabelle einen gewissen Anhalt über die richtige Röhrenverschiebung
zu haben.

Es liegt nahe, daß der stereoskopische Eindruck um so schöner
und lehrreicher sein wird, je schärfer die Struktur der zu untersuchenden Skelettpartie zum Vorschein kommt. Ganz besonders
ist dies dann der Fall, wenn es sich um die körperliche Darstellung
des Schädels, der größeren oder kleineren Gelenke, oder um die
Röntgenographie von Fremdkörpern in den Extremitäten handelt.

Um die Vorzüge, welche die Kompressionsmethode gewährt, auch
der Stereoskopie nutzbar zu machen, habe ich ein Kompressions-
stereoskoprohr konstruiert, mit welchem man mit absoluter Sicherheit
und Leichtigkeit stereoskopische Strukturbilder der Gelenke usw.
herstellen kann.

Fig. 162 u. 163 zeigen dieses Stereoskoprohr in Seiten-
und Vorderansicht. Das Rohr (d) hat eine Länge von 21 cm
und einen Durchmesser von 13 cm. Es ist auf dem Rahmen (a)
in einem Ring verschieblich befestigt und kann durch die Hebelkonstruktion (b) mittels des Handgriffes (c) in der gleichen Weise
wie das früher beschriebene Kompressionsrohr hinauf- und herunter-
geschoben werden. Bei (f) befindet sich eine Schraube, welche es
ermöglicht, das Rohr in jeder beliebigen Stellung zu fixieren. An
seinem unteren Ende ist dasselbe um seine Querachse bei (g) drehbar, in einem mit Hartgummi bekleideten Ring (e) befestigt.

Aus dieser Konstruktion geht hervor, daß das Rohr (d) sowohl
von unten nach oben mittels der Hebelkonstruktion (b) senkrecht
verschoben, als auch um seine Achse bei (g) in dem unteren Ring (e)
gedreht werden kann. Der letztere nimmt an den Bewegungen des
Rohres senkrecht nach oben und unten teil. Die Drehung des

Rohres (d) um seine Querachse bei (g) kann durch eine Schraube (h) an dem gebogenen Bügel (i) in jeder beliebigen Stellung fixiert werden. Da der letztere, eine Zenti- und Millimetereinteilung trägt, so ergibt sich ohne weiteres, daß man das Rohr (d) in jeder beliebigen Schrägstellung feststellen kann. Bevor ich zur Beschreibung der Anwendungsweise dieses Stereoskoprohres übergehe, bedarf es noch einer kurzen Besprechung der Größe der erforderlichen Röhrenverschiebung.

Da es, um einen richtigen stereoskopischen Eindruck zu erhalten, erforderlich ist, daß der zentral durch das Kompressionsrohr gehende

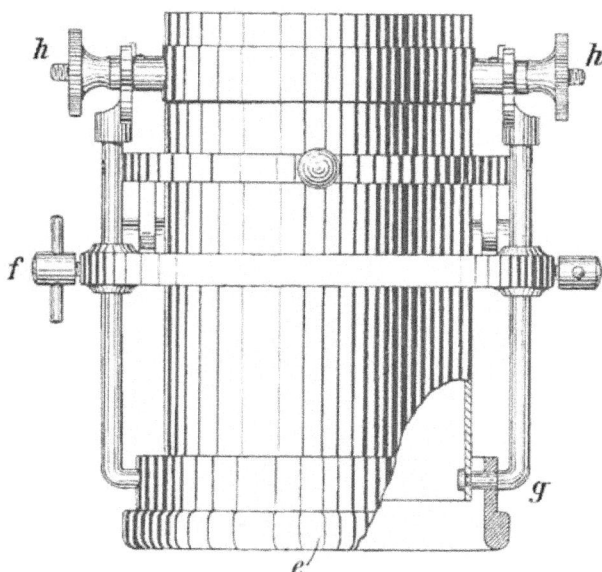

Fig. 163.

Strahl, d. h. die Lichtachse, sowohl bei der Aufnahme von links wie von rechts genau auf denselben Punkt der photographischen Platte trifft, was dann der Fall sein würde, wenn der Drehpunkt des Zylinders in der Ebene der Platte läge, so ist es ohne weiteres ersichtlich, daß man außer der Drehbewegung des Zylinders auch noch eine geringe seitliche Verschiebung desselben vornehmen muß. Würde man dieses nicht tun, sondern sich lediglich darauf beschränken, den zu untersuchenden Gegenstand einmal bei Schrägstellung des Zylinders nach links, das andere Mal bei Schrägstellung nach rechts zu röntgenographieren, so wäre die Folge, daß die Lichtachse nicht auf denselben Punkt der Platte treffen würde,

wodurch ein stereoskopisch unrichtiger Effekt bedingt wäre. Aus
dieser Überlegung ergibt sich also, daß außer einer Drehbewegung
des Kompressionsrohres auch noch eine Verschiebung desselben in
der Richtung der Drehung zu erfolgen hat.

In Fig. 164 stellt der Kreis den stereoskopisch aufzunehmenden
Körper dar. Die Linie (a c) ist die zentrale Achse des senkrecht
über dem Gegenstand stehenden, in der Figur nicht gezeichneten,

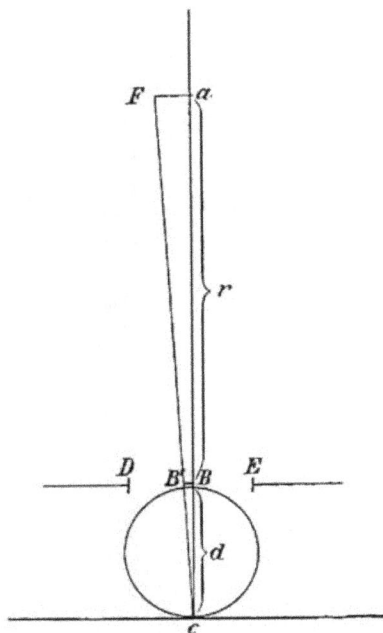

Fig. 164.

Kompressionsrohres (Lichtachse), dessen untere Öffnung mit DE
bezeichnet ist, (d) stellt die Dicke des zu untersuchenden Gegenstandes dar, und die Linie $(aB = r)$ die Entfernung vom Fokus
bis zur Körperoberfläche. (Fa) entspricht der oberen halben
Verschiebung, ablesbar an dem graduierten Bügel (i). Wird
die erste Aufnahme nun bei einer Stellung des Rohres gemacht, bei welcher die Linie (Fc) der zentralen Achse des Kompressionszylinders entspricht, so muß die zweite Aufnahme in einer
Stellung gemacht werden, bei welcher der Punkt (F) rechts seitlich
von (a) liegen würde. Außerdem ist es aber erforderlich, das ganze
Rohr, wie schon gesagt, etwas rechts seitlich zu verschieben, um
wieder den Punkt (c) auf der röntgenographischen Platte mittels

des zentralen Strahles zu treffen. Die Größe, um welche diese Verschiebung stattzufinden hat, entspricht der Strecke $(B\ B_1)$. Letztere ist, wie die folgende Formel und das Beispiel zeigt, leicht auszurechnen:

$$\frac{F\ A}{B_1\ B} = \frac{r + d}{d}$$

$$B_1\ B = \frac{F\ A \cdot d}{r + d}$$

Z. B. $d = 10, \quad F A = 1,2, \quad r = 30,$

$$\frac{1,2 \cdot 10}{40} = 0,3,$$

Also ist 0,3 die Größe der unteren Verschiebung.

Die exakte stereoskopische Aufnahme mittels des Kompressionsrohres findet nun in folgender Weise statt. Als Beispiel wähle ich eine ventrodorsale Knieaufnahme, also bei Rückenlage des Patienten. Der Durchmesser des Knies von vorn nach hinten betrage 10 cm.

Das Bein wird auf die Seite 249 abgebildete Schiene aufbandagiert und unter das Knie die Seite 408 beschriebene Wechselkassette, welche eine Plattenkassette mit Platte, Format 18 × 24, enthält, geschoben. Der Rahmen des Gestells der Kompressionsblende wird geschlossen und auf denselben der Stereoskopzylinder aufgesetzt. Der letztere wird genau senkrecht über dem Knie eingestellt, so zwar, daß die Lichtachse des Zylinders durch die Mitte des Gelenkspaltes verläuft. Nunmehr wird nach Zwischenlegung eines Wattekissen das Kompressionsrohr fest auf das Knie aufgepreßt.

Aus der Tabelle von Marie und Ribaut geht hervor, daß bei einem Gegenstand von 10 cm Durchmesser die Röhrenverschiebung bei einem Fokusabstand von 30 cm 2,4, also der halbe Abstand 1,2 beträgt. Der Zylinder wird nun um 1,2 cm zunächst nach links gekippt und in dieser Stellung fixiert. Hierauf wird das die Röntgenröhre tragende Brett auf den Zylinder gesetzt und nach den für das Knie maßgebenden Expositionsvorschriften belichtet. Nach Beendigung der Aufnahme wird die Platte aus der Wechselkassette herausgezogen und eine zweite hineingeschoben. Das Kompressionsrohr wird nach der entgegengesetzten rechten Seite ebenfalls um 1,2 cm von der Mittellinie hinübergelegt, außerdem aber nach Lockerung des Kompressionszylinders die ganze Hebelkonstruktion um 0,3 cm nach rechts verschoben und in dieser Stellung wiederum fixiert und heruntergedrückt. Nunmehr erfolgt nach Aufsetzen des die Röhre tragenden Brettes die zweite Aufnahme. Wir haben

also auf diese Weise, ohne die Extremität irgendwie zu rühren,
zwei stereoskopisch scharfe Strukturaufnahmen gemacht, und zwar
unter Innehaltung der für die vorliegende Körperdicke erforderlichen Röhrenverschiebung. Genau in der gleichen Weise wird bei
anderen Gliedmaßen, z. B. Hüftgelenk, Ellbogen oder beim Kopf
verfahren.

Es erscheint zunächst die doppelte Verschiebung sowohl durch
Kippen des Zylinders als auch durch Verschiebung der ganzen
Konstruktion etwas weitläufig, wenn man aber in Berücksichtigung
zieht, daß man durch diese Methode imstande ist, stereoskopisch
richtige Strukturbilder zu erhalten, so wird man sich der Mühe
nicht ungern unterziehen. In der Praxis wird man auf diese
stereoskopische absolute Richtigkeit nicht immer Wert legen, da
annähernd richtige Bilder für die meisten Zwecke vollauf genügen.
In diesem Falle kann man auf die Extraverschiebung verzichten. In
manchen Fällen ist es ganz zweckmäßig, den stereoskopischen Eindruck durch Vergrößerung der Aufnahmedistanzen etwas zu über-
treiben.

Es ist bereits bei Besprechung der verschiedenen *typischen*
Aufnahmestellungen auf die Stereoskopie Rücksicht genommen worden.
Im folgenden soll nun eine kurze Zusammenfassung der zweckmäßigen Lichtachseneinstellungen für die stereoskopische Darstellung
der hauptsächlichsten Skelettpartien gegeben werden, wobei zu bemerken ist, daß von der *Extraverschiebung* der Röhre, als für die
Praxis nicht unbedingt erforderlich, überall Abstand genommen
worden ist. Die Technik ist so einfach und die erzielten Bilder,
welche für den praktischen Gebrauch völlig ausreichen, sind von
derartig überzeugender Plastik, daß dagegen das vom optischen
Standpunkt mit Recht zu erhebende Bedenken mangelnder mathematischer Korrektheit in Fortfall kommen kann.

Im allgemeinen ist es nicht erforderlich, das zu untersuchende
Gelenke usw. einmal von der rechten, das andere Mal von der
linken Seite bei entsprechender Schrägstellung des Zylinders zu
röntgenographieren, denn die so erhaltenen beiden Bilder fallen
in ihren Projektionsverhältnissen so verschieden aus, daß sie
mittels des Stereoskopes unter Umständen gar nicht oder nur mit
Anstrengung zur Deckung zu bringen sind. Auch ist der Eindruck
nicht so körperlich, als wenn man geringe Röhrenverschiebungen
vornimmt. In den meisten Fällen, namentlich beim Kopf, den
größeren Gelenken und den Nierensteinen kommt man mit einer
relativ geringen Röhrenverschiebung aus. Es hat sich als praktisch
erwiesen, die erste Aufnahme mit senkrecht zur Platte stehender, die
zweite mit um 2—3 cm seitlich geneigter Lichtachse zu machen.

Bei Benutzung dieser beiden Platten erhält man den besten stereoskopischen Eindruck.

Kopfaufnahmen sind namentlich beim Nachweis von Frakturen des Gesichtsschädels, ferner bei Berechnung der Tiefenlage von Fremdkörpern im Auge und bei Untersuchung der Zähne im Ober- und Unterkiefer indiziert.

Aufnahme 1: mit senkrechter Lichtachse. Einstellungspunkt je nach der zu machenden Untersuchung wie im Kapitel „Kopfuntersuchungen" beschrieben. *Aufnahme 2:* Die Lichtachse verläuft infolge der hinterhauptwärts erfolgten Schrägneigung des Zylinders um $2^1/_2$ cm so, daß sie ungefähr auf denselben Einstellungspunkt gerichtet ist wie bei Aufnahme 1. Um dieses zu erreichen, ist bei großen Köpfen der Zylinder event. etwas nach der Richtung des Hinterhauptes zu verschieben. Diese letztere Verschiebung, welche nicht mit der oben erwähnten *Extraverschiebung* identisch ist, kommt immer dann in Betracht, wenn nach Schrägstellung des Zylinders das zu untersuchende Gebiet nicht mehr vollständig in den Lichtkreis der Blende hineinfällt, also namentlich bei großen Körperteilen wie Kopf, Hüftgelenk usw. Bei kleineren Körperteilen, z. B. Schulter oder Kniegelenk, genügt die Schrägstellung des Zylinders um $2^1/_2$—3 cm seitlich zur Anfertigung des zweiten Bildes, denn der Lichtkreis umfaßt auch bei der Schrägstellung den darzustellenden Körperteil vollständig, infolgedessen man von der eben beschriebenen Verschiebung des Zylinders absehen kann. Natürlich geht dann die Lichtachse nicht durch denselben Einstellungspunkt wie bei der ersten Aufnahme, was für den zu erzielenden körperlichen Eindruck wie erwähnt belanglos ist.

Bei der stereoskopischen Aufnahme der Mundhöhle in Seitenlage des Patienten wird dem letzteren ein Kork zwischen die Zähne gelegt, um ein Übereinanderbeißen der letzteren, was den plastischen Eindruck stören würde, zu verhindern. Der den Kompressionszylinder tragende Rahmen ist schräge zu kippen, so daß die Lichtachse hart unter dem der Lichtquelle zugewandten Kieferast hindurchgeht. Hierdurch bewirkt man das Auseinanderrücken der bei senkrechter Lichtachse sich deckenden Kieferteile. Auf dem stereoskopischen Bilde erscheint die dem Beschauer abgewandte Seite, z. B. des Unterkiefers, etwas tiefer stehend als die dem Beschauer zugewandte Seite, wodurch der körperliche Eindruck wesentlich vermehrt wird. Man achte besonders auf die Zähne, deren Lage zueinander man genau erkennt. Für den Oberkiefer gilt ebenso wie für den Unterkiefer die Schrägstellung der Lichtachse. Sehr plastisch hebt sich auch die Zunge im Munde ab.

Die Halswirbelsäule kommt zusammen mit der oberen
Thoraxapertur dann zweckmäßig zur stereoskopischen Darstellung,
wenn es sich darum handelt, die Lungenspitzen bei event. Tuber-
kulose, sowie die oberen Partien der beiderseitigen Oberlappen zu
überblicken. Die Bilder erstrecken sich etwa bis zum fünften
Zwischenrippenraum hinunter, umfassen also ein erhebliches Stück
der beiderseitigen Oberlappen. Die Aufnahme wird in Rückenlage
gemacht und zwar *Aufnahme 1* wie im Kapitel „Thoraxaufnahmen"
beschrieben, bei Neigung des Zylinders brustwärts, so daß die Lichtachse durch den Kehlkopf geht, entsprechend Fig. 73. *Aufnahme 2*
wird mit Schrägstellung des Stereoskopzylinders um 2 cm nach
rechts oder nach links gemacht. Hierbei ist wiederum der
Zylinder, da es sich um einen dicken Körperteil handelt, so weit
nach rechts oder links seitlich zu verschieben, daß man in der
unteren Zylinderapertur das ganze zu röntgenographierende Gebiet
überblickt. Die in der weiter unten zu beschreibenden Weise in
das Stereoskop eingesetzten Platten geben ein Bild, welches Hals und
oberes Thoraxdrittel etwas seitlich von der Rückseite des Patienten
her darstellt. Es ist schwer, sich bei dieser Ansicht in die plastischen
Verhältnisse hineinzudenken. Infolgedessen tut man gut, die Platten
zu vertauschen, so daß die *rechte* nach *links* und vice versa gestellt
wird. Man erhält alsdann den Anblick, als ob man von vorn in
den Thorax hineinsieht. Die Konkavität der Wirbelsäule ist gegen
den Beschauer zu offen. Über die Tiefenlage etwaiger Lungen-
herde würde man auf diese Weise ein plastisches Bild gewinnen,
wenngleich die Lokalisation für operative Eingriffe nicht exakt
genug sein dürfte. Handelt es sich um diese Zwecke, so ist die
Aufnahme in Bauchlage des Patienten zu machen.

Bei Schulteraufnahmen wird *Aufnahme 1* entsprechend der
typischen Stellung Nr. 1 (Fig. 100 und 103) gemacht, alsdann für
Aufnahme 2 der Zylinder um 2—3 cm medianwärts gekippt, so daß
die Lichtachse ungefähr auf den Kopf des Humerus gerichtet ist.
Diese Bilder zeigen außerordentlich schön die Konkavität der Pfanne.
Ferner kommt die Stellung des Humeruskopfes zum Akromion und
die räumliche Entfernung des letzteren vom Proz. Corac. zur Geltung.

Die stereoskopischen Ellbogenuntersuchungen sind bereits
Seite 275 besprochen worden.

Handuntersuchungen werden hauptsächlich zum Nachweis
von Luxationen der Handwurzelknochen, sowie zur Bestimmung
von Fremdkörpern in der Hand erforderlich sein. Da die Knochen

ohnehin bei flach auf der Platte liegender Hand fast in einer Ebene liegen, so empfiehlt es sich, hier eine erheblichere Verschiebung der Röhre vorzunehmen. *Aufnahme 1* wird mit Schrägstellung des Stereoskopzylinders 3 cm nach rechts, *Aufnahme 2* mit Schrägstellung um 3 cm nach links von der Mittellinie gemacht. Die so erhaltenen Handbilder zeigen die Verschiedenheit der Lage der einzelnen Handknochen zueinander in etwas übertriebener Form. Die Stellung der Diagnose wird indessen hierdurch wesentlich erleichtert. Sehr instruktiv fallen die Bilder aus, wenn man die Haut der Hände vor der Aufnahme gründlich mit Ungt. cinereum. einreibt. Die Salbe füllt dann alle Hautfalten aus, wodurch sich die letzteren auf der Platte markieren. Dieser Kunstgriff kann mit Vorteil dann benutzt werden, wenn man z. B. die Entfernung eines Fremdkörpers von der Haut bestimmen will.

Die Wirbelsäule. *Aufnahme 1:* mit senkrechter Lichtachse wie im Kapitel 10 beschrieben. *Aufnahme 2:* mit Schrägstellung des Zylinders um 2 cm entweder nach rechts oder nach links. Bei korpulenten Personen muß der Zylinder wieder auf dem Rahmen etwas im Sinne der Schrägstellung verschoben werden, um keine Teile der Wirbelsäule abzuschneiden.

Die plastische Darstellung des Kreuzbeines kommt für die Praxis nicht in Betracht, es sei denn, daß es sich um Untersuchungen von Ureterensteinen handelt. Die Technik ist entsprechend der der Wirbelsäulenaufnahmen. *Aufnahme 1:* wie im Kapitel 10 beschrieben. *Aufnahme 2:* mit Neigung des Zylinders um 2 cm nach rechts oder nach links bei gleichzeitiger Verschiebung des Zylinders seitlich im Sinne der Neigung. Es ist darauf zu achten, daß bei beiden Bildern die beiderseitigen Synchondrosen mit auf die Platte kommen.

Die Stereoskopie des Knie's ist im Kapitel „Knieuntersuchungen", sowie oben bereits beschrieben.

Der Fuß in Seitenlage. *Aufnahme 1:* Einstellung der Lichtachse wie im Kapitel „Fußuntersuchungen", typische Stellung II. *Aufnahme 2* mit Neigung des Zylinders fußsohlenwärts um 2 cm.

Nierensteine. *Aufnahme 1:* entsprechend der ersten typischen Stellung (siehe Kapitel „Nierensteinuntersuchungen") mit schräg unter dem Rippenbogen hindurchgehender Lichtachse. *Aufnahme 2:* mit Neigung des Zylinders medianwärts um $2\frac{1}{2}$ cm. Auch hier ist wieder besonders darauf zu achten, daß der Zylinder auch noch

seitlich im Sinne der Neigung verschoben werden muß, damit die
Wirbelsäule, welche als hauptsächlicher Orientierungspunkt dient,
nicht abgeschnitten wird.

Zur Herstellung stereoskopischer Aufnahmen langer Röhrenknochen bei Splitterfrakturen usw. kann die Kastenblende (Fig. 44)
mit Nutzen zur Verwendung kommen. Handelt es sich z. B. um eine
Fraktur in der Mitte der Tibia und Fibula, so wird die Extremität
auf der beschriebenen Holzschiene, nach vorheriger Unterlage einer
Wechselkassette, gelagert. Die Kastenblende wird senkrecht über
der Frakturstelle eingestellt. Nach leichter Kompression wird nunmehr *Aufnahme 1* gemacht. Hierauf wird zur Herstellung von
Aufnahme 2 der Blendenrahmen durch einseitiges Höherstellen der
Stativsäulen schräg gestellt, so daß die durch die Mitte der schräg-
stehenden Kastenblende verlaufende Lichtachse in einem, je nach
der Dicke der Extremität zu wählenden Winkel, zur Platte gerichtet
ist. Die so erhaltenen Bilder geben einen vorzüglich plastischen
Eindruck von der Stellung der Bruchenden resp. der einzelnen
Bruchfragmente zueinander. Sie sind bei Schwerverletzten (z. B. bei
komplizierten Frakturen), welche nicht auf die Seite gelegt werden
können, ein vollwertiger Ersatz für die, in zwei aufeinander
senkrecht stehenden Ebenen zu machenden Aufnahmen.

Nach Fertigstellung der beiden stereoskopischen Bilder werden
dieselben in den für sie bestimmten Rahmen des Bartholdyschen
Stereoskops so eingesetzt, daß die Schicht der Platte dem Beschauer
zugewandt ist. Die stereoskopischen Bilder erscheinen alsdann
seitenverkehrt. Bei Aufnahme der linken Schulter sieht man im
Stereoskop die rechte und umgekehrt. Will man die Bilder *seiten-
richtig* sehen, so wendet man die Glasseiten dem Beschauer zu,
was indessen den Nachteil hat, das störende Lichtreflexe hervorgerufen werden können. Es ist nicht gleichgültig, welche
Platte rechts, und welche links vom Beschauer im Rahmen
sich befindet, da man je nachdem den Körperteil von der Vor-
der- oder Rückseite des Patienten sieht. Aufnahmen, welche
man von der Rückseite des Körpers angefertigt hat, wie z. B. das
Schultergelenk, müssen im Stereoskop auch so gesehen werden, als
ob man dem Patienten auf den Rücken sieht. Bei richtiger Einstellung der Platten ist dieses auch der Fall. Vertauscht man
dieselben, so sieht man in dem herangezogenen Beispiel von *vorn*
auf das Schultergelenk, was durchaus plastisch ist, aber der Wirklichkeit nicht völlig entspricht. Wird die Schichtseite dem Beschauer zugewendet, so müssen die Platten seitlich vertauscht werden,

so daß diejenige, welche bei Rechtsneigung des Zylinders angefertigt wurde, in die linke Hälfte des Stereoskopes, und die Platte,
welche bei Linksneigung des Zylinders gemacht ist, in die rechte
Hälfte des Stereoskopes gesetzt wird. Sehr wichtig ist es, was
übrigens durch die Anwendung der beschriebenen Wechselkassetten
erreicht wird, daß die Bilder auf jeder der beiden Platten sich an
korrespondierenden Höhepunkten befinden. Ist z. B. das eine Bild
dem oberen Rande der Platte etwas näher gerückt als das andere,
so kann man die Aufnahmen im Stereoskop nicht zur Deckung
bringen. Man hilft sich dann so, daß man die beiden Platten derart aufeinander legt, daß die Aufnahmen sich decken und nun
mittels eines Diamanten diejenige Platte beschneidet, welche nach
unten die andere überragt. Setzt man hierauf die Platte wieder
in das Stereoskop, so stehen die Bilder genau in gleicher Höhe
und können leicht zur Deckung gebracht werden. Die beschnittene
Platte ist nun aber nach oben zu kurz geworden, was man durch
Überkleben mit einem Stück schwarzen Papier leicht verdecken kann.

Alle fertig gestellten Negative, auch die nicht für stereoskopische
Zwecke gemachten, müssen mit schwarzer Papiermaske umrändert
werden. Dies hat den Zweck, das störende Nebenlicht, welches
durch die nicht belichteten glasklaren Teile der Platte hindurch-
fällt, auszuschalten. Die Überklebung wird in der Weise vorgenommen, daß man aus einem Stück schwarzen Papier, welches
genau die Größe der Platte hat, einen Kreis herausschneidet, dessen
Durchmesser gleich dem des Belichtungskreises ist.

Was die Entwicklung der stereoskopischen Negative anbelangt,
so ist die Aufnahme auf zwei verschiedenen Platten schon deswegen vorzuziehen, weil wir in der Lage sind, durch genaue
Kontrollierung der Entwicklung etwaige Verschiedenheiten in der
Exposition auszugleichen, denn es ist oft sehr schwer, schnell hintereinander zwei Aufnahmen so zu machen, daß sie genau den gleichen
Expositionsgrad erhalten. Befinden sich nun beide Aufnahmen auf
derselben Platte, so kommen natürlich diese Expositionsunterschiede,
da die Entwicklung die gleiche ist, um so deutlicher zu Gesicht.

Bei der Fremdkörperuntersuchung kann die Stereoskopie, wie
schon erwähnt, in fast allen Fällen mit Erfolg zur Anwendung
kommen. Handelt es sich um einen Metallsplitter im Auge, so
wird ein Metallreifen in die Orbita monokelartig eingeklemmt. Aus
der Stellung des auf der Platte erscheinenden Metallreifens zum
Fremdkörper läßt sich dann ohne weiteres über die Tiefendimension,
in welcher sich der Splitter befindet, etwas aussagen. Es ist sehr

wichtig, durch die Untersuchung mittels der stereoskopischen Aufnahme eines Fremdkörpers im Auge die Längsachse desselben
festzustellen, da die Extraktion mit dem großen Magneten natürlich
eine für die Erhaltung des Auges wesentlich günstigere ist, wenn
man über die Richtung, in welcher der Splitter liegt, genau
orientiert ist. Extraktionen mit dem Magneten sollten nie
ohne vorherige Röntgenuntersuchung gemacht werden.
Es ist die Anbringung eines als Marke dienenden Metallreifens deswegen erforderlich, weil die Orientierung am Gesichtsschädel infolge der vielen übereinander- und durcheinanderlaufenden Knochen-
schatten eine sehr schwierige ist. Anders ist es bei stereoskopischen
Aufnahmen von Projektilen im Schädelinnern. Hier können wir
auf die Anbringung eines als Marke dienenden Metallkörpers meist
verzichten, da Orientierungspunkte genug durch die einzelnen bekannten Knochenteile gegeben sind. Ein gutes Schädelbild, welches
die Sella turcica, das Felsenbein, sowie die Gefäßfurchen im Innern der
Schädeldecke zeigt, genügt, um Anhaltspunkte für die Bestimmung
des zu suchenden Fremdkörpers zu schaffen. Am schwierigsten wird
die stereoskopische Aufnahme bei Fremdkörpern innerhalb des
Beckens Erwachsener sein, da hier Übersichtsbilder nötig sind,
welche, wie an anderer Stelle bereits auseinandergesetzt, nur selten
mit der nötigen Klarheit zu erzielen sind. Gerade dieser Mangel
an Bildschärfe erschwert die Stereoskopie außerordentlich. Wenn
der Nutzen der Stereoskopie für die Fremdkörperbestimmung
durchaus nicht in Abrede gestellt werden soll, so ist doch besonders
hervorzuheben, daß die Lokalisation nur eine approximative und
genaue anatomische Kenntnisse voraussetzende ist.

Nachtrag zu Seite 306 betr. Blasenuntersuchungen.

In einer während des Druckes erschienenen Publikation über
Blasenuntersuchungen im Röntgenbilde aus der Heidelberger chir.
Klinik von Voelcker und Lichtenberger wird die Befürchtung
ausgesprochen, daß bei Benutzung von Wasseraufschwemmungen
unlöslicher Substanzen durch zurückbleibende korpuskuläre Teile
Anstoß zur Konkrementbildung gegeben werden könnte. Die Ver-
fasser benutzten, um dieses zu vermeiden, mit bestem Erfolg bei
ihren Untersuchungen das leicht in Wasser lösliche, ungiftige
Kollargol in $2^0/_0$ Lösung. 120—150 g und mehr wurde in die
Blase injiziert.[1]

---

[1] Münch. med. Wochenschrift Nr. 33, 1905.

Sachregister.

Abschwächung der Platten 152.
Alveolarpyorrhoe 198.
Aneurysma 318.
Anschlüsse bei 220 und 110 Volt.
Aortenbogenuntersuchung 338.
Arteria iliaca, Verkalkungen 238.
Arteria poplitea, Verkalkungen 246.
Arteria tibialis postica, Verkalkungen
252.
Arzt, praktischer, und Röntgenein-
richtung 119.
Atemstillstand-Aufnahmen 311.
Augenhöhle 188.

Bariumplatincyanürschirm 329.
Bechterewsche Krankheit 220.
Becken, Aufnahmetechnik 225.
— halbseitige Knochenatrophie des-
selben 226.
— schräg verengt 226.
— Übersichtsbilder 226.
Beckenanomalien 226.
Beckenfrakturen 236.
Beckenschaufelfrakturen 236.
Blasendivertikel 306.
Blasensteine 303.
— Aufnahme von Kindern 306.
— Fremdkörper in der Blase 306.
— Lufteinblasungen 305.
Blasenuntersuchung 422.
Bleiglasbrillen 180.
Bleiglasschutz für die Augen 329.
Bleikistenblende 314. 332.
Blenden 73.
— Zylinderblende 76.
— nach Holzknecht 332.
— Holzrahmenblende 87.
— Kompressionsblende 89.
— — Anwendung derselben in der
Therapie 108.
— — Belichtungskreis 100.
— — Bezugsquelle derselben 108.
— — Konstruktion derselben 91.
— — Faszikelblende 102.
— — Festlagerung 90.
— — Glaseinsätze 108.
— — Hautverbrennung 107.
— — Kastenblende 103.
— — Kissenzwischenlage 101.
— — Perspektive 105.
— — Plattenkonsum 106.
— — Röhrenbrett 93.
— — Röhreneinstellung 97.
— — Sekundärstrahlenbildung im Zy-
linder 89.
— — Strukturschärfe 106.

Blende, Kompressionsblende, Tisch
für dieselbe 104.
— — Weichteilverminderung 101.
— — Vereinfachte Zentrierung 100.
— — Zylinder für dieselbe 99.
— — Lichtachse 77.
— — objektständige 104.
— — röhrenförmige 75.
— — röhrenständige 104.
— Schiebeblende 80.
— Schirmblende 85.
— — und Sekundärstrahlen 73.
— — Statifblende 84.
— Tabelle für Blendenweiten 85.
— Theorie der Wirkung 75.
— Tischblende 76.
— Wandarmblende 81.
Brausepulver 329.
Brustwirbelsäule 209. 213.

Chemikaliennachweis im Darm 403.
Chlorsilbergelatineplatten 159.
Chopart 256.
Coxa vara 232.
Coxitis 226. 236.
Cystinsteine 281.

Dauerröhre (Gundelach) 330.
Darmdarstellung 238.
Demonstration von Negativen 156.
Diapositive 159.
Diapositivplatten 159.
Distanzaufnahmen 159.
Divertikel des Ösophagus 321.
Drehstromanlagen 16.
Dunkelkammereinrichtung 137.
Dunkelzimmer, Lage desselben 138.
Durchleuchtung 323.
— Augenvorbereitung 331.
— der Bauchhöhle 324.
— der Extremitäten 324.
— bei Frakturen 325.
— Fremdkörper 323.
— im Gipsverband 325.
— Horizontaldurchleuchtung 341.
— bei Knochenerkrankungen 326.
— bei Konkrementen 326.
— langdauernde 54.
— bei Luxationen 325.
— Luxatio cox. cong. 326.
— bei Luxatio humeri 325.
— bei Magen- u. Darmerkrankungen
328.
— in der inneren Medizin 327.
— richtige Röhrenqualität 330.
— Schutzvorkehrungen 178.

Durchleuchtung, Untersuchungsstuhl 339.
— bei Zahnuntersuchungen 326.

Echinokokken 319.
Eisenkern, Dimensionen dess. 10.
Empyem der Highmorshöhle 187.
Entwicklungstisch, elektr. betriebener 139. 141.
Ersatzzähne, Defekt 197.
Expositionszeiten, maximale 183.

Fabella 247.
Fixierbad 140. 145.
Fleckenbildung auf den Platten 147.
Formalinhärtung der Schicht 147.
Fremdkörper 392.
— nicht metallische 403.
— in der Orbita 189.
— in der Pulpahöhle 199.
— im Thorax 393.
— Nachweis im Auge 191.
— im Auge nach Cowl 193.
— im Auge nach Köhler 193.
— Lokalisation nach Holzknecht u. v. Karajan 397.
— mittels Levy-Doruschem Orthodiagraphen 396.
— mittels Moritzschem Orthodiagraphen 393.
— u. Operation mittels Grasheyschem Operationstisch 399.
— u. Operation mittels Holzknechtschem Operationstisch 398.
— u. Operation mittels Perthesschem Operationstisch 398.
— u. Operation mittels Trochoskop 398.
— nach Perthes 397.
— mittels Siemens & Halskeschem Orthoröntgenographen 397.
— nach Stechow 397.
— stereoskopische 401.
— stereoskopische, nach Drüner 402.
Frontalaufnahmen 315.
Fungus genu 246.
Funkenlänge u. ihre Beeinflussung 8.
Fuß belastet, Aufnahmetechnik 259.
Füße, Aufnahmetechnik 248.
Fußwurzelknochen, Aufnahmetechnik 251.

Gallensteine 306.
Gelenkaufblasungen 247.
Gipsverband, Aufnahmen in dems. 232.
Gipsverbandanlage im R.-Licht 345.
Glasstrahlen 90. 175. 177.
Gliom der Dura Mater 188.
Glyzinentwickler 143.

Halsrippen 214.
Halswirbelsäule 209.
— Aufnahme durch den Mund 211.
Härteskala nach Benoist 40.

Härteskala nach Benoist-Walter 40.
— für Distanzmessung 181.
— für Messungen auf größere Entfernung 39. 175.
— amtliche Prüfung ders. 39.
— nach Walter 36.
Herzgrenze, untere 327.
Herzgrößenbestimmung 316.
Herz-Normalskizzen nach Moritz 131.
Highmorshöhle 187.
Hochspannungseinschalter 132.
Holzschiene für Aufnahmen der unteren Extremität 249.
Horizontalaufnahme, dorsoventral 349.
Hüftgelenk, Unfallpatienten 237.

Induktoren 1.
— kleine 2. 26. 27.
— Neuanschaffung derselben 2. 60.
— Vergleiche verschiedener Fabrikate 130.
Intervertebralscheiben, senile Degeneration derselben 220.
— Verbreiterung derselben 220.

Kassetten für Platten 143.
Kehlkopf 209.
Kehlkopfverknöcherung 210.
Kind intrauterin 227.
Kniegelenk, Aufnahmetechnik 240.
Knochenherde in d. Wirbelsäule 225.
Kollargol bei Blasenuntersuchungen 422.
Kompressionsblende, Kopfhalter 190.
— in Verbindung mit d. Trochoskop 340.
Kompressionsstereoskope 412.
Kopfuntersuchungen 186.
Koronarsklerose 319.
Kreuzbein, Aufnahmetechnik 237.

Lebensdauer der Röntgenröhre 54.
Lendenrippen 214.
Lendenwirbelsäule, Aufnahmetechnik 217.
— Perspektive 220.
Leuchtschirm mit Bleiglasbelegung 178.
Lichtachse, Definition 77.
Lisfranc 256.
Lithopaedion 229.
Lufteinblasungen i. d. Rectum 288.
Lumière (Sigma), Platten u. Films 310.
Lungenbilder 309.
Lungenspitzenaufnahmen 312.
Luxatio cox. cong. 226.
— Aufnahmetechnik 229.

Magenblase 328.
Magnetextraktionen von okularen Fremdkörpern 422.
Mawson Lantern Plate 159.
Meniscusverletzungen 247.
Metatarsen, Aufnahmetechnik 253.

Momentaufnahmen 42.
— Rieder-Rosenthal 310.
Müller-Röhren 51.
Mundhöhle 196.

Nachtrag 422.
Narkosenuntersuchungen 230.
Negativbühne 154. 155.
Netzhaut, Lichtempfindlichkeit 321.
Nierensteine 280.
— Atomgewicht 281.
— Beispiele 286.
— Bildkritik 285.
— Blutungen 291.
— Cystinsteine 281.
— Darmschlingen 296.
— Darstellung der Niere 292.
— Form der Schatten 287.
— Gefrierpunktbestimmung 297.
— Gewicht, spezifisches 281.
— Journal, Anlage desselben 298.
— Kolonaufblasungen 294.
— Kotsteine, Differentialdiagnose 288.
— Kritik der Untersuchungsmethode 300.
— Lage derselben 287.
— Leuchtschirmdiagnose 298.
— Schmerzen, Lokalisation ders. 294.
— Technik 282.
— typische Stellungen 288.
— Untersuchung von Frauen 289.
— Ureterensondierung 297.
— Urinuntersuchungen 297.
— Xanthinsteine 281.
— Zusammensetzung ders. 280.
— Expositionen 57. 58.
Normalnegative, Aufstellung ders. 134.

Obere Extremität 261.
— topogr. Anatomie 270.
— Hände 277.
— Ellenbogenaufnahme bei Kindern 276.
— Ellenbogengelenk 270.
— Ellenbogengelenk, Stereoskopie desselben 275.
— Humerus 269.
— Proc. coracoideus, Technik 267.
— Schlüsselbein 269.
— Schulter, typische Stellungen 264.
— Unterarm 276.
Oberkiefer 196.
Oberkiefergelenk 200.
Oberschenkel, Aufnahmetechnik 239.
— Frakturen 239.
— Osteomyelitis 239.
Operationen im R.-Licht 341.
Orbita, stereoskop. Aufnahmen 193.
— Tumoren 194.
Orthoröntgenogramme, Blitzlichtaufnahmen 383.
Orthoröntgenograph, Aufstellung dess. 382.
Orthoröntgenograph von Hirschmann 373.

Orthoröntgenograph nach Levy-Dorn, altes Modell 359.
— nach Levy-Dorn, neues Modell 364.
— nach Moritz, altes Modell 355.
— nach Moritz, neues Modell 370.
— von Siemens & Halske 361.
Orthoröntgenographie, Aneurysma, Grössenbestimmung 353.
— Aufzeichnung auf die Körperhaut 391.
— Aufzeichnung auf Papier 389.
— Fehlerquellen 387. 391.
— Flächenbestimmung 384.
— Fremdkörperlokalisation 354.
— bei Frauen 390.
— Gesamtdurchmesser 379.
— Herzspitze, Tiefenbestimmung 379.
— Herzspitzenstand 388.
— Mamillenstand 389.
— Medianabstände 379.
— Merklinien 378.
— Normalmasse 385.
— Orientierungspunkte 378.
— Orthoröntgenogramme, photogr. Aufnahme ders. 381.
— — Übertragung derselben 380.
— — Vergleich verschiedener 380.
— Schutzvorrichtungen 375.
— Stativ für Vertikalorthoröntgenographie nach Moritz 371.
— Technik derselben 375.
— u. Trochoskop 352.
— respir. Verschiebung 388.
— vertikal oder horizontal 385.
Ösophagusuntersuchungen 320. 339.
— nach Damsch 322.
Osteomyelitis 239.
— Schenkelkopf 236.

Pachytrop 12.
Penetrationskraft der R.-Strahlen 27.
Pfannenfrakturen 236.
Phthisiker-Untersuchung 308.
Planta pedis, Einstellung 257.
Platinunterbrecher 1.
Plattenfehler 146.
Plattenkritik 147.
Plattensammlung 135.
Positivverfahren 153.
Primärrollen für veränderliche Selbstinduktion 7.
Privatinstitute 111.
Proc. transversus des dritten Lendenwirbels, Fraktur desselben 223.
Projektion 161.
Prostatabestrahlung 137.

Quecksilbermotorstiftunterbrecher 1.
Quecksilbermotorunterbrecher 136.
Quecksilberunterbrecher, Nachteile derselben 3.
Quecksilberverstärkung 149.

Retention von Ersatzzähnen 197.
Retina, farbenblinde 180.

Rheostat, Schaltungsschema 13.
Rippe, Technik 214.
Rippen 209.
Röntgenabteilungen, selbständige in Krankenhäusern 124.
Röntgenkongress 1905 181.
Röntgeninstitut, dirigierender Arzt 125.
— für praktische Ärzte 119.
— Assistenzarzt 125.
— Austrich 116.
— Beleuchtung 115.
— Bleikistenblende, Aufstellung derselben 114.
— Einrichtung desselben 110.
— Kleine Einrichtung 116.
— Einrichtung, bauliche, der Räume 128.
— Fenster 115.
— Fenstereinrichtung 134. 154.
— Garderobe 115.
— Hochspannungsumschalter 114.
— Induktor, Aufstellung desselben 111. 129.
— Kabelzuführung 115.
— Kompressionsblende, Aufstellung derselben 114.
— im Krankenhaus St. Georg-Hamburg 125.
— und grosse Krankenhäuser 123.
— und kleine Krankenhäuser 121.
— in Krankenhäusern, ärztlicher Leiter derselben 124.
— und Landärzte 120.
— Lehranstalt 127.
— Röhrenhalter nach Metzner 119.
— Musteranstalt, Beispiel einer solchen 127.
— Orthoröntgenograph, Aufstellung desselben 114.
— Rentabilität desselben 121.
— Röhrenaufstellung 115.
— Schutzvorrichtungen 115. 121.
— Schwestern 126.
— Transportable Apparate, Siemens & Halske, Seifert, Hirschmann, Kohl, Polyphos 119.
— und Universitätskliniken 123.
— Unterbrecher, Aufstellung desselben 113.
— Untersuchungstische 131.
  Verdunkelungsvorrichtung 115.
— Versuchsanstalt 127.
— Volontärärzte 126.
— Wandarm 132.
Röntgenröhre 25.
— Abnutzung derselben bei Benutzung kleiner Induktoren 26. 56.
— Ankaufsbedingungen 59.
— Röhre mit verstärkter Antikathode (Müller) 61.
— Belastung derselben 43.
— Betrieb mit kleinem Induktor 34.
— Brennpunkt 36.

Röntgenröhre, Brennpunkt, stumpfer 52.
— Konstruktion derselben 26.
— Dauerröhren 67.
— Dauer der Regulierbarkeit 50.
— Doppelregulierung 49.
— Drosselröhren, Ventilröhren 69.
— Langdauernde Durchleuchtungen 54.
— Durchschlagen derselben 45.
— Röhre zum Einführen in Körperhöhlen 66.
— Einklemmung derselben 45.
— Einschaltung derselben 30.
— Flecken- und Ringbildung 60.
— erforderliche Funkenqualität 32.
— Geräusch derselben 60.
— Grundform derselben 26.
— Gundelach, einfache Typen 69.
— Halbteilung 60.
— Haltbarkeit derselben 54.
— hart und weich 27.
— Härten derselben 58.
— Härten derselben durch Wasserwechsel 58.
— Härtegrade derselben 42.
— Härtegrad und Funkenlänge 30.
— Hartwerden derselben 31.
— Kabelzuführung 45.
— Knistern derselben 36.
— Konstanz des Vakuums 54.
— Kontraströhre 61.
— Kontraströhre mit Wasserkühlung 62.
— Kostenberechnung der Expositionsminute 55.
— Lagern hart gewordener Exemplare 46.
— Leidenfrostsches Phänomen 53.
— Metallzerstäubung 29. 50.
— für Nierensteinuntersuchung 44.
— Öffnungs- u. Schließungsfunken 31.
— Osmoregulierung 49.
— Polyphosröhre 64.
— Polyphos-Spezialröhre 66.
— Primäre Stromspannung 32.
— Protokoll der Leistungen der Röhre 60.
— Qualität für die einzelnen Körperteile 41.
— Regenerierung durch Erhitzen 46.
— Regulierung aus der Entfernung 175. 177.
— Regulierung durch Erwärmung der Antikathode 49.
— Regulierung d. Wasserwechsel 54.
— Regulierung nach Queen 72.
— Reevakuierung 46.
— Röhren von Emil Gundelach 67.
— Röhren nach W. A. Hirschmann, Berlin 63.
— Röhre nach Dr. Max Levy 61.
— C. H. F. Müller 51.
— Röhre von Queen & Co. 71.

Röntgenröhre, Röhren nach Dr. Rosenthal 64.
— Röhren nach Lyman H. Sayen 71.
— Röhren ohne Wasserkühlung (Müller) 60. 61.
— Röhrenkritik 179.
— Schliessungsfunken mit grossem und kleinem Induktor 33.
— Schließungslicht 29.
— Selbstevakuierung 28.
— und Selbstinduktion 34. 60.
— konstante Spülung 59.
— Stehvermögen derselben 57.
— Überlastung derselben 43.
— und Unterbrecherstiftlänge 34.
— Vakuumregulierung 47.
— Ventilröhren (Drosselröhren) 69.
— Verfärbung der Glaswand 29.
— Verhalten der Qualität zur Funkenlänge, Selbstinduktion und Stiftlänge 41.
— Vernichtung unbrauchbarer Exemplare 45.
— Wasserkühlröhre 51.
— direkte Wasserkühlung 51.
— Horizontal-Wasserkühlröhre 53.
— indirekte Wasserkühlung 51.
— plötzl. Weichwerden alter Röhren 58.
— Röhre nach Wiechmann 108.
Röntgenschädigung, Allgemeinschädigungen 163.
— Azoospermie 163.
— Degeneration der Ovarien 163.
— Dermatitis 162.
— Dermatitis der Ärzte, Therapie 164. 166.
— durch elektrische Entladung 181.
— von Fabrikanten 185.
— Lähmungen 163.
— Netzhautveränderung 164.
— Paraplegien 163.
— durch Röhrenzersplitterung 181.
— Röntgencancroid 162.
— Röntgenverbrennung der Hände 161.
— Rhagadenbildung 162.
— Sehnervendegeneration 164.
— Teleangiectasien 162.
— Therapie nach Unna (Dermatitis) 166.
— Verbrennung von Patienten 181.
— Weisse und rote Blutkörperchen, Schwund derselben 163.
Röntgenstation, fahrbare 122.
Röntgenstrahlen, Berechtigte Personen zur Anwendung derselben 181.
— Wirkung auf die Retina 181.
Röntgentechnik und praktischer Arzt 122.
— und Kriegschirurgie 122.
Röntgentherapie und praktischer Arzt 121.
Röntgenverbrennungen 219.

Sarkome 240.
Schädelaufnahme, normale Anatomie 194.
— Einstellung 195.
Schädelhöhle 188.
Schädelsyphilis 188.
Schaltungsschema 11.
Schenkelhalsfrakturen 233.
Schenkelkopf, Arthritis deform 237.
Schliessungslicht der Röhre 29.
Schlitzbinde 90.
Schulter 261.
Schutzvorrichtungen 161. 183.
Schutzvorrichtung, Allgemeinschutz 174.
Schutzvorkehrungen bei Durchleuchtungen 184.
— für Fabrikanten 185.
— Schutzbrillen 180.
— Schutzhandschuhe 180.
— Schutzhauben 180.
— Schutzhaus 175.
— Schutzschürzen 180.
Schutzvorrichung für mehrere Untersucher 118.
Schwangerschaft, extrauterine 229.
Schwangerenuntersuchung 227.
Sekundärstrahlen des Blei 90.
— ecto- und entogene 73.
Selbstinduktion 8.
— veränderliche 6.
— Stiftlänge, Röhre, ihr Verhältnis zueinander 9.
— und Windungszahl der Primärspule 12.
Speichelsteine 211.
„Spezialtyp" Dessauer 56.
Spondylitis 213.
Standentwickelung 156.
Steißbeinaufnahme 238.
Sternoclaviculargelenk, Aufnahmetechnik 216.
Sternum 209.
— Aufnahmetechnik 214.
Stereoskop nach Bartholdy 407.
— nach Hildebrand 407.
— nach Walter 407.
Stereoskopie 404.
— nach Albers-Schönberg 412.
— typische Einstellungen 416.
— Einstellung der Platten im Stereoskop 420.
— Ellenbogen 275. 418.
— Entwickelung der Platten 421.
— Extraverschiebung 413.
— Fremdkörper im Auge 421.
— Fremdkörper im Becken 422.
— Fuss 419.
— Halswirbelsäule 418.
— Hand 418.
— Knie 419.
— Knieaufnahme, exakt. 415.
— Kreuzbein 419.
— Kopf 417.

Stereoskopie, bei Luxatio cox. coug. 410.
— Nierensteine 419.
— Röhrenknochen, lange 420.
— Röhrenverschiebung nach Marie u. Ribaut 410.
— Schulter 418.
— Wechselkassetten 408.
— Wirbelsäule 419.
Stiftlänge im Unterbrecher 9.
Stirnhöhle 187.
Stromspannung, primäre 10.
— herabgesetzte 6.
Stromzufuhr, Regulierung ders. 12.
Sublimat, Vorsichtsmaßregeln 150.
Sublimatvergiftung, Behandlung derselben 150.
Sulfitlauge 140. 145.
Supinationsstellung 253.
Synchondrosis sacroiliaca 238.

Talocruralgelenk, Aufnahmetechnik 249.
Testobjekt, Hand 179.
Thoraxaufnahmen 308.
Thoraxübersichtsaufnahmen 309.
Thoraxaufnahmen mit Trochoskop 348.
Tibiofibulargelenk 245.
Transparenzkasten 155.
Trochanter major Lues 237.
Trochoskop 128. 136. 341.
— Durchleuchtung 350.
— Kompressionsdurchleuchtung 351.
— Modifikationen desselben 342.
— u. Orthoröntgenographie 348.
— Röhrenhalter für Wasserröhren 347.
— Schrägaufnahmen 349.
— u. Skelettaufnahmen 350.
— Skelettdurchleuchtung 351.
Tumoren der Augenhöhle 188.
— der Hypophyse 188.
— intracranielle 188.
— Lokalisation derselben 189.
Turbine mit Schleifkontakt 1.
Turbinenunterbrecher 1. 136.

Überexposition 148.
Umformer 16.
Unterbrecher 1.
Unterexposition 148.
Untere Extremität 239.
Unterkiefer 196.
Unterschenkel, Aufnahmetechnik 248.
Uranverstärkung 157. 160.
Ureterensteine 301.
— Abnorme Beweglichkeit 302.
— Fehlerquellen 302.
— Ligg. sacro-iliac. Einlagerungen (Béclère) 303.
— Phleobolithen 303.
— Sondierung 301.

Ureterensteine, Spin. ischii, Verdickungen in ders. (Stieda) 303.
Uterus, Schwangerer 227.
Uterusbestrahlung 137
Vakuum der Röhre, Konstanz ders. 54.
Vakuumregulierung 47.
— Automatisch 47.
— durch Chemikalien 47.
— Doppelregulierung 48.
— Marienglasregulierung 48.
Verfahren, photographisches 137.
Verschleierung 148.
Verstärkung von Negativen 160.
Verstärkungsschirmaufnahmen 309.
Vitroses rigides 201.
Vorschaltwiderstände mit hoher Selbstinduktion 6.

Walterschaltung 3.
Walter-Grissongleichrichterzellen 17.
Wandarm nach Gocht 81.
Wandarmblende 338.
Wasserkühlung von Röhren 51.
Wasserkühlröhre (Müller) 330.
— für Horizontalgebrauch 347.
Wechselstromanlagen 16.
Wechselstromapparate nach Koch u. Sterzel 17.
Wehneltunterbrecher 1. 4.
— einfache Form 17.
— Entwickelung desselben 5.
— Vorgänge in demselben 23.
— nach Siemens & Halske 20.
— nach Walter 18.
Weichteiluntersuchung 308.
Widerstände 1.
Widerstandstisch, große u. kleine Type 14. 15.
Wirbelsäule, Knochenherde in derselben 225.
Wirbelsäulenaufnahme bei Kindern 224.
Wismutbrei 328.
Wismutgaben 321.
Wismutschädigungen 321. 422.

Xanthinsteine 281.

Zähne 196.
Zahnabscesse 198.
Zahnaufnahmen, Einstellung 203.
auf Platten 206.
— stereoskopische 208.
Zahnfilms 201.
Zahnfüllungen 199.
Zahntechnik 201.
Zahnuntersuchungen, Indikationen 192.
Zahnwechselanomalien 197.
Zahnwurzeln 197.
Zehen, Aufnahmetechnik 255.
Zehenaufnahmen 258.

Nach diesem vom Verfasser angegebenen Schema ist das Institut d. allgem Krankenhauses St Georg - Hamburg eingerichtet worden.

www.ingramcontent.com/pod-product-compliance
Lightning Source LLC
Chambersburg PA
CBHW021344210326
41599CB00011B/748